ISBN 978-0-364-69751-1
PIBN 11048510

Di

Leistungen und Fortschritte

der

Medizin in Deutschland

im Jahre 1834.

Von

Mathias Joseph Bluff,
der Medizin und Chirurgie Doctor, praktischem Arzte und Mitgliede mehrerer gelehrten Gesellschaften.

Berlin. 1835.

Bei August Hirschwald.

(Burg-Strasse No. 25.)

Vorrede.

Die beifällige Aufnahme, welche auch der 2te das Jahr 1833 umfassende Band dieses Werks gefunden, darf mir zur Ueberzeugung der Nützlichkeit meines Unternehmens dienen, und ich übergebe daher den 3ten Band der Presse mit der Hoffnung gleicher Anerkennung.

Die zahlreichen Beobachtungen durch Zeitschriften bringen aufserordentlich viel zu Tage, was sowohl für die Wissenschaft als für die Praxis ohne bedeutendes Interesse ist; um daher den nur zu beengten Raum, welcher meinem Werke gestattet ist Wichtigere zu erhalten, ist von dem Unwichtigeren das Resultat stets nur kurz angedeutet, bei einfachen Beobachtungen die nur Bekanntes bestätigen nur ihr Vorhandenseyn angegeben, dagegen bei dem bedeutendern stets auf die frühern Jahrgänge verwiesen worden. So hoffte ich meinen Lesern viel Zeit und vergebliche Mühe erspart zu haben, indem ich das Interessante ausführlicher dargestellt, das Gewöhnliche aber — um der Vollständigkeit willen und für denjenigen, welcher über irgend einen Gegenstand alle specielle Beobachtungen kennen will, — blos angeführt habe.

Wiederholt erinnere ich, dafs alles hier Fehlende im nächsten Bande folgt, da die Jou[illegible] oft sehr unregelmäfsig eintreffen, und mein im Februar geschlossen wird. Dasselbe gilt von selbstständigen Werken, und bitte ich diejenigen Schriftsteller, welche mir ihre Arbeiten zu näherer Erörterung in diesen Jahrbüchern zusenden, mir solche durch den Buchhandel zukommen zu lassen, da das Porto einiger mir für 1834 zugestellten den Ladenpreis überstieg.

Uebrigens findet sich auch wohl einmal eine Schrift in dem laufenden Jahrgange, obschon sie zum folgenden hätte gezählt werden können, wenn mir dieselbe nämlich früh zukam; wie dies z. B. mit dem in einer Recension des Jahrgangs 1833 vermifsten Werke von Kramer über Schwerhörigkeit der Fall ist, dessen Inhalt ich schon im Jahrgang 1832 mittheilte.

Möchte übrigens der Ausspruch meines Recensenten in Schmidt's Jahrbüchern Bd. IV. S. 362, nach welchem

> „diese mühsame Arbeit allen denen zu empfehlen ist, welche in der Schnelligkeit eine kurze Uebersicht über dasjenige wünschen, was in Bezug auf Medizin Deutschland dargeboten, und denjenigen, welche mehr wünschen, eine genaue Nachweisung giebt, wo das ihnen besonders Wichtige zu finden ist,“

auch von diesem Bande gelten, so würde ich meine Aufgabe als gelös't ansehen.

Aachen, im Februar 1835.

Dr. Bluff.

Uebersicht.

Druckfehler.

(Kleinere Druckfehler wird der geneigte Leser leicht selbst verbessern.)

Seite	*Zeile*	*von*	*Statt:*	*Lies:*
4	21	oben	Gehirnkrankheiten	Gehörkrankheiten
7	5	-	Herren	Heroën
-	8	-	Holt	Host
-	22	-	nenne	nennen
11	11	unten	Kunstrichterwuth	Kunstrichterwerth
15	4	-	Snogwitz	Signowitz
16	13	-	allgemeinen	allgemein
17	10	oben	Riimbold	Reimbold
56	2	unten	Coelius	Caelius
101	12	oben	Berendt	Berends
-	1	unten	Haaslauer	Haasbauer
113	4	oben	Amelang	Amelung
135	5	unten	Frenkel	Fränkel
152	16	-	Schrakenberg	Schnackenberg
173	13	oben	Gonradi	Conradi
178	12	-	v, Graefe	durch v, Graefe
181	13	-	Fromberg	Fromherz
183	6	-	Fater	Faber
200	5	-	Friedrich	Friedreich
201	20	-	Hylosteum	Xylosteum
222	11	unten	Krtztschmer's	Kretschmar's

Ein kurzer Blick auf die medizinische Literatur des Jahres 1834 lässt uns einige Veränderungen in der Reihe der Journale sehen, und die frühere Behauptung, dass manche dieser Blätter kaum etwas mehr als ein ephemeres Leben führen, bestätigt sich. Durch das Eingehen einiger kaum dagewesenen Blätter und das Auftauchen anderer, bleibt sich die Gesammtzahl fast gleich, und wir haben für 1833 im Ganzen 40 Journale zu nennen; eine Zahl die offenbar viel zu gross ist. Wir finden in diesen Zeitschriften sehr viel des Werthvollen, aber noch ungleich mehr Mittelgut und selbst Gewöhnliches dargeboten; wir werden unter der Last von Beobachtungen erdrückt, und was *Reil* seiner Zeit sagte, lässt sich mit Recht auch auf unsere Tage anwenden: es wird zuviel gesehen und zu wenig gedacht!

Daran ist aber eben die wachsende Journalistik Schuld; sie öffnet zu leicht ihre Thüre jedem erst in's Heiligthum der Arzneikunde Hineinblickenden, und über dem vorlauten Treiben der Jüngeren, zieht sich der ältere Theil zurück; und doch sollten von ihm gerade die Beobachtungen ausgehen, da die praktische Erfahrung erst das Wichtigere recht unterscheiden lehrt.

Wenn wir daher wohl nicht mit Unrecht gegen die Zunahme der Zeitschriften-Zahl eifern, so freut es uns doppelt mit 1834 einer gleichsam alten und dennoch neuen Zeitschrift gedenken zu können, die einem fühlbaren Bedürfniss abhelfen soll. Es ist die Fortsetzung des *Meckel'schen* Archivs, welches der geniale Prof. *Joh. Müller*, in seiner jetzigen Stellung an der Universität zu Berlin so ganz besonders dazu geeignet, als Archiv für Anatomie, Physiologie und wissenschaftliche Medizin, in Verbindung mit mehreren Gelehrten herausgiebt, (Jährlich 6 Hefte, 4 Thlr) und dem wir das schönste Gedeihen um so mehr wünschen, als der Verfasser die genannten Gegenstände auch für die Praxis brauchbar machen, und gleichsam mit letzterer verknüpfen will.

Eine zweite neue Original-Zeitchrift, ist die Schweizerische Zeitschrift für Natur und Heilkunde herausgegeben vom Prof. *v. Pommer*, von welcher je 4 Hefte (2 Thlr. 16 Gr.) einen Band bilden sollen

Als eine ausgezeichnete Erscheinung haben wir ferner die von Dr. *C. C. Schmidt* herausgegebenen Jahrbücher der in- und ausländischen gesammten Medizin unter deren Mitarbeitern wir die gefeiertesten Namen erblicken, zu nennen. Es erscheinen jährlich 12 Hefte oder 4 Bände (12 Thlr.) welche neben Auszügen aus den gesammten in- und ausländischen Journalen und kritischen Relation über alle medizinischen Werke, auch Original-Abhandlungen vorzugsweise von den Vorstehern der Heil-Entbindungs- und Irrenanstalten liefern, und eine Zeitschrift bilden wie das Ausland nirgend eine ähnliche aufzuweisen hat.

Die Homöopathie hat ebenfalls drei neue Zeitschriften sammt eine Gegnerin hervorgerufen; nemlich

Die Allopathie. Zeitschrift herausgegeben von *D. Helbig* und Dr. *Trinks.* (jährlich 24 Nummern einen Band bildend. 1 Thlr.)

Diese Zeitschrift beabsichtigt die Blöfsen der Allopathie aufzudecken und sucht dies zu thun, indem sie einzelne aus allem Zusammenhang gerissene Stellen aus allopathischen Werken der verschiedensten Zeiten abdruckt und mit Glossen begleitet!

Dr. *Simon* jun. führt dagegen in seinem, in zwanglosen Heften erscheinenden antihomöopathischem Archiv (jedes Heft 1 Thlr.) wie früher in eigenen Schriften fort, die neue Lehre mit Ernst und Würde sowohl zurechtzuweisen, als mehr noch mit einer bittern Satyre zu geifseln.

Auch für homöopatische Arzneimittellehre erschien ein neues Journal von mehreren homöopathischen Aerzten herausgegeben. (Das Heft à 16 Gr.)

Hierher gehört ferner die unter der Redaction von den Dr. Dr. *Kramer, Wich, Werber, Arnold* und *Griesselich* von dem homöpathischen Verein im Grofsherzogthum Baden herausgegebene *Hygea*, Zeischrift für Heilkunst. (6 Hefte à 2 Thlr)

Als populäre Zeitschrift haben wir *Dzondi's* Humana, Zeitschrift für Menschenkunde und Menschenwohl zu nennen (23 Nummern mit 2 Tafeln, 2 Thlr.

Friedrich's Magazin erhielt mit dem 4ten Jahrgange den neuen Titel: Archiv für Psychologie für Aerzte und Juristen unter Mitwirkung von *Mittermaier*, *Groos* und *Grohmann* (jährlich 3 Hefte, 3 Thlr. 12 Gr)

Eingegangen sind *Schnitzer's* Zeitschr f d. gesammte Medizinal- und Sanitätspflege, — *Vetter's* Berliner Gesundheitszeitung, — und *Ascherson's* wöchentliche Uebersicht der medizinischen Literatur. Eben so scheint *Hesselbach's* Bibliothek der deutschen Medizin und Chirurgie nicht fortgesetzt zu werden, da der Jahrgang 1832 noch unbeendet ist.

Den Charakter von Zeitschriften tragen 1834 ferner: *Mezler's* Sammlung auserlesener Abhandlungen über Kinderkrankheiten aus den besten medizinisch-chirurgischen Zeitschriften und andern Werken der neuern Zeit zusammengestellt (jedes Bändchen 20 Gr); — *Alb, Sachs* medizinische Denkwürdigkeiten aus der Vergangenheit und Gegenwart (jährlich 12 Hefte à 3 Thlr. 12 Gr) Die Excerpte aus neuern und ältern Schriften oft geistreich verknüpft darbieten; — *Hufeland's* kleine medizinische Schriften, neue Auflage, (Band I. 1 Thlr. 18 Gr); — und *Rust's* Aufsätze und Abhandlungen aus dem Gebiete der Medizin, Chirurgie und Staatsarzneikunde. (Bd. I mit 3 lith. Tafeln, 2 Thlr. 18 Gr)

Betrachten wir die einzelnen erschienenen Schriften je nach den Fächern welchen sie zugehören, so erschienen 1834:

Für Medizin im Allgemeinen, Geschichte und Literatur 24 Werke; darunter die Namen *Callisen*, *Copland*, *Hecker*, *Meissner*.

Zur Anatomie erschienen 13 Schriften, darunter die Namen *Albers*, *Arnoldi*, *Mayer*, *Wagner*, *E. H. Weber*, *M. I. Weber*, und Uebersetzungen der Werke von *Lobstein* und *Velpeau*.

Zur Physiologie erschienen 10 Werke, worunter wir die Namen *Bartels*, *Th L W. Bischoff*, *Eberle*, *Schulz*, neue Auflagen der Werke von *Berthold*, *Treviranus* und Uebersetzungen von *Luden* und *Magendie* finden.

Zur allgemeinen Pathologie erschienen 6 Werke, worunter die Namen *Herz*, *Rau* und *Hoffmann* zu bemerken; die allgemeine Therapie hat nur eine Schrift aufzuweisen, und für die Semiotik erschien nur das Werk von *Albers*.

Für die specielle Pathologie und Therapie finden sich 35 Werke, worunter die geschätzten Namen *Choulant*, *Eisenmann*, *Vogel*; Fortsetzungen der Schriften von *Bene*, *Naumann*, *Neumann*, neue Ausgaben von *Choulant*, *Hufeland*, und eine Uebersetzung von *P. Frank's* Werken.

Die Chirurgie zählt 44 Werke, worunter die Namen *Blasius*, *Dieffenbach*, *v. Froriep*, *v. Gräfe*, *Langenbeck*, *Rust*, *Textor*, und Uebersetzungen nach *Boyer*, *Dupuytren*, *Larrey*, *Lawrence* und *Sabatier*,

Zu den Augenkrankheiten erschienen 11 Werke, unter denen wir die allgemein geschätzten Namen *Dzondi*, *Jüngken*, *Rosas* und *Schön* finden, und eine Auflage einer Schrift von *v. Ammon*. Für die Gehirnkrankheiten erschien nur eine kleine Abhandlung von *v. Vering*.

Für die Geburtshülfe erschienen 11 Werke, worunter wir die Namen *Busch*, *Eisenmann* und *v. Siebold* bemerken; Fortsetzung eines Werks von *Hohl*, und Uebersetzungen nach *Boer*, *Burns*, *Conquest* und *Maygrier*. Für Frauenzimmerkrankheiten erschienen 4, für die Kinderkrankheiten 1 Werk.

Zur Psychologie haben wir 7 Werke zu nennen, unter denen die Namen *Heinroth*, *Jacobi* und *Neumann*, eine 2te Auflage eines Werks von *Schubert* und die Fortsetzung der *Kerner*'schen Schriften zur Geschichte der Seherin von *Prevorst* zu bemerken.

Die Arzneimittellehre hat diesmal sehr viele ihr angehörende Werke zu nennen; unter 35 dahin gehörigen Schriften finden sich die Namen *Bischoff*, *Harless*, und Fortsetzungen von *Dulk* und *Sachs*. Die Toxicologie hat 12, das Formulare 4 Werke, unter welchen der Name *Kraus* und eine zweite Auflage von *Choulant* zu bemerken. Die Zahl der Badeschriften beträgt 15.

Diätetik und populäre Medizin sind wieder am reichsten, und zwar mit 69 Schriften bedacht worden; ihnen steht die

Homöopathie mit 64 Werken, unter denen wir auf die von *Krüger-Hansen*, *L. W. Sachs* und *Simon* jun. aufmerksam machen, am nächsten.

Die gerichtliche Medizin zählt 9 Werke, unter denen wir die Namen *Bernt*, *Choulant* und *Henke* finden.

Wir finden demnach die Minderzahl der Werke wieder bei der allgemeinen Pathologie und Therapie, den Gehörkrankheiten, den Frauenzimmer- und Kinderkrankheiten, so wie die Cholera mit ihrem allmähligen Verschwinden auch weniger Schriften hervorrief. Dagegen hat sich die Zahl bei der speciellen Pathologie und Therapie, der Chirurgie, den Augenkrankheiten und der Arzneimittellehre vermehrt, und zwar bei den letzten 3 Branchen in auffallendem Verhältniſs. Es erschienen nemlich

für Chirurgie	1833	im Ganzen 29 Werke,	dag.	1834	im G. 44
- Augenkrankh.	1833	- - 1 -	-	1834	- - 11
- Arzneimittellehre	1833	- - 20 -	-	1834	- - 35

Eben so sehr nehmen Diätetik und populäre Medizin (obwohl wir fast nur Schriften für letztere finden), und die Homöopathie zu, es erschienen:

1833	für populäre Med.	im Ganzen 46 Schriften,	dag.	1834	im G. 69
1833	- Homöopathie	- - 41	-	- -	- - 64

und wir finden demnach letztere seit 1832 in welchem Jahre sich nur 19 homöopathische Werke fanden, um mehr als das dreifache vermehrt. Zum Troste dieses traurigen Ergebnisses in Bezug auf die Homöopathie mag es indessen bemerkt werden, daſs wir nächstes Jahr wahrscheinlich die Gesammtzahl der homöopathischen Schriften zu den populären zu stellen haben, da die Mehrzahl der diesjährigen schon diese Tendenz trägt. Wir haben aber die populär-medizinischen Schriften in ihrer Mehrzahl stets den Pilzen und Schwämmen zugezählt, die der Nachtseite der Natur angehörend, rasch hervorschieſsen, aber eben so rasch verschwinden.

Mit 40 Journalen, welche über 170 Thlr. kosten, erschienen 1834 im Ganzen 409 Werke, welche zusammen

628 Thlr. kosten, und (excl der Journale) 5182 Bogen füllen, so dafs auf jeden Tag über 14 Bogen zu lesen kommen, Hatte sich 1833 die Bogenzahl gegen 1832 gemindert, (1832 mit 4622 Bogen, täglich $12\frac{2}{3}$, 1833 mit 3800 Bogen, täglich $10\frac{1}{2}$), so hat sie sich dagegen wieder 1834 gegen 1833 um 1382 Bogen vermehrt, und übersteigt selbst um 560 Bogen jene von 1832!

Medizin im Allgemeinen.

Ehe wir zu den hierher gehörigen Schriften übergehen, mag es erlaubt sein, an unvergefsliche Männer zu erinnern, die im Laufe des Jahres 1834 dieser Welt entrissen wurden. Aufser einigen Herren des Auslandes betrauert Deutschland den Verlust mehrerer ausgezeichneten Aerzte, unter denen wir den Staabsarzt *Höffmann* in Darmstadt, — M. R. *Brünninghausen* in Würzburg (73 Jahre alt), — den Leibarzt *Holt* in Wien (72 Jahr alt), — den Prof. *Sundelin* in Berlin, — Prof. *Gaertner* in Tübingen, — Prof. *Schreger* in Halle († den 29sten October 1832, 60 Jahre alt), — M. R. *Walz* in Stuttgard († den 4ten Februar, 62 Jahre alt), — Prof. *Hempel* in Göttingen († den 28sten Februar, 67 Jahr alt), — Prof. *Elsner* in Königsberg († den 27sten April), — Dr. *Robbi* in Rom († den 18ten April), — M. R. *Ross* in Würzburg († den 5ten Mai, 58 Jahre alt), Privatdozent Dr. *Becker* in Berlin († den 22sten Juni, 28 Jahr alt), — Prof. *Guistorp* in Greifswalde († den 22sten Juli), — Prof. *Günther* in Duisburg († den 11ten August, 83 Jahre alt), — Prof. *Schübler* in Tübingen († den 8ten September), — und den Nestor der deutschen Aerzte, den hochverdienten *Heim* in Berlin († den 15ten September, 87 Jahre alt) nenne.

Hieran reihen wir die Jubelfeiern einiger geschätzten Männer, da ja so wenige ein so frohes Ereignifs erleben. Es feierten 1834 ihr 50jähriges Doktorat der O. M. R. *Haberl* in München, am 16ten Februar, — der Leibarzt des Kaisers von Oestreich, *von Stifft* in Wien, am 21sten August, — und der Leibarzt des Königs von Preufsen *von Wiebel*, am 2ten October. Bei Gelegenheit dieser letztern Feier erschienen als Gratulationsschriften: Prof. *Blasius* Commentatio de hydrope ovariorum profluente (s. Frauenzimmerkrankheiten), und vom M. R. *Graefe* eine Uebersetzung des Recepttaschenbuchs von *Milne Edwards* und *Vavasseur*.

Bei Gelegenheit des *Hufeland*'schen Jubiläums (s. Uebers. v. 1833. S. 28) erschien *Hufeland*'s Stammbuch, enthaltend 3200 Facsimilia gratulirender Personen. (1 Thlr.)

M. R. *Casper* theilte aus einem gröfsern Werke ein interessantes Bruchstück über die wahrscheinliche Lebensdauer im ärztlichen Stande (Casp. Wochenschr. No. 1.) mit. Von 700 im gegenwärtigen Jahrhundert verstorbenen praktischen Aerzten und Wundärzten hat kaum der 4te Theil das 70ste Lebensjahr erlebt, während die Hälfte schon vor dem 60sten Lebensjahre starb. Während von 100 Theologen 42 das 70ste Jahr erreichten, hatten nur 24 Aerzte dieses Alter erlebt. Ein wahrlich nicht sehr erfreuliches Resultat, wenn es auch bei den vielen Beschwerden, die den ärztlichen Stand treffen, nicht unerwartet erscheint.

Prof. *Hecker* lieferte (Med. Zeit. v. Ver. f. Heilk. in Preufs. No. 21.) einen Aufsatz über den Ursprung der christlichen Krankenpflege, die Basilias, deren erste Stiftung vor 370 vom heiligen *Basilius* von Caesarea in Cappadocien gegründet wurde, und in welcher wirkliche Aerzte heilten.

Vom Prof. *Hecker* erschien ferner ein sehr wichtiger ärztlicher Beitrag zur Geschichte des 15ten und 16ten Jahrhunderts, in einer Darstellung des englischen Schweifses (1 Thlr. 12 Gr.), die um so mehr Interesse erregt, als die neueste Weltseuche, die Cholera nämlich, manche interessante Vergleichungspunkte und Aehnlichkeiten mit dieser Krankheit darbietet.

Prof. *Dzondi* dringt in einer Bitte und Aufforderung an Deutschlands Aerzte (*Hufel.* Journ. Jan.) auf genauere Beachtung des Verhältnisses der verschiedenen Krankheiten zu den einzelnen organischen Geweben, und hofft vom genauen Studium dieser Verhältnisse eine Reform der gesammten Heilkunde und eine gröfsere Sicherheit des Heilverfahrens.

Dr. *Becker* bemerkt in seinem Aufsatze über die Hyponantiosis, oder den Satz: contraria contrariis curantur (Med. Zeit. v. Ver. f. Heilk. in Preufs. No. 4.) mit Recht, dafs dies Prinzip eigentlich nicht auf reiner Erfahrung beruhe, sondern nur nach der mechanischen und chemischen Ansicht der Pathologie geformt ist. Krankheit und Heilung stehen nicht im Gegensatze, und der Satz contraria contrariis curantur ist keineswegs oberstes Heilprinzip, zu welchem ihn nur die Homöopathen den Allopathen aufgebürdet haben, um mit dem Gegensatze: Similia similibus, um so auffallender hervortreten zu können.

Dr. *Biermann* sucht die Grenzen der Medizin und Chirurgie (*Henke*'s Zeitschr. f. d. St. H. 1.) festzustellen. Die an den äufsern Theilen ohne Complication mit innern krankhaften Erscheinungen auftretenden Krankheiten gehören der Chirurgie an; sind jene Complicationen vorhanden, so ist das äufsere Leiden nur Symptom des innern und gehört der Medizin an, die jedenfalls über der Chirurgie steht. (Man sieht leicht das precäre der Unterscheidung, und der Grund liegt offenbar darin, dafs die Trennung zwischen Medizin und Chirurgie eine an und für sich unnatürliche ist, die wohl nur zur Erleichterung des Studiums aufgestellt wurde. Wir haben in der Uebersicht der Leistungen der Medizin vom Jahre 1832 S. 221. auf die Unzweckmäfsigkeit der Trennung hingewiesen, und fragen nur wer nach obiger Ansicht Krätze, (nach *Pfeuffer* blos locales Leiden,) primäre Syphilis, Fungus, Furunkeln u. s. w. behandeln soll, ob der Chirurg oder der Arzt, da die Frage ob hier innere Dyscrasie im Spiele sey, oft gar nicht zu entscheiden ist. *Ref.*)

Dr. *Kothe* zeigt durch 4 erzählte Fälle, dafs nicht jedes Operiren heilen ist. (Med. Zeit. v. Ver. f. Heilk. i. Preufs. No. 24.), und macht aufmerksam, dafs die völlige Degeneration krankhafter drüsiger Gebilde oft durch die Angriffe auf dieselben befördert wird. In zwei Fällen erfolgte auf Castration wegen anscheinend durch äufsere Veranlassung erkrankter Hoden, bald Phthisis und der Tod; in den beiden andern Fällen wurden Fisteln mit Erfolg operirt, allein es trat im ersten Apoplexie, im zweiten Phthisis exulcerata ein, und die Fisteln hatten wohl der Natur zur Ableitung resp.

Ablagerung schadhafter Stoffe gedient; wie denn wirklich ein Phthisiker durch eine fistula ani mit starker Absonderung von seinem Brustleiden befreit wurde.

Als Anleitungen zum medizinischen Studium sind zu nennen:

Prof. *M. J. Weber*, Schema des medizinischen Studiums, für angehende Medizines und als Leitfaden zu Vorlesungen über Encyclopädie und Methodologie entworfen. (3 Gr. Ein bloſser Abriſs.)

Dr. *Eble*, Methodologie oder Hodegetik als Einleitung in das gesammte medizinisch-chirurgische Studium. (6 Gr. — nur eine kurze Uebersicht enthaltend.)

Zur Geschichte der Systeme in der Medizin gehören:

Dr. *J. Braun*, die Medizin unserer Tage in ihrer Vervollkommnung durch das homöopathische Heilsystem oder nöthiges Wissen für allopathische Aerzte sowohl als gebildete Nichtärzte, in Absicht auf eben so glückliche als segensreiche Ausübung der homöopathischen Heilmethode; mit einer vollkommenen Anweisung zur zweckmäſsigen und besten Bereitungsweise homöopathischer Arzneien. Ein Wort des Friedens und der Versöhnung an Deutschlands Aerzte und ihre Kranken gerichtet. (1½ Thlr.)

Dr. *J. C. Brandt* jun., Grundriſs eines Systems der Harmonie in Natur- und Menschenleben, der Sympathie und Antipathie in der rationellen Heilkunde; nebst Kritik der Homöopathie, nach besondern originellen Ansichten für denkende Nichtärzte und Aerzte. (12 Gr.) Ein verunglückter Versuch nach nichtverstandenen naturphilosophischen Prinzipien.

Als neue Ausgaben classischer Schriften haben wir diesmal sehr wenig zu nennen, es gehört dahin blos eine vom Prof. *Diez* erschienene neue Ausgabe von Scholien zum *Hippocrates* und *Galen*. (Apollonii Citiensis, Stephani, Palladii, Theophili, Meletii, Damascii, Joannis, aliorum scholia in Hippocratem et Galenum, e Codd. Mſs. 2 Thlr. —) und ein Auszug der Arzneimittellehre der Araber, nebst Nachrichten über zu London befindlichen zur Arzneikunde gehörigen Manuscripte in der Sanskritsprache. (Analecta medica ex libris Mſs. primum edita. Fasc. I.

Elenchus Materiae medicae Ibn Beithalis Malacensis sec. cod. Mss. arabicos. — Catalogus cod. Mss. de re medica Sanscritorum Londinensium. 21 Gr.)

Zu den interessantesten medizinischen Schriften des Jahres 1834 gehören die Heil- und Unheil-Maximen des genialen *Krüger-Hansen's* (1 Thlr. 4 Gr.) in welcher der Verfasser mit seiner gewohnten freien Sprache über die verschiedenen ihm hier oder da vorgetretenen Mängel in der Heilkunde spricht. Der Eingang: über den Standpunkt der heutigen Heilkunst, reiht sich an den Eingang dieser Uebersicht der Leistungen der Medizin vom Jahre 1832, in welchem auch wir einige Blicke auf den gegenwärtigen Standpunkt der Heilkunde thaten, die wir gelegentlich erweitern werden. Der gelehrte Verf. spricht sich sehr wahr über die Lehre von den Ursachen der Krankheiten aus, und berichtigt ihren Werth für die Praxis. Was über das Studium auf den Universitäten gesagt wird, bestätigt gewiss mancher praktische Arzt von ganzem Herzen; was man lernte kann man nicht brauchen, und was man brauchen könnte wurde eben nicht gelehrt! — Wenn *Krüger-Hansen* hier wieder einige Versuche mit der Homöopathie anstellte, (s. w. unten) so finden wir dies natürlich, er nimmt das Gute woher es auch kommen mag, ohne den gerechten Tadel zurückzuhalten; er mag nun damit treffen wer es immer sein mag. So können wir nur auf die Abfertigung *W Sachse's* (in dem Aufsatze „Kunstrichterwuth") verweisen; verweisen unsere Leser aber recht dringend darauf, da hier seit langer Zeit zuerst wieder einmal der dictatorische Schulmeisterton eines zur Normalzunft Gehörigen der auf den anders Denkenden im vornehmen Dünkel herabsieht, — gebührend zurecht gewiesen worden. — Auch die Kritik *Krüger-Hansen's* über einige andere Aerzte (in den Aufsätzen: über Schützung gegen Wochenbett-Krankheiten, — das Verfahren der Wundärzte, — therapeutische Behandlungen, — und *Dieffenbach's* gekrönte Preisschrift über die Cholera) wird den Leser interessiren, wenn er auch gleich dem Referenten nicht überall seinen Ansichten bestritt. Ueber die Resultate zur Homöopathie, und die Bemerkungen zur Schmier-Cur reden wir an den betreffenden Orten.

Die schon in der Versammlung der Naturforscher und Aerzte zu Wien erörterte Nothwendigkeit einer allgemeinen deutschen Pharmacopoe (s. Uebers. v. 1832. S. 42. — 1833 S. 489.) deren Wichtigkeit wohl jedem gebildeten Arzte einleuchtet, hat den Prof. *Harless* dem die erste Idee eines solchen Unternehmens gehört, bewogen, den Gegenstand in einer eigenen Schrift: die Errichtung einer allgemeinen deutschen Nationalpharmacopoe nach ihrem Bedürfniss, ihrer Wichtigkeit und ihren Vortheilen, (1 Thlr.) zu beleuchten, in welcher die Gründe für ein solches Unternehmen von dem hochgeehrten Herrn Verfasser mit der ihm eigenen wissenschaftlichen Darstellung hervorgehoben sind. Leider scheint es mit derartigen Unternehmungen in Deutschland nur den Schneckengang zu nehmen; wir deliberiren, finden die Sache vortrefflich, höchst nöthig, unaufschiebbar und nachdem wir dies Alles weitläufig bewiesen haben, lassen wir sie links liegen, und begnügen uns mit der Freude, dass unsere Nachkommen einst sagen werden, dass auch wir daran gedacht. Es handelt sich hier um eine Sache, die für das Wohl der Kranken und die Wissenschaft gleich wichtig ist; für jene, indem bei gleichen Präparaten und gleichen Gewichten in ganz Deutschland, auch überall die gleichen Erfolge nach Anwendung der Mittel erwartet werden dürfen, für diese, indem man jetzt bei jeder praktischen Erfahrung über die Wirksamkeit eines Arzneistoffes ungewiss ist, wie dessen Dosen-Verhältnisse und Zusammensetzungen gemeint sind; muss man doch, wenn man in manchem Werke von der Tr. Opii liesst, erst nachsehen, ob sie vor oder nach der 5ten Ausgabe der preussischen Pharmacopoe gedruckt wurden, da die Tinctur der 5ten Ausgabe in etwa 10 Tropfen einen Gran Opium enthält, während die nach der 4ten Ausgabe bereitete, schon in 6 Tropfen einen Gran enthält; eine Differenz die für die Kinderpraxis namentlich höchst bedeutend ist. — Möchten die Wünsche des gelehrten Verfassers obiger Abhandlung doch zu denen gelangen, die die Realisirung möglich machen können, und deren heilige Pflicht es ist dieselben wohl zu erwägen.

Die diesjährige Versammlung der Naturforscher und Aerzte, welche in Stuttgard Statt fand, gehört mit zu den zahlreichsten; es fanden sich 542 Mitglieder, Geschäftsführer waren v. *Kielmeyer* und Prof *Jäger*, und sowohl der Besuch der reichen Sammlungen und wissenschaftlichen Anstalten Stuttgards war aufs bereitwilligste zugänglich, so wie der Aufenthalt selbst möglichst angenehm gemacht. Dr. *Plieninger* hatte im Auftrage der Stadt eine Beschreibung von Stuttgart nach seinen naturwissenschaftlichen und medizinischen Verhältnissen verfafst, die unter die Mitglieder vertheilt wurde; eben so liefs die Gemeinde Canstatt, *Tritschler*'s Schrift über Canstatts Mineralquellen und Bäder vertheilen. — Wir verweilen nicht bei den einzelnen Vorträgen, die wir ohnediefs bald in den Zeitschriften finden und von daher wiedergeben werden. Wem die Folge derselben interessirt, den verweisen wir auf einen ausführlichen Bericht über diese Versammlung in *Schmidt*'s Jahrbüchern (1834. Bd. 4. S. 250. u. 374.). Nur das Eine mag wiederholt berührt werden, dafs Prof. *Harless* durch die Würtembergische Regierung seinen Vorschlag zu einer allgemeinen deutschen Nationalpharmakopöe, die uns so sehr Noth thut, an den Bundestag gelangen liefs. Möge der Wunsch des gelehrten Verfassers, den er in einer dahin gehörigen Schrift näher entwickelte, endlich den gehofften Anklang finden.

Es erschien ein vollständiges Verzeichnifs der Mitglieder und Theilnehmer dieser Versammlung, nebst Uebersicht derselben nach ihren Wohnorten. (3 Gr.)

Ueber die Versammlung deutscher Naturforscher und Aerzte in Breslau im September 1833 erschien ein amtlicher Bericht von den amtlichen Geschäftsführern *Wendt* und *Otto*, mit lithographirten Namenszügen der Theilnehmer. (1 Thlr. 8 Gr.)

Da die Aerzte Staatsdiener ohne Besoldung oder Pension sind, so sind alle Versuche das Alter des Arztes vor Mangel zu schützen höchst lobenswerth. Die *Hufeland*'sche Stiftung trägt der ihrige dazu bei, und Jäckle machte einen Vorschlag zur Bildung einer Aerzte-Assecuranz in jedem Staate, zunächst aber im Grofsherzogthum Baden, (9 Gr.) dem wir Beachtung wünschen.

Als Fortsetzungen encyclopaedischer Schriften, so wie für das Beginnen neuer derartiger Werke nennen wir folgende:

Von *Copland's* encyclopaedischem Wörterbuch der praktischen Medizin, mit Inbegriff der allgemeinen Pathologie, Therapie und pathologischen Anatomie, so wie der durch Clima, Geschlecht und Lebensalter bedingten Affektionen, nebst einer nach pathologischen Grundsätzen gebildeteten Krankheitseintheilung, mit einer grofsen Menge eingeflochtener, wie auch in alphabetischer Reihe angehängter bewährter Recepta einer vollständigen Literatur, und genauen Citaten. — Aus dem Englischen mit Zusätzen von Dr. *Kalisch*, erschienen der erste Band in 4 Heften und 1 Heft des zweiten Bandes, bis „Cholera" gehend. (Jedes Heft 16 Gr.)

Von dem von den Prof. der medizinischen Fakultät zu Berlin herausgegebenen encyclopaedischen Wörterbuch der medizinischen Wissenschaften erschien der 10te und 11te Band, von Dystocia bis Fallkraut gehend. (Jeder Band 3 Thlr. 8 Gr. — Band 1 — 9 werden zu 18 Thlr. abgegeben.)

Die von *Meissner* und *Schmidt* nach dem Dict. de Méd. bearbeitete Encyclopaedie der medizinischen Wissenschaften wurde mit dem 13ten Bande beendet. (Das ganze Werk kostet jetzt $32\frac{1}{2}$ Thlr.)

Von dem Universal-Lexicon der praktischen Medizin und Chirurgie u. s. w. erschienen die 4te bis 11te Lieferung (jede à 8 Gr.), von Alienatio bis Apoplexia gehend.

Die Encyclopaedie der gesammten medizinischen und chirurgischen Praxis, mit Einflufs der Geburtshülfe und der Augenheilkunde (s. Uebers. v. 1832. S. 7. u. 31.) wurde beendet. (8 Hefte zusammen $6\frac{2}{3}$ Thlr.)

Von Prof. *Callisen's* medizinischem Schriftsteller-Lexicon der jetzt lebenden Aerzte, Wundärzte, Geburtshelfer, Apotheker und Naturforscher aller gebildeten Völker erschien Band 16 — 20, wodurch das Werk bis Wain fortgeführt ist. (Jeder Band 2 Thlr. 8 Gr.)

Zur medicinischen Topographie gehört:

Policzka, Königl. Böhmische Leibgedingsstadt in historisch-medicinisch-topographischer Beziehung dargestellt von Dr. *Eiselt*. (1 Thlr.)

Nachrichten über Spitäler und Lehranstalten sind:

Martins theilt (*Heck.* Annal. März.) eine kurze Notiz über das St. Ludwigshospital zu Paris mit, nach welcher dasselbe 1607 erbaut, aus einem rings herumlaufenden grofsen Saal besteht, der in verschiedenen Abtheilungen getrennt worden für chirurgische Uebel, Syphilis, Scrofeln, Krätze, Hautkrankheiten, Weiberkrankheiten, und im Ganzen 706 eiserne Bettstellen hat. Es wurden 1833 im Ganzen 5539 Kranke behandelt.

M. R. *Wendt* theilt (Med. Zeit. v. Ver. f. Heilk. in Preufs. No. 16.) eine Nachricht über die medicinisch-chirurgische Lehranstalt in Breslau mit, nach welcher dieselbe ihrem Zwecke, Chirurgen zu bilden, entspricht. Was die Chirurgen erster Klasse, die sogenannten Medico-Chirurgen betrifft, so bleibt ihre Stellung eine Zwitterform, die man nicht gut heifsen kann.

M. R. *Seiler* lieferte eine zweite Nachricht über die Wirksamkeit der unter dem Namen chirurgisch-medicinische Akademie geeinigten Institute zu Dresden und zeigt deren Zweckmäfsigkeit.

Aehnlich dem von *Snogowitz* herausgegebenen Geschäfts-Tagebuch für praktische Aerzte, erschien 1834 ein Geschäfts-Kalender für praktische Aerzte und Wundärzte für 1835 mit Schwangerschafts-Kalender. (20 Gr.)

Anatomie und Physiologie.

Wir haben schon im vorigen Jahrgang auf die Fortsetzung des *Meckel*'schen Archivs für Physiologie durch Herrn Prof. *Müller*, und die Wichtigkeit dieses Journals aufmerksam gemacht, und können dieses Jahr schon mehrere gediegene Aufsätze dieser Zeitschrift nahmhaft machen, Ist es möglich, so möge der hochgeschätzte Herausgeber sein Versprechen halten, und sein Augenmerk besonders auf diejenigen Theile richten, deren Einfluſs auf unsere pathologischen und therapeutischen Ansichten vorzüglich groſs ist. — Für 1835 machen wir unsere Leser schon im Voraus auf heftweise erscheinende Beiträge zur Physiologie von *F.* und *H. Nasse* (Vater und Sohn) aufmerksam, da wir Vorzügliches erwarten dürfen.

Der vierte Band von *Neumann's* specieller Therapie enthält (namentlich in den Kapiteln: über die Organe der Empfindung, — von den Sinnen -der Schleimhäute der Luftwege, des Digestionscanals, der Schleimhäute, der Beckenhöhle, — Entwicklung und Thätigkeit des Gehirns und Nervensystems, —) interessante Beiträge zur Physiologie, die manchen alten allgemeinen als wahr angenommenen Satz bestreiten, und viele neue Ideen aufstellen.

Prof. *Tiedemann* theilt (dessen und Trev. Zeitschr V. G i.) Nachricht über merkwürdige Menschenschädel in Peru, die er in Paris beobachtete, mit. Der Längendurchmesser war sehr groſs, an den Seiten waren sie platt, die Stirn mit flachem schmalen Stirnbein trat zurück, die Jochbeine waren nicht vorstehend, das Hinterhauptsloch war statt nach vorn und unten nach hinten gerichtet. America scheint also auch in seinen Urbewohnern eine eigene Menschenrace gehabt zu haben.

M. R. *Münchmeyer* theilte (*Henkes* Zeitschr. d. St. H. 2) eine Beobachtung eines auffallenden Zusammenhanges

ges des kleinen Gehirns mit den Geschlechtstheilen mit. Die Leiche eines 17jährigen Schifferlehrlings überhaupt unentwickelt, zeigte die Genitalien wie bei einem 7—8jährigen Knaben, und das kleine Gehirn sowohl an und für sich als in Bezug auf das grofse Gehirn welk, trocken, fast atrophisch. — Diese Thatsache spricht wieder für *Gall's* Ansicht in Bezug auf den innigen Zusammenhang zwischen den Genitalien und dem Cerebellum. (Vergl. die dafür sprechenden Thatsachen in einer Dissertatio de cerebellum inter et systema genitalium nexu auct. *Rümbold* Berol. 1826.)

Die von *Arnoldi* herausgegebenen icones nervorum capitis (17 lith. Tafeln, 8 Thlr.) zeichnen sich durch Treue und sorgfältige Zeichnung aus; die einzelnen Nerven sind sowohl in ihrem Ursprung als ganzen Verlauf mit den Nebenparthien und namentlich den Gefäfsverzweigungen dargestellt, und dürfen diese Abbildungen namentlich den Studirenden bestens empfohlen werden.

Dr. *Valentin* stellte (*Müllers* Arch. H. 5.) Untersuchungen über die Dicke der varikösen Fäden in dem Gehirne und dem Rückenmarke des Menschen an, nach welchen die Gehirnsubstanz als solche diese Fäden im allgemeinen und an allen Stellen hat, ihre Dicke aber an denselben Stellen höchst abweichend erscheint, und sie wohl als die erste Idee der Faserbildung zu betrachten sind.

Prof. *Retzius* macht (*Müll.* Arch. H. 8) aufmerksam, dafs der Circulus venosus im Auge und der Canalis Fontanae nur eins sind, und will den letztern Namen nun wegfallen sehen. Den von ihm und mehrern andern neu entdeckten Sinus soll man Sinus circularis iridis nennen, da er wahrscheinlich bei Erweiterung der Pupille Blut aus den Gefäfsen der Iris aufnimmt.

Dr. *Eschricht* beschreibt (*Müll.* Arch. H. 2) einige neue Muskeln am Kehlkopfe eines langarmigen Affen; es sind zwei Crycothyreoidei inferiores, zwei Cr. interni und ein Cr. superior die dem Affen eine gröfsere Beweglichkeit des Kehlkopfes möglich machen. Vielleicht ist der Kehlkopf so ursprünglich zur Respiration, nicht zur Sprache gebildet.

Prof. *Mayer* in Bonn entdeckte ein neues Band der Rippen, welches er Ligamentum costarum conjugale nennt, und welches zur Befestigung der Rippe an die Rükkenwirbel dient. (Ueber ein neuentdecktes Band, Jochband der Rippen. *Müll.* Arch. H. 3.)

Prof. *Müller* spricht (dessen Arch. H. 3.) über die Existenz von vier getrennten, regelmäfsig pulsirenden Herzen, welche mit dem lymphatischen Systeme in Verbindung stehen, bei einigen Amphibien, und vindizirt sich die Priorität der Entdeckung (1832) gegen *Panizza*.

Prof. *Albers* theilt (*Rust's* Mag. Bd. 42. H. 1) einige Bemerkungen über die verschiedene Weise der beiden Zweige der Arteria pulmonalis und die daraus hervorgehende Disposition zu Krankheiten der linken und der rechten Lunge mit. Das Ergebnifs von mehr als 30 Sectionen zeigte stets den weitesten Arterienast zur kranken Lunge gehend, ohne dafs sich bestimmen läfst, ob dies Folge oder Ursache des Uebels war.

Prof. *Müller* stellte (dessen Arch. H. 1) Untersuchungen über die Structur der eigenthümlichen Körperchen in der Milz einiger pflanzenfressenden Säugethiere, die *Malpighi* zuerst entdeckte, bei Schafen, Rindern und Schweinen an. Diese Körperchen hängen mit feinen Arterien zusammen, sind rundlich, weifs, hart und zwischen $\frac{1}{3}$—$\frac{1}{2}$ Millimeter grofs. Prof. *Müller* hält diese Körperchen für Excrescenzen der Arterienwände, während die Arterien selbst nicht durch diese Körperchen gehen. Ihr Inhalt besteht aus den Blutkörnchen ähnlichen oder kugelförmigen Körnchen, gleich denen der rothen Substanz der Milz in denen sie liegen.

Prof. *Müller* theilt (dessen Arch. H. 4) nach einer Section einige Bemerkungen über die äufsern Geschlechtstheile der Buschmänninnen mit, deren Resultat mit dem früher von *Cuvier* gewonnenen übereinstimmt. Die sogenannte Schürze entsteht aus dem Praeputio, dem Fraenulo clitoris und den seitlich verlängerten obern Nymphen.

Prof *Krause* widerspricht der von Prof. *Müller* aufgestellten Ansicht, dafs die in dem Corp. cavernosum wahrnehmbaren Bündel eine musculöse Struktur zeigen. Das von *Müller* an der Wurzel des N. glossopharyngeus gefundene Ganglion fand *Krause* ebenfalls und nennt es Ganglion Mülleri. (*Heck* Annal. Febr.)

Prof. *Schlemm* beschreibt (*Müllers* Arch. H. 1.) seine anatomischen Beobachtungen über die Anzahl der Steifsbeinnerven, ihren Ursprung und über die an ihm befindlichen neuentdeckten Nervenknoten. *Schlemm* fand 32 Rückenmarksnervenpaare, indem sich neben den 5 Kreuzbeinnerven noch 2 Steifsbeinnerven fanden, die in einen Knoten anschwollen, welchen *Schlemm* Ganglion spinale infimum seu rhachitico-coccygeum nennt, und dessen Lage etwas wechselnd ist.

Prof. *Wutzer* wiederholte (*Müllers* Arch. Heft 4.) seine Untersuchungen über den Zusammenhang des sympathischen Nerven mit den Spinalnerven, die er zuerst 1817, dann durch die neuern Entdeckungen über die verschiedene Wirkung der vordern und hintern Rückenmarkswurzeln, 1832 und 1834 wieder vornahm. Es bestätigte sich in die früher gewonnene Ansicht, nach welcher die dünnere vordere Wurzel an der stärkern hintern verläuft, und sich in einem Knoten so mit ihr kreuzt, dafs von diesen Parthieen hinter dem Knoten nicht mehr angegeben werden kann, was vom vordern oder hintern Theile herkömmt; ein anderer Theil beider Nerven verläuft aber in verschiedenen Bündeln noch eine Zeitlang getrennt, vereinigt sich dann aber ebenfalls ehe der Nerv zum Sympathicus abgeht, so dafs diesem Fäden der vordern und hintern Wurzeln zukommen. Der Sympathicus hat auch sowohl Empfindung als Bewegung zu vermitteln, namentlich in Bezug auf die Herzthätigkeit und jener des Darmkanals; der Einflufs des Willens auf diesen Nerven fällt weg durch das Ganglion, welches hier isolirend wirkt; dieselbe isolirende Eigenschaft scheint das zwischen den neben einander laufenden Nerven liegende Zellgewebe zu besitzen.

Dr. *Alphons Wendt* stellte interessante Untersuchungen über die menschliche Epidermis an (*Müll.* Arch. H. 3.). Die Textur der Haut gleichförmig gelblich weifs, ohne Körnchen und Gefäfse, sie besteht aus dem rete Malpighi, der Epidermis und dann nach aufsen hin abgestorbener Schicht; das rete ist körnig, die Epidermis blätterig. Die Hautdrüsen erscheinen als besondere Säckchen, die mit den Oeffnungen der Haut communiziren, und aus deren Boden die Haarzwiebeln emporsteigen. Aufserdem finden sich mit den Poren der

Haut zusammenhängend, fadenartige sich spiralförmig windende an ihrem Hautende angeschwollene Canäle, welche hohl sind, und den Schweifs nach aufsen leiten.

Dr. *Valentin* stellte (*Heck.* Ann. März.) interessante Untersuchungen über die Gestalt und Gröfse der Durchmesser der feinsten Blutgefäfse in den kleinsten Netzen derselben an. Er theilt die feinsten Netze der Blutgefäfse in Arteriennetze, Venennetze und Uebergangsnetze, deren Gefäfse zwischen Arterien und Venen liegen. Die Lage und Form dieser Netze macht sie verschiedenartig, eben so ihr Gewebe, wie der Verf. in den einzelnen Organen nachweifst. Der Verf. stellte zahlreiche Versuche über den Durchmesser der feinsten Blutgefäfse in verschiedenen Organen an, indem er stets dasselbe Organ 10mal untersuchte und daraus das Mittel für den Durchmesser seiner Gefäfse zog; aus einer hierüber mitgetheilten Tabelle entnehmen wir nur die Bemerkung, dafs Gehirn, Lungen und Aderhaut des Auges die feinsten Gefäfse zeigen, während die *Malpighi*'schen Körperchen und die Hoden die gröfsten Durchmesser ihrer feinsten Blutgefäfse besitzen.

Prof. *Wagner* stellte (*Heck.* Annal. Febr.) Untersuchungen über Lymph- und Chyluskörnchen und ihr Verhältnifs zu den Blutköperchen bei verschiedenen Thieren an, nach denen die erstern gröfser als die Kerne der Blutkörperchen sind, und demnach, wenn man annimmt, diese Kerne seien Lymphkügelchen, sicher erst noch irgend eine Veränderung erleiden.

Hierher gehört:

Rud. Wagner, partium elementarium organorum quae sunt in homine atque animalibus mensiones micrometricae. Commentatio. (6 Gr.)

Zur Anatomie des menschlichen Eies erschienen:

Velpeau, die Embryologie und Ovologie des Menschen, oder beschreibende und iconographische Geschichte der Anatomie und Physiologie des menschlichen Eies. Aus dem Franz. übersetzt von Dr. *Schwabe*. (Mit 15 lith. Tafeln. 2 Thlr.)

Dr. *L. W. Bischoff* unterscheidet in seinen auf interessante Beobachtungen gegründeten Beiträgen zur Lehre von den Eihüllen des menschlichen Foetus (m. 2 lithographirten Tafeln. 16 Gr.) drei Häute; Decidua, Chorion, Amnion und eine erst von ihm näher beschriebene mittlere Haut zwischen den beiden letztern. Die Decidua ist Exsudat des Uterus, besitzt aber Gefäfse; die Flocken des Chorions, welches aus zwei Platten besteht, sind dem Verf. Gefäfse mit einer Scheide umgeben, während das Chorion keine eigenthümliche Gefäfse besitzt. Die mittlere Haut bisher blos für Zellgewebe gehalten, ist dünn, durchsichtig, glänzend und hat nach dem Verf. Blutgefäfse, die Ausbreitungen der Nabelgefäfse sind, und die erste Ernährung des Foetus vermitteln. Das Amnion hat keine Gefäfse, aber auf seiner innern Fläche sehr kleine regelmäfsige runde Körper, deren Bedeutung noch unbekannt ist.

Prof. *Rob. Froriep* giebt (*Casp.* Wochenschr. No. 23. 24.) eine kurze Darstellung der neuern Untersuchungen über die Eihäute, aus denen sich das Schlufsresultat erzielt, dafs dafs Ei des *Graef*'schen Bläschens eine Schaalenhaut, Dotterbläschen mit Dotter, und einen Keim besitzt, sich beim fruchtbaren Coitus aus dem Eierstock in den Uterus begiebt, dort durch die Decidua gehalten und weiter entwickelt wird, indem sich zuerst das Chorion bildet, dann Amnion und Allantois entwickeln, indem der Inhalt des langsam verkümmernden Nabelbläschens verschwindet. So findet man nun im ausgebildeten Ei Decidua, Chorion, den Rest des Sac reticulé von *Velpeau*, und Amnion.

Von Prof. *M. J. Weber's* anatomischem Atlas des menschlichen Körpers in natürlicher Gröfse erschien die 6te und 7te Lieferung, mit welcher das Werk (zusammen 36 Theile) geschlossen ist.

Die mit Text von Dr. *Th. Richter* herausgegebene Pfennig-Encyclopaedie der Anatomie, oder bildliche Darstellung der gesammten menschlichen Anatomie nach *Rosenmüller* u. s. w., gestochen von *Schröter*, von welcher 7 Lieferungen (jede à 7 Gr., illum. à 14 Gr.) erschienen, sind nur ein Wiederabzug der alten Tafeln der allgemeinen Encyclopädie der Anatomie, welche seit 1819 von demselben Verleger geliefert wurden.

Dr. *Blumrick*, die Anatomie in einer Nufs. (14 Gr.)

Von Prof. *Wagner's* Lehrbuch der vergleichenden Anatomie erschien die erste Abtheilung (1 Thlr.), welche nach einer geschichtlichen und eine Charakteristik der Thierklassen liefernden Einleitung, die microscopischen Theile des thierischen Organismus, und die Organe der Verdauung, des Kreislaufs, des Athmens und der Stimmwerkzeuge bei den verschiedenen Thierklassen vergleicht, und die interessantesten Aufschlüsse darbietet.

Prof. *Müller* empfiehlt (dessen Archiv. f. Phys. Heft 1.) die Anwendung des Kreosotwassers zur Conservation und Praeparation des Gehirns und Rückenmarks als das zweckmäfsigste Mittel die Farbe sowohl, als das Volumen, unverändert zu erhalten.

Von *Lobstein's* Lehrbuch der pathologischen Anatomie, deutsch bearbeitet von Dr. *Neurohr*, erschien der erste Band. (2 Thlr.)

Von *Albers* Atlas der pathologischen Anatomie für praktische Aerzte erschienen die 2te bis 4te Lieferung, mit 16 lith. Tafeln, deren 11 colorirt. (4½ Thlr.)

Dr. *Sturm* beobachtete eine seltene menschliche Mifsgeburt, (Med. Jahrb. d. ö. St. VI. Heft 1.) indem das Kind einer Primipara, welches angeblich erst 4 Wochen über die Schwangerschaftszeit geboren wurde, Mangel der vordern Bauch- und Brustwand zeigte, so dafs die Leber, das Herz, und ein Theil der Gedärme blos lagen. Die Bewegungen des Herzens, der Abgang des Kindspech und die Bewegung der Glieder bewiesen das vorhandene Leben; die Gallenblase, der Herzbeutel, das Diaphragma und ein Theil des Sternums fehlte. Das Kind starb an Entzündung der blosliegenden Eingeweide. Prof. *Czermak* stellt diese Mifsbildung in seinen Bemerkungen dazu in die Classe der mangelhaften Bildungen mit vollkommenen Spaltung der vordern Körpertheile und Mangel einiger Organe.

Dr. *Arnold* beschreibt (Würt. med. Corr. Bl. No. 21.) eine merkwürdige Mifsgeburt weiblichen Geschlechts, die einen lederartigen Ueberzug über die Haut hatte. Es war eine Art von Ichthyosis. Das Kind starb nach 6 Tagen; eine innere Deformität wurde nicht gefunden.

Dr. *Eschricht* beschreibt (*Müll.* Arch. H. 3.) einen Fall von Gesichtsverdoppelung mit Mangel an Gehirn und Rückenmark. Die zum 2ten Male schwangere 25jährige Frau abortirte im 6ten Monat die 13½ Zoll lange, 2¾ Pfund schwere Mifsgeburt.

Dr. *Frommüller* liefert (*Henke's* Zeitschr. f. d. St. II. 2.) die Beschreibung eines als Mädchen erzogenen männlichen Zwitters. Der 16 Jahr alte jüdische Knabe hat einen kurzen Penis, dem hinten Vorhaut und Harnröhre fehlen; zwei Hoden liegen jeder in einem Sacke. Der Harn fliefst durch die Harnröhre bis zur Mitte des Penis, dann durch eine offene Rinne bis zur Eichel.

Dr. *Gräff* sah bei einem nicht völlig ausgetragenen hydrocephalischen Kinde die Nase fehlend und nur eine Augenhöhle mit Augäpfeln, auf der Stirne ein Fleischgewächs. (*Casp.* Wochenschr. No. 6.) *Jung Hilling* sah am After eines neugebornen Kindes eine kopfgrofse kugelförmige Geschwulst, aus der, nach einem Einstich mit einer Lancette, 1½ Maafs röthliche Flüssigkeit flofs und die dann zusammensank. Die Geschwulst, welche nicht mit dem innern Leibe zusammenhing, wird vom Prof. *Müller* für eine Balggeschwulst gehalten.

Prof. *Tiedemann* theilt (*Tied.* und *Trev.* Zeitschr. V. H. 1.) einige Beobachtungen über Abweichungen der Brüste mit; er fand 2mal links 2 Warzen, und einmal auf beiden Brüsten auf jeder zwei Warzen.

Dr. *Salomon* beobachtete (*Casp.* Wochenschr. No. 2.) einen Fall von Fungus medullaris in der Beckenhöhle bei einem 19jährigen Manne. Die glücklich exstirpirte Geschwulst wog 19 Loth; aus der Wunde trat mehrere Wochen nach der Operation eine Blutung ein, der Patient fieberte, fiel in colliquative Schweifse und Diarrhoe und starb 3 Monate nach der Operation.

Dr. *Siebenhaar* beobachtete bei der Section eines hydropisch verstorbenen 12jährigen Mädchens steotomatöse Geschwülste am Bauchfell und Durchbohrung der Gedärme durch Spulwürmer. (Klinische Mittheilungen. *Hufel.* Journ. April.)

M. R. *Heyfelder* fand bei der Obduction eines 64jährigen Mannes in der grofsen Leber und Milz in einem Sacke sehr viele Hydatiden, ohne dafs diese sich durch Krankheitserscheinungen kund gegeben hatten. (Med. Zeit. v. Ver. f. Heilk. in Preufs. No. 13.)

Dr. *Phoebus* nennt (Med. Zeit. v. Ver. f. Heilk. in Preufs. No. 27.) als lebende Exemplare pathologisch-anatomischer Seltenheiten, die ihm näher bekannt, einen Fall von vollkommener Leucosis bei einem Gymnasiasten; — eine Exstrophie der Harnblase bei einem 1¾jährigen Mädchen; — einen exquisiten Fall von angeborenen Halsfisteln bei einem Kinde; — Verschmelzung von Zähnen bei einem 6jährigen Knaben; — 2 Fälle von Hydrocephalus chronicus, bei einem 7 und einem 14jährigen Knaben; — und organisirte häutige Massen bildende Darmausleerungen bei einem 50jährigen Manne und einer 60jährigen Frau.

Der Wundarzt *Brunkes* fand folgende Mifsbildungen. (*Casp.* Wochenschr. No. 5.): einen ganz aufserhalb der Bauchhöhle liegenden Darmkanal, der durch eine Oeffnung des Nabels hervortrat; — eine doppelte Hasenscharte mit geschlossenen Augenliedern ohne Augäpfel und einer blosen Haut statt der Nasenknorpel. —

Dr. *Lieber* sah einen bartlosen Mann von 40 Jahren mit entwickelten Brüsten, einen kleinen Penis mit Phimosis congenita, und kleinen Hoden, — der auch in seinen Neigungen weibliche Arbeiten liebte. (*Casp.* Wochenschr. No. 8.)

Prof. *Albers* beobachtete (*Rust's* Mag. Bd. 41. H. 1.) bei einem 46jährigen Mädchen einen völlig getheilten Uterus.

Prof. *Wutzer* beobachtete (*Müller's* Arch. H. 4.) an der Leiche einer 37jährigen Frau eine Einmündung des Ductus thoracicus in die Vena azygos, wie sie bei manchen Thieren normal vorkömmt. Der Ductus thoracicus sandte in der Gegend der 8ten Vena intercostalis dextra zwei Zweige in die Vena azygos und schlofs sich oberhalb dieser Vene vollständig. Aehnliche Fälle wurden bereits von andern Anatomen beobachtet.

Prof. *Retzius* theilte (*Tied.* u. *Trev.* Zeitschr. V. H. 1.) seine Bemerkungen über Anastomosen zwischen der Pfortader und der untern Hohlader aufserhalb der Leber mit, indem er ein auf der äufsern Seite des Bauchfells befindliches Venennetz mit der Pfortader und untern Hohlader in Verbindung stehen sah. Die Anwendung örtlicher Blutentziehungen bei Peritonitis wird hierdurch in ihrer heilkräftigen Wirkung erklärt. Ebenso gingen Venenäste vom Duodenum, Colon und Rectum zur Vena cava, Aeste vom Colon zur V. renalis, und vom Rectum zu den Venen der Genitalien.

Prof. *Rob. Froriep* beschreibt (Med. Zeit. v. Ver. f. Heilk. in Preufs. No. 3.) einen Fall von angeborner Erweiterung (Ectasio) der rechten Nabelarterie bei einem 8monatlichen Kinde, welches 4 Tage nach der Geburt an Erschöpfung starb.

Dr. *Heyfelder* beobachtete (Med. Zeit. v. Ver. f. Heilk. in Preufs. No. 2.) eine ungewöhnliche Fettbildung und Corpulenz bei einem 3½ Jahre alten Mädchen. Es war das 4te Kind schwächlicher Leute, fing mit 6 Monaten an ungewöhnlich fett zu werden, und hatte einen zarten Knochenbau; es wiegt 49½ Pfund, ist 3 Fuss 3½ Zoll gross, und hat völlig entwickelte Genitalien.

Prof. *Wutzer* bezweifelt (*Müller's* Arch. H. 5.) die Möglichkeit der Bildung von Muskelfasern durch pathologische Procefse, wie sie *Leo Wolf* (s. Ueber. v. 1832. S. 61.) am Herzen beobachtet haben will, und hält jene Bündel für Analogien der Faserhaut der Arterien.

Dr. *v. Stosch* beobachtete einen Fall von plötzlich eingetretenem Tod veranlafst durch innere Blutung in Folge spontaner Zerreifsung der innern Haut mehrerer Arterien, (*Casp.* Wochenschr. No. 15.) namentlich der Aorta thoracica.

Prof. *Albers* fand nach seinen (anatomisch-pathologischen Bemerkungen über den Nervus vagus. *Rust's*

Mag. Bd. 41. H. 1.) den Nervus vagus von 47 Fällen am Keuchhusten Verstorbener nur 4mal verändert; von 7 Fällen von Dothinenteritis war 2mal der rechte, einmal der linke Nervus vagus in seiner Scheide geröthet. Bei 15 an Phthisis tuberculosa Verstorbenen war der Vagus an beiden Seiten sehr stark.

Prof. *Wolff* in Berlin beobachtete (Med. Zeit. v. Ver. f. Heilk. in Preuss. No. 21.) Abgang lebender Fliegenlarven aus der Harnblase eines 33jährigen Mannes, der an Rheumatismus acutus litt. Die Krankheit ergriff das Rückenmark, es trat Lähmung der Extremitäten ein, und der Harnabgang stockte, als der Kranke kurz vor dem Tode in heftiger Anstrengung zu uriniren mit einer reichlichen Menge Harn viele lebende im Urin herumschwimmende Insektenlarven ausleerte. Die Section gab über dies Phänomen keine Aufklärung.

Von *Magendie's* Handbuch der Physiologie erschien das erste Heft des ersten Bandes der Uebersetzung von *Heusinger* (2 Bände, 3 Thlr.) und das erste Heft des zweiten Bandes der Uebersetzung von *Elsässer* (2 Bände, 3 Thlr.)

Von *Treviranus* Biologie, oder die Erscheinungen und Gesetze des organischen Lebens neu dargestellt, erschien die 2te Abtheilung des 2ten Bandes (1 Thlr. 8 Gr.)

Prof. *Weber* veranstaltete eine Sammlung von 23 von ihm verfassten Programme, welche er vereinigt herausgab unter dem Titel: *E. H. Weber* de pulsu, resorptione, auditu et tactu annotationes anatomicae et physiologicae (1 Thlr. 12 Gr.)

Prof. *Czermack* stellte (Med. Jahrb. d. ö. St. VI. H. 2) Beobachtungen über den Winterschlaf des Siebenschläfers (Myoxus Glis.) an. Der Verf. beobachtete einen 3tägigen Fiebertypus bei einem Hunde und einer Simia capucina, und auch beim Siebenschläfer tritt ein solcher normaler Typus beim beginnenden Winterschlaf ein, indem die Thiere über den andern Tag Morgens zusammengerollt lagen und gegen Mittag Nahrung zu sich nehmend erwachten; dies fand in 7 Perioden Statt, dann trat ein doppelt dreitägiger Typus ein, indem an den freien Tagen kurzer an den andern langen Sopor Statt fand, bis der völlige Winterschlaf eintrat. Ein bestimmter Typus beim Erwachen war nicht zu bemerken. Hieran reiht der Verf. einige Bemerkungen über den Winterschlaf der Thiere, nach welchen er denselben als ein Zurücksinken in eine niedere Thierstufe betrachtet.

Mitscherlich, *Gmelin* und *Tiedemann* stellten interessante Versuche über das Blut an, namentlich den Gehalt desselben an Kohlensäure, an Harnstoff und Milchzucker, und da die beiden letzten Stoffe im gesunden Blute nicht gefunden wurden über Harnstoff nach Wegnahme der Nieren. (*Tied.* u. *Trev.* Zeitschr. s. Rep. V. 1). Die angestellten Versuche beweisen, dafs sich sowohl im arteriellen als venösen Blute gebundene Kohlensäure findet, und zwar enthält das venöse Blut mehr kohlensaures Alkali als das arterielle. Hiernach wird nun folgende Theorie des Athmens aufgestellt, nach welcher ein kleiner Theil Stickstoff aus der atmosphärischen Luft beim Einathmen zum Blute tritt, ein gröfserer Theil Sauerstoff sich mit dem Kohlenstoff des Blutes zu Kohlensäure verbindet, die exhalirt wird; während die durch diesen Prozefs gebildete Essigsäure durch Nieren und Haut ausgeschieden werden, durch welche dem Blute neue Kohlensäure zugeführt wird. Die in Bezug auf Harnstoff nach exstirpirten Nieren angestellten Versuche zeigten die Anwesenheit desselben im Blute schon sehr kurze Zeit nach der Exstirpation.

Poiseuilles Untersuchungen über die wesentliche Ursache der Bewegung des Blutes in den Venen finden sich übersetzt im Auszuge, in *Müller's* Archiv, Heft 4.

Dr. *H. Nasse* lieferte (*Tied.* u. *Trev.* Zeitschr. f. Phys. V. 1) einen ausführlichen Aufsatz über die Lymphe mit Nachweisung Alles über diesen Stoff bis jetzt bekannt Gewordenen. Der Verf. hatte Gelegenheit Lymphe aus einer Verwundung eines Lymphgefäfses bei einem 20jährigen Menschen zu untersuchen, und fand, klar durchsichtig gelblich alkalisch reagirend und salzig schmeckend; sie enthält deutlich runde Kügelchen, coagulirt aufser dem Körper nach 10—20 Minuten und wird dann trübe, sich wie der Faserstoff des Blutes verhaltend. Abweichende Resultate erlangt man, wenn die Lymphe nach *Brande* und *Magendie* aus Thieren, die man lange hungernliefs, genommen wird, oder aus krankhaften Ausscheidungen herrührt.

In Bezug auf *Burdachs* Ansichten über den Schlag und Schall des Herzens (s. Uebers. v. 1832, S. 66) stellte Prof. *Ant. Hayne* Untersuchungen über den Herzschlag in anatomischer, physiologischer vorzugsweise aber pathologischer Bedeutung an (Med. Jahrb. d. ö. St. VI. H. 1, 2) und gelangte namentlich durch eine Kalbsmifsgeburt mit ausser der Brusthöhle liegendem Herzen, zu der Ueberzeugung, dafs der Herzschlag wirklich während der Erweiterung der Herzkammer und nicht durch Anprallen der Herzspitze gegen den Brustkasten zu Stande kömmt, indem die Spitze sich jedenfalls auch nicht nach der Brustwand, sondern einwärts bewegt, ohne dafs das Herz seine Lage verändert. Der Herzschlag entsteht durch selbstständige Thätigkeit des Herzens, nicht durch das in die Kammern dringende Blut, denn auch nach Unterbindung der Vena cava dauert der Herzschlag noch einige Zeit fort. Vermehrter Herzschlag ist demnach nicht Zeichen der Entzündung, sondern der Schwäche und mit reizenden antiseptischen Mitteln zu behandeln. Die Entzündung zeigt kaum fühlbaren Herzschlag, dagegen pocht das Herz bei Schwächezuständen heftiger. (Dies reiht sich nicht an die pathologisch-therapeutische Behauptung, dafs die Digitalis bei Schwächezuständen des Herzens anzuwenden sei, weil sie stärkend auf das Herz wirke, und die krankhaft vermehrten Pulsationen durch gröfsere Kräftigung des Organs vermindere. Eine Ansicht, der *Ref.* nach mehreren Erfahrungen völlig beistimmt.) Endlich glaubt der Verf., dafs in Krankheiten mehr Gewicht auf den Herzschlag als den von jenem zum Theil abhängigen Puls gelegt werden müsse, weshalb ersterer stets ebenfalls zu untersuchen sei.

Prof. *Hering* stellte an Pferden Versuche über das Verhältnifs zwischen der Zahl der Pulse und der Schnelligkeit des Blutlaufs an (*Tied.* und *Trev.* Zeitschr. f. Phys. V. 1), nach denen sich als Resultat ergiebt, dafs man aus vermehrter Zahl der Pulsschläge nicht auf beschleunigte Circulation schliefsen könne.

Dr. *Sticker* stellte (*Müll.* Arch. H. 2) mehrere Versuche über die Veränderungen der Kräfte durchschnittener

Nerven und über Muskelreizbarkeit an. Wenn aus dem Ischiadicus ein 4″ langes Stück ausgeschnitten wurde, so verbanden sich die Enden durch eine dickere harte knorplige Masse, die aber zur Fortleitung der vom Gehirn ausgehenden Willensleistungen hinreichte. Stücke von 8″ ausgeschnitten, hatten die Folge, dafs sich die Nervenenden nicht wieder verbanden, sondern blos anschwollen und mit dem Zellgewebe ihrer Umgebung verklebten. Nach durchschnittenem Nerven vagirte das untere Stück weder auf schwache galvanische, noch sonstige Reizung, eben so wenig diejenigen Muskeln, welche ihre Bewegungsnerven blos vom Ischiadicus erhalten. Da nun die Muskeln später auf keinen Reiz reagirten, so ist es wahrscheinlich, dafs die bewegenden Nerven derselben jede Kraftäusserung derselben bedingen. Bei allen Lähmungen schwindet demnach allmählig die Kraft des Willens, bei einigen gleich vom Anfang der Krankheit an.

Als eine sehr interessante zur Physiologie gehörige Arbeit nennen wir die **Beiträge zur Physiologie des Gesichtssinnes**, von Hofr. *Bartels*. Der Verf. spricht in denselben über die Gröfse und Stellung des Gesichtsgebietes, das Aufrechterscheinen der Gesichtsobjecte, das Verhalten der Strahlendirektion zur Gesichtsdirection, das Gesichtsfeld und das Einfach- und Doppelsehen, und giebt zum Schlufs eine Parallele des Gesichts- und Tastsinns hinsichtlich ihrer Raumanschauung. Es sind hier eigenthümliche Forschungen dargeboten, deren Resultat oft von dem bisherigen abweicht, (wie der Verf. namentlich *Berthold's* Ansicht vom Aufrechterscheinen der Gesichtsobjectur widerlegt), und die dringend zur Beachtung auffordern.

Von *Berthold's* Werk **über das Aufrechterscheinen der Gesichtsobjecte trotz des umgekehrt stehenden Bildes desselben auf der Netzhaut des Auges**, erschien eine zweite vermehrte Auflage (12 Gr. — Die erste Auflage erschien 1830.)

Dr. *Romberg* theilt (*Casp.* Wochenschr No. 13) einige Versuche mit, durch welche die **Abhängigkeit der Irritabilität von der Nervenenergie** dargethan wird, und die wirkliche **Regeneration der Nervensubstanz** bezweifelt werden mufs.

Prof. *Schulz* schrieb, nach zahlreichen Beobachtungen an sich selbst zur Zeit als er an einem Wechselfieber litt, und nach vielen Versuchen an Thieren eine Abhandlung **De alimentorum concretione experimenta nova**, (mit einer Kupfertafel, 1 Thlr. 10 Gr.) durch die er den Beweis lieferte, daſs *Tiedemann* und *Gmelin* den Antheil der chemischen Einflüsse des Magensaftes u. s. w. zur Verdauung zu hoch angeschlagen haben, indem vielmehr ein vitales Einwirken die Verdauung der Nahrungsstoffe besonders befördert.

Hieran reiht sich *Eberle's* Werk, **Physiologie der Verdauung, nach Versuchen auf natürlichem und künstlichem Wege** (1 Thlr. 16 Gr.), in welchem der Verf. nach ausführlicher Beschreibung der Verdauungsorgane, besonders die Wichtigkeit des Speichels und Mucus der Magenschleimhaut zur Verdauung hervorhebt, und das Unstatthafte der bisherigen rein chemischen Ansichten darthut. Die vom Verf. auf künstlichem Wege angestellten Versuche durch Nachahmung einer dem Magensafte ähnlichen Mischung ausserhalb des thierischen Körpers scheinen indeſs ohne Nutzen und beweisen nichts.

Von *Beaumont's* **neuen Versuchen und Beobachtungen über den Magensaft und die Physiologie der Verdauung, auf eine höchst merkwürdige Weise während einer Reihe von sieben Jahren an einem und demselben Subjecte angestellt**; erschien eine Uebersetzung aus dem Englischen von Dr. *Luden* mit 3 lith. Tafeln. (1 Thlr. 6 Gr.)

Dr. *Salomon* theilt (*Casp.* Wochenschr. No. 7) einen Beitrag zur Geschichte der **Bluter** mit, indem er diese Dyscrasie bei mehreren Gliedern einer Familie (deren mütterliche Seite daran litt, während die väterliche davon ganz frei war,) zu beobachten Gelegenheit hatte.

Hufeland berichtet über die **frühzeitige Pubertät** eines Kindes, welches jetzt 7 Jahr alt, seit mehreren Jahren regelmäſsig alle 6 Wochen 3—4 Tage lang menstruirt ist; und körperlich einem 12jährigen Mädchen gleicht, geistig aber zurückgeblieben ist.

Dr. *Droste* beobachtete (*Casp.* Wochenschr. 1833 No. 52) einen Fall von **Menstruation aus dem After** bei einer 36jährigen Frau, die nach einer schweren Niederkunft eine Metrorhagie erlitten hatte. Zehn Jahre lang zeigte sich Statt der Menstruation auf gewöhnlichem Wege alle 4 Wochen ein Blutabgang aus dem After. Eine zweite Schwangerschaft fand nicht Statt.

Dr. *Schwarzschild* gab (v. *Siebold's* Journ. XIII. H. 3) ein Bruchstück aus einem ungedruckten größern Werke, über den Zweck der Menstruation. Der Verf. beleuchtet die verschiedenen Ansichten der Schriftsteller über diesen Gegenstand von den ältesten bis zu unsern Zeiten her, und stellt dann die Meinung auf, die Menstruation bezeichne das Weib als Mensch. Die höchste Harmonie aller Theile im Menschen findet erst bei der vollkommenen Entwicklung Statt, dann erst ist das Streben nach Einheit seiner Realisation nahe; nun waltet aber beim Weibe bis zur Pubertät die Reproduction bedeutend vor, und die Menstruation ist eben das Streben diese Gleichheit herzustellen resp. zu bewirken. Daher bei ihrem Eintritt allerlei krankhafte Erscheinungen, daher bei ihrem Nichtzustandekommen tiefere Krankheiten der andern Sphären des Lebens. Dann aber mag es auch nicht völlig zu verwerfen sein, daſs die Menstruation zugleich als eine Reinigung dient, wie sie ja selbst zur critischen Ausleerung in manchen Krankheiten, namentlich vielen Cachexien wird.

Prof. *Naumann* giebt in seinen Beiträgen zur physiologischen Pathologie (*Clar.* u. *Rad.* Beitr. I. H. 1) folgende Erklärung vom Wesen der Menstruation. Das vom Gehirn zum Sexualsystem strömende Nervenmark wird in letzterm angehäuft und bei unvollständigem Verbrauch häuft sich dasselbe als verflüssigtes Nervenmark in den Capillargefäſsen des Uterus an, aus denen es in Folge von Blutandrang zuerst mit bloſsem Serum, später mit wirklichem Blute in den Uterus abgesondert wird. Von daher entsteht der eigenthümliche Geruch des Menstrualblutes, da beim männlichen Geschlechte das fluidisirte Nervenmark in den Saamen, beim weiblichen Geschlechte ins Menstrualblut übergeht, wie denn überhaupt das an Faserstoff ärmere Blut des Weibes viel leichter jenen Nervenstoff aufnimmt. — Diese Grundansicht vom Uebergange eines fluidisirten Nervenmarks ins Blut, die nun mehr oder minder erschwert sein kann, oder in Miſsverhältnisse zwischen der centralen und peripherischen Nerventhätigkeit ausarten kann, wendet der Verfasser ferner auf Entzündung und Entartung der Ovarien an; gegen erstere werden allgemeine und örtliche Blutentziehungen, Calomel und Opium und bei gleichzeitiger Metritis Zink und Castorum zugleich mit Nitrum und Aq. laurocerasi gerühmt. — Die Parasitenbildung im Uterus beruht theils auf skrofulöser Diathesis, theils auf Dyscrasien im Blute, theils auf Neurosen oder wiederholten Entzündungen des Uterus, sie erzeuge alle eine specifische (krebsartige) Kachexie, gegen welche eine diätetische Behandlung das Meiste thun muſs. Wo bei Schwächezuständen der Mutter die Ernährung des Fötus auf Kosten der Mutter Statt findet, und der Uterus bei mangelndem Nervenfluidum gröſsere Kopfanstrengungen zu machen hat, tritt Putrescenz des Uterus ein. Die Schleimflüsse der weiblichen Genitalien sind als Ausscheidungen schadhafter Stoffe aus dem Blute zu betrachten, die, indem sie gleichsam ein neues absonderndes Organ darstellen und profus werden, schädlich sind. So ist denn auch in der Bleichsucht ein Miſsverhältniſs im Einflusse des Nervensystems auf die Verdauung vorhanden; theils durch primäre Schwäche des Nervensystems, theils weil an andern Stellen zu groſse Energie Statt findet. Durch die fehlerhafte Assimilation tritt fehlerhafte Blutmischung ein, und hierdurch zu geringe Einwirkung desselben auf die Organe, wodurch die Energie des Nervensystems selbst wieder geschwächt, und die Empfänglichkeit gegen Reizeindrücke vermehrt wird, also eine erhöhte Reizbarkeit eintritt. Da nun das Nervensystem beim Weibe ohnedies eine geringere Energie zeigt, so tritt diese Krankheit auch besonders beim weiblichen Geschlechte in ihren höhern Graden hervor.

Allge-

Allgemeine Pathologie und Therapie.

Die allgemeine Pathologie und Therapie enthält wie in den beiden vorhergegangenen Jahren die wenigsten Schriften und Aufsätze aus der Masse des Erschienenen, dennoch haben wir einige werthvolle Mittheilungen zu nennen. Wenn wir im vorigen Jahrgang (1833, S. 69) auf den Mangel einer den jetzigen Anforderungen entsprechenden Semiotik hinwiesen, so haben wir die Freude dieses Jahr in dem Werke von *Albers* unsere Idee so realisirt zu finden, dafs wenig zu wünschen übrig bleibt.

Prof. *Naumann* huldigt in seinen **Elementen der physiologischen Pathologie** (12 Gr.) einer unbedingten Nervenpathologie, fufst aber auf Vordersätze die keineswegs allgemein zugegeben sind, und für welche er in dieser mehr aphoristischen Schrift den Beweis schuldig bleibt. Nach diesen nervenpathologischen Ansichten theilt er alle Krankheiten in folgende 7 Classen ein: 1) Entzündung; 2) Fieber; 3) Säftefehler; 4) Nervenleiden; 5) Afterbildungen; 6) Lähmung; 7) Seelenstörung.

M. R. Dr. *K. Hoffmann*, **vergleichende Idealpathologie, ein Versuch die Krankheiten als Rückfälle der Idee des Lebens auf tiefere normale Lebensstufen darzustellen** (3 Thlr. 8 Gr.). Ein verunglückter Versuch das *Stark*'sche pathologische Gesetz auf die Erscheinungen der einzelnen Krankheiten anzuwenden und diese in den tiefern Organismen zu deuten. Wenn der Verf. lernen will, wie eine solche Andeutung geistreich zu entwickeln ist, so lese er die Erörterungen über diesen Gegenstand, die der treffliche *Jahn* im med. Conv. Bl. 1830 No. 6 mittheilte.

Rau sucht in seinen **Grundlinien einer Pathogenie** (20 Gr.) die Frage festzustellen, wie der Organismus sich gegen krankmachende Einflüsse erhalte, um auf diese Weise der Entstehungsweise der Krankheit näher zu kommen, und glaubt nur auf diese Weise lasse sich eine naturgetreue Pathogenie aufstellen, da bisher das Nichterkranken bei den offenbarsten Schädlichkeiten nur als Ausnahme angesehen worden.

Prof. *Henschel* spricht (*Clar.* u. *Rad.* u. Beiträge I. H. 1.) über die allgemeine Krankheitsanlage in der menschlichen Natur und ihre höhere Nothwendigkeit. Die Erhaltung des Organismus durch sich selbst bildet die Gesundheit, und diese Selbsterhaltungsfähigkeit ist in den verschiedenen Thierklassen verschieden, hiernach schon die Sicherheit dauernder Gesundheit nicht überall gleich, vielmehr die Krankheit als Uebergangsstufe zu dieser Integrität zu betrachten. Da nun andererseits die Entwickelung und Fortbildung des Organismus nothwendig Aufregungen hervorrufen mufs, so ist es leicht einzusehen, wie diese das Maafs überschreiten können, und indem sich ein höherer Reizzustand entwickelt, die Geneigtheit zur Krankheit gegeben ist. Demnach wäre die Behandlung dieser Opportunität oder ihre Verhütung zunächst die Hauptaufgabe des Arztes, die nur durch eine passende Diätetik zu erfüllen ist.

Dr. *Herr* liefert in seiner Abhandlung über den Einflufs der Säfte auf die Entstehung der Krankheiten (12 Gr.) den Beweis für die Möglichkeit des primären Erkrankens der Säfte, namentlich des Blutes, sowohl in quantitativer als besonders in qualitativer Hinsicht, indem jede Abweichung der Normal-Verhältnisse der Bestandtheile des Blutes als krankhafter Zustand anzusehen ist. So können nur ferner sowohl Excretions- als Secretionsstoffe wieder ins Blut gelangen; eben so wurden verschiedene in den Körper gebrachte Stoffe im Blut, der Milch, dem Harn u. s. w. wiedergefunden.

Prof. *Rob. Froriep* sucht die Erscheinungen der Eitermetastasen durch die von *Parrot* entdeckte Endosmose und Exosmose zu erklären, indem zu beiden Seiten einer thierischen Haut befindliche verschiedenartige Flüssigkeiten sich allmählig mit einander verbinden. Es treten also wohl auch aufgelöste Theile des Organismus sowohl durch die Wände der Capillargefäfse, als durch Aufsaugung in den Blutumlauf und können so durch den Harn u. s. w. ausgeschieden werden. (Ueber die sogenannten Eitermetastasen von Prof. *Rob. Froriep* in Berlin. *Casp.* Wochenschr. No. 8. 9. und Fortsetzung dieser Untersuchungen nach einer speciellen Beobachtung in der Charité. — Med. Zeit. v. Ver. f. Heilk. in Preufs. No. 16.)

Dr. *Succow* sucht in einem Aufsatze (Was sind active Congestionen und wie entstehen sie. *Heck.* März.) darzuthun, dafs active Congestionen als vermehrte Blutanhäufungen durch vermehrte Thätigkeit eines Organs oder Systems, nur durch vermehrte Herzthätigkeit und zweitens durch vermehrte Anziehung des Blutes durch einzelne Organe entstehen könne, und jede andere Art von Zustandekommens der activen Congestionen problematisch sei.

Dr. *Most* hält bei den verschiedenen Krankheits-Verschlimmerungen bei Veränderungen des Wetters, zu geringen Luftdruck für die Ursache dieser Erscheinungen. Bei tiefem Barometerstand befinden sich Schwindsüchtige schlechter, es treten gern Zahnweh, Krämpfe, Durchfälle ein, während zu Krämpfen geneigte Personen sich bei hohem Barometerstand besser finden. (Allgem. med. Zeit. No. 35.)

Der ungenannte Verf. eines Aufsatzes über Lichtkrankheiten (*J. M.* in *Clar.* u. *Rad.* Beitr. I. H. 1.) sucht nach einer Darlegung des Einflusses der Lichtstrahlen auf das organische Leben, die Krankheiten in Bezug auf jenen Einflufs zu classificiren. So sind dem Verf. Scharlach, Masern, Rötheln, Scrofeln, Scorbut, nördliche Formen, Pocken, Flechten, Lepra Syphilis mehr südliche, wie denn in nördlichen Gegenden mehr chronische, in südlichen mehr acute Augenkrankheiten vorkommen.

Prof. *Naumann* spricht (*Clar.* u. *Rad.* n. Beitr. I. H. 1.) einige Worte über die ärztliche Regulirung der Einbildungskraft, indem er aufmerksam macht, wie oft Arzneimittel, namentlich in vielen chronischen Krankheiten, uns im Stich lassen und blos eine diätetische Behandlung zum Ziele führt. Je höher die geistige Entwickelung des Menschen, um so höhern psychischen Eindruck vermag er in sich aufzunehmen. Man lasse daher in chronischen Krankheiten, gegen welche schon viel Arzneimittel gebraucht worden, zuweilen eine Zeitlang ohne Arznei verstreichen, und man wird sich über das Verschwinden mancher Symptome, die eben nur Arzneiwirkungen waren, wundern. Dann aber vermag der Arzt durch seinen psychischen Eindruck sehr viel, und der thierische Magnetismus möchte hierzu ganz besondere Hülfe leisten können.

Dr. *Brand* macht (Einige alte und neue ärztliche Bemerkungen, nebst einer Aufforderung an die deutschen Aerzte und Naturforscher. Allgem. med. Zeit. No. 30. 31.) auf die immer noch nicht hinreichend erkannte und gewürdigte Vis medicatrix naturae, der auch die homöopathischen Heilungen zugeschrieben werden müssen, aufmerksam, und trägt auf Errichtung von Lehrstühlen zur Anleitung dieser Erkenntnifs an. Die Beobachtung der Kranken ohne alle arzneiliche Einwirkung sei dabei die Hauptsache, dann beobachte man aber auch die Arzneiwirkungen an Gesunden sowohl als an Kranken. Nur so glaubt der Verf. auf eine günstige Reform in der Heilkunde hoffen zu dürfen. — (Wenn auch die Vis medicatrix von den Homöopathen, um ihre Ohnmacht zu verbergen, geleugnet wird, so erkennen sie doch die meisten Allopathen und alle jenen Eklektiker besserer Art nicht nur an, sondern wissen ihren hohen Werth recht wohl zu schätzen. Allen denen aber, die noch zweifeln, und denen nicht im Schlendrian einer handwerksmäfsigen Receptkrämerei jede höhere Richtung gänzlich untergegangen ist, empfiehlt *Ref.* von ganzem Herzen des trefflichen *Jahn's* Meisterwerk von der Naturheilkraft (1831.), um in dem dargebotenen Schatze von Thatsachen diese bewundernswürdige Macht anzustaunen, und jedes Handeln am Krankenbette dieser weisen und göttlichen Fürsorge unterzuordnen.)

Dr. *J. J. Günther*, (Natur und Kunst in Heilung der Krankheiten, ein Leitfaden für angehende Aerzte (21 Gr.), macht auf die Wichtigkeit der Naturheilkraft, die Fähigkeit sich durch die Macht des Gemüthes vor Krankheiten zu schützen, auf den Einflufs der Phantasie auf die Krankheitszustände, dann auf die Schwierigkeit wahre Erfahrungen zu machen aufmerksam, und wünscht zur Förderung der Heilkunst, die Errichtung einer praktisch-medizinischen Academie. Die kleine Schrift ist jüngern Aerzten zu empfehlen.

Das Lehrbuch der Semiotik, für Vorlesungen von Prof. *Albers* (3 Thlr. 8 Gr.) enthält eine höchst vollständige Darstellung des diesen wichtigen Theil der Arzneikunst Betreffenden, und scheint uns deshalb weniger zu Vorlesungen geeignet, da Alles nicht blos angedeutet, sondern völlig ausgeführt erscheint. Dies ist indefs kein Vorwurf für das Werk, sondern vielmehr ein Vorzug, denn indem wir es dem Kreise der auf Universitäten Studirenden entziehen, überweisen wir es der viel gröfsern Zahl der practischen Aerzte, für die es, da der Verf. wieder Phaenomenologie und Semiotik vereinigt, sehr vieles der Beachtung und nähern Untersuchung werthes enthält, wie denn namentlich die in der ersten Abtheilung (welche die Untersuchung und Würdigung der Zeichen betrachtet) vorkommende Aufzählung der pathognomonischen Zeichen sehr wichtig ist. Die zweite Abtheilung beleuchtet den Zusammenhang und Werth der einzelnen Zeichen mit dem jedesmaligen gesammten Krankheitszustand, und in der dritten Abtheilung werden die einzelnen Krankheitszeichen je nach den verschiedenen Regionen des Körpers einzeln berücksichtigt. In einem Anhange sind das Blut und die Krankheitsursachen als Zeichen betrachtet. Die Reichhaltigkeit und grofse Ausführlichkeit des Werkes lassen hier nur diese kurze Inhaltsübersicht geben, indem wir unsere Leser auf das Werk selbst dadurch aufmerksam machen wollen.

Prof. *Puckelt* gab eine tabellarische Uebersicht der Zeichen, welche das Herz darbietet, und der Krankheiten, welche sie andeuten, nach neueren Berichtigungen und vielseitigen Beobachtungen entworfen. (3 Gr. Auch ins Französische übersetzt.)

Dr. *Höfling* erörtert die semiotische Bedeutung der äufsern Nase. (*Casp.* Wochenschr. 4. 6.) Bei Scrofeln ist die Nase fein, scharf gezeichnet, mit schmutzigrother Haut und durchschimmernden Adern, die an der Spitze getheilte Nase kömmt bei Neigung zum Blutspeien vor, bei Respirationsleiden sind die Nasenflügel weit geöffnet, bei Hemiplegie ist die Nase nach einer Seite hin gezogen. Bei Ohnmachten, Krämpfen und Erschöpfungskrankheiten wird die Nase kalt gefunden, eben so bei gestörten Crisen, die Farbe ist schmutzig, oft kreideweifs bei Bleichsucht, bleifarben bei Wassersucht, gelblich bei Leber- und Unterleibsleiden, roth bei Congestionen zum Kopf, blau im Fieberfrost, beim Scorbut und den Hämorrhoiden. Bei Trinkern entstehen an der Nase gern eigenthümliche Ausschläge.

Specielle Pathologie und Therapie.

Die grofse Zahl von Zeitschriften, welche die Veröffentlichung jeder Beobachtung so sehr erleichtert, läfst uns auch in diesem Jahre eine Menge von Thatsachen zur speciellen Pathologie und Therapie vorführen, die indessen von höchst verschiedenem Werthe sind. Wir verkennen nicht die Wichtigkeit mancher Beobachtungen, mögen sie nun zweifelhafte Ansichten bestätigen helfen, oder als wahr angenommene Sätze bestreiten; — allein die grofse Menge wirklich nur alltäglicher Nachrichten über Dinge, die längst abgeschlossen, nur wiederholte Bestätigung erhalten, ist als lästiges Erzeugnifs der Journal-Literatur zu betrachten. Wir führen die letztern der Vollständigkeit wegen auf, werden indessen, um unsern begrenzten Raum dem Wichtigern zu erhalten, das Ergebnifs nur kurz andeuten, und nur bei interessantern Mittheilungen länger verweilen.

Wir haben einige Fortsetzungen bändereicher Werke und einige neue Auflagen zu nennen:

Von *Naumann's* Handbuch der medicinischen Klinik erschien die erste Abtheilung des 4ten Bandes. (4 Thlr. 4 Gr)

Von *Bene's* elementa medicinae practicae (s. Uebers. v. 1833. pag 107.) erschienen der 3te bis 5te Theil, die doctrinas de excretionibus morbosis, de cachexiis, et de neurosibus enthaltend. (Alle 5 Bände 10 Thlr.)

Von Prof. *Choulant's* Lehrbuch der speciellen Pathologie und Therapie des Menschen, ein Grundrifs der practischen Medizin für akademische Vorlesungen erschien eine 2te vermehrte und verbesserte Auflage. ($3\frac{3}{4}$ Thlr)

Joh. Pet. Frank's klinische Erklärungen auserlesener Beobachtungen, welche er zur Erläuterung seines Werks „über die Heilung der Krankheiten des Menschen" aus seinen akademischen Tagebüchern gesammelt hat. Aus dem Lat. übersetzt von Dr. *Heimreich* (1½ Thlr.)

Von der von *Kühn* besagten Sammlung auserlesener Abhandlungen zum Gebrauche praktischer Aerzte erschien das 4te Stück des 40sten Bandes (18 Gr.)

Leroy, die heilende Medizin, oder die durch Erfahrung bewährte, gegen die Ursache der Krankheit gerichtete, ausleerende Heilmethode. 2 Theile, 2te Aufl. der Uebers. (2 Thlr. 12 Gr.)

Clarion, pathologisch-therapeutisches Manual, oder vollständiger Inbegriff der praktischen Medizin nach physiolgischen Grundsätzen, und nach den Lehren und Ansichten der berühmtesten neuen Aerzte Frankreichs, als Hand- und Hülfsbuch für stete praktische Benutzung und augenblickliche Belehrung. Nach dem Französischen bearbeitet und mit den nöthigen Abänderungen und Zusätzen versehen, von Dr. *Venus* (2 Thlr.)

Die von *v. Vogel* herausgegebenen medizinischen Beobachtungen und Memorabilien aus der Erfahrung enthalten im ersten Bande (¾ Thlr.) 83 Beobachtungen, die alle mehr oder minder wichtig und interessant sind, von denen jedoch mehrere Wiederabdrücke früherer Journal-Aufsätze desselben Verfassers sind. Wir können in die einzelnen Beobachtungen hier nicht eingehen, verweisen aber die Praktiker um so dringender darauf, als die Mehrzahl der Bemerkungen aus der Fülle einer reichen Praxis geschöpft für manche schwierige Fälle Anhaltspunkte darbietet.

Von *Hufeland's* kleinen medizinischen Schriften erschien der erste Band in neuer Auflage (1 Thlr. 18 Gr.)

Hofr. *Pitschaft* setzt (*Hufel.* Journ. März) seine Vergleichungen im Gebiete der Arzneiwissenschaft alter und neuer Zeit und Beobachtungen fort und giebt in aphoristischer Kürze oft sehr interessante Andeutungen, die aber auch manchmal sehr gesucht erscheinen.

Von *Neumann's* specieller Pathologie und Therapie erschien der 4te Band, die Krankheiten der sensiblen Sphäre enthaltend (4 Thlr. 6 Gr. — s. Uebers. v. 1833 S. 105), mit welchem nun das ganze die gesammte ärztliche, wundärztliche und augenärztliche Praxis umfassende Werk geschlossen ist. Der vorliegende Band betrachtet die Krankheiten der Sensibilität in folgender Ordnung: I. Krankheiten der Empfindung. 1) Organe der Empfindung. 2) Vom Lichtsinn. 3) Von den Krankheiten des Lichtsinns. 4) Von der Wirkung der Dyscrasien auf den Lichtsinn. 5) Entzündung der dem Auge dienenden Organe. 6) Entzündung des Augapfels und seiner Theile. 7) Fehler des Lichtsinns überhaupt. 8) Schwarzer Staar. 9) Blindheit des Auges. 10) Hindernisse im Sehen durch Krankheit der das Auge umgebenden Theile. 11) Krankheiten des Tonsinns. 12) Krankheiten des Tastsinns. 13) Sinne der Schleimhäute. 14) Geruchsinn und dessen Krankheiten. 15) Sinne der Luftwege. 16) Sinne des Digestionscanals. 17) Sinne der Schleimhaut der Beckenhöhle. 18) Falsche Empfindungen. II. Krankheiten der Vorstellung. 1) Vom Vorstellen überhaupt. 2) Anomalien der Vorstellung im Allgemeinen. 3) Entwicklung und Thätigkeit des Gehirns und Nervensystems. 4) Vegetationskrankheiten des Nervensystems und seiner Hüllen. 5) Krankhafter Schlaf. 6) Schwindel. 7) Delirium. 8) Manie. 9) Blödsinn. 10) Wahnsinn. 11) Von Irrenanstalten. 12) Hysterie und Hypochondrie. III. Krankheiten der Bewegung. 1) Von der kranken Bewegung überhaupt. 2) Convulsionen. 3) Veitstanz. 4) Kriebelkrankheit. 5) Epilepsie. 6) Apoplexie. 7) Lähmung. 8) Catalepsie und Somnambulismus. 9) Trismus und Tetanus. 10) Nervenschmerzen. 11) Fehler der Stimmen und Sprache. — Man sieht, dafs der Verf. überall aus einer reichen Erfahrung schöpfte, und dadurch vielleicht eben verleitet wurde zu viel Gewicht auf eigene, zu wenig auf fremde Beobachtungen zu legen. Um originell zu sein, finden wir den Verf nicht selten paradox, und blos auf seine Erfahrungen fufsend, tritt er oft in Widerspruch mit bekannten Thatsachen. Dadurch wird das Buch eben für ältere Aerzte, die durch eigene Beobachtung Manches berichtigen können, interessant und höchst werthvoll. Der Verf. hat einen reichen Schaz von Thatsachen dargeboten und durch eine freie, von keiner

Schule beschränkte Darstellung zur nähern Untersuchung sehr wichtiger Ideen für die Praxis veranlafst.

Dr. *Richter* spricht über die Nachwirkung endemischer Einflüsse, indem zwei Escadronen Uhlanen, die in einer feucht gelegenen Kaserne sehr durch gastrische und gastrisch-nervöse Fieber gelitten hatten, als sie nachher aus jenem Orte versetzt und beide Escadronen getrennt wurden, beide in der neuen Garnison wieder von denselben gastrischen Fiebern befallen wurden (Med. Zeit. v. Ver. f. Heilk. in Preufs. No. 17).

Dr. *Münzenthaler* theilt (*Hufeland's* Journ. Mai) einige merkwürdige Krankheitsfälle und Heilungen nach den Monaten geordnet, mit. Im October 1827 herrschten Gallenfieber mit Erbrechen, einzelne Lungenentzündungen, Nervenfieber, Magenkrämpfe. Im November und December rheumatische und catarrhalische Affectionen mit gastrisch-galligten Symptomen. Diese verschwanden im Januar, während die Hauptleiden dieselben blieben; einige Pneumonien wurden jetzt schnell nervös, und auch im Februar kamen gutartige Nervenfieber vor. Im März zeigten sich rheumatische und intermittirende Fieber, Durchfall, Colic, die im April mit Gastricismus complicirt erschienen. So blieb es bis zum August und September, in welchen Monaten sich wieder häufiger Magen- und Darmentzündung und bei Kindern Pneumonien, so wie in Folge des Genusses unreifer Trauben, Durchfälle zeigten. — Von den einzelnen vom Verf. erzählten Fällen sind folgende bemerkenswerther: Knochenerweichung durch Sublimat geheilt; — arthritische Cataracte durch Calomel mit Extr. Aconiti und Einreibungen mit Ungt tart. stib. geheilt; — Herzbeutelwassersucht durch einen harntreibenden Thee und Digitalis mit Extr. lact. virosae geheilt; — Trismus durch ein Brechmittel geheilt; — Fall von Extravasat unter dem Schädel in Folge eines Sturzes vom Pferde; — Peripneumonie mit Delirium tremens durch Aderlafs und Opium geheilt; — Abnahme eines Kropfs durch Einreibung einer Jodinsalbe. — Der Verf. fand den Leberthran gegen Cardialgie, halbseitiges Kopfweh, Coxarthrocace und nervöses Hüftweh sehr heilsam.

Prof. *Heusinger* giebt (*Schmidt's* Jahrb. p. 75) einen medizinisch-clinischen Bericht aus Marburg. Mit Uebergehung der genauen meteorologischen Thatsachen bemerken wir, dafs nach vorhergegangenem Leiden der Schleimhaut der Respirationsorgane im December 1832 mehr die Schleimhaut des Nahrungscanals affizirt wurde; zugleich kamen viele Rheumatismen vor und 2 Fälle von Metritis wurden glücklich geheilt. Im Januar wurden die Affectionen des Darmcanals seltener, dagegen traten die rheumatischen Erscheinungen mehr hervor, die in der Mitte Februars mehr in catarrhalische Leiden übergingen und sich so im März erhielten; so besonders Croup (von dem der Verf. mit Recht bemerkt, dafs man heut zu Tage zu viele catarrhalische Affectionen dafür ausgiebt, *Ref.*) aber auf Leiden der Schleimhaut des Mundes febris catarrhalis cum Stomatitide aphthosa. Auch im April waren catarrhalische Krankheiten häufiger doch nicht eigentlich herrschend zu nennen. Im Mai trat die Influenza epidemisch auf, die gutartig sich doch wohl zur Peripneumonia notha oder zu höhern Leiden der serösen Häute mit Neigung zu hydropischen Affectionen steigerten. Der Verf. bemerkt, dafs auch in Marburg, wo sonst Wechselfieber selten sind, 1830—1832 derselben ungewöhnlich viele vorkamen.

Dr. *Windisch* lieferte (*Schmidt's* Jahrb. III. S. 198) einen clinischen Bericht über die im Jahre 1833 in das Pesther Bürgerspital bei St. Rochus aufgenommenen und behandelten Kranken aus dem wir mit Uebergehung des meteorologischen Theils, das Allgemeine hier angeben und die einzeln mitgetheilten Fälle an den passenden Stellen einreichen. Der Krankheits-Character war von Januar bis April vorwaltend entzündlich, Pleuritis, Angina, Enteritis, Rheumatismus chronicus waren häufig, 2 Fälle von febr. puerperalis im Januar wurden durch antiphlogistische Behandlung geheilt; im Februar zeigten sich auch bei Geimpften Blattern; im März gleichzeitig Wechselfieber und Hinneigung zum Catarrhalischen, während im halben April die Influenza eintrat. Im Mai herrschten Catarrhe, Entzündungen, anhaltende Fieber und Wechselfieber, die im Juni fortwährten. Der Juli gab keine herrschende Krankheitsform; im August waren entzündliche Rheumatismen und Gallenfieber häufig, welche auch im

September fortwährten. Im October fand ein Stillstand der acuten Krankheiten Statt, dagegen zeigten sich viele cachectische Leiden, eben so im November, und besonders hydropische Affectionen nach Wechselfieber. Im December traten die Wechselfieber wieder vor, doch auch Rheumatismen und Brustentzündungen. Es wurden 2941 Kranke behandelt, von denen 2204 geheilt, 219 gebessert entlassen wurden, 355 starben und 163 in Behandlung blieben. — Von 85 Geburten war bei keiner Kunsthülfe nöthig und der Verf. mufste in 9 Jahren nur einmal die Wendung vornehmen. Eine Tabelle zeigt das Resultat der Behandlung der einzelnen Kranken.

Dr. *Duvernoy* theilt einige Bemerkungen über die Krankheiten, welche während der Monate Juli, August, September 1333 auf der Abtheilung der innerlichen Kranken des Catharinen-Hospitals in Stuttgart vorkamen, mit. Nach der Influenza im Juli kamen gastrische und gallige Fieber vor, gegen die Brechmittel treffliche Dienste leisteten und wiederholten Abführmitteln bedeutend vorzuziehen waren. Uebergang in Nervenfiebhr kam nicht selten vor, zugleich mit Gehirnaffectionen gegen die indessen Blutegel keine Hülfe brachten, und die gewifs nicht stets auf Congestionen beruhen, sondern vielmehr oft den umgekehrten Zustand bezeichnen, gegen den Blutentziehungen nur schädlich sind. Die Darmgeschwüre sind durchaus nicht Folge einer Entzündung, und rühren vielleicht von einer Schärfe der Absonderungsstoffe des Darmcanals her, was um so wahrscheinlicher ist, weil sich diese Zustände aus vorhergegangenen gastrischen Leiden zu entwickeln pflegen.

M. R. *Schneider* lieferte (*Schmidt's* Jahrb. II. S. 220, III. 330) einen medicinisch-clinischen Bericht aus Fulda. Mit Uebergehung der meteorologischen Daten bemerken wir, dafs der Verf. fand, dafs in seiner Gegend nasses Wetter weniger Nachtheil für die Gesundheit bringt, als anhaltend trocknes warmes Wetter. Die Krankheits-Constitution war im Januar 1834 rheumatisch-catarrhalisch (am Ende des Monats kamen auch Croup, Asthma Millari und Pocken vor) und neigte im Februar mehr zum entzündlichen, zuweilen gastrisch-nervösen, und blieb so im März mit Hervortreten intermittirender Formen. Der Verf. erzählt einen tödtlich abgelaufenen Fall von Hirngeschwür der apoplectisch endete, und reiht daran zwei ähnliche fremde Beobachtungen. Im April und Mai herrschte die Grippe, welche catarrhalisch mit gastrischer und nervöser Complication auftrat; im Juni zeigten sich neben den catarrhalisch-rheumatischen Krankheiten gastrisch-nervöse Fieber, Croup, Cholerine, Varioloiden, Varicellen und Scharlach. Die Varicellen befielen besonders Erwachsene.

Prof. *Berndt* gab (*Schmidt's* Jahrb. IV. S. 226) einen Jahresbericht (pro 1833) über die medicinische Klinik bei der Universität zu Greifswald, mit numerischer Angabe der einzelnen vorgekommenen Krankheitsformen vor, unter denen gallichte Fieber, Catarrhus, Angina membranacea, Pleuritis und Pneumonia biliosa, Scharlach, Rheumatismus, Syphilis, Polycholie und Scabies am häufigsten waren. Bei den typhösen Kranken zeigte sich der Campher sehr wirksam. Die Wechselfieber traten zurück, als die Influenza erschien; diese war theils catarrhalisch-gastrisch, theils entzündlich-gastrisch. Rheumatische Affectionen waren sehr häufig und meist intensiv. Als besonders wichtig kamen 2 Fälle von Veitstanz vor, die in 24 Stunden durch Ferrum. carb. geheilt wurden; — einmal Asthma Millari durch Asa foetida geheilt; — einmal Trismus von Colica entstanden, durch Asa foetida geheilt; — zweimal Ichthyosis mitior, von denen einer an Hydrops starb; — 3 Fälle von Diabetes, bei denen 2mal Kreosot viel leistete; — 77 Krätzige, die durch Einreibungen mit grüner Seife in 8 Tagen geheilt wurden; — 2 Fälle von Zoster, einmal an der vordern Fläche des linken Oberschenkels, einmal an der hintern Fläche des rechten Vorderarms.

Nach dem Jahresberichte über die im Charité-Krankenhause gehaltene medizinische Klinik der Friedrich-Wilhelms-Universität zu Berlin (*Rust's* Mag. Bd. 41. Heft 2.) wurden im Sommersemester bei gastrisch-nervösem Krankheits-Charakter 109 Kranke behandelt, von denen 18 starben. Im Winterhalbjahr, das mehr rheumatisch-catarrhalische Entzündungen mit unverkennbar fortwährender Hinneigung zum Nervösen zeigte, wurden 138 Personen behandelt. Es kamen überhaupt verschiedenartige Krankheiten vor, deren wichtigste und einige interessantere Sectionen der Verf speciell mittheilt, worauf wir indessen nur verweisen können.

Die medizinisch-chirurgischen Mittheilungen von Dr. *Schmidt* in Hohenleuben (*Hufel.* Journ. Juniheft.) enthalten einen Fall von Spina bifida, in welchem die Punction gemacht worden war, der aber tödtlich endete, — einen Fall, in welchem unter Agina Wahnsinn eintrat, — die Beobachtung der nachtheiligen Wirkung eines unpassend angewendeten Vesicators, welches ein sehr ausgebreitetes Geschwür veranlafst hatte, — einen Fall von Mydriasis durch mechanische Ursache, — einen Fall von Uebertragung einer Thierkrankheit (Feigmaal) auf mehrere Menschen, — eine Beobachtung eines bedeutenden innern Tumor cysticus in dem Unterleibe eines Kindes, — und eine theilweise Verknöcherung der Milz bei einem Säufer.

Dr. *Eisenmann* beschrieb die Schleimhaut-Exantheme, welche er als Krankheitsform Pyra nennt. (2 Bände. 3 Thlr. 18 Gr.) Der Verf. stellt folgende Eintheilung auf: I. Pyren der peripherischen Schleimhäute, A. Pyren der Sinnesorgane. 1) Ophthalmopyra neonatorum, 2) Ophthalmopyra epidemica. B. Pyren auf krankhaft entarteten Schleimhäuten. Pyra traumatica. — II. Pyren der Respirations-Schleimhaut. 1) Laryngo-Tracheopyra (Croup), 2) Broncheopyra (Bronchitis), 3) Tracheopyra intermittens (Tussis. convulsiva), 4) Pneumopyra (Pneumonia nervosa), 5) Pneumopyra roseola (Rubeolae, Morbilli.) — (Asthma pyrosum oder Asthma thymicum Koppii.) III. Pyren der Digestions-Schleimhaut. 1) Stomapyra Soor. 2) Stomapyra Aphtha. 3) Isthmopyra, Pyrangone. 4) Gastro-duodenopyra roseola (Febris mesenterica, Dothinenteritis) 5) Ileopyra (gewöhnlich als Nervenfieber bezeichnet). 6) Enteropyra senum. 7) Gastropyra neonatorum. 8) Enteropyra infantum. — a. Gastromalacia infantum. b. Entero-Cephalopyra infantum (Hydrocephalus acutus). c. Entero-Rhachiopyra. (α. Trismus neonatorum. β. Hydrorrhachia Dentientium.) d) Eclampsie. — 9) Enteropyra puerorum. 10) Puerperopyra. 11) Colonpyra (Dysenteria) 12) Enteropyra roseola. (Cholera asiatica) 13) Paedopyra americana. (Cholera asiatica infantum.) — Wir haben in Klammern die ältern bekanntern Namen beigefügt, damit sich der Leser leichter zurecht finde, denn es dürfte auf den ersten Augenblick doch auffallend genug erscheinen Croup, Trismus neonatorum, Hydrocephalus acutus und Cholera als zu derselben Krankheitsgattung gehörig betrachtet zu sehen. Wir finden hier zuerst die ausgedehnteste Anwendung der Resultate der pathologischen Anatomie, insofern Ausschlags- und Geschwür-Bildung auf Schleimhäuten nach sehr verschiedenartigen Krankheiten in den Leichen gefunden wurden, und sehen diese Exantheme als das Ursächliche dieser verschiedenen Krankheiten betrachtet. Wenn nun auch der Verf. es nicht wird leugnen können, dafs diese Exantheme bei einigen der von ihm beschriebenen Krankheiten noch höchst problematisch sind, während bei andern ihr Zusammenhang mit den Krankheitserscheinungen noch zu wenig ermittelt ist, und ihr Vorkommen bei derselben Krankheit nicht stets bestätigt wurde, — wenn demnach der Verf. manche Krankheitsform in seinen Kreis gezogen, die noch wenigstens fremd in dieser Umgebung steht, —. so mufs man ihm doch das verdiente Lob beilegen, seine Arbeit mit Scharfsinn und Fleifs durchgeführt zu haben, und glaubt Ref., dafs durch dieses Werk nicht nur eine richtigere Würdigung des Zusammenhangs der Schleimhaut-Exantheme mit verschiedenartigen Krankheiten wird hervorgerufen werden, sondern ist auch überzeugt, dafs die Ansichten des Verf. von wohlthätigem Einflufs auf die Praxis seyn werden.

Dr. *Weigersheim* stellte in seiner Schrift die dyskratischen (mit Säfteveränderungen verbundenen) Reproductionsfieber des letzten Jahrzehends als Weltseuche (1 Thl.) die letztern Epidemien zusammen und betrachtet sie als höhere Grade desselben Miasmas, deren Mittelpunkt das Wechselfieber ist und als deren Endgrenze die Cholera erscheint. So tritt folgende Reihe auf: a. Febris catarrhalis mitior, b. Febris catarrhalis gravior, c. Febris intermittens simplex, d. Febris intermittens gravis, tropica, e. Febris scorbutica, f. Febris dysenterica, g. Febris cholerica simplex, h. Cholera asiatica. Indem der Verf. die Verwandschaft swischen Intermittens und

Cholera zuerst aufgestellt zu haben behauptet, hat er die dafür sprechenden Thatsachen mit vielem Fleiſs und groſsem Scharfsinn aneinandergereiht.

Dr. *Blumenthal* liefert (*Casp* Wochenschr. No. 22.) einen Versuch einer practischen Eintheilung der Fieber, die der Verf. als beschleunigten Lebensprozeſs betrachtet, der in den 3 verschiedenen Systemen des Organismus beginnend und in einem derselben vorwaltend bestehend, stets alle 3 verschiedene Systeme zugleich ergreift. Dies begründet die Eintheilung, bei welcher der Typus als unwesentlich nicht in Betracht kommt, und wovon deshalb das Wechselfieber ausgeschlossen ist, weil es kein Fieber sui generis ist. Der Verf. giebt folgende Eintheilung. A. Einfache Fieber. I. Sensibilitätsfieber, indem der beschleunigte Lebensprozeſs vom sensibeln System ausgeht. Hierzu gehört die Febris nervosa cum erethismo, und Febris nervosa stupida. II. Irritabilitätsfieber, bei welchen der beschleunigte Lebensprozeſs vom irritabeln System ausgeht; hierher Febris inflammatoria (exquisita und benigna), und Febris vasorum adynamica. III. Reproductivitätsfieber vom reproductiven System ausgehend; hieher das hectische Fieber. — B. Verwickelte Fieber; hierher febris nervosa lenta, — febris nervosa inflammatoria und febris hectica inflammatoria. C. Zusammengesetzte Fieber; hierher gehören: 1) das catarrhalische, 2) das rheumatische, 3) das gastrische (intestinalis, — biliosa, — atrabilaria, — gastrica venosa.), 4) das fauligte, 5) das Ausschlagsfieber (Typhus contagiosus, — Pestis, — Variolae, — Scarlatina, — Morbilli, — Rubeolae, — Urticaria, — Essera, — Miliaria.) —

Prof. *Friedereich* lieferte (*Schmidt's* Jahrb. I. S. 360.) einen Bericht über die Influenza in der Stadt Weiſsenburg im Nordgau im Jahr 1833. Die Krankheit trat in dreifacher Form auf, als rein catarrhalisch, und befiel von 4300 Bewohnern gegen 800 bis 1000. Eigentliche Prodromi fanden nicht statt, der Verlauf war der bekannte, doch fand *Friedreich* den von *Meyer* als critisch bezeichneten klebrigen sauren Schweiſs, oft während der ganzen Krankheit und völlig unwesentlich. Die Reconvalescenz dauert lange, die

Be-

Behandlung überhaupt so einfach, dafs der gröfste Theil der Erkrankten gar keiner ärztlichen Hülfe bedarfte.

Zlatarovich Geschichte des epidemischen Catarrhs (Influenza, Grippe) welcher im Frühjahr 1832 in Wien grafsirte, und über sein Verhältnifs zum stationären Genius der Krankheiten. (12 Gr.)

Prof. *Clarus* unterscheidet (*Schmidt's* Jahrb. III. S. 216.) 4 Formen der Influenza, eine einfach catarrhalische, eine catarrhalisch-rheumatische, eine catarrhalisch-gastrische und eine gastrisch-nervöse oder krampfhafte Form.

Prof. *Eckstein* beschreibt die catarrhalischen Epidemieen der Jahre 1833 und 1834 zu Pesth, (*Schmidt's* Jahrb. III. S. 217.) mit genauer Nachweisung der Witterungs- und Temperaturverhältnisse. Die Krankheit zeigte die bekannten Erscheinungen, trat oft mit Vorboten (Kopfweh, Husten, Schnupfen, Catarrh) auf, und zeigte ein Fieber mit grofser Hitze, Abgeschlagenheit, wechselndem Pulse, geringem Durste, Kopfschmerz, Uebelkeiten und Erbrechen, und oft mit grofser Neigung zum Schwitzen. Einmal waren Nesselausschlag und Blüthen um den Mund (wie beim Wechselfieber) damit verbunden. Der Verfasser unterscheidet Grippe mit entzündlichem, gastrischem, rheumatischem und nervösem Charakter. Die Dauer war verschieden, Schweifs und Epistaxis waren für das Fieber critisch, nicht aber für den Husten, der sich durch dicklichen Auswurf entschied. Der Tod trat nur bei kleinen Kindern direct, sonst nur durch Uebergang in andere Krankheiten ein. Uebergang in Nervenfieber, Schwäche der Respirationsorgane und Verdauungswerkzeuge, Phthisis, Recidive, und metastatische Ablagerungen auf das Ohr und die Parotis waren nicht selten. Die Krankheit ist dem Verf. miasmatisch-tellurischen Ursprungs mit primärer Affection des Plexus solaris, entwickelt sich durch Erkältung und verdorbene Luft beim Zusammenwohnen in engen Räumen, und befällt Frauen und schwächliche Subjekte am ersten. Die Behandlung ist die bekannte des catarrhalischen Fiebers mit seinen verschiedenen Complicationen.

Dr. *Köckling* sah einen merkwürdigen Fall von Schnupfen, der in Folge unterdrückter Fufsschweifse entstanden, eine eiterige Beschaffenheit annahm, die sich durch Chlorkalk verlor. Wiederholte Fufsbäder mit Senf brachten die Fufsschweifse wieder hervor und mit ihnen verlor sich der Schnupfen. (*Horn's* Arch. Jan.)

Dr. *Marchlikowski* beschreibt (Med. Zeit. v. Ver. f. Heilk. in Preufs. No. 11.) ein epidemisches Frieselfieber, welches 1829 und 1830 in Posen und der Umgegend herrschte. Nach leichtem Fieberfrost trat gegen den 5 — 9ten Tag das Exanthem auf, und nach kurzem Nachlafs des Fiebers ging es in eine nervosa oder Typhus putridus über, endete dann tödtlich oder ging erst langsam in Heilung über. Der Ausschlag zeigte sich zuerst an der Brust, steigerte sich 5 Tage lang und schuppte sich kleienartig ab. Durchfall war nicht selten dabei, aber jedesmal gefährlich, oft mit Tenesmus, trockner Zunge und Tympanitis verbunden, wässerig und selbst blutig. Atmosphärische Einflüsse bewirkten die Entstehung des Uebels, welches besonders an Wechselfieber Leidende befiel, und auch contagiös war; Kinder unter 5 Jahren wurden nicht befallen. Allgemeine und mehr noch örtliche Blutentziehungen, Mineralsäuren mit Reizmitteln, bei Diarrhöe Columbo und Ratanhia, und Opium waren die Hauptmittel.

Dr. *Rösch* erzählt (Würt. med. Corr. Bl. 8. 9.) die Geschichte einer Nervenfieber-Epidemie in Thuningen, welche er als Typhus abdominalis ansieht, die aber dem Ref. vielmehr als Febris gastrica erscheint, bei welcher sich durch Vernachlässigung ausleerender Mittel ein typhöser Zustand entwickelte. Der Verf. handelte nach *Brown*'schen Ansichten, wandte aber nebenbei reichliche Einreibungen von Mercurialsalbe an. Das Uebel war contagiös, und wohl durch die Lage des dem Einflusse des Windes entzogenen nassen, feuchten Ortes entstanden.

Dr. *Windisch* beschreibt (*Schmidt's* Jahrb. III. S. 209.) einen Fall von Febris nervosa torpida, gegen den Phosphor sich trefflich zeigte. Es wurde gegeben: ℞ Phosph. in ol. anisi ℈i solut. gr. II. Ol. amygdal. dulc. ℥i. G. a. b. ℥i. Aq. meliss. ℥VI. Syr. Cinnam. ʒVI. D. S. Drei Tage lang stündlich einen halben Efslöffel voll zu nehmen.

Dr. *Köchling* beobachtete merkwürdige Delirien bei einer am Nervenfieber erkrankten schwangern Frau; dieselben bezogen sich nämlich auf die Geschlechts-Sphäre und der

Verf. prognostizirte daraus einen Abortus, mit dessen Eintritt die Delirien aufhörten, bald nachher aber der Tod eintrat. (*Horn's* Arch. Jan.)

Dr. *Herzog* theilte (*Casp.* Wochenschr. No. 22.) einige Sectionsergebnisse bei an gastrisch-nervösen Fiebern Verstorbenen mit. Die Erscheinungen deuteten auf Typhus hin, und die Section zeigte Darmkanal, Nerven und Ganglien normal, aber den stumpfen convexen Theil des rechten Leberlappens livide und breiartig erweicht, und die Substanz der Milz völlig erweicht, zuweilen so, dafs der Ueberzug derselben nur noch eine breiige Masse enthielt. — Dem Verf. zeigte sich besonders Chinin mit Acid. sulph. dil. nützlich.

Dr. *Ebermaier* spricht sich über die Behandlung der Nervenfieber (Med. Zeit. v. Ver. f. Heilk. in Preufs. No. 16.) besonders gegen ein zu eingreifendes Verfahren aus. Der Typhus abdominalis, der in der letzten Zeit die übrigen Formen des Nervenfiebers verdrängt zu haben scheint, und besonders seit Nachlafs reiner Entzündungen häufiger geworden, beruht auf Erweichung und Geschwüren im Darmkanal, die nicht Folge, sondern Ursache des Uebels sind, aber keinesweges als entzündliche Prozesse betrachtet werden dürfen. Reizmittel sind dagegen stets schädlich, eben dasselbe gilt von grofsen Dosen Calomel, zu dessen Anwendung wohl nur die Idee einer zum Grunde liegenden Entzündung verleitet hat; es steigert den Durchfall und die Abmattung. Die Heilung der geschwürigen Darmerweichung geschieht durch die Natur; man lasse nur reichlich säuerlich schleimige Getränke nehmen, und gebe gegen den Durchfall schleimige Klystiere. Die Salzsäure ist besonders empfehlenswerth; Aderlässe sind schädlich, und Blutegel können wenig nützen. (Vergl. einen Aufs. vom Ref. Uebers. v. 1833. S. 84. Heidelb. Annal. IX. H. 3. S. 375.)

Dr. *Heyfelder* beschreibt (Heidelb. Jahrb. X. 1.) eine eigenthümliche Form von Typhus abdominalis, die tödtlich endete, und bei der die Section die Schleimhaut der Luftröhre und der Bronchien geröthet und aufgelockert, und an der Valvula coeci ohne Affection der *Peyer*'schen Drüsen, mehrere theils mehr, theils minder tief gehende Geschwüre zeigte.

Dr. *Mauthner* lieferte (*Hufel.* Journ. 1834.) Bemerkungen über das typhöse Fieber mit Nasenbrand, vulgo

Nasenbrand, welches im Winter 1831 und 1832 unter dem Militair in Gallizien geherrscht hat. Als während gastrisch-nervöser Krankheits-Constitution ein Militair-Cordon zur Abhaltung der Cholera an den Grenzen Galiziens stand, brach unter dem Militair ein gastrisch-nervöses Fieber aus, welches zwei Formen zeigte, nämlich ein normaler Typhus exanthematicus mit gastrisch-catarrhalischem Charakter, und zweitens ein gastrisch-biliöser Typhus mit großer Neigung zu brandiger Zerstörung der Nase und Leiden der Gangliensphäre. Nach Saburra traten Erbrechen von Galle, Magendrücken, trockene gelbliche kühle Haut, gerötheter Urin, frequenter Puls, gallichte Stühle und ein mit Bewufstsein eintretendes Irrereden auf. Später Petechien und eine begrenzte Röthe der Nase, die bald dunkelblau wurde und meist den bald eintretenden Tod verkündete. Wo Genesung eintrat, war die Crise durch den Urin vorhergegangen, doch war die Reconvalescenz stets lange dauernd. — Die Sectionen zeigten durchaus keine Spur von Entzündung oder Geschwürbildung in den Gedärmen. Meist hatte sich dieser Typhus aus dem Wechselfieber, das überhaupt 1831 in der österreichischen Armee sehr wüthete, entwickelt. Wo der Nasenbrand eintrat, war die Contagiosität viel geringer, obgleich diese Erscheinung durchaus nicht zum Wesen der Krankheit gehört, sondern vielmehr auf demselben Grunde beruht, durch welchen die Cholerakälte entsteht, nämlich auf einem eigenthümlichen Leiden des splanchnichen Ganglien- und nervösen Systems des Unterleibs. In keiner der von den verschiedenen Schriftstellern beschriebenen Typhus-Epidemien war die Affection der Nase so häufig, wie in der in Rede stehenden. — Die Behandlung war nach den verschiedenen Formen der Krankheit verschieden, nach einem Brechmittel pafsten meist Elix. acid. Hall. Camphora, Angelica, Aq. chlorin. äufserliche ableitende Mittel, Waschungen mit kaltem Wasser und Essig; zur Reconvalescenz Wein und China. Sobald sich der eintretende Nasenbrand fürchten liefs, wurde Moschus mit einigem Erfolg gegeben. Der Typhus liefs indessen in Bezug auf seine Ausbreitung erst nach, als wieder häufiger Wechselfieber auftraten.

Dr. *Plecker* theilt (Med. Jahrb. d. ö. St. VI. H. 2.) einige **Bruchstücke über Pest im Allgemeinen**, mit einiger Beziehung auf die Pest zu Kronstadt in Siebenbürgen, während der Jahre 1813 und 1828 mit. Die contagiöse, meist mit Fieber verbundene Krankheit, hat weder in den Petechien noch den Bubonen ein characteristisches Kennzeichen, allein der rasche Verlauf der Krankheit und diese Erscheinungen in der Haut mit gleichzeitigem Nerven- oder Faulfieber deuten auf Pest hin. Die Erscheinungen, welche der Verf. angiebt, sind die bekannten; die Pestbeulen erscheinen im Anfang als kleine harte Drüsengeschwülste, die bedeutend anschwellen und dann geöffnet Eiter, später eine wässrige Feuchtigkeit entleeren. Die Karbunkeln entstehen mit hirsekorngroſsen hellgelbe Flüssigkeit enthaltenden Bläschen mit rothem Umkreise, die allmählig dunkler werden und platzen, und dann eine Kruste zurücklassen. Die meisten Kranken starben vor dem 5ten Tage, und die Prognose richtet sich im Allgemeinen nach dem Fieberzustande und der Heftigkeit der dasselbe begleitenden Symptome; den 7ten Tag Ueberlebende genesen meist. Die Krankheit entsteht beim Contagium, dafür passende Luftbeschaffenheit und empfänglichen Individuen, meist innerhalb 20 Tagen nach der Infection; in Stoffen bleibt das Contagium noch nach Jahren gefährlich. — Man unterstütze die Natur, gebe Brechmittel, passende Diät, erweiche und öffne die Bubonen und Karbunkel, und reinige die Luft. Oeleinreibungen, Waschen und Baden in Laugenwasser scheinen als Vorbauungsmittel passend.

M. R. *Heyfelder* beobachtete (Klinische Beobachtungen. *Clar.* u. *Rad.* Beitr. I. H. 1.) bei einem Mädchen, das nach einem Typhus abdominalis von Masern befallen wurde und starb, eine Verwachsung der Gallenblase mit dem Zwölffingerdarm, eine weiche blutreiche angeschwollene Milz, und Auflockerung der *Peyer*'schen und *Brunner*'schen Drüsen.

Dr. *Rosenbaum* lieferte (*Heck.* Annal. Febr.) nach *Joannis Coyttari* de febre pupura epidemiali et contagiosa lib. II. 1578, einen Auszug mit eingestreuten Bemerkungen.

Dr. *Tott* erzählt (*Horn's* Arch. März.) zwei Fälle von Febris intermittens pleuritica, die durch Verbindung antiphlogistischer Mittel mit Febrifugis geheilt wurden.

Dr. *Pitzninger* beobachtete (Würt. med. Corr. Bl. No. 22.) ein intermittirendes Fieber nach gestörter Menstruation, welches mit dem Wiedereintritt der Menses ohne Arznei von selbst aufhörte.

Prof. *Nasse* bewirkt die Cur des Wechselfiebers durch eine geringe Menge China, indem er vor zwei Fieberanfällen 3 Drachmen China oder 4 — 6 Gr. Chin. sulph. in 4 Theilen, jedesmal eine Stunde vor dem Anfall und einen Theil beim Eintritt des Anfalls nehmen läfst, und behauptet, wo jene Dosis der China oder des Chinins nicht helfe, helfen auch gröfsere Dosen nicht. (*Horn's* Arch. Jan. — Die letztere Behauptung steht mit aller sonstigen Erfahrung in Widerspruch; es ist längst bekannt, dafs manche Fieber nur grofsen Dosen der China oder ihrer Alkaloïde weichen, und Ref. ist nach einer sehr reichen Zahl von Beobachtungen an Wechselfieber Leidenden, bei denen er die verschiedensten Mittel in den wechselndsten Dosen in Anwendung brachte, überzeugt, dafs 4 — 6 Gr. Chinin in 4 Gaben getheilt nur in den allerwenigsten Fällen dem nächsten Anfalle vorbeugen können, viel weniger das Fieber dauernd zu entfernen im Stande sind.)

Medwedew behandelt Wechselfieber durch Hunger mit Erfolg, indem der Kranke 3 Tage lang nur Wasser erhält und sich dann langsam wieder an festere Speisen gewöhnt. Das Mittel half in vielen Fällen, in denen Alles andere vergeblich angewendet worden war. (Med. Zeit. v. Ver. f. Heilk. in Preufs. No. 18.)

Dr. *Jahn* theilt (*Casp.* Wochenschr. No. 15.) eine Notiz über ein Schweifsfieber mit, welches in der Nähe von Meiningen in einem kleinen Orte mehrere Menschen befiel, und in einigen Fällen tödtlich endete. Auffallend war, dafs kurz vorher in der Nähe dieses Ortes die asiatische Cholera herrschte und dieses Dorf verschonte.

Prof. *Fuchs* beobachtete (*Heck.* Ann. Juniheft.) im Mai 1834 ein epidemisches Schweifsfieber, welches sehr rasch tödtete. Die ohne Vorboten mit Beklemmung und Angst eintretende profuse Schweifsabsonderung fand bei warmer Haut statt; die Kräfte sanken, es traten Convulsionen und der Tod ein. Starker Friesel schien am 9ten Tage der Krankheit critisch. Die Ursache schien in der Witterung zu liegen; Contagiosität fand nicht statt.

Hieran reihen sich wohl am besten die wenigen diesjährigen Mittheilungen über die Cholera.

Dr. Joël theilt in seinem Bericht über die Cholera des Jahres 1831 in Berlin (*Rust's* Mag. Bd. 42. H. 1.) die als bedingt contagiös erklärte Krankheit in Cholera sicca, Ch. asphyctica, Ch. erethica, Ch. gastrica und Diarrhoea cholerica, denen als Nachkrankheiten besonders Encephalitis, Typhus, Delirium tremens bei Säufern und Hydrocephalus acutus bei Kindern folgte. Die Krankheit beruht auf einer Affection des Plexus solaris durch das Contagium, hierdurch leidet der Vagus, später Rückenmark und Gehirn. Die Cholera ist demnach ein Typhus im Gangliensystem, von dem die Krankheit ausgeht und zum Gehirn aufsteigt, während der wahre Typhus vom Gehirn zum Gangliensystem des Unterleibs, dem Unterleibsgehirn, herabsteigt.

Dr. *Jahn* vergleicht die Aehnlichkeit der Cholera mit der Wintererstarrung der Organismen (*Casp.* Wochenschr. No. 21.) mit Rücksicht auf das *Stark*'sche Gesetz, alle Krankheiten seien Rückfälle des Organismus auf tiefere Stufen des Lebens.

Nach den Untersuchungen von *Radius* über den Einfluſs des Standes, Alters und Geschlechts auf das Erkranken an der epidemischen Cholera (dessen Beitr. I. H. 1.) zeigt das Geschlecht keinen Unterschied, in Bezug auf das Alter erkrankten die meisten zwischen 30 — 65 Jahren. Von den verschiedenen Ständen erkrankten am meisten Schiffer, Invaliden, Hospitaliten, Dienstboten, Schuster, Schneider, Nachtwächter, Weinhändler, Küfer, Tischler, Bäcker, Müller, Fuhrleute. — Medizinalpersonen blieben am meisten verschont.

Prof. *Knolz*, Darstellung der Brechruhr-Epidemie in Wien, wie auch auf dem flachen Lande in Oesterreich, ob der Enns, in den Jahren 1831 und 1832, nebst den dagegen getroffenen Sanitätspolizeilichen Vorkehrungen. (1 Thlr. 8 Gr.)

Prof. *Knolz* lieferte (Med. Jahrb. d. ö. St. VI. H. 1.) einige statistische Notizen, die Brechdurchfalls-Epidemie in Wien und auf dem platten Lande von Nieder-Oestreich in den Jahren 1831 und 1832 betreffend.

Von *Dieffenbach's* physiologisch-chirurgischen Beobachtungen bei Cholera-Kranken, einer vom Institut de France gekrönten Preisschrift, erschien eine 2te vermehrte Auflage. (6 Gr.)

Prof. *Baumgaertner* Anleitung für Nichtärzte zur Behandlung der Cholera, eine Darstellung einer neuen und einfachen Heilmethode dieser Krankheit. (3 Gr.)

Dr. *Windisch* beschreibt (*Schmidt's* Jahrb. III. S. 203.) einen Fall von tödtlich gewordener Otitis. Der Kranke hatte sich, um sich von heftigen Schmerzen zu befreien, mit einer Nadel ins Ohr gestochen, wodurch unter Steigerung der Schmerzen eine stinkende Jauche ausflofs. Es wurden erweichende Einspritzungen und Bähungen gemacht, allein der Kranke starb plötzlich, und die Section zeigte die Ventrikel des grofsen Gehirns mit blutigem Serum gefüllt, den linken Lappen des Cerebellums mit grüner Jauche bedeckt, und den Felsentheil des Schläfenbeins cariös.

Dr. *Windisch* behandelte einen Fall von Peripneumonia acutissima (*Schmidt's* Jahrb. III. S. 205.) bei einem 32jährigen Manne. Die heftigsten Erscheinungen machten neben dem Gebrauch des Nitrums 3 Aderlässe nöthig; später wurde Salmiak mit Erfolg zur Beförderung der Expectoration gegeben.

Dr. *Seidlitz* bemerkt, dafs der Morbus cardiacus der Alten eine noch nicht erloschene Krankheit sei, und ihm im Seehospitale zu Petersburg ganz mit der Beschreibung bei *Coelius Aurelianus* übereinstimmend oft vorgekommen sei. Endeten die Fälle, die vielleicht auf Carditis bei hohem Grade von Scorbut, tödtlich, so fand sich gegen 3 — 4 Pfund dunkelrothes Serum im Herzbeutel. (*Heck.* Ann. Mai.)

Dr. *Windisch* beschreibt (*Schmidt's* Jahrb. III. S. 205.) einen Fall von Myelitis, die nach einer Erkältung kurz nach einer Hepatitis entstanden war. Es trat heftiger festsitzender Schmerz in der Gegend der Rückenwirbel auf, Zittern der Glieder, harter fieberhafter Puls. Man setzte 12 Blutegel an die Seiten der Rückenwirbel und gab innerlich Calomel. Schweifstreibende Mittel vollendeten die Heilung.

Dr. *Behr* beobachtete (Mittheilungen aus der Praxis. *Casp.* Wochenschr. No. 29.) zwei Fälle von Entzündung der Peritonaealhaut der Gedärme, ohne dafs die Krankheitserscheinungen darauf hingewiesen hätten.

Dr. *Behr* beobachtete bei einem 40jährigen Manne eine Entzündung der Zottenhaut des Dünndarms, (*Casp.* Wochenschr. No. 12.) die sich neben den verschiedenen Zeichen eines Leidens des Verdauungssystems und Nahrungscanals dadurch zu erkennen gab, dafs mit dem nach Krampfanfällen eintretenden Stuhlgang häutige grauliche halbrunde Darmpartikeln in grofser Menge weggingen.

Prof. *Naumann* liefert (*Heck.* Annal. Maiheft.) einen ausführlichen Aufsatz über die Entstehungsweise und die Bildungsgeschichte der Ruhr. Die Anlage zur Ruhr ist ziemlich allgemein, und Alter und Geschlecht haben keinen Einflufs darauf; schlechte Nahrung, fremde Reize im Darmkanal begünstigen sie; wie Frühling und Herbst, obwohl sie auch in den andern Jahreszeiten vorkömmt. Hitze und Feuchtigkeit, daher Tropenländer, sind der Entstehung günstig; Erkältung und namentlich Ueberladung des Magens mit säuerlichen wässerigen Früchten und Getränken thun dies ebenfalls. Die sporadische Krankheit verläuft gelinder, die epidemische tritt oft nach blutigen Durchfällen, gastrischen Fiebern und Wechselfiebern auf; auch die ärmere Volksklasse leidet meistens mehr. Ein Miasma kömmt nicht vor, und obwohl sie oft nicht ansteckend ist, besitzt sie doch ein flüchtiges Contagium, das leicht zu zerstören ist. Der Schleim des Rectums scheint indessen einen speciellen Ansteckungsstoff zu tragen, der dem Trippergift ähnlich wirkt. Nachdem der Verf. die Ansichten verschiedener Schriftsteller über das Wesen der

Ruhr, nach welchen sie bald für Krampf, bald für Catarrhus, für Rheumatismus, Entzündung u. s. w., angesehen wurde, beleuchtet, stellt er die Meinung auf, die Ruhr beruhe auf einem durch die vermehrte Absonderung gesteigerten Leiden der Nerven des Darmkanals.

Dr. *Eisenmenger* theilt (*Casp.* Wochenschr. No. 3.) seine Bemerkungen über die Behandlung der Ruhr mit, die der Verf. 1833 epidemisch beobachtete. Pillen aus Opium, Calomel und Ipecacuanha neben warmen Leinsaamenumschlägen und Einreibungen von Ungt. Hydrarg. einer. mit. Tinct. vol. auf den Unterleib, brachten baldige Heilung.

Dr. *Wolff* spricht über die Anwendung des Calomels in grofsen Dosen in der Gastroenteritis (Med. Zeit. v. Ver. 1833. No. 51.) für die *Lesser*'sche Methode gegen diese Krankheit. Man wendet die gewöhnlichen diätetischen Vorschriften, wie bei einer Mercurial-Cur, an, und giebt Morgens in einer halben Stunde 2mal 10 Gran Calomel und in dringenden Fällen Abends wieder 10 Gran; so kann man 100 — 150 Gr. Calomel geben, ohne durch Salivation etc. in der Anwendung gehindert zu sein, wie solches nach kleinen Dosen so schnell der Fall ist. Die Cur dauert meist 7 — 9 Tage, nach denen man die Dosen verringern mag; bei gesunkenen Kräften ist zwischendurch Campher zu geben, oder selbst dem Calomel zuzusetzen. Macht das Calomel Erbrechen, so setzt man gleiche Theile Eleosacch. Menthae hinzu. (Ref. kann dieser Calomel-Cur das Wort nicht reden, weil die Reconvalescenz [von der Dr. *Wolff* wahrscheinlich nicht redet, weil sie in der Spitalpraxis nicht vorkömmt, indem die Kranken eben geheilt entlassen werden], so sehr lange dauert, dafs die Idee einer ihr zum Grunde liegenden Quecksilber-Vergiftung allzu nahe liegt. In einem mir vorgekommenen Falle der mit ähnlichen Dosen Calomel behandelt worden war, blieb Schwäche der Unterleibs-Eingeweide, Durchfall, Dyspepsie etc. über ein halbes Jahr und es gelang mir nur sehr langsam diese Folgen des unmäfsigen Calomel-Gebrauchs zu heben.)

Dr. *Richter* theilt (Med. Zeit. v. Ver. f. Heilk. in Preufs. No. 18.) einige Bemerkungen über zwei rheumatische Knieleiden mit; nämlich den rheumatischen Zellhaut-

Abscefs, der in Folge von Erkältung entstanden, sich durch heftige reifsende Schmerzen, Hitze, schwache Röthe und Geschwulst charakterisirt. Die Stelle wird brennend heifs und fluctuirend, dann lassen sich durch Einschneiden mehrere Schoppen Eiter entleeren, wonach die Geschwulst verschwindet, und das Uebel geheilt ist. Die hitzige Wassersucht des Kniegelenks aus rheumatischer Ursache hat die bekannten Zeichen; Blutegel, Haarseil, und Ungt. Hydrarg. ciner. sind neben Einwickelungen mit Wolle die besten Mittel. Durch das Haarseil gelang es dem Verf. noch in einem Falle Heilung zu bewirken, der fast allen andern Mitteln getrotzt hatte, und auf rheumatischer Affection des Hüftgelenks beruhte.

Dr. *Kyll* glaubt nach seinen Beobachtungen über die Psoitis chronica und Psoasabscesse (*Rust's* Mag. Bd. 41. H. 1.), dafs es aufser der nach vorn gerichteten Stellung des Kranken so dafs die Schenkel in einem stumpfen Winkel zum Rumpfe stehen, kein sicheres Zeichen der Psoitis chronica, welche so leicht mit Nierenleiden, Hämorrhoiden, Coxalgie u. s. w. verwechselt wird, giebt. Die Leistendrüsen sind ebenfalls stets angeschwollen, und der Schmerz in der Nierengegend wird meist erst bei vorgeschrittener Eiterung heftig, dann findet sich auch im Harn ein Eitersediment. Das Leiden kömmt mehr bei Weibern, besonders bei Wöchnerinnen vor. Leidet der rechte Psoas, so tritt mit der eintretenden Eiterung Durchfall ein; der Verf. öffnete in 8 von ihm behandelten Fällen den Abscefs unterhalb des Ligam. Pouparti und heilte alle, eine Kranke hinkte nachher. Gelingt es nicht die Entzündung zu zertheilen, wozu besonders örtliche Blutentziehungen nöthig sind, so befördere man die Eiterung durch Cataplasmata, gebe innerlich Phellandrium und öffne den Abscefs in seiner ganzen Länge.

Dr. *Pfeuffer* theilt (in *Graefe* u. *v. Walther's* Journ. XX. H. 4.) die glückliche Heilung eines Psoasabscesses mit ausführlichen Bemerkungen über diese Krankheit mit. Keine Entzündung geht so leicht in Abscefs über, der auch bei früher Erkenntnifs des Uebels (dessen Diagnose allerdings oft grofse Schwierigkeiten darbietet) nicht immer trotz des sorgfältigsten antiphlogistischen Verfahrens zu vermeiden ist. Wie selten auch in Eiterung übergegangene Psoasabscesse geheilt werden, so mufs man doch den Abscefs unbedingt, sobald man von seiner Anwesenheit sicher ist, öffnen, da die Nichtöffnung gewifs oft die grofsen Zerstörungen und Caries der Knochen verschuldet hat. In dem geheilten Falle klagte die 26jährige Kranke nach der Entbindung, als sie schon einer Abzehrenden glich und an Diarrhoe litt, mit welcher Blut und Eiter, der auch mit dem Harn entleert wurde, abging, über heftige klopfende von der linken Lendengegend bis zum Knie gehende Schmerzen, die das Auftreten auf den linken Fufs unmöglich machten. Die Untersuchung ergab nichts regelwidriges, weder Anschwellung, noch Fluctuation, noch Verkürzung des Schenkels. Die Kranke war syphilitisch gewesen, und salivirte noch in Folge des Mercurialgebrauchs. Man schlofs auf ein Leiden des Psoas und gab ein Chinadecoct mit Alaun, später wurde Tr. Opii und Extr. nuc. vom. zugesetzt. Der Stuhlgang wurde consistenter, dagegen traten colliquative Schweifse ein. Es zeigte sich dann später über dem Ligam. Pouparti eine fluctuirende Geschwulst, die mit einer zweiten von der spina anterior superior zur spina posterior gehenden zu communiciren schien. Die erste Geschwulst wurde durch den Schnitt geöffnet und entleerte wenig Eiter, doch trat jetzt zuerst freiwillig ein 3stündlicher ruhiger Schlaf ein. Nach einiger Zeit öffnete man die zweite Geschwulst und es entleerten sich etwa 2 Pfund Eiter, die eingeführte silberne Sonde drang sehr tief ein, und wurde schwärzlich, die spina posterior war cariös. Es wurde durch diesen Abscefs und die Oeffnung über dem Lig. Poupart. ein Eiterband gezogen. Am folgenden Tage trat Durchfall ein, das Fieber und die Kraftlosigkeit nahmen zu, und man fürchtete für die Kranke. Zur Hebung der Kräfte wurde jetzt ein saturirtes Chinadecoct mit Alaun, Inf. Cascarillae mit Opium und eine leichte Diät verordnet; die Kranke erhielt täglich ein Pfund Chambertin. Der Eiter wurde allmählig gutartiger und besserte sich, das Fieber wurde mäfsiger, der Appetit kehrte zurück und mit ihm der Schlaf. Die Kranke wurde endlich geheilt entlassen, doch hinkte sie etwas. Die Erkennung des Uebels war hier leicht, doch Verwechslung mit Peritonitis und in Folge derselben entstandenen Eiterablagerung möglich. — In einem zweiten Falle entstand das Uebel ohne alle mechanische Ursache bei einer an unheilbarer Lungenschwindsucht im letzten Stadium mit Geschwürbildung im Darmkanal leidenden 22jährigen Frau, der Phellandrium mit Extr. Hyoscyami oder Extr. Nuc. vom. noch das Meiste leistete. Es bildete sich im Verlauf dieser Krankheit ein Psoasabscefs, den man durch erweichende narcotische Kräuterumschläge mit Salmiak völlig in Eiterung zu versetzen suchte. Die Phthisis machte dabei rasche Fortschritte, als sich endlich über dem Ligam. Pouparti eine bruchförmige fluctuirende Geschwulst zeigte. Die Kranke starb, und die Section zeigte bei Oeffnung des Abscefses, die Beckenknochen normal, aber den ganzen Darmkanal voller Geschwüre, und die Lunge verwachsen und tuberculös. Hier war der Psoasabscefs wohl nur Folge der allgemeinen Colliquation durch die Phthisis.

Dr. *Bonorden* theilt einige **Bemerkungen über das Pseudoerysipelas** (Med. Zeit. v. Ver. f. Heilk. in Preufs. No. 19.) mit. Die Krankheit scheint ihren Sitz in den Fascien zu haben, und ist als Entzündung derselben zu betrachten. Deshalb zeigt sich das Uebel meist nur an den sehnigsten Theilen des Körpers und bewirkt die tiefen Zerstörungen in der Muskelsubstanz durch Fortsetzung der Fascien zwischen die Muskeln. Auch dafs das Uebel meist nach Erkältung oder heftiger Körperanstrengung entsteht, spricht für diesen Sitz. Ist das ganze Glied ergriffen, so zeigt sich Anschwellung und leicht gelbliche Röthe, unter der man die angeschwollene Fascia fühlt; Bewegung schmerzt mehr als Druck; es tritt gern Oedema ein. Ist das Pseudoerysipelas partiell, so zeigen sich rascher Knoten und Stränge, als Uebergang in Eiterung. Das Panaritium tendinosum ist nur ein Pseudoerysipelas an den Fingern; öffnet man eine fluctuirende Stelle, so zeigt sich die Fascia entblöfst. Das Uebel, welches man **Syndesmitis** *Rustii* nennen sollte, erfordert Aderlafs, Hollunderthee mit Tr. Opii zur Erregung einer Diaphorese, und Vesicatorien auf die am wenigsten leidende Stellen. Wo grofse Anstrengung vorherging, mache man laue Umschläge mit Inf.

Sambuci mit Acet. Saturn. und Tr. Opii; bei Erkältung ein trocknes Kräutersäckchen. Die eiternde Stelle muss bald geöffnet werden. Später passen örtlich Blutegel, Ungt. Hydrarg. ciner. und alkalische Bäder.

Die Gürtelrose erscheint nach *Heyfelder* (klinische Beobachtungen. *Clar.* u. *Rad.* Beitr. 2. H. 1.) nicht blos am Unterleib, sondern auch an der Brust, dem Oberarm, der Schulter, dem Halse, der Stirn; sie kömmt meist rechts, bei beiden Geschlechtern, besonders im Alter der Decrepidität vor, und erscheint als eckige ineinanderfliefsende Krusten bildende Varicellen. Stuhlausleerungen scheinen am Besten zu helfen.

M. R. *Schneider* spricht sich in seinen Aphorismen über natürliche und modifisirte Blattern (*Schmidt's* Jahrb. I. S. 371.) dahin aus, dafs von 12000 von ihm selbst vaccinirten Individuen nur sehr wenige später von den Varioloiden befallen wurden, modifizirte Pocken aber auch schon früher beim Impfen, besonders wenn gleichzeitig Blattern herrschten, auftraten, ohne den Verlauf der Impfung zu hindern; sie kommen selbst bei Personen vor, die die natürlichen Blattern in der Jugend überstanden. Eine neue Impfung gelingt oft schon nach 7 Jahren, und die Impfung mit direct von Kühen entnommener Lymphe erregt viel bedeutendere Erscheinungen, weshalb man zu ihr recht oft zurückkehren sollte. Vermehrung der Impfpusteln (wie *Eichhorn* vorschlägt; Ref.) mag nicht zu verwerfen sein, schützt aber nicht unbedingt, denn ein auf beiden Armen jedesmal mit 15 Pusteln geimpftes Mädchen wurde dennoch 19 Jahre später heftig mit Varioloiden befallen. Forterbung von Kräfte, Syphilis u. s. w. durch Impfung der Blattern, wird vom Verf. bezweifelt (Vergl. Uebers. von 1832. S. 135.) dagegen sah er sogar einen günstigen Einflufs von der Impfung auf Scrofeln, Rhachitis und Keuchhusten. Kann man selbst zweimal natürliche Blattern bekommen, weshalb wundert man sich, wenn nach der Impfung noch Varioloid auftreten kann? Der Verf. sah die Masern bei einer Frau mit ihren Kindern fünfmal.

Dr. *Most* spricht sich (allgem. med. Zeit. Mai.) über ächte und modifizirte Pocken nach mehreren Beobachtungen dahin aus, dafs die Varioloiden ein eigenes von Variolis und Varicellen unabhängiges Exanthem seien, welches schneller als

Pocken, langsamer als Varicellen verlaufe, keine Narben aber rothblaue allmählig verschwindende Flecken zurücklasse. Die Varioloiden sind höchst ansteckend, sowohl für Geimpfte, als selbst solche, welche ächte Menschenblattern überstanden haben; und die Bildung von Eiter in ihnen, oder Abscheidung desselben durch den Harn, ist durchaus nöthig, wenn nicht bösartige Metastasen entstehen sollen.

Kreisphysikus *Neumann* schliefst (*Rust's* Mag. Bd. 41. H. 1.) nach seinen Beobachtungen über den gegenwärtigen Charakter der Menschenblattern in nosologischer und sanitätspolizeilicher Hinsicht, dafs die letzten Epidemien als an sich und nicht durch die Vaccination gemilderte Variolae zu betrachten seien.

Dr. *Tritschler* liefert (Würt. med. Corr. Bl. No. 21.) einige Bemerkungen über die kürzlich in Untertürckheim statt gehabte kleine Pockenseuche, nach welcher die Impfnarben keinen Einflufs auf die Krankheit zeigten, alle Erkrankte waren über 10, selbst zwei über 30 Jahre alt. Meist fand Ansteckung statt. Die Impfung hebt die Empfänglichkeit für die Variola, deren Contagium mit dem des Varioloids identisch ist.

Dr. *Stadler* theilt (*Schmidt's* Jahrb. I. p. 85.) Bemerkungen über die vom December 1832 bis Mitte April 1833 epidemisch verlaufenen Blattern im Kurf. Hess. Physicate Frohnhausen mit. Das Uebel wurde aus einem Militair-Hospitale in die Gegend verschleppt und ergriff Geimpfte und Ungeimpfte, selbst ein Kind, bei dem die Impfpusteln am 8ten Tage in voller Blüthe standen, wurde zugleich von heftigem Varioloid befallen. Als Resultat liefs sich feststellen, dafs Ungeimpfte von ächter Variola, Geimpfte von den verschiedenen Formen des Varioloids befallen wurden, letztere sich aber oft der ächten Pocke so sehr näherten, dafs fast kein Unterschied bemerklich wurde. Ein Fall von zusammenfliefsenden Blattern endete mit einer Narbe der Cornea und Adhäsionen der Iris, wodurch die Sehkraft aber nur wenig gelitten hatte; eine gleich nach der Niederkunft von Blattern befallene Frau starb, und eben so ihr starkes Kind, von dem der Verf. glaubt, dafs es schon in utero affizirt worden. Von 206 Revaccinationen zeigten nur 19 keinen Erfolg und 102 modificirte Impfblattern, dagegen 82 Revaccinirte einen völligen Verlauf der Impfung; diese Revaccination zeigte den günstigsten Einfluss auf die Verhinderung der Ausbreitung der Varioloiden und Variolae. Der Verf. glaubt, dass auch eine modificirte Vaccine gegen Varioloid als modificirte Blatter schützen könne, und die natürliche Anlage zu Blattern könne nie vertilgt werden, weder durch überstandene Blattern noch durch Vaccine.

Dr. *Versen* lieferte (Med. Jahrb. d. ö. St. VII. H. 1.) einen Versuch einer kritischen Darstellung der Blatternepidemie in Istrien im Jahre 1832 und 1833. Es traten Variolae, Varioloiden und Varicellen auf, erschienen zu gleicher Zeit und in denselben Familien; Variolae kommen seltener, die beiden andern Formen häufiger bei schon Geimpften vor, und die Erkrankten standen zwischen 18 und 35 Jahren. Ansteckung war deutlich nachzuweisen, doch brachte eine Form nicht stets dieselbe bei dem Angesteckten hervor, es entstanden vielmehr oft durch die Ansteckung eines an Varicellen Leidenden, Varioloiden bei dem neu Angesteckten. Der Verf. hält alle 3 Formen nur für äusserlich verschieden, und in ihrem Wesen sich gleich bleibend; es ist die Pocke, deren Disposition alle Menschen bis auf sehr geringe Ausnahmen tragen. Diese Disposition wird durch die Kuhpockenimpfung gehoben, resp. gemildert, und nur wenn die Wirkung der Impfung gänzlich erloschen ist, kann wahre Variola auftreten. Dass sich nun nach vollkommener Impfung noch Blattern zeigen können, liegt theils an der Kuhlymphe, theils an den geimpften Personen. In Bezug auf letztere ist schon im Allgemeinen die Ansteckungsfähigkeit bei verschiedenen Menschen höchst verschieden, dadurch haftet die Kuhpocke nicht immer, und wird in diesen Fällen nicht oft genug vorgenommen; denn kann ein fieberhaftes Exanthem, wenn auch Ausnahmsweise zweimal im Leben befallen, besonders wenn die erste Krankheit die Anlage nicht völlig tilgte; endlich verschwindet die Wirkung der Kuhpockenimpfung nach und nach, und die anfängliche Disposition tritt mehr und mehr hervor, dann haftet die Revaccination, die, gleich nach der frischen Impfung vorgenommen, ohne Erfolg bleibt. — In Bezug auf die Kuhpockenmaterie zeigen schon an und für sich alle ansteckende

Krankheiten nach und nach einen milden Verlauf, alle Epidemien treten Anfangs viel heftiger auf als diess später der Fall ist, die Kuhpocke macht hierin keine Ausnahme; die Kuhpocke als ein ursprünglich krankhaftes thierisches Product (?) kann beim Menschen wohl nicht dasselbe Product ganz unverändert erzeugen, und die jedesmalige Disposition zu Krankheiten im Körper kann auf die Entwicklung der Kuhpocke von Einfluſs sein. — Hiernach muſs man stets mit guter frischer Kuhpockenlymphe impfen, eine möglichst groſse Einwirkung derselben veranlassen und wieder zur Anwendung der Impfung schreiten, wenn man die wiederkehrende Disposition zu fürchten hat. In Bezug auf die letztere Aufgabe scheint sich die Disposition in ungefähr 12 Jahren nach der Impfung zu erneuern; dann wäre also allenthalben eine Revaccination vorzunehmen und diese jährlich zu erneuern bis sich wieder einmal ächte Kuhpocken entwickeln, worauf man denn eine neue Schützung von 12 Jahren annehmen könnte.

Dr. *Ascherson* beobachtete (Med. Zeit. v. Ver. f. Heilk. No. 23) einen Fall von Variola versicolor; die vorhandenen Varicellen wurden nemlich mit jedem Pulsschlag lebhaft geröthet und mit der Systole des Herzens wieder blaſs. Vielleicht hatte ein kurz vorhergegangener Scharlach Einfluſs auf diese Erscheinung, indem dieselbe doch wohl auf einem eigenthümlichen Zustand der Haut beruht.

Dr. *Windisch* erzählt (*Schmidts* Jahrb. III. S. 199) einen Fall von bösartigen Blattern und deren Folgen. Es war Hydrops purulentus der Brusthöhle eingetreten, der auch mit dem Unterleib zusammenzuhängen schien. Nach unvollendeter Paracentese die der Vater des Knaben auszuführen verhinderte, sprangen am folgenden Tage die Pleura und die theilweise noch ungetrennten Intercostal-Muskeln, und es flossen 2 Pfd. dicken Eiters aus; die Wunde wurde erweitert und entleerte noch mehr Eiter, dessen im Ganzen in 27 Tagen wohl 24 Pfd. ausflossen. Die Kräfte kehrten zurück und man schöpfte Hoffnung für den Kranken, als sich mit Anschwellung des Bauches in der linken Rippe eine neue Geschwulst zeigte, aus welcher aber bei dem Einstich Statt Eiter nur nach Koth riechende Luft drang. Die Section zeigte an der zuletzt eingeschnittenen Stelle eine Umrundung des daselbst mit dem Leerdarm verwachsenen Colons; das Herz lag in der rechten Brustkammer und die linke enthielt keine Spur einer Lunge und keinen Tropfen Eiter. Das Diaphragma erschien unverletzt.

Dr. *Rust* jun. theilt **Einiges über die Verbreitung der Pocken auf die Schleimhaut innerer Organe** mit, (Med. Zeit. v. Ver. f. Heilk. in Preufs. No. 5.) indem einige in der Charité zu Berlin vorgekommene Fälle zu diesen Beobachtungen Gelegenheit gaben. Fast bei allen Blatterkranken traten Erscheinungen auf, die ein Leiden der Respirationsorgane nicht verkennen liefsen, und ein streng antiphlogistisches Verfahren, welches diese Zufälle minderte, wirkte nachtheilig auf die Entwicklung des Exanthems; nur Auswurf eines zähen Schleims brachte momentan Erleichterung. Die Untersuchung der Leichen ergab nach Wegnahme vielen Schleims in dem Kehlkopf und der Luftröhre, die Schleimhaut dieser Theile aufgelockert und wirkliche Pocken oder einen denselben gleichen Ausschlag. Es ist dem Verf. sogar wahrscheinlich, dafs diese Häute zuerst vom Exanthem befallen werden. In zwei ausführlich erzählten Fällen, fand sich in der Luftröhre, dem Kehlkopfe und selbst den Bronchien Pockenpusteln; in der Speiseröhre und dem Darmcanale wurden sie nicht bemerkt.

Dr. *Siebenhaar* räth (Klinische Mittheilungen *Hufel.* Journ., April) zur **Vorsicht in der Anwendung der Abführmittel bei den Menschenblattern**, besonders im Zeitraum des Ausbruchs der Krankheit.

Dr. *Thär* giebt (*Casp.* Wochenschr. No. 18, 19) nach seinen mit *Funke* und *Reckleben* übereinstimmenden Beobachtungen eine **Characteristik der Kuhpocken bei den Kühen, und knüpft daran Betrachtungen über die Frage: wird es durch frische Lymphe gelingen die Menschenpocken gänzlich zu vertilgen?** — Die ächten Variolae vaccinae verae kommen nur bei frischmelkenden Kühen vor, und haben einen regelmäfsigen an bestimmte Stadien gebundenen Verlauf, befallen auch die Thiere meist nur einmal, und kommen auf den Niederungen häufiger als auf den Höhen vor, auf letzteren meist nur nach nassen Jahreszeiten. Am Euter, nie zuerst an den Zitzen, erscheinen blaurothe Flecken, die am 5ten Tage einen rothen Hof haben, und aus denen sich am 7ten Tage ein kleines, eine in Zellen befindliche farblose Flüssigkeit enthaltendes Bläschen, entwickelt. Die Pustel steigt in ihrer Entwicklung bis zum 9ten Tage, dann hat der Hof eine eigene Röthe, und nun sinkt die Pustel zusammen und geht in einen blauen, später schwarzen Schorf über, der nach 14 Tagen abfällt und eine Narbe zeigt. Ausser dieser ächten mit geringem Fieber begleiteten Blatter zeigen sich mehrere falsche Blatterformen, die wir eben anführen wollen. So die gelben durchsichtigen, die schwarzen, — die blauen, — die Windpocken, — die weifsen, — die rothen, — die warzenartigen, — und flechtenartigen. — Der Verf. stimmt ebenfalls für die Nothwendigkeit, die Lymphe wieder frisch von den Kühen zu entnehmen, da die Reproduction der Lymphe in einem ihr ursprünglich fremden Orte, dem Menschen, eine veränderte Beschaffenheit derselben hervorrufen mufs, wodurch ihre schützende Kraft natürlich leidet und die Reaction des menschlichen Organismus gegen das (ursprünglich thierische) Contagium weniger bedeutend wird, wodurch man also jetzt auch mehrere Stiche, als in den ersten Zeiten der Vaccination, als der Vaccinestoff diese Wendung noch nicht gemacht hatte, nöthig hat. Selbst bei den Kühen wird die Variola vaccina vera allmählig gelinder, wieviel mehr wird sie es beim Menschen werden. — Die Menschenpocken stehen übrigens im nächsten Zusammenhange mit herrschender gastrischer Constitution, und dies mag ihr grösseres Hervortreten in der neuern Zeit, trotz der Schutzpocken erklären, da eben nach dem Nachlafs der entzündlichen Constitution 1822, 1823 die gastrisch-nervöse Constitution mehr hervortrat und sich mit ihr wieder Blattern zeigten, die bis dahin zurückgetreten war. Es giebt also zur wahren Schützung nur ein Mittel, nemlich nach der Impfung mit Kuhpockenlymphe auch mit Menschenpocken zu impfen, wodurch höchstens eine schwache Eruption der Menschenpocken entstehen würde, die Sicherheit aber gröfser wäre.

Dr. *Fischer* machte (*Rust's* Mag. Bd. 42, H. 1) einen Versuch die Ursache zu ermitteln, warum von normaler Vaccination keine Schutzkraft gegen Pockenansteckung für das ganze Leben zu erwarten ist, und findet den Grund darin, dafs nach ihm die Vaccine um einen

Theil der Receptivität sich aber allmählig wieder anhäuft, und so der Ausbruch wahrer Variola wieder begünstigt erscheint. Die Menschenpocken sind sowohl per Contactum als per distans ansteckend, die Kuhpocken nur auf erstem Wege, und deshalb können sie nicht für das ganze Leben schützen, weil die Empfänglichkeit des Organismus nicht durch einmaliges Befallenwerden gegen Ausschlagskrankheiten, die nur durch Berührung anstecken, gehoben wird. Deshalb behält der Organismus nach guter Impfung noch die Fähigkeit durch Berührung oder in der Luftumgebung mit Variolis oder Varioloiden, von diesen in sich aufzunehmen, und wird das Exanthem höchstens modifiziren, also vielleicht Statt wahrer Variola die Varioloiden hervorrufen. Deshalb schützt die Revaccination nicht vor den Varioloiden. Endlich ist der Verf. auch der Ansicht *Thärs* (s. oben) dafs sich das Blatterngift durch Uebertragung auf den Menschen und von da weiter blos auf Menschen modifizire, wie dies das Wuthgift bei der Hydrophobie schon bei der ersten Uebertragung thut.

Die Erfahrung hat die gangbaren Ansichten über die Ursache der wieder auftretenden Pocken — nämlich Verderbung des Impfstoffes, allmählige Vernichtung der durch die Impfung bewirkten Umstimmung im Organismus, und zu schwache Reaction bei zu geringer Zahl der Impfstiche die deshalb zu vermehren seien, — widerlegt; die Ursache liegt vielmehr in der allgemeiner gewordenen variolösen Constitution, welche die Empfänglichkeit gegen Pockenstoff vermehrt. Schützt daher auch die Impfung nicht absolut, so hat sie doch bedeutenden Werth. (*Hufel.* Journ. Maiheft. — Nebst einer Uebersicht der Vaccination im Jahre 1832 in der Preufs. Monarchie.)

Dr. *Güntner* theilt (Med. Jahrb. d. ö. St. VI. H. 1) eine die schützende Kraft der Schutzpocke betreffende Thatsache mit, indem 1300 als Findlingen geimpften Kindern, die jetzt meist unter 10 Jahren, bei einer Blatternepidemie nur 9 von natürlichen Blattern und 2 von Varicellen befallen wurden, und selbst von jenen 9 Kindern 1 gar nicht, 1 erfolglos, 1 zweifelhaft und 3 aufser der Anstalt geimpft gewesen. Von den nicht befallenen Kindern hatten mehrere mit Pockenkranken dieselbe enge Stube bewohnt ohne befallen zu werden. In der Anstalt war die Lymphe in 30 Jahren nicht durch frische Kuhpockenlymphe ersetzt werden.

Dr. *Köfler* theilte einige Beobachtungen und Erfahrungen über die Kuhpockenimpfung mit, (Med. Jahrb. d. ö. St. VI. H. 1) die sich dem Verf. seit 16 Jahren stets bewährte. Die ächte Kuhpocke fordert aber auch ächte Lymphe die hinreichend tief unter die Haut gebracht werden mufs; man impfe die Kinder zwischen 3 und 18 Monaten. Das Nichterscheinen der Vaccinepusteln selbst bei gutem Impfstoff und sorgfältiger Impfung kann auf einem bei der Impfung in der Haut befindlichen andern Exanthem, welches die Entstehung der Vaccine hindert beruhen, — dann auf einem andern grade epidemisch herrschenden Ausschlag, — und kurz nach der Impfung eintretende Gewitter. Eine Pustel die gut ist und regelmäfsig verläuft, schützt eben so gut als viele (gegen *Eichhorn's* Ansicht. *Ref.*), und die Impfung von Impfling zu Impfling schwächt den Vaccinestoff nicht, doch impft man am besten durch Schnittwunden nach welchen die Impfung leichter haftet. Dafs die Vaccination zur Entstehung anderer Krankheiten Veranlassung geben könne, wird vom Verf. verneint.

Prof. *Albers* fand ebenfalls die von *Sonderland* vorgeschlagene Uebertragung von Pocken auf die Kühe nicht zur Erzeugung von Kuhpocken bewährt, doch war sowohl in seinen als in den von Dr. *Wunsch* angestellten Versuchen eine Einwirkung der Pocke auf die Kühe unverkennbar indem die Hautknötchen entstanden. (Ueber die Erzeugung der Pockenkrankheit bei Kühen durch Uebertragung des Menschenblattern - Contagiums. Med. Zeit. v. Ver. f. Heilk. in Preufs. No. 11. — Vergl. Uebers. 1832 S. 102 1833 S. 142).

Dr. *Zybel* (*Casp.* Wochenschr. 13) versuchte die Impfung einer Kuh mit Schutzpocken und Weiterimpfung der letztern, welche gut gelang.

Dr. *Wenzel* ermahnt zur Cautel bei der Vaccination wenn man aus den Pusteln weiter impfen will, indem ihm der Fall vorkam, dafs ein anscheinend gesundes Kind, mit schönen Pusteln, als es schrie syphilitische Geschwüre am Zungenbändchen zeigte. (*Henke's* Zeitschr. f. d. St. 19 Erg. H.)

Dr. *Bürger* lieferte einen Auszug aus *Sacco's* Werk de vaccinationis necessitate per totum orbem rite instituenda dissertatio. 1832. (*Sacco's* neueste Versuche zur Entdeckung der wahren Natur der Varioloiden und ihres Verhältnisses zur Variola vera, und der Schutzkraft der Vaccine. *Hufel.* Journ. März.)

Zöhrer's Abhandlung über die Einimpfung der Kuhpocken (⅔ Thlr) beschreibt das Verfahren und den Verlauf der Impfung sammt den möglichen Störungen, und giebt zweckmäfsige Anleitung zur Vaccination und Aufbewahrung des Impfstoffes.

Schreiber's Gründe gegen die allgemeine Kuhpockenimpfung, erschienen in 2ter Auflage. (12 Gr. s. Uebers. v. 1833, S. 134.

M. R. *Ebers* in Breslau giebt (*Rust's* Mag. Bd. 41 H. 3) eine Zusammenstellung einer Anzahl von Resultaten über Menschen- und Schutzpocken, nach welcher die ächte Pocke sowohl dasselbe Subject mehrmals, als Geimpfte ergriffen; Varioloiden, besonders Geimpfte, doch auch Nichtgeimpfte befällt, und die Impfung keinen Einflufs auf die Varicellen ausübt. Alle 3 Formen erscheinen meistens zwischen dem 10ten und 30sten Jahre, und Varioloiden sowohl als Varicellen sind aus der ächten Pocke entstanden; zwischen Varioloid und Varicellen herrscht mehr Verwandschaft als zwischen diesen und der Variola, doch giebt es zahlreiche Uebergangsstufen. Verfehlte Impfungen und allmählige Schwächung des Impfstoffes scheinen die Entstehung der Varioloiden besonders vermittelt zu haben; gute Impfung schützt mit 3 — 4 selbst mit einer Pustel, und die Revaccination liefert nur ein höchst unsicheres Resultat.

Dr. *Malin* theilt (*Rust's* Mag. Bd. 41 H. 3) seine Erfahrungen über Pocken, Kuhpocken, Varicellen, Varioloiden, und über das polizeiliche Verfahren gegen die Weiterverbreitung der ersten mit. Der Verf. beschreibt die ihm vorgekommenen Variolae, Varioloiden und Varicellae, von denen er Varicellae aquosae und verrucosae unterscheidet; es liegt ihnen ein Prinzip zum Grunde, und in drei Fällen entstand aus der ächten Variola ein Varioloid. Das Varioloid war bereits vor der Vaccination bekannt, und ist also nicht als Resultat derselben zu betrachten, vielmehr hat die Impfung die Ausbreitung dieses Exanthems verringert, ja theilweise selbst aufgehoben, indem sie die Ansteckungsfähigkeit resp. Disposition zur Krankheit verminderte. Regelmäfsige Impfung verleiht den besten Schutz, allein so wie Variolae zweimal befallen können, so können auch nach guter Impfung noch Pocken entstehen. Revaccination ist bei vollständiger Impfung unnütz, und dann auch jede polizeiliche Maafsregel überflüssig.

Prof. *Heim* theilt die **Resultate der im Sommer 1833 im Königl. würtemb. Militair vorgenommenen Revaccination** (Würt. med. Corr. Bl. 9—11) mit. Die Revaccination wurde bei 1683 Individuen vorgenommen, und zeigte bei $\frac{1}{3}$ guten Erfolg; es zeigte sich bei 577 vollkommen guter, bei 366 modifizirter und bei 740 kein Erfolg; die meisten dieser Personen waren zwischen 20 und 30 Jahren alt, und die vorhandenen Impfnarben aller Art zeigten, dafs aus derselben kein Schlufs in Bezug auf die sichere oder unsichere Schützung zu ziehen ist. Indessen machte der Verf. die interessante Beobachtung, dafs von Kindern entnommene Kuhpockenlymphe nicht leicht bei Erwachsenen haftet, dann aber von dem Erwachsenen entnommen, sowohl auf Kinder als Erwachsene leicht weiter verpflanzt werden kann, und den besten Erfolg liefert. Bei 3 Personen die deutliche Spuren überstandener zusammenfliefsender Blattern zeigten, gelang die Revaccination vollkommen, bei einem 21jährigen Individuum traten 10 Tage nach der Revaccination Varioloiden auf; in einem Falle erschienen bei einer Frau, die die natürlichen Blattern überstanden hatte, Masern zu denen sich am 4ten Tage Blattern gesellten. Der Verf. glaubt das gute Resultat der Revaccination der Weiterimpfung von Erwachsenen zuschreiben zu müssen. Auch 1829 zeigte sich bei einem Drittheil der (4802) Revaccinirten ein guter Erfolg.

Nach den von Dr. *Lohmeyer* mitgetheilten **Resultaten der Revaccination in der preufs. Armee vom Jahre 1833** (Med. Zeit. v. Ver. f. Heilk. in Preufs. No. 25) erschienen fast beim dritten Theile der Revaccinirten gute Pusteln, und die Empfänglichkeit schien um so gröfser, je weniger deutliche Narben von früherer Impfung vorhanden waren.

Es erschienen selbst neue Kuhpocken bei Personen, die deutliche Narben sowohl der Impfung als der ächten Blattern an sich trugen. Auch zweimaliges Befallenwerden von ächter Variola kam vor. Uebrigens wurden von den Revaccinirten 70 von Menschenpocken befallen, und würde wohl ein günstigeres Resultat erhalten worden sein, wenn man häufiger mit frischer Lymphe hätte impfen können.

Dr. *Belitz* hält nach seinen Beobachtungen die Varioloiden mit *Reuss*, *Eichhorn* und Andern für wahre Blattern, die blos modifizirt sind. Die vom Verf. vorgenommenen Revaccinationen bei 14 Personen hatten nur theilweisen Erfolg; bei 2 Personen erschienen keine Pusteln, — bei 2 Knötchen, die sich am 7ten Tage zu Krusten bildeten und abgefallen kleine Narben zurückliefsen, — bei 10 Personen kamen Pocken, die nur weniger klar als die gewöhnlichen Vaccinepusteln waren und aufser einem Falle weniger örtliche Reaction hervorbrachten. (Einiges über Varioloiden. *Horn's* Archiv, Januar).

Prof. *Clarus* beobachtete (*Schmidt's* Jahrb. III. S. 214) Complication von Scharlachfieber und Blattern mit den charakteristischen Zeichen beider Exantheme zur Zeit als beide Krankheiten epidemisch herrschten; blatternähnliche Bildungen auf innern Flächen waren nicht selten und erschienen als Hanfkorngrofse weifse Bläschen. Es kamen 56 ächte Blatternkranke vor, von denen 14 starben; 19 Fälle von Varioloiden und 38 von Varicellen. Die Blattern complizirten sich mit Scharlach, Erysipelas und Petechien.

Dr. *Belitz* lieferte einige praktische Bemerkungen über Scharlach (*Horn's* Arch. Jan.) den er 1829—30 epidemisch beobachtete. Das Exanthem erschien am 2—4 Tage nach dem Fieber und blieb 4—8 Tage stehen; es war theils gleichmäfsig verbreitet, theils flockenartig und oft mit Friesel verbunden; stets fanden sich zugleich anginöse Beschwerden, und die Abschuppung dauerte lange. Das Verfahren war möglichst einfach, Blutentziehungen selten nöthig, sind im spätern Stadium der Krankheit sehr gefährlich, dagegen kühle Waschungen (ein Theil Essig mit 2 bis 3 Theilen Wasser) sehr zu empfehlen. Gegen Drüsenanschwellungen wurden Einreibungen mit Ol. camphoratum gemacht und Wolle aufgelegt, beim Eintritt hydropischer Gehirnaffektionen paſste Calomel. — Die Belladonna bewährte sich nicht als Schützungsmittel. (Vergl. 1832 S. 24, 1833 S. 394).

Dr. *Lippich* lieferte (*Clar.* u. *Rad.* neue Beitr. I. H. 1) eine Uebersicht der Witterungs- und Krankheits-Constitution (insbesondere Scharlachepidemie) von Laibach im Sommer 1833 und Frühjahr 1834. Nach der Influenza im Anfange des Sommers 1833 die zuletzt einen intermittirenden Typus angenommen hatte, trat nach geringen Wechselfiebern eine Pause im Krankheitszustand ein. Im Herbste erschienen einige der Cholera ähnliche Fälle, gastrisch-nervöse Fieber und Scharlach. Letzterer gilt dem Verf. als Entwicklungskrankheit, die wo sie keine höhere Entwicklung hervorruft, leicht nachtheilige Revolutionen im Organismus bewirkt, weshalb sie bei Erwachsenen stets weniger gutartig ist.

Dr. *Rösch* fand nach seinem Bericht über das Scharlachfieber im Winter und Frühjahre 1834 im Bezirke Schwenningen, die Scharlachepidemie sehr ausgebreitet aber gutartig, indem nur wenige Kinder an Angina gangraenosa und Encephalitis starben. Parotitis war oft kritisch. Das von *Strahl* gerühmte Ammonium carbonicum bewährte sich in einigen Fällen.

Dr. *Kroyher* theilte seine auch schon in dem ersten Hefte des 13ten Bandes der Med. Jahrb. d. ö. St. geschilderte Behandlungsweise des Scharlachs in einer besondern Schrift mit, — Behandlung des Scharlachfiebers, welche den Folgekrankheiten dieses Ausschlages sicher vorbeugt, oder die bereits eingetretenen heilt und die Dauer der Krankheit um die Hälfte abkürzt (4 Gr.) — wegen deren Inhalt wir auf das Resumé jenes Aufsatzes (Uebers. v. 1833 S. 161) verweisen.

Dr. *Faber* spricht (Würt. med. Corr. Bl. No. 19, 20) über die Masern, den Keuchhusten und die Complication der ersten mit Intestinalwürmern. Die Masern wurden, während der Keuchhusten herrschte, von einigen Kindern aus einem andern Orte, in welchem Maserakranke waren, eingeschleppt, und je mehr nun die Masern hervortraten, desto mehr ging die Ausbreitung des Keuchhustens zurück; diejenigen Kinder, welche die Masern hatten, blieben von

Keuchhusten verschont, und so umgekehrt; wenigstens wurde in einer Beobachtung wo 5 Kinder, die mehrere Wochen lang sehr heftigen Keuchhusten gehabt hatten, von Masern befallen wurden, der Verlauf der letztern sehr gemildert und der Keuchhusten verschwand mit dem Abnehmen der Masern. Der Verf. hält den Keuchhusten nicht für ein Nervenleiden, sondern für eine Entzündung, zu der sich, wenn das Fieber aufhört, also im letzten Stadium, Krämpfe gesellen. Sectionen und Behandlung sprechen hiefür. — Es wurden meist Kinder unter 6 Jahren befallen, weil auch 1827 eine Masernepidemie an demselben Orte geherrscht hatte. Kinder unter 6 Monaten blieben meist frei, vielleicht weil die Respirationsorgane noch nicht diejenige Entwicklung besitzen, die zur Entstehung der Masern nothwendig, während der Scharlach schon im frühesten Alter eintreten kann, und der Keuchhusten auch Kinder unter 6 Monaten befiel. Da dem Verf. in früheren Keuchhusten-Epidemien die meisten Kinder unter Erscheinungen von Hydrocephalus starben, so liefs er jetzt, wenn sich nach den Anfällen des Hustens Coma oder Betäubung zeigte, einige Blutegel in den Nacken setzen und ausleerende Mittel nehmen; es wurde täglich 2mal ein Klystier mit Asa foetida gegeben, und alle festen Nahrungsmittel wurden entzogen, selbst die zum Getränke bestimmte Milch nicht in zu reichlichem Maafse gegeben. In einigen Fällen that Moschus gute Dienste. Eine Febris morbilosa ohne Ausschlag kam nicht vor, doch sind Masern und Scharlach schon vor dem Ausbruch des Exanthems ansteckend, und das Exanthem erschien oft erst am 7—8ten Tage nach der Ansteckung. Als Complication und häufiger noch als Nachkrankheit traten Intestinalwürmer auf, die bei einem Knaben nach dem Gebrauch von Anthelminticis in enormer Menge abgingen. In zwei Fällen hatte die Wurmkrankheit als eigenthümliches Symptom heftige bohrende Kopfschmerzen an einer kleinen Stelle. Uebrigens liefsen sowohl die Masern als die Würmer einen Reizzustand im Darmcanal zurück, der sich leicht zur Entzündung steigerte. — Der Verf. liefs die Kranken bis zum Abblühen des Exanthems in einem wenig warmen Zimmer liegen, dann aber wärmer halten und warme Getränke geben.

Dr. *Schüssler* beschreibt (Würt. med. Corr. Bl. No. 11)

eine Masernepidemie zu Dornstetten in den Monaten Sept. und Octbr. 1833 die nach vorhergegangenem Scharlach, Blattern und Rötheln ausbrach, den gewöhnlichen Verlauf machte, sich aber zuweilen mit Tracheitis oder Pneumonie complizirte und dann tödtlich wurde. Die Crisen waren meist unvollständig und hatten dann Rückfälle zur Folge. Als Nachkrankheit wurde anhaltender krampfhafter Husten mit eiterartigem Auswurf beobachtet, gegen den warmes Verhalten, Einreibungen von Ungt. tart. stib. und innerlich Lichen isl. gute Dienste leisteten.

Dr. *Behr* beobachtete Morbilli secundarii nach vollständiger Crise des ersten Exanthems, in Zeit von 3 Wochen und mit Crouphusten verbunden auftretend bei einem 3jährigen Knaben. (*Casp.* Wochenschr. No 12).

Dr. *Stannius* macht auf die geringere Bedeutung von Petechien bei acuten Exanthemen die ältern Aerzten so gefährlich schienen, aufmerksam. (*Casp.* Wochenschr. No. 8). Er sah sie mit Scharlach, Varioloiden und Syphilis, und fast immer gegen den 3ten und 4ten Tag verschwinden; es wurden innerlich Eispillen und acid. muriat., äusserlich salzsaure Waschungen oder Bäder verordnet. Ueberhaupt sind Eispillen bei typhösen Fiebern und Blattern im Larynx und Schlund sehr heilsam.

Dr. *Windisch* heilte einen bösartigen Pemphigus (*Schmidt's* Jahrb. III. S. 211) der über den ganzen Körper verbreitet war und sehr unreine Geschwüre zurückliefs in 14 Tagen durch folgende Mischung: ℞ Cort. Chin. reg. ℥β coq. c. Aq. f. suff. qt. per ½ hor. inf. Rad. Valer. ʒij Col. ℥vi adde Acidi phosphor. ʒi D. S. Alle Stunden 2 Efslöffel voll zu nehmen.

M. R. *Heyfelder* sah eine Pustula maligna (Med. Zeit. v. Ver. f. Heilk. in Preufs. No. 18) bei einem Menschen, der ein des Milzbrandes verdächtiges Thier abgeledert hatte, nach 3 Tagen entstehen, und in 60 Stunden tödtlich enden.

Dr. *Tott* beobachtete als Regelwidrigkeiten im Verlaufe der Angina parotidea (Allgem. med. Zeit. No. 5) dafs nachdem die Geschwulst verschwunden war, ein Emphysema totius corporis auftrat, welches sich durch kritische Schweifse entschied.

Dr. *Berthold* theilt (*Casp.* Wochenschr. No. 21) einen Fall von Cynanche thyreoidea bei einem gesunden starken 56jährigen Manne mit. Die Entzündung erstreckte sich bis zum Scheitelbein, und wiederholt angelegte Blutegel nützten nichts. Die Geschwulst wurde nach einem Einschnitt in die entzündete Drüse um den spätern Eitererguſs in die Luftröhre zu verhüten, mit warmen Umschlägen bedeckt, es trat eine langedauernde Eiterabsonderung ein, und nach 3 Wochen war der Kranke geheilt.

Dr. *Most* beschreibt (Allgem. med. Zeit. No. 40) einen Fall von Angina pectoris mit gleichzeitigem Leiden der Aorta, nebst Sectionsbericht. Die innere Haut der Aorta war rauh mit 3 blattartigen Schuppen besetzt. Die Ursache der Angina war ein unterdrückter Fufsschweifs gewesen.

Dr. *C. Schmidt* beleuchtet in einem ausführlichen Aufsatze (*Hufel.* Journ. Januar. Mit einer Nachschrift von *Hufeland*) die Frage: welchen Werth hat die bis zur Stunde als allgemein richtig anerkannte Symptomatologie des Croups, und welchen dessen Behandlung. Der Verf. heilte zwei Fälle mit Blutentziehungen und Stündlich 4—5 Gr. Calomel nebst einer Auflösung von Nitrum. Im ersten Falle wurden aber keine Blutegel gesetzt und der Verf. fragt nun ob sie nöthig; da in beiden Fällen der bellende Ton des Hustens vorhanden war und man also beide für Croup erklären mufs, wenn jenes Zeichen den ihm zugeschriebenen Werth wirklich besitzt. *Hufeland* bemerkt, es gebe leichtere und schwerere Fälle der Krankheit und läfst daher zuerst ein Emeticum mit Tart. stib. geben, und Blutegel ansetzen, denen man wenn das Uebel sich nicht mindert Cuprum sulphuricum folgen läfst.

M. R. *Heyfelder* bemerkt (klinische Beobachtungen *Clar.* u. *Rad.* Beitr. I. H. 1) über den Croup, dafs derselbe aus dem Schaafhusten hervorgehen könne, und diesem oft folge, jener sei bloſser Congestionszustand, der sich dann zur Entzündung steigert, was sich durch pfeifendes Athemholen ankündigt. Wie alle Halsentzündungen läfst der Croup

Neigung zu Recidiven zurück, die aber oft wieder bloſsen Schafhusten bewirken. Brechmittel, Blutegel und Calomel reichten dem Verf. stets aus; die Schwefelleber ist zu beschwerlich beizubringen, das Cupr. sulphuricum fand der Verf. ohne Wirkung.

Dr. *Behr* erzählt (Mittheilungen aus der Praxis. *Casp.* Wochenschr. No. 26) drei Fälle von häutiger Bräune, gegen welche Brechmittel, Blausäure, Blutegel, Vesicatorien und eine Salbe von Sabina mit Campher und Opium angewandt wurden. Der Verf. wiederholt die Brechmittel bis die Pseudomembranen ausgeleert werden.

Dr. *Hecker* (Med. Zeit. v. Ver. f. Heilk. in Preuſs. No. 26) rühmt besonders die Schwefelleber beim Croup als besonders passend, weil der Croup auf unterdrückter Transpiration beruhen soll, und das Exsudat in der Luftröhre nur ein kritischer Reflex des Uebels sei. Hiernach ist die Schwefelleber besonders indizirt; sie coupirt das Uebel stets und hat dem Verf. in 16jähriger Anwendung durch Hervorrufung eines kritischen Schweiſses stets geholfen. Ist schon Exsudation eingetreten, so sind Blutegel schädlich, früher setze man sie auf den obern Theil des Brustbeins, wo sie gleich viel als am Halse nützen, die Blutung sich aber sicherer stillen läſst.

Dr. *Henkel* fand in einem Falle von Croup nach vorheriger Blutentziehung im Stadium der eingetretenen Auflösung des Exsudats eine Mischung von Ammon. carb. und Ammon. acet. die auch bei Angina zu empfehlen ist und vielleicht selbst in der Lungenentzündung Anwendung finden dürfte, bewährt. Eben so wendete er Cuprum sulphuricum beim Croup mit gewünschtem Erfolg an, und bewirkte in einem näher mitgetheilten Falle Heilung, ohne daſs Erbrechen entstanden war, und dennoch die Respirationsbeschwerden nachlieſsen. (Basisch essigsaure Ammoniumflüssigkeit und schwefelsaures Kupfer im Croup. Med. Zeit. v. Ver. f. Heilk. in Preuſs. No. 18).

Dr. *Fischer*, die Erkenntniſs und Heilung des Croups oder der häutigen Bräune. Neue Ausg. (16 Gr.)

Dr. *Plieninger* beobachtete (Würt. med. Corr. Bl. No. 24.) frühzeitige Haemorrhoiden bei einem 6jährigen scrofulösen Knaben, dessen Vater ebenfalls an Haemorrhoiden litt. Mit dem 15ten Jahre verschwand das Uebel.

Dr. *Lieber* sah ebenfalls frühzeitige Haemorrhoiden bei einem 4jährigen Knaben, dessen phthisischer Vater ebenfalls an Haemorrhoiden litt. (*Casp.* Wochenschr. No. 7.)

Prof. *Nasse* empfiehlt zur Erleichterung bei Haemorrhoidalsäcken einen Lehnstuhl mit hohem vorne gekrümmten Sitzbrett, damit die Last der Baucheingeweide mehr nach vorn hin sinke. (*Horn's* Arch. Jan.)

Dr. *Windisch* heilte einen Hydrops universalis ex febra quartana protracta natus (*Schmidt's* Jahrb. III. S. 209.), der den Erstickungstod drohte, und noch mit heftigen Fieberanfällen verknüpft war, nachdem das Fieber glücklich beseitigt, aber fast alle Mittel gegen den Hydrops vergeblich versucht worden, durch Anwendung der Pyrola umbellata im Decoct zu einer Unze auf 8 Unzen Colatur, mit einer Drachme Spir. nitr. aeth. (täglich zu verbrauchen) Es wurden 19 Tage lang täglich 5 — 6 Pfund Harn entleert, und fanden gleichzeitig mehrere breiige Stühle statt. Der Verf. empfiehlt bei dieser Gelegenheit die Pyrola als das kräftigste Diureticum, viel mehr als Ballota und Cainca leistend, besonders bei Hydrops von vermehrter Anhäufung von Serum, ohne organische Zerstörung, Säfteverderbnifs und Lähmung. Fieberhafte Zustände und noch vorhandene Unterleibsstockungen contraindiziren ihre Anwendung, in allen andern Fällen wirkt sie trefflich, und kann nach Umständen mit Tart. stib., auflösenden Extracten, Ammonium, Squilla, China und Eisenpräparaten verbunden werden.

Dr. *Schaefer* beobachtete ein Emphysema universale bei einem 23jährigen Soldaten, der früher an Krätze gelitten hatte und wegen eines Typhus mit Petechien im Spitale lag. In der Reconvalescenz trat ohne bemerkbare Ursache das allgemeine Emphysem ohne Tympanitis auf. Einreibungen mit

Flanell, der in Spir. aromat. getaucht worden, innerlich Serpentaria mit Campher und Aether und zum Getränk Menthathee und Rheinwein halfen. Mit vermehrter Harnabsonderung und Stuhl mit Leibschmerzen verschwand das Uebel am 10ten Tage. Ein nachfolgendes Oedema pedum wurde ebenfalls geheilt. (Med. Zeit. v. Ver. f. Heilk. in Preufs. No. 10.)

Prof. *Naumann* erzählt, dafs Dr. *Wolff* in Bonn ein 2jähriges durch Hydrocephalus gelähmtes soporöses Kind durch die Ekelkur in 3 Wochen völlig heilte. (Wasserkopf durch Ekelkur geheilt. *Clar.* u. *Rad.* n. Beitr. I H. 1.)

M. R. *Ulrich* fand bei einem 6järigen an chronischen Wasserkopf gestorbenen Knaben 1 Pfund Wasser in den communicirenden Gehirnhöhlen, die Carotiden dickhäutig und sehr weit und die art. ischiadicae und crurales an den sehr abgemagerten untern Extremitäten sehr klein. (*Casp.* Wochenschrift No. 14.)

O. M. R. *Flemming* theilt (*Schmidt's* Jahrb. IV. S. 229.) sehr interessante Ergebnisse klinischer Beobachtungen über Hydrocephalus chronicus adultorum mit. Obgleich der Hydrocephalus bei Kindern häufiger, als bei Erwachsenen beobachtet wird, so kömmt diese Krankheit doch auch bei letztern vor; namentlich werden Irrenanstalten nicht selten Personen als Verrückte zugewiesen, deren Hauptleiden in Hydrocephalus besteht. Hier soll nur von Hydrocephalus internus geredet werden, welchen der Verf. nie mit Hydrocephalus externus vereinigt sah; es sollen die Wasseransammlungen zwischen der Dura mater und der arachnoidea, zwischen dieser und der Pia mater, und jene in den verschiedenen Hirnhöhlen betrachtet werden, da Infiltration des Gehirns mit Wasser, oder Wasseransammlungen zwischen der Dura mater und Kopfknochen dem Verf. nicht vorkam. — Der Hydrocephalus ist eigentlich nur Product einer Krankheit, vielleicht nicht einmal absolute, sondern nur zufällige Folge einer Reizung des Gehirns, wodurch Mifsverhältnifs zwischen den absondernden und aufsaugenden Gefäfsen desselben Statt findet. — Der Verf. unterscheidet nach seinen Beobachtungen und Sectionen 3 Arten von Hydrocephalus bei Erwachsenen, deren Diagnose indessen höchst schwierig ist; nämlich Hydrocephalus subacutus adultorum idiopathicus, —

Hydrocephalus chronicus adultorum idiopathicus, — und Hydrocephalus chronicus deuteropathicus. Es steht indessen in den beiden ersten Formen nicht blos eine Gehirnreizung als Ursache der Entstehung des Uebels da, sondern auch bei ihnen nimmt die Vitalität der entfernteren Organe und namentlich die reproductive Sphäre lebhaften Antheil daran. — Die erste Form steht dem Hydrocephalus acutus infantum am nächsten, es werden meist Männer von lebhaftem sanguinischen Temperament, nach vorhergegangener Aufregung, zwischen 30 — 60 Jahren, befallen. Diese Aufregung beruht meist auf Excessen in Bacho aut Venere; es geht Wochen, selbst Monate lang eine eigenthümliche Lustigkeit und Frivolität, Anfangs blos in Reden, nach und nach auch in Handlungen, vorher, wird aber, da der Kranke sich wohl zu befinden scheint, übersehen; hierzu gesellt sich nach und nach die Unfähigkeit den Ton für ein bekanntes Wort zu finden, oder vielmehr auszusprechen, da die Zunge ihren Dienst versagt. Nach einem neuen Excefs tritt oft mitten in der Arbeit oder Gesellschaft heftiger Schwindel ein, dem eine jedoch bald vorübergehende Lähmung folgt; der Kranke tritt in den frühern aufgeregten Zustand bis ein neuer Schwindelanfall erfolgt, wobei alle Symptome der Lipothymie eintreten und die Lähmung bleibt etwas länger haften. Diese Anfälle wiederholen sich, und in den Zwischenzeiten ist die psychische Aufregung sehr bedeutend, und steigert sich immer mehr, so dafs die Veränderung der Stimmung und des Betragens jetzt den Angehörigen auffällt. Jeder Widerspruch reizt den Kranken zum Zorn, er verlangt heftig nach Speisen und reizenden Getränken, indem er eines gröfsern Reizes zu bedürfen scheint; spirituöse Getränke und die Geschlechtsfunctionen sind die vorwaltenden Gedanken des Kranken, die ganze Individualität ist verkehrt, der früher züchtige, keusche Mensch spricht stets von wollüstigen Dingen, und geht oft im Augenblick seiner Zärtlichkeit zu Mifshandlungen über. Dabei wahre Dipsomanie nach spirituösen Getränken. Nach ungefähr 4 Anfällen bleibt die Lähmung meist als Hemiplegie oder Paraplegie zurück, und nach und nach treten Incontinentia alvi et urinae ein; dabei ist eine sehr bedeutende, jedoch nicht alle Tage gleich starke Neigung des Körpers nach einer Seite hin

be-

bemerklich; eben so ist die Lähmung der Zunge nicht immer gleich stark. Die psychische Herabstimmung wird immer gröfser, der Kranke wird unthätiger, und während er sich der Eindrücke vor seiner Krankheit noch so ziemlich erinnert, entschwinden die während derselben vorkommenden meist schon nach Augenblicken. Taubheit oder Blindheit findet nicht statt, doch ist das Auge glanzlos und matt; die zuweilen verengerte Pupille war in einem Falle eckig verzogen. Gesichts- und Gehörphantasmen fehlen. Der Appetit ist meist vermehrt, der Stuhlgang träge, Verstopfung wechselt mit Durchfall. Später tritt Stumpfsinn ein, und das Uebel geht (bei Epileptischen langsamer) in Bauch- und Brustwassersucht mit hektischem Fieber über und bringt so, oder in einem wiederkehrenden epileptischen oder apoplektischen Anfalle, den Tod. Die Section zeigt Verwachsungen der Gehirnhäute, Anfüllung der Blutgefäfse desselben, und bedeutende Wasseransammlungen zwischen Pia mater und Arachnoidea, so wie in den Ventrikeln und der Rückenmarkshöhle. Aufserdem finden sich Wasseransammlungen in der Brust- und Bauchhöhle, häufig Gallensteine, und einmal war eine Verknöcherung im Eingange der Aorta vorhanden. — Leider kommen diese Kranken erst nach dem vollen Ausbruche des Uebels in Behandlung, wenn die Prognose schon höchst mifslich ist, und die Kunst wenig mehr vermag. Bei den Vorboten wäre ein durchgreifend antiphlogistisches Verfahren nebst kaltem salinischen Mineralwasser und Bitterwasser wahrscheinlich sehr hülfreich. Da der Nervenerethismus vorwaltet, so scheinen Aderlässe nicht so sehr als Calomel in kräftigen einzelnen Durchfall erregenden Gaben, und kalte Umschläge auf den Kopf zu passen. Bei schon bedeutender Wasserergiefsung im Kopfe, möchten wohl alle Mittel vergeblich sein, und die Energie des Lebens erscheint hier zu schwach, die der Kunst nöthigen heftigen Eingriffe auszuhalten. Bei dem höhern Stumpfsinn und der anhaltend gewordenen Lähmung vermögen auch die kräftigsten ableitenden und erregenden Mittel höchstens vorübergehende Besserung zu bewirken; man kann dann noch blos das Leben erhalten, und den Anfällen der Apoplexie durch kräftige Reize auf den Darkanal, so wie jenen der Epilepsie durch wiederholte Dosen von 3 — 4 Gr. Moschus vorbeugen. Der Hydrocephalus chronicus adultorum idiopathicus verläuft langsamer, als die vorhergehende Art, mit welcher er übrigens ziemlich übereinstimmt. Personen phlegmatischen Temperamentes, meist Männer, werden davon zwischen 25—40 Jahren befallen, und wie es scheint, um so leichter, wenn Anlage zu Neurosen vorhanden war; einmal trat das Uebel nach unterdrückten Fufsschweifsen auf, oft scheint Schwächung durch Onanie die Veranlassung zu sein. Die Krankheit hat keine bestimmte Stadien und braucht Jahre lang zu ihrer völligen Entwickelung; ihr Auftreten erinnert an einen Betrunkenen; der Blick wird unsicher, matt, schläfrig, die Sehkraft vermindert sich, der Augapfel bewegt sich wenig, und das obere Augenlied sinkt herunter; die erweiterte Pupille ist zuweilen an beiden Augen von verschiedenem Durchmesser, es zeigt sich im Ausdruck des Gesichts eine allgemeine Schläfrigkeit, der langsamen Sprache fehlen anfangs einige Worte, zuletzt tritt Stammeln und Herausstofsen unverständlicher Laute ein. Der schwankende Gang läfst allmählig fürchten, der Kranke werde jeden Augenblick fallen; es ist keine Schwäche einzelner Muskeln, das ganze Muskelsystem leidet; die Füfse stehen einwärts, die Beine auseinander, der Oberleib bildet mit dem Unterleib einen stumpfen Winkel, oder der Körper ist seitlich gebogen, und so wechselt die Stellung oft an demselben Tage mehrmals. Dies scheint von bedeutenden Wasseransammlungen zwischen der Dura mater und Arachnoidea und der der Schwere folgenden Lage dieses Wassers, wodurch auf verschiedene Stellen ein Druck ausgeübt wird, herzurühren. Der früher aufgetriebene Unterleib erscheint später nach innen gezogen, bleibt aber hart. — Der Appetit ist lebhaft und gierig, der grofse Durst (der ersten Art) fehlt völlig, eine häufige Verstopfung hebt sich nach leichten Mitteln. Der Kopf ist warm, doch nicht heifs, der übrige Körper kalt und feucht; der Schlaf ist tief und fast ohne lebhafte Träume, und nur später wird er wohl in Folge des Hydrothorax, der auch die Respiration beengt, unruhiger. Die Delirien sind eigenthümlich, und zeigen stets eine mit Angst verknüpfte Erschlaffung, die sich zu melancholischem Wahnsinn bis zum Stumpfsinn steigert, und die Angst rührt wohl vom Hydrothorax her. Die Geisteskraft geht nach und nach verloren, und der Kranke beschäftigt sich anhaltend mit einem Gegenstande, meist seinem Anzuge. Der Tod tritt durch Entkräftung oder Apoplexie ein, und die Section zeigt im letztern Falle ein Extravasat im Gehirn, in den andern Fällen dieselben Wasseransammlungen, wie bei der erstern Art. — Vielleicht wäre eingreifendes ableitendes Verfahren im Anfange dienlich, und der Verf. will nach dem Vorgange *Berndt's* (bei beginnender Rückenmarks-Wassersucht) Haarseile und Glüheisen neben reichlichen Mercurial-Einreibungen versuchen. — Der Hydrocephalus chronicus adultorum deuteropathicus erscheint bei Sectionen von Personen, die nach einem Anfall von Manie lange Jahre Narrheit, oder fixe Idee, oder Stumpfsinn zeigten; man findet dann wohl geringe Wasseransammlungen in den Ventrikeln oder zwischen den Häuten zugleich mit Verdickung der letztern in der Scheitelgegend. Endet eine Manie rasch, so findet man diese Erscheinungen nicht, oder nur geringe Spuren derselben, und sympathische Congestionen scheinen die Ursache jener Exsudationen, die die Natur nicht zu beseitigen vermochte, die aber zu langsam entstehen, um Blödsinn zu erregen. Gewöhnlich werden solche nach Wahnsinnsanfällen zurückbleibende geringere Grade von Geistesstörung einer Ataxie des Nervensystems zugeschrieben, sie scheinen aber vielmehr auf einer sich langsam entwickelnden geringen Wasseransammlung zu beruhen, und verschwinden endlich gänzlich, wenn die Natur das Ergossene aufzusaugen im Stande ist. Die Section zeigt bei den genannten Störungen des Geistes stets diese Abnormitäten, allein ihr langsames Entstehen läfst sie nur voraus ahnen, ohne dafs deutliche Symptome darauf hinweisen. — Uebrigens lassen sich durch Beachtung der Theile des Gehirns, welche durch das Serum gelitten, keine Aufschlüsse über die im Leben beobachteten Symptome ermitteln, — und die von vielen Schriftstellern erwähnte Rückkehr zum Bewufstsein kurz vor dem Tode, wurde vom Verf. nie bei an Hydrocephalus Leidenden oder andern Geisteskranken beobachtet; sagten auch wohl einige Kranke ihren Tod vorher, indem sie erklärten, den Tag nicht zu überleben, so ist auch darauf kein Gewicht zu legen, indem diese Vorahnung auch oft genug unerfüllt blieb. —

Dr. *Strauch* erzählt eine **besondere Heilung einer Bauchwassersucht**, indem nach einem Brechmittel aus Tart. stib. das Wasser stromweise aus dem Munde flofs und sich gleichzeitig vermehrte Harnabsonderung einstellte, so dafs die Kranke bald reconvaleszent war. (Med. Zeit. v. Ver. f. Heilk. in Preufs. No. 5.)

Prof. *Albers* theilt (*v. Gräfe* u. *a. Walth* Jorn. XX. H. 4.) einige **Beobachtungen über den Verlauf und die Ausgänge des Diabetes mellitus** mit, nach welchen die Dauer der Krankheit besonders nach ihrer Complication verschieden ist. Tritt das Uebel einfach für sich auf, so kann es mit sich quantitativ gleichbleibender Zuckerabsonderung im Harn 4 — 8 Jahre dauern, ist es dagegen mit andern Leiden complizirt, so tödtet es schnell. Dies ist besonders bei Complication mit Lungenleiden (Tuberkeln) der Fall. An und für sich wird der Diabetes durch Vernichtung der Kräfte tödtlich und dafs eben, der guten Verdauung wegen, erst sehr spät; mit Lungenleiden complicirt, tritt der Tod durch dieses ein, während selbst nach dem Tode der Harn noch zuckerhaltig ist. Doch kann der nicht complicirte Diabetes auch durch Apoplexie tödtlich enden. Der Verf. theilt 5 Fälle mit. Der erste Kranke, 50 Jahre alt, mit Lungentuberkeln und Lungengeschwülsten, entleerte täglich 12—16 Pfund anfangs hellen, später trüben Harn, der viel Schleimzucker enthielt; er starb durch das zunehmende Brustleiden, und die Section zeigte neben tuberkulösen Lungen, in denen mehrere mit einer kleinen Haut ausgekleidete dünnen Eiter enthaltende Höhlen gefunden wurden, eine vergröfserte Milz und den rechten Leberlappen in 4 Theile getheilt und zum Theil mit der Niere verwachsen, mit zwei harten Geschwüren. Die Nieren waren grofs, sonst normal. — Im zweiten Falle entstand das Uebel nach vielem Salat von Gurken, es trat Lungenleiden hinzu und bewirkte den Tod. Die Section zeigte die Unterleibsorgane normal, aber in der Lunge Tuberkeln, und in der linken Lunge zwei mit den Bronchien zusammenhängende Höhlen. — Der dritte Fall endete sehr rasch apoplektisch. — No. 4 und 5 leben noch, und haben ihr Uebel seit 1829 resp. 1830. Alle versuchten Mittel blieben erfolglos. Den Harnzucker cristallinisch darzustellen, gelang nicht; man überzeugt sich am leichtesten über den vorhandenen Zuckerstoff, wenn man den Harn durch Zusatz von Ferment in Gährung versetzt.

Dr. *Jahn* beobachtete (*Casp.* Wochenschr. No. 16.) einen Fall von Diabetes, der bei einem 14jährigen Mädchen nach Erkältung und Durchnässung entstand, sich mit Helminthiasis, Ausfallen der Zähne und Cataracta auf beiden Augen verband, und tödtlich endete. Der Verf. verknüpft den Diabetes sehr interessant mit der Milchabsonderung, bei der ebenfalls Milchzucker und Milchsäure gebildet wird. Es gelang dem Bruder des Verf. aus dem Harne jener Kranken festen weifsen crystallisirten Zucker darzustellen.

Dr. *Köchling* theilt (*Horn's* Arch. Jan.) einen Fall von geheilter Harnruhr (Diabetes mellitus) mit. Der 30jährige Kranke verlor aus einer Fufsgeschwulst täglich 10—12 Unzen einer wässrigen Masse; 3 Monate nachdem dieser Ausflufs verstopft worden, trat Diabetes ein, der langsam verschwand, als die frühere Stelle ihre Absonderung wieder begonnen hatte. Hier wurde nur ein Fontanell gesetzt, welches der Kranke indefs ebenfalls zugehen liefs, worauf über 100 wässrige Stühle und Erbrechen und später Anasarca auftraten. Auch diese Zufälle schwanden nach einem Spanischfliegenpflaster an die erste angeschwollene Stelle.

Dr. *Bonorden*, die Syphilis, pathologisch-diagnostisch und therapeutisch dargestellt (6 Thlr. 6 Gr.). Der Verf. theilt sein Werk, welches besonders die practische Seite hervorhebt, folgendermassen ein. I. Buch. Allgemeine Pathologie und Therapie der Lustseuche. — 1. Cap. Begriff und Wesen der Krankheit, Eintheilung, allgemeines Bild, Verlauf und Diagnose im Allgemeinen. — 2. Cap. Aetiologie der Syphilis. — 3. Cap. Behandlung der Syphilis im Allgemeinen, und zwar a) prophylaktische, b) therapeutische. — II. Buch.

Specielle Pathologie und Therapie der Lustseuche. — 1. Cap syphilitische Blennorrhoe und deren Folgen. — 2. Cap. primär-venerische Geschwüre. — 3. Cap. venerische Excrescenzen. — 4. Cap. Bubo venereus. — 5. Cap. Exanthemata syphylitica. — 6. Cap. Iritis syphilitica. — 7. Cap. secundäre Schleimhautgeschwüre. — 8. Cap. syphilitische Knochenkrankheiten. — 9. Cap. allgemeine Syphilis. — 10. Cap. Syphilis neonatorum. — Ohne auf die Einzelheiten dieser höchst schätzbaren, sehr vollständig bearbeiteten Schrift eingehn zu können, theilen wir blos einige kleinere Bemerkungen mit. Der Verf. unterscheidet Syphilis im Corion und der Schleimhaut, Syphilis in den Drüsen und Syphilis in den Knochen, und zählt zur Lues in dem Corion und den Schleimhäuten das Ulcus syphiliticum, die Blennorrhoea syphilitica (Urethritis, — Elytritis, — Balanitis, — Conjunctivitis), Verruca venerea, Condyloma und Exanthema syphiliticum. (Letzteres ist theils E. maculosum, theils papulosum, theils pustulosum, theils tuberculosum). Zur Syphilis der Drüsen gehört der syphilitische Bubo, die Orchitis und Prostatitis; zur Syphilis in den Knochen, die Ostitis und Periostitis. Primäre Affectionen entstehen in dem vom Contagium berührten Organe, secundäre in entfernteren; doch kann sich die Syphilis noch jetzt unter ihr günstigen Verhältnissen spontan erzeugen, und hat zuweilen eine besondere Bösartigkeit. Der Verf. stellt ein venerisches Trippergift auf, das zur Syphilis führt. Die einzelnen Arten der Behandlung werden angegeben und dem Quecksilber wird ein grofser Vorzug eingeräumt, indem das durch den Quecksilbergebrauch erzeugte Fieber die Krankheit vollständig heilen soll. —

Hufeland besteht noch immer auf seiner vor 30 Jahren ausgesprochenen Meinung von der Identität des Trippers und der Syphilis, indem bei Ansteckung, der Tripper als eine durch eine eigenthümliche Organisation der Harnröhre entstehende Absonderung in derselben, nur weniger heftige Syphilis zu betrachten ist. (*Hufel.* Journ. Aprilheft.)

Dr. *Asmund* beobachtete (*Casp.* Wochenschr. No. 3.) Lues nach Tripper, der 14 Tage gedauert hatte und gegen den dann Bals. Cop. gegeben worden war. Sublimat, Sassaparilla und *Zittmann*'sches Decoct bewirkten nur vorübergehende Heilung, die endlich mit Salzsäure und salpetersauren Bädern bewerkstelligt wurde.

Dr. *Philipp* giebt (*Casp.* Wochenschr. 25. 27.) Mittheilungen über *Ricord's* Untersuchungen und Erfahrungen über die syphilitischen und nicht syphilitischen Ausflüsse aus den Geschlechtstheilen der Frauen.

Dr. *Handschuch* theilt (Salzb. med. chir. Zeit. No. 4. 5.) die Resultate der Behandlung der Syphilitischen im Königl. Bair. Militair-Krankenhause zu München in den Jahren 1830—31 und 1832—33 mit, die für die Behandlung der Syphilis ohne Quecksilber, blos durch Ruhe, Diät und Reinlichkeit (nur bei einigen syphilitischen Exanthemen unter Mitgebrauch von Sarsaparilla, Guajacum und Säuren,) glänzende Data liefern.

Dr. *Windisch* beschreibt (*Schmidt's* Jahrb. III. S. 207.) einen Fall glücklich geheilter Syphilis larvata, die unter den Zeichen einer heftigen Pleuritis mit Knochenschmerzen in der Tibia und Fibula und erysipelatösem Ausschlag auftrat. Da die Verschlimmerung sich immer Abends zeigte, so wurde auf Syphilis geschlossen, und das Uebel durch Calomel wirklich gehoben. Eine Reise ins Bad zog eine Chemosis nach sich, gegen welche Sublimat, Opium und narkotische Umschläge in 3 Wochen Besserung brachten, und endlich völlige Heilung bewirkt wurde.

Dr. *Windisch* beschreibt (*Schmidt's* Jahrb. III. S. 199.) einen seltenen Fall einer schnell verjährten tiefgewurzelten Syphylis. Der behaarte Kopftheil grindig, am Stirnbein und den Schienbeinen Tophi, am ganzen Körper kupferfarbige Flecken; und aus der Nase ein Ausfluss stinkender Jauche, — hoffte der Verf. keine Hülfe mehr. Dennoch wurde der Kranke durch ℞ Merc. subl. corr. gr. II. Aq. meliss. ℥VI. Extr. liq. ℈I., Morgens und Abends einen Esslöffel voll, — und ein Decoct von Sarsaparilla mit Mezereum, — in 8 Wochen völlig geheilt.

Dr. *Hauff* theilt einige Bemerkungen über eine Art der Salivatio spontanea oder idiopathica (Würt. med.

Corr. Bl. No. 1.) mit, die er häufig beim weiblichen Geschlecht in der Entwicklungsperiode zu beobachten Gelegenheit hatte. Bei Unterleibsbeschwerden mit Leberleiden und veränderter Harnabsonderung zeigt sich diese Art von Salivatio spontanea zu der sich leicht Friesel gesellt; die Zunge wird hochroth; eingerissen, die Mundhöhle mit Aphthen bedeckt die Mercurialgeschwüren gleichen; das Uebel dauert mehrere Tage, selbst Wochenlang und scheint eine falsche Krise für die Unterleibsleiden zu sein. Einige sich schnell folgende Stuhlausleerungen waren heilsam, in einem Falle bei aufgetriebener Leber wurde Calomel zur Beförderung der Salivation gegeben.

Dr. *Pfeuffer* schrieb eine kleine sehr interessante Schrift, in welcher er seine Beobachtungen über die Krätze und ihre Behandlung durch die Schmier- oder grüne Seife (8 Gr.) niederlegte. Nach des Verf. Ansicht ist die Definition der Krätze sehr schwer und er entscheidet sich daher dafür, alle Formen die durch eine antiscabiöse Behandlung geheilt wurden, als auf Krätze beruhend anzusehen; (hierin ist ihm indefs gewifs nicht beizupflichten, wenn man das erwägt, was im ersten Jahrgange dieses Werkes S. 16 über das ex juvantibus et nocentibus gesagt worden. *Ref.*) er hält das Uebel für rein örtlich ohne den geringsten Einflufs auf das Allgemeinbefinden, und seine Heilung durch äusserliche Mittel ohne allen Nachtheil, indem ihm nie eine Metastase vorgekommen (Der Verfasser sah sehr viele Krätzkranke und darf daher vorzugsweise ein Urtheil geben, nichtsdestoweniger glauben wir obigen Ausspruch für viel zu allgemein hingestellt erklären zu müssen. Die Krätze beruht auf einer Cachexie und kann demnach nicht wohl rein örtlich sein, auch sprechen die von *Pfeuffer* selbst angeführten Thatsachen nach welchen das Uebel bei demselben Individuum in sehr kurzen Zwischenzeiten immer wieder auftrat, nachdem es scheinbar entfernt worden, eher für einen neuen Ausbruch des im Innern des Organismus noch fortwährenden Leidens, als dafs anzunehmen ist, es habe in diesen Fällen stets eine neue

Ansteckung Statt gefunden. *Ref.*) Nachdem der Verf. die bisherigen Behandlungsweisen beleuchtet, theilt er die seinige schneller wirkende und ungleich wohlfeilere mit. Häufig wird vorher ein Abführmittel gegeben, dann der ganze Körper (ausgenommen Gesicht, Kopf und Geschlechtstheile) 6 Tage lang Morgens und Abends mit grüner Seife beschmiert, wovon man zu den ersten zwei Iunnctionen 4—6 Unzen, zur 2ten, 3ten und 4ten 2—3 Unzen, und später wenn nur die juckenden oder Krätze zeigenden Stellen eingeschmiert werden, $\frac{1}{2}$—1 Unze braucht. Am 8ten Tage wird ein Bad und frische Wäsche gegeben, und gegen den 10ten bis 12ten Tag ist der Kranke als geheilt zu entlassen. Der Kranke mufs bei einer Temperatur von 18—20° R. im Bette bleiben; erregt die Seife zu heftiges Brennen, so setzt man zu zwei Theilen derselben einen Theil Schwefelblumen. (Dies wäre ungefähr *Autenrieth's* Liniment, welches auch *Horn* rühmt, und mit welchem *Referent* in vielen Fällen ebenfalls in 8 Tagen das Uebel — bei zweimaliger Einreibung Morgens und Abends, neben innerm Gebrauche von Schwefelblumen und einem Holztrank, den auch *Pfeuffer* zuweilen anwendet, — vollständig heilte). Dr. *Bermann* fand dieselbe Methode, die auch *Graff* in Darmstadt anwendet (Heidelb. Annal. VII. S. 554. Uebers. v. 1832. S. 79) sehr bewährt (*Casp.* Wochenschr. No. 16).

Dr. *Sicherer* knüpft (Würt. med. Corr. Bl. No. 20) seine Erfahrungen über die Behandlung der Krätze mit grüner Seife an die Mittheilungen von *Graff* und *Pfeuffer* (s. oben), indem er in ähnlicher Weise wie *Graff* verfahrend, bei den verschiedenen Formen der Krätze, stets ein günstiges Resultat erhielt. Diese Methode empfiehlt sich besonders ihrer Wohlfeilheit wegen, und durch die kurze Dauer, da das Uebel meist in 7 Tagen geheilt ist.

Dr *Heyfelder* (über die Behandlung der Krätze mit Seifenwaschungen und Seifenbädern ibid. No. 21) heilt die Krätze in 3—4 Wochen durch Waschungen mit starkem Seifenwasser und einem täglichen Seifenbade von 28° R; zwischendurch wird ein salziges Abführmittel gegeben, und täglich 1—2mal die Wäsche gewechselt. Diese Methode ist für wohlhabendere Kranken besonders passend, weil sie wenig Unangenehmes hat.

Dr. *Ebermaier* (Die Heilung der Krätze betreffend Med. Zeit. v. Ver. f. Heilk. in Preuſs. No. 23) fand die grüne Seife Anfangs sehr bewährt, allein später zeigte es sich, daſs viele Recidive vorkamen, die namentlich als pseudoscabiöse Formen auftraten. Scabies purulenta und inveterata verschwanden nicht nach bloſser Seife, allerdings aber beim Zusatz von Schwefel und besonders nach einem Liniment aus Schwefel, Vitriol. Zinci und Seife. — Die Seife erregt oft eine zu groſse Hautentzündung, heilt leichtere frische Formen allerdings, inveterirte aber keineswegs; auch Chlorwaschungen sind unzuverlässig, und erregen durch Hautentzündung zuweilen schlimmere Uebel als die Krätze selbst.

Dr. *Berthold* erzählt einen Fall der beweist, daſs die Krätze der Katzen sich durch Ansteckung dem Menschen mittheilt, indem auf diese Weise ein 8jähriges Mädchen davon befallen wurde. (*Casp.* Wochenschr. No. 30).

M. R. *Heyfelder* empfiehlt (Würt. med. Corr. Bl. No. 20) die Behandlung der Krätze mit Seifenwaschungen und Seifenbädern von 28° bei schmaler Kost. In 3—4 Wochen tritt völlige Heilung ein.

Von Prof. *Blasius* erschien aus dem theoretisch-praktischen Handbuche der Chirurgie (Bd. 11) von *Rust* herausgegeben, als besonderer Abdruck eine Abhandlung über den Lupus oder Herpes exedens, die die vorhandenen Thatsachen kritisch aufzählt, ohne indessen zur Therapie dieses schrecklichen Leidens einen neuen Fingerzeig zu geben.

Dr. *Tott* beobachtete (Allgem. med. Zeit. Jan.) einen Fall von hartnäckiger Flechte am Scrotum mit Furunkeln an demselben alternirend, bei einem Juden nach vorhergegangenem Panaritium. Ein gegen venöse Dyscrasie eingeleitetes Heilverfahren blieb erfolglos, dagegen heilte das Uebel nach Anlegung von Fontanellen auf beide Oberschenkel.

Prof. *Albers* beobachtete (über einige Ausschläge am After und ihre Beziehungen zu innern Krankheiten *Rust's* Mag. Bd. 41, H. 1) am After einfache Pusteln. Porrigo-ähnlichen Ausschlag, Herpes mit Entzündung der Schleimhaut, des Colons und Durchfall, und Aphthen.

Dr. *Windisch* versuchte in einem Falle von Impetigo des ganzen Körpers, mit dem heftigsten Jucken, bei einem kräftigen Menschen von 12 Jahren, Syphilis vermuthend, die *Plumer*'schen Pulver mit Sarsaparille, jedoch eben so wenig mit günstigem Erfolg, als eine Menge anderer Mittel. Doch wurde die Heilung noch glücklich durch $1\frac{1}{2}$ Dose von folgender Mischung erlangt: ℞ Aq. dest. ℥ij Arsen. Sod. gr. ij D. S. Täglich 3mal 4 Tropfen in Salepschleim. (*Schmidt's* Jahrb. III. S. 208).

Dr. *Most* beobachtete (Allgem. med. Zeit. No. 38) Grauwerden des Kopfhaars nach einer Kopfverletzung bei einem 35jährigen Manne.

Dr. *Matuszinsky* (über die Natur und Behandlung des Weichselzopfes (6 Gr) betrachtet den Weichselzopf als blofse locale Crise verschiedener acuter und chronischer Krankheiten, die keineswegs ansteckend oder epidemisch sei, sondern nur durch atmosphärisch-tellurische Einflüsse begünstigt, in Polen besonders endemisch auftreten soll. Man mufs einen wahren und falschen Weichselzopf unterscheiden. Bei ersterem sind die nicht zu entwirrenden Haare grade an der Basis verklebt, während die Haare sich bei letzterm auseinander bringen lassen, und mehr an den Spitzen verklebt erscheinen. Der Verf. betrachtet die verschiedenen Ansichten vom Wesen des Weichselzopfs, der ihm wie gesagt, keine eigenthümliche Krankheit ist, und gegen den also auch natürlich keine besondere Heilmethode anzuwenden ist, sondern die jedesmal das Grundleiden entfernende Mittel erfordert.

Nach den Bemerkungen aus der Praxis über den Weichselzopf, von M. R. *Cohen* (*Casp.* Wochenschr. 1833 No. 50, 51) ist das Uebel gleichsam als eine Complication verschiedener Dyskrasien und Nervenleiden zu betrachten, indem es die den verschiedensten Krankheiten zukommenden Erscheinungen in sich vereinigt. Nach einer übelriechenden Ausdünstung am Kopfe werden die Haare trocken, schmerzhaft und kleben dann durch den Schweifs in Zöpfe zusammen, manchmal mit Nachlafs der sonstigen Krankheitserscheinungen. Die Entfernung der Zöpfe hat meist tödtliche Folgen. Oft sind syphilitische Erscheinungen, manchmal Catalepsie, Epilepsie, Prosopalgie, Scirrhen und Carcinoma damit in Zusammenhang, während die Haarverwirrung umgekehrt critisch für andere Uebel auftreten kann. Das Uebel ist endemisch, von innen entstehend, sich aber auch durch Contagien fortpflanzend, erblich, manchmal mehr Männer in andern Generationen mehr die Weiber befallend; es ist eine eigenthümliche Cachexie und die Behandlung wenig im Klaren. Specifische Mittel dagegen giebt es nicht, höchstens Palliative.

Auch Dr. *Ollenroth* (Notizen über den Weichselzopf. Med. Zeit. v. Ver. f. Heilk. No. 1) hält die Krankheit für ein eigenthümliches endemisches, sich miasmatisch verbreitendes, von Tinea, Arthritis, Syphilis wesentlich verschiedenes aber mitunter mit den diesen Krankheiten zukommenden Erscheinungen auftretendes Uebel, das zuweilen als Gicht mit critischer Ablagerung auf die Haare zu bezeichnen ist, diesen Charakter aber nicht stets an sich trägt. Am schwierigsten sind deshalb auch Complicationen des Uebels zu erkennen. Die Wegnahme der Haarzöpfe ist meist sehr gefährlich, indem dadurch die kritische Ablagerung gehemmt wird. Das Uebel ist erblich, endemisch und ansteckend, und beruht auf einer Cachexie eigener Art, für die indessen die Scrofulosis leicht disponirend wirkt. Dafs die Haare beim Abschneiden bluten sollen, ist Unwahrheit; eben so wenig lösen sie sich in kochendem Wasser auf.

Dr. *Kützin* erzählt einige (merkwürdige) Fälle von Plica polonica (aus vieljähriger Erfahrung gesammelt zur Aufhellung ihrer verborgenen Formen. Mit einem Vorworte über Racenkrankheiten von *C. W. Hufeland. Hufel.* Journ. April) die ihn zu dem Resultate führen, dafs die Plica keine auf endemischen Ursachen beruhende Krankheit ist, indem Fremde in der Gegend, in welcher Weichselzopf herrscht, nur durch Ansteckung davon befallen werden. Der Verf. hält den Weichselzopf für eine Racenkrankheit, die vorzugsweise den sarmatischen Stämmen zukömmt, aber durch Berührung auch diesem Stamme nicht Angehörige befallen kann. Sechs speciell mitgetheilte Beobachtungen dienen zur Bestätigung dieser Ansichten.

Dr. *Windisch* erzählt einen Fall von Scorbutus gravior (*Schmidt's* Jahrb. III. S. 201) in welchem die ganze Mundhöhle mit lividen Geschwüren besetzt und die ödematösen Unterschenkel mit Blut unterlaufene Streifen zeigten. Der Verf. wandte die von *Neumann* empfohlene Bierhefe (s. Uebers.

v. 1832, S. 110) mit dem besten Erfolge an: ℞ Ferment. cerevis. ℥ij Mell. desp. ℥i Aq. dest. ℥viii; alle Stunden zwei Eſslöffel, zugleich zum Reinigen der Geschwüre. Die Geschwüre zeigten nach wenigen Tagen einen bessern Charakter und frische Granulationen, und die Kranke wurde vollkommen geheilt. Auch in 4 andern Fällen bewährte sich das Mittel.

Dr. *Wenzel* erzählt einen Fall (Allgem. med. Zeit. No. 18.) von glücklicher Heilung einer der Mundfäule ähnlichen Krankheit durch Betupfen mit Höllenstein bei einer 30jährigen Person durch 2malige, und bei einigen andern Erkrankten durch 3malige Anwendung.

Dr. *Oberstadt* beobachtete (*Casp.* Wochenschr. No. 24) einen Fall von Noma von fast 5monatlicher Dauer; die Behandlung war ausgesetzt worden, und das Uebel schritt langsam die furchtbarsten Zerstörungen bewirkend vor, bis das 7jährige Kind endlich unter colliquativen Durchfällen starb.

Dr. *Behr* glaubt, daſs Scrofulosis bei Kindern bei Erwachsenen Leberleiden Zona hervorrufe; und fand gegen das heftige Brennen eine Salbe aus Morph. acet. gr.iv auf eine Unze Ungt. rosatum, heilsam. (*Casp.* Wochenschr. No. 12).

Dr. *Most* spricht (Allgem. med. Zeit. No. 35) über Rhachitis das allgemein bekannte; und empfiehlt zur Behandlung besonders Rheum, Calamus, Ol. jecinoris aselli, Magnesia, Stahlbäder; bei Anschwellungen der Gelenke Calomel, Digitalis und Seifenwaschungen.

Dr. *Tott* bewirkte die Heilung eines mit Lienterie verbundenen inveterirten Darmschleimflusses (Allgem. med. Zeit. No. 9) gegen welchen aromatische Mittel fruchtlos blieben, durch Anthelmintica. Nach Entfernung von Würmern verschwand das Uebel vollständig.

Dr. *Ebermaier* giebt einige die Wurmkrankheiten betreffende Bemerkungen, (Med. Zeit. v. Ver. f. Heilk. in

Preufs. No. 4) mit Bezug auf ein plötzlich an ausserordentlicher Menge von Spulwürmern im Dünndarm (über 300) gestorbenen 8jährigen Mädchens.

Dr. *Ebermaier* theilt (*Rust's* Mag. Bd. 42 H. 1) einen Bericht über die Obduction eines an reinen Wurmzufällen plötzlich verstorbenen 4jährigen Kindes mit, dessen Section wegen Verdacht der Vergiftung gemacht wurde, aber das Colon durch eine grofse Menge in einen festen Ballen verwickelter Würmer verstopft zeigte.

Dr. *Windisch* heilte einen Fall von Taenia lata (*Schmidt's* Jahrb. III. S. 204) der sich durch die fürchterlichsten Krampfanfälle ähnlich einer Vergiftung mit metallischem Gifte zeigte, und bei welchem nur die vorher abgegangenen Wurmstücke die Diagnose leiten konnte, glücklich, indem er die Kranke von Morgens bis Abends 8 Uhr 6 Loth Ol. Tereb. einnehmen liefs. Es traten schmerzlose Stühle ein, mit denen viele Bandwurmstücke entfernt wurden, und die Kranke war geheilt. Gleich glücklichen Erfolg bewirkte dasselbe Mittel in 4 andern Fällen.

Dr. *Kochling* bewirkte die Heilung einer Phthisis incipiens (*Horn's* Arch. Jan.) bei einem 10jährigen Knaben, der an einem scrofulösen Geschwür des linken Oberarms gelitten hatte, durch Anlegung von Fontanellen an der Stelle der Geschwüre, in der kurzen Zeit von 4 Wochen völlig.

Dr. *Windisch* heilte (*Schmidt's* Jahrb. III. S. 210) einen Fall von Phthisis syphilitica mit dem heftigsten eitrigen Auswurfe, colliquativen Schweifse und Durchfall durch den innerlichen Gebrauch des Sublimats und ein Decoctum Sarsaparillae mit Lichen. Es wurden im Ganzen 3 Gran Sublimat verbraucht.

M. R. *Bartels* beobachtete eine geschwürige Lungensucht ohne Spur von Tuberkeln (Med. Zeit. v. Ver. f. Heilk. in Preufs. No. 7) bei einem 33jährigen cholerischen Manne, und wohl in Folge heftiger Pneumonie entstanden.

Dr. *Späth* beobachtete (Würt. med. Corr. Bl. No. 27) einen seltenen Fall von Excavation in der rechten Lunge ohne Tuberkelbildung bei einer 32jährigen Frau.

Prof. *Albers* beschreibt (*Rust's* Mag. Bd. 41 H. 1) die Entzündung der Sinus und Venen des Gehirns, die bei Kindern überhaupt nicht selten vorkommen soll, und durch Blutschlagfluſs meist schon im ersten Beginnen tödtlich endet. Der Verfasser theilt einige dahin gehörige Fälle aus fremden Schriftstellern mit.

M. R. *Casper* beschreibt (dessen Wochenschr. No. 23) unter der Aufschrift Brockenheart, gebrochenes Herz, einen Krankheitsfall, bei welchem die Section an der Stelle zwischen dem kleinen Gehirn und der Pons ein bedeutendes Extravasat zeigte, obgleich die Krankheit auf rein psychischen Leiden beruhend, ohne materielle causa entstanden war.

Dr. *Windisch* heilte eine Apoplexia exquisita (*Schmidt's* Jahrb. III. S. 205) bei der alle Lebensspuren vernichtet waren, durch Blutegel, Sal. amar., auflösende Mittel und geistige Waschungen des Unterleibs. Gegen die zurückbleibende Lähmung wurde mit Erfolg Phosphor-Liniment eingerieben. Der geheilt entlassene Kranke, ein heftiger Trunkenbold, stürzte einige Tage nachher mit der Flasche in der Hand leblos zu Boden.

Dr. *Horlacher* beschreibt (*Rust's* Mag. Bd. 41 H. 3) zwei Fälle von Eiteransammlung im Hirn. Im ersten Falle war ein Knochenbruch im linken Scheitelbein Ursache der entstandenen Caries und es bildeten sich im vordern rechten Hirnlappen Eiteransammlungen, die nach 3 — 4 Wochen Eindruck bewirkten. Die Geistesthätigkeit war völlig gehemmt. Man trepanirte; der Kranke starb. — Im zweiten Falle war einem 7jährigen Mädchen ein Dachziegel auf den Kopf gefallen, hierdurch entstand ein Knochenbruch der verkannt wurde. Als die Hautwunde 3 Wochen geheilt war, traten Zuckungen ein, Erweiterung der früheren Wunde hatte Nachlaſs derselben zur Folge, durch Caries trat aber ein Hirnbruch ein, die

Zuckungen kehrten später wieder und das Kind starb soporös. Die Section zeigte ebenfalls Eiterablagerungen im Gehirngrunde. Hier waren die geistigen Thätigkeiten lange unverletzt geblieben.

Prof. *Albers* theilt (*Rust's* Mag. Bd. 41 H. 1) zwei Beobachtungen von Geschwülsten des kleinen Gehirns mit seröser Ergiefsung im kleinen Gehirn und der Medulla oblongata bei Kindern mit. Es war ein Knabe von 9 Monaten und ein Mädchen von 3 Jahren.

Dr. *Romberg* theilt (*Casp.* Wochenschr. No. 3) Beobachtungen von Tuberkelbildung im Gehirn mit, nach welchen diese Krankheit besonders gern bei Kindern vorkömmt, mit Kopfschmerzen in der Stirn- und Hinterhauptsgegend, besonders nach Ohrflüssen beginnt, und gern mit Tuberkeln anderer Organe verbunden ist. Neben Aufregung des Gefäfssystems findet leicht Erbrechen Statt, eben so Verstopfung. Gemüthsverstimmungen sind dabei wohl immer vorhanden.

Prof. *Seerig* beschreibt einen Fall von Fungus medullaris in der linken Hälfte des Gehirns, welcher Lähmung der rechten Seite zur Folge hatte. (*Schmidt's* Jahrb. I. S. 93) Der 54 Jahr alte Kranke hatte an Bleivergiftung gelitten und starb 6 Jahre später. Die Section zeigte die genannten Erscheinungen.

Prof. *Friedreich* giebt eine Zusammenstellung der neuesten Erfahrungen und Ansichten über die Krankheiten des Rückenmarks mit besonderer Berücksichtigung der neuesten Literatur. (*Schmidt's* Jahrb. III. S. 229).

Dr. *Henkel* theilt eine interessante Veränderung der chemischen Bestandtheile des Harns nach Rückenmarks-Verletzung (Med. Zeit. v. Ver. f. Heilk. in Preufs. No. 19) mit, nach welcher nach einer Erschütterung des Rückenmarks, die Lähmung des rechten Schenkels bewirkt hatte, der Harn bedeutend ammoniakalisch reagirte und viel Eiweifs enthielt.

E. Enz theilt (*Rust's* Mag. Bd. 41 H. 2) seine Beobachtungen über mehrere der symptomatischen Krankheitsformen, welche bei Empfindlichkeit einer grössern oder kleinern Stelle der Wirbelsäule vorkommen und die nach dem Verf. alle die Zeichen der Entzündung

dung der Wirbel haben, mit. Es können so die verschiedenartigsten Uebel auftreten, der Verf. sah daher Geisteskrankheiten, Chorea, Epilepsie, Opisthotonus, Vertigo, Amblyopie, Dysphagie, Trübung der Hornhaut und Amaurose. Alle diese Krankheitsformen wurden nur dadurch geheilt, dafs gegen das Leiden der Wirbelsäule gleichzeitig durch örtliche Blutentziehungen, Vesicatorien, Moxen, Ungt. Mercuriale, Campher und Opium, eingeschritten wurde.

Dr. *Heyfelder* beobachtete (Beiträge zur Pathologie des Mundes. Med. Zeit. v. Ver. f. Heilk. in Preufs. No. 17) zweimal eine zähe klebrige Masse enthaltende Geschwulst an der untern Fläche der Zunge, die er öffnete und aus der er um Wiederkehr zu verhindern, etwas wegschnitt. Eine taubeneigrofse Geschwulst an der innern Seite der Wange wurde eben so behandelt und nachher durch Kreosotwasser in Eiterung gesetzt.

Dr. *Most* leitet den übeln Geruch aus dem Munde (Kakostomatosphresia. Allgem. med. Zeit. No. 40) von früherer Syphilis oder unterdrückten Fufsschweifsen her, und erzählt 2 Fälle, deren Heilung durch Beseitigung jener Grund-Uebel gelang. Oertlich ist Chlorkalk in Pastillen oder in Mundwasser einzuathmen.

Dr. *Tott* bestätigt den Nutzen des *Laennec*'schen Stethoskops bei Diagnose eines chronischen Brustleidens (Allgem. med. Zeit. No. 6.) indem sich dadurch die Krankheit als vermehrte Schleimabsonderung in der Luftröhre erkennen liefs.

Dr. *Most* hält (allgem. med. Zeit. No. 35) die Cyanosis für einen beim Fötus normalen Zustand, der sich nach der Geburt oft leicht von selbst verliert, je mehr das Kind sich von dem Foetuszustand entfernt. Die tödtlichen Fälle enden gegen das 11—18te Jahr.

Prof. *Brame* weist durch 2 Krankengeschichten nach, dafs bei entzündlichen Krankheiten oft noch dadurch eine Erleichterung entsteht, dafs bei Erwachsenen ohne sonstige krankhafte Erscheinungen das Foramen ovale offen ist, und reiht an diese Thatsachen seine Ansichten von Entzündung überhaupt. (De foramine ovali apud adultos aperto morborum inflammatorium nonnunquam moderatore. Diss. 4 Gr.)

Dr. *Malin* beobachtete einen merkwürdigen Fall von Blausucht (*Casp.* Wochenschr. No. 9) die bei einem 25jährigen Mädchen tödtlich endete, indem Haemoptöe eintrat, die so heftig wurde, daſs die Leiche ganz das Ansehen einer an Verblutung Verstorbenen hatte.

Dr. *Kortum* heilte ein nach unterdrückter Krätze entstandenes Empyem eines 10jährigen Knaben, mit einer Fistel durch die sich seit 7 Jahren stets Eiter ergoſs, indem er die Oeffnung erweiterte und dem Eiter freien Abfluſs verschaffte. Innerlich wurde China und Phellandrium gegeben, der Ausfluſs minderte sich nach und nach, die Oeffnung schloſs sich und der Kranke wurde völlig geheilt. (*Hufel.* Journ. Juni).

M. R. *Sachse* theilt aus Lentins nachgelassenen Papieren einen unerwarteten Leichenbefund mit (*Hufel.* Journ. Märzheft). Der Kranke litt an Podagra, später an Husten mit eiterartigem Auswurf; die Section zeigte eine groſse Vomica in den Lungen. (*Ref.* hat das Unerwartete in der Sectionsgeschichte vergeblich gesucht!)

Dr. *Münchmeyer* liefert (*Henke's* Zeitschr. f. d. St. H. 2) einen Obductionsbericht über einen Fall, bei dem sich ein Riſs im linken Herzventrikel mit einem gleichzeitigen innern Kropfe vorfand. Der bis dahin anscheinend gesunde 62jährige Mann war plötzlich gestorben, wohl in Folge des Blutaustritts in den Herzbeutel und dadurch entstandener Unterdrückung des Kreislaufs. Die sehr vergröſserte Schilddrüse bewegte selbst den Raum für die Lungen in der Brusthöhle.

Dr *Faber* erzählt folgenden Fall zur Geschichte der Polypen im Herzen. (Ueber die Polypen im Herzen. Mittheil. d. Würt. ärztl. Ver. I. H. 3). Ein gesunder 6jähriger Knabe verschluckte concentrirte Schwefelsäure; nach Gurgeln mit Kalkwasser und Gummilösung wurde frische Butter in den Hals geschoben, der Knabe erbrach das Mittags Genossene, hatte Magenschmerz und konnte nur beschwerlich schlingen; später trat schwarzbraunes Erbrechen ein, welches sich nach Emuls. c. Ol. amygd. stillte; Fieber, Neigung zu Schlaf, Delirien, Auswurf der Schleimhaut des Mundes und Halses, immer kleiner werdender Puls, Tod durch Lungenlähmung. Die Section zeigte neben den Erscheinungen, welche nach dem Verschlucken von Schwefelsäure gewöhnlich beobachtet werden, im linken Herzventrikel einen bis zur Aorta dringenden Polyp von fester Strucktur, und entzündliche Erscheinungen in den Respirationsorganen. Der Verf. glaubt diesen Polypen noch im Leben entstanden, da er Blutgefäfse besafs und festsitzend war, und theilt die Polypen überhaupt in festsitzende (wahre) und in nichtfestsitzende (falsche) Polypen.

Prof. *Albers* machte die interessante Bemerkung, dafs nach Verwundungen (in 5 Fällen) der Tuberkelstoff warzenartige Bildungen an den Wundstellen hervorbringt, und fragt, ob nicht vielleicht die bei Schwindsüchtigen häufigen Warzen an den Extremitäten auch als Ablagerung des Tuberkelstoffs auf die äussere Haut zu betrachten seien. (Ueber die warzenartigen Bildungen, welche auf der Oberhaut nach Uebertragung des Tuberkelstoffes entstehen. *Rust's* Mag. Bd. 41. H. 1.)

Prof. *Seerig* erzählt (*Schmidt's* Jahrb. I. S. 92) einen Fall von Stricturen der Speiseröhre in Folge des Genusses von Schwefelsäure bei einem 23jährigen Menschen. Das Uebel wurde durch Blutegel und Ammonium muriat. gebessert, durch Diätfehler aber wieder stärker hervorgerufen und endete tödtlich nach 10wöchentlicher Entbehrung von Speise und Trank. Die Section zeigte bedeutende Abmagerung, den Magen dunkel gefärbt dünnhäutig injizirt, grofse Gallenblase, grofse viel Blut enthaltende Milz, eine verdickte Harnblase mit wenig Urin, und im Oesophagus drei Stricturen, eine am Kehlkopf, die zweite in der Mitte, die dritte an der Cardia.

Dr. *Winter* löste eine von der Göttinger Societät der Wissenschaft aufgestellte Preisfrage über die Magenerweichung (16 Gr.) die nach dem Verf. wie alle Erweichungen organischer Gewebe auf einem vorhergegangenen Congestions- oder förmlichen Entzündungszustand beruht, und keineswegs blos Folge der in den Leichen eingetretenen Zersetzung, sondern ein pathologischer Prozefs als Folge der genannten krankhaften Zustände ist. Die Behandlung mufs demnach besonders eine prophylaktische gegen die Congestion und Entzündung gerichtete sein, denn gegen die bereits eingetretene Erweichung hat die Kunst keine Mittel, und die Natur kann höchstens durch eine Verwachsung mit den benachbarten Theilen helfen.

Prof. *Hecker* erzählt einen Fall von Durchlöcherung des Magens (Zeit. v. Ver. f. Heilk. in Preufs. 1833 No. 50) bei einem 25jährigen Mädchen, das 2 Jahre vorher an Magenentzündung gelitten hatte. Unter plötzlichem heftigem Schmerz im Unterleib traten Erbrechen, kalter Schweifs, Schüttelfrost und nach 16 Stunden der Tod ein. Die Section zeigte an der Cardia ein 2‴ grofses rundes Loch, das durch ein kleines Geschwür entstanden war.

Dr. *Tobel* beobachtete einen Fall von Durchlöcherung des Magens in Folge eines carcinomatösen Geschwürs (Würt. med. Corr. Bl. No. 8). Der vorhandene Scirrhus des Magens zeigte sich besonders durch häufiges Erbrechen, das auch dem Tode vorherging. Die scirrhöse Entartung safs in einem blinden Sack am Pylorus, der Sack war in der Mitte pfenniggrofs durchlöchert, was wohl erst kurz vor dem Tode entstanden war. Die Milz war besonders klein und verschrumpft.

Prof. *Choulant* erzählt (in seinem Bericht über die Klinik für innere Krankheiten an der chirurgisch-medizinischen Akademie zu Dresden im Jahre 1833 *Schmidt's* Jahrb. Bd. III. S. 213) einen Fall von scirrhöser Degeneration des Magens in deren Mitte sich eine Oeffnung fand. Die Kranke war an Peritonitis gestorben. — In einem andern Falle fand sich bei der Section eines unter blutigen Stühlen verstorbenen 26jährigen Mannes eine scirrhöse Entartung des Rectums nahe beim After, mit 6 Fistelöffnungen. — In einem dritten Falle fanden sich bei einem 43jährigen plötzlich verstorbenen Frauenzimmer, das einmal geboren hatte, Tuberkeln in der Lunge, im rechten Eierstock in einer getrennten Höhle flachsfarbene und schwarze Haare in einer öligen Flüssigkeit; das linke Ovarium war zusammengefallen und in der linken Tuba war eine langgestielte Hydatide.

Prof. *Rob. Froriep* theilt eine Beobachtung über Entwicklung scirrhöser Knoten im Peritonäum mit, (Med. Zeit. v. Ver. f. Heilk. in Preufs. No. 9) die sich bei einer

54jährigen Frau zeigten. Die Kranke starb nach einer Bruchoperation und die Leiche zeigte die rechte Brust vergröfsert mit Fischschuppenartiger Haut bedeckt, die Warze der linken Brust steinhart; auf dem Darmcanal und Mesenterium zeigten sich weifse erbsen- bis bohnengrofse Erhabenheiten, die Ovarien und der Uterus waren ebenfalls scirrhös.

M. R. *Hohnbaum* theilt einige interessante Bemerkungen zur Diagnose der Krankheiten der Bauchspeicheldrüse (*Casp.* Wochenschr. No. 16, 17) mit. Die Ansichten der Schriftsteller, namentlich die diagnostischen Zeichen, sind sehr abweichend; in einem speciell mitgetheilten Falle fehlte die von *Berendt* als pathognomonisch angegebene Pulsatio abdominalis; die Verhärtung des Pancreas war sicher Folge von Cachexie, nicht von vorhergegangener Entzündung, liefs sich aber nicht durch den Druck oder Betasten erkennen. Aufsteigen von Wasser in der Speiseröhre, Wassererbrechen, grofser Durst bei feuchter Zunge und bedeutende Abmagerung ohne colliquative Erscheinungen, deuten wohl noch am ersten auf einen Scirrhus des Pancreas.

Dr. *Siebenhaar* fand (Klinische Mittheilungen. *Hufel.* Journ. April) den Nutzen der Carbo animalis in einem Falle von Verhärtung des Pancreas bestätigt. Das 36jährige Mädchen klagte über Kälte im Munde und Halse, süfslich-fauligen Geschmack des Speichels und unruhigen Schlaf. Die Haut war trocken, der Puls frequent und klein, dabei war die sehr mager gewordene Kranke verstopft, der Urin hatte vielen gelblichen Bodensatz, und nach Tische trat meist Erbrechen eines wässrigen geschmacklosen Speichels ein. Nach Blutegeln auf die Magengegend und Mellag. Gram. mit Extr. Cicutae liefs das Erbrechen nach, doch hielt die Besserung nicht an, obgleich auch eine Hydrojodin-Salbe auf die Magengegend eingerieben wurde. Nach wiederholten Blutegeln wurde Carbo animalis gegeben, der Zustand besserte sich und nach Malz- und Kräuterbädern genafs die Kranke vollkommen. Nach Dr. *Meurer* enthält die thierische Kohle, salzsaures und wenig kohlensäuerliches Natron, etwas Eisen und viel basischphosphorsauren Kalk, aber kein Jod.

Nach den praktischen Bemerkungen über die vorzüglichsten Krankheiten der Milz, von Dr. *Haastauer*

(Med. Jahrb. d. ö. St. Bd. VI. H. 1.) findet sich bei der Splenitis eine eigenthümliche graue gelbe Hautfarbe, anhaltendes Fieber mit intermittirendem oder unterdrücktem Pulse, und häufig Bluten aus dem linken Nasenloche, es findet sich ein reifsender klopfender Schmerz in der Milzgegend, der durch Betasten zunimmt. Verwechslungen sind mit Pleuritis, Splenitis muscularis, und Schmerzen im Colon möglich (keine andern? Ref.); der Verlauf dauert 7 — 14 — 21 Tage, und bei längerer Dauer geht die Entzündung in Eiterung, Gangraen oder Verwachsung über. Bei chronischer Milzanschwellung ist das linke Hypochondrium aufgetrieben und schmerzhaft, der verstimmte Kranke kann auf der linken Seite nicht liegen, zugleich Verdauungsleiden und häufig hektisches Fieber mit Durchfall und Blutflüssen oder Blutbrechen. Bei scirrhösen Verhärtungen ist die Milz vergröfsert oder verschrumpft, bei ihnen, so wie bei Milzschwindsucht, finden die bekannten Erscheinungen der scirrhösen Verhärtungen der Eingeweide und der Phthisis statt, ohne gerade für Milzleiden besonders charakteristische Zeichen darzubieten.

Dr. *Lebküchner* beobachte **Nierensteine in beiden Nieren mit völliger Destruction derselben** (Würt. med. Corr. Bl. No. 7.) bei einem 25 Jahre alten Schneider, der zuletzt an Hepatitis litt; 14 Tage nachher traten Kolikschmerzen mit Neigung zum Erbrechen und Sopor ein, und der Kranke starb. Die Section zeigte die Nieren als häutige mit variösen Gefäfsen bedeckte Säcke, ohne alle Nierensubstanz aus Steinen mit Blutgerinsel bedeckt, bestehend. Die Harnleiter waren erweitert und durch Steine verschlossen; sämmtliche Steine hatten ein Gewicht von 2 Unzen 1 Drachme und waren von lockerm körnigen Gefüge.

Prof. *v. Ammon* beschreibt (*Rust's* Mag. Bd. 40. H. 3.) 3 Fälle von **Tuberkeln der Nieren**, — einmal bei einem 3jährigen Kinde in der linken Niere, dann in der linken Niere einer 49jährigen hysterischen Frau, und endlich in der rechten Niere eines 19jährigen Mannes, — die sämmtlich tödtlich endeten, und sich als specielle Erscheinung einer gleichzeitigen allgemeinen tuberkulösen Dyscrasie zeigten. Bei Nierentuberkeln findet man eine blafsgelbe, bald heifse, bald kalte mit klebrigem Schweifse bedeckte Haut, eine traurige Physiognomie, einen gekrümmten Gang, Verdauungsleiden, und beim Beginn des Uebels Jucken in der Urethra, Enuresis wechselnd mit Drang zum harnen. Der Urin ist gelb, molkenartig und setzt viel Sediment ab, welches tuberkulös erscheint. Die Geschwulst in der Nierengegend tritt erst spät auf, und giebt leicht zu Verwechslungen der Krankheit mit andern Leiden der Nieren Veranlassung.

Dr. *Plieninger* beobachtete (Würt. med. Corr. Bl. No. 23.) eine schwammige Desorganisation in der Urinblase eines Mädchens. Das $2\frac{3}{4}$ Jahre alte Kind hatte oft Drang zum Stuhl mit prolapsus recti; die Urethra wurde durch eine erdbeergroſse schwammige Excrescenz verschlossen, der Urin träufelte fortwährend aus; beim Drängen zum Stuhl trat der Auswuchs in die Blase zurück und dann floſs der Harn aus. Nachdem die Desorganisation durch die Ligatur entfernt worden, entleerte man aus der Blase etwa einen Schoppen milchigen Urins, und die untersuchende Sonde fand einen Widerstand. Das Kind starb unter Erscheinungen einer Unterleibsentzündung. Die Section zeigte auſser Vereiterung der meseraischen Drüsen, die innere Blasenfläche mit schwammigen knotigen Excrescenzen bedeckt.

Dr. *Most* beschreibt einen Fall von periodisch eintretender Pulsation im Unterleibe (Allg. med. Zeit. Mai) gegen welche verschiedene Mittel ohne Erfolg gegeben wurden, und die nach Abgang von Spulwürmern durch Coloquintenbrandtwein verschwand. — Würmer können überhaupt die fürchterlichsten Zufälle hervorrufen; so verschwanden in einem andern Falle die Krankheits-Erscheinungen, welche schon für Carditis gehalten worden waren, nachdem Würmer weggetrieben worden waren.

Von Prof. *Jaeger* erschien als besonderer Abdruck aus dem encyclopädischen Wörterbuch der med. Wissensch. von den Prof. der med. Fakultät zu Berlin, eine ausführliche Abhandlung über die Darmsteine des Menschen und der Thiere. (4 Gr.)

M. M *Heyfelder* erzählt (klinische Beobachtungen. *Clar. u. Rad.* Beitr. I. H. 1.) 3 Fälle von Invaginatio intestinorum, von denen einer tödtlich ablief. Die Erscheinungen sind verschiedenartig, namentlich bei Kindern höchst abweichend. Es findet stets Suppressio urinae statt, und Erkältung bildet neben Diätfehlern die häufigste Ursache. Man suche besonders der Entzündung vorzubeugen, und später durch auflösende Mineralwässer (Marienbad, Carlsbad, Kissingen) die Neigung zu habitueller Verstopfung zu heben.

Dr. *Most* beobachtete einen Fall von Oelerzeugung im Darmkanal (Allgem. med. Zeit. Mai.), der sich an die Beobachtung einer öligen Masse im Harn diabetischer anschliefst. Dieser Kranke, welcher auch an Epilepsie litt, erbrach alle 8—14 Tage etwa eine Unze einer demselben ranzig schmeckenden, wie geschmolzene Butter aussehenden gerinnenden Masse.

Dr. *Bernstein* erzählt (*Casp.* Wochenschr. No. 26.) einen Fall, in welchem eine Eidechse im Magen einer 43jährigen Frau, die 12 Kinder gehabt hatte, allerlei krankhafte Erscheinungen hervorrief, und endlich todt per anum abging. Das Exemplar der Lacerta agilis bewahrt der Verf. auf.

Dr. *Höfling* theilt (ibid. No. 27. 28.) eine Nachricht über eine durch Erbrechen ausgeleerte Eidechse (Triton palustris) mit, die sich an die obige Beobachtung reiht. Hier wurde indessen das Thier lebend ausgebrochen. Der Verf. stellt dabei die Frage auf, wie diese Eidechse in den Magen der Frau gekommen, und neigt sich zu der Annahme, das Thier sei Produkt einer höhern Bildung aus dem thierischen Schleim, wie solche in andern Parasiten, namentlich dem Bandwurm vorgezeichnet sei.

Dr. *Tott* beobachtete eine seltene Art von Krampf (Krampfkreischen bei einem jungen, 14jährigen, nicht menstruirten Mädchen, indem nach einer Spannung in der Magengegend fast alle 10 Minuten ein Aufschreien statt fand, welches nur durch (16) warme aromatische Wasserbäder gehoben werden konnte. (Allgem. med. Zeit. No. 17.)

M. R. *Hohnbaum* erzählt (*Casp.* Wochenschr. No. 20.) einen Fall von sonderbarer Entstehungsweise von Convulsionen, indem nach anhaltendem Pfeifen zuerst Zucken der Mundwinkel, dann Zuckungen des ganzen Gesichts eintraten. Letztere liefsen zwar nach, die erstern kehrten aber wieder, und waren wohl in Folge der andauernden Stellung, in welcher sich einige Muskeln beim Pfeifen befanden, entstanden. Die Anwendung von Flor. Zinci mit Rad. Valer. machte längere Zwischenräume der Anfälle, M. R. *Hohnbaum* verlor den Kranken aus den Augen, erfuhr aber, dafs die Anfälle später häufiger eingetreten seien, und der Kranke in einem Anfall apoplektisch starb.

Dr. *Richter* beobachtete (Med. Zeit. v. Ver. f. Heilk. in Preufs. No. 17.) einen Fall von tödtlich verlaufenem Tetanus und Trismus gastricus bei einem 18jährigen Menschen. Es wurde noch ein Emeticum beigebracht, welches, ohne Aenderung hervorzurufen, 4mal Erbrechen verursachte, zugleich ein Vesicatorium in den Nacken; später warmes Bad, Clystier. Am folgenden Morgen zeigte sich Opisthotonus, man machte einen Aderlafs von 16 Unzen, und ein Clystier entleerte vielen Stuhl; warmes Bad, Opium in steigender Dosis (es wurde in einem Tage eine Unze Tr. Opii gegeben), Kalibäder, Einreibung von Ungt. Mercuriale, Morph. acet. in endermatischer Methode, Senfteige, reizende Clystiere, wurden nach einander vergeblich versucht. Die Section zeigte im Dünndarm zusammengeballte krampfhaft umschlossene Faeces. (In 6 Tagen waren 7 Unzen 4 Drachmen Tr. Opii simplex, also sechs Drachmen Opium gegeben worden!! Ref.)

Dr. *Diez* theilt (Würt. med. Corr. Bl. No. 29.) die Geschichte eines ohne äufsere Verletzung entstandenen Starrkrampfs mit, welcher am 7ten Tage, ohne dafs eine Veränderung der Erscheinungen hätte bewirkt werden können, tödlich endete. Die Section zeigte als wahrscheinliche Ursache des Uebels am Lumbar- und Cervical-Theil der Pia mater des Rückenmarks angeschwollene Gefäfse und das Rükkenmark an dieser Stelle besonders blutreich und von fester Struktur.

Dr. *Windisch* heilte eine seit 7 Jahren bestehende Neuralgia facialis bei einem 60jährigen Kleidermacher, nachdem alle andern Mittel vergeblich versucht worden, durch folgende Mischung: ℞ Aq. Chamom. anis. ℥III. Baryt. mur. ʒβ. Tr. anodyn. comp. ʒI. D. S. Drei Tage lang stündlich 40

Tropfen. (*Schmidt's* Jahrb. III. S. 201.) Einen andern Fall heilte ein Quacksalber durch sympathetische Mittel, wenn nicht die Hülfe mehr dem vorher anhaltend bis zur Salivation fortgebrauchten Mercur zuzuschreiben war.

Dr. *Erdmann* theilt (*v. Gräfe* u. *v. Walth.* Journ. XX. H. 4.) eine Bemerkung über die Cardialgie mit, nach welcher die Krankheit besonders in Folge von Thee und spirituösen Getränken entsteht, und Ol. Ricni in Emulsion nebst Liq. ammon. succ. die bewährtesten Mittel dagegen sind.

M. R. *Heyfelder* erzählt (Med. Zeit. v. Ver. f. Heilk. in Preufs. No. 18.) zwei seltene Fälle von Neuralgie der Geschlechtstheile. Im ersten Falle trat plötzlicher Schmerz im linken Saamenstrang ein, der unregelmäfsig wiederkehrend 2 bis 15 Minuten, selbst länger anhielt, sich über den bei der Berührung nicht schmerzhaften Hoden verbreitete und eben so plötzlich verschwand. Ruhe, Diät, Blutenziehungen, kalte und warme Umschläge, Decoctum Zittmanni, Blausäure innerlich und örtlich halfen nicht, bis das Uebel nach Anwendung von letzterer und Morphium acet. in endermatischer Methode und Kochsalzbädern verschwand. — Im zweiten Falle trat derselbe Schmerz nach Erkältung ein, kehrte alle 2 — 3 Stunden wieder und hielt etwa 5 Minuten an. Druck des Hodens schmerzte nicht, aber Pollutionen vermehrten die Anfälle. Die obigen Mittel vermochten in diesem Falle nur das Uebel seltener auftreten zu machen.

Dr. *Tott* erzählt (Allgem. med. Zeit. Jan.) einige Fälle von Epilepsie und Veitstanz, nebst einem neuen Beweise über die Mittheilbarkeit der Fallsucht. Der erste Fall von Epilepsie wurde durch Cupr. ammonicale bedeutend gebessert; 2 Fälle von Epilepsie und 1 von Chorea gänzlich geheilt (℞ Cupri ammonical. ℈I. solve in Aq. Cinnam. simpl. ℥VI. adde. Liq. ammon. succ. ℥II. S. Täglich 3mal 5 — 8 Tropfen.); in einem Falle, in welchem Cupr. amm. nichts half, wurde eine Schlafsucht mit Rad. Artemisiae geheilt, weshalb *Tott* auch diese Schlafsucht für eine Epilepsie erklärt (! Ref.). Der Verf. will am Rhein 1810 beobachtet haben, dafs der Anblick eines an Epilepsie leidenden Soldaten fast bei der ganzen 150 Mann starken Compagnie epileptische Erscheinungen hervorrief.

Prof. *Nasse* glaubt, dafs bei der Cur der Fallsucht von Schreck das Herz besonders zu beachten sei, da es auch in den Zwischenzeiten der epileptischen Anfälle häufigere Palpitationen zeigt. Neben Aderlafs und Abführmitteln wird die Digitalis gerühmt. (*Horn's* Arch. Jan.)

Dr. *Moessner* theilt (Würt. med. Corr. Bl. No. 17.) 2 Fälle von Hydrophobie mit, die er im Oberamte Gaildorff während des Jahres 1833 beobachtete. In beiden Fällen waren nur geringe Verwundungen vorhanden, im ersten bei einem 10jährigen Knaben brach nach Auswaschung der Wunde mit kaustischem Ammonium und einer 46 Tage lang unterhaltenen Eiterung bei warmem Verhalten keine Wuth aus; im zweiten dagegen zeigten sich bei gleicher Behandlung, die aber erst später angefangen worden, und bei Vernachlässigung des warmen Verhaltens bei einem 44jährigen Manne, die volle Krankheit aus. Wiederholte Aderlässe, Mercurial-Einreibungen, Calomel, Pulv. Canthalrid., Pulv. Belladonnae, Calomel, und passende örtliche die Wunde stark in Eiterung versetzende Behandlung retteten den Kranken.

Dr. *Hofer* theilt (Würt. med. Corr. Bl. No. 17.) als Beitrag zur Hydrophobie einen Fall mit, in welchem das Fleisch eines (wahrscheinlich) an Hydrophobie leidenden getödteten Hundes ohne Nachtheil eingesalzen und verzehrt worden war.

Dr. *Plieninger* beschreibt (Würt. med. Corr. Bl. No. 1—4) sechs Fälle von Hydrophobie bei Menschen. Bei allen trat die Krankheit in ihrem höchsten Grade auf, nur bei Dreien waren Vorboten bemerklich, alle endeten tödtlich. Die Krankheit erschien einmal am 40sten Tage nach der Verletzung, einmal am 63sten, 2mal am 74sten, einmal am 87sten, einmal am 96sten Tage, und endete 3mal schon am ersten Tage nach wirklichem Ausbruch der Hydrophobie, 3mal am zweiten Tage. Clima und Jahreszeit scheinen auf den Zeitpunkt des Ausbruchs der Wuth keinen Einflufs zu haben, eben so wenig Aerger und ausschweifende Lebensart. Die Leichen gingen schnell in Fäulnifs über und boten Nichts Besonderes dar. Marochetti's Bläschen wurden in keinem Falle gesehen. *Krutge's* Methode der Behandlung wird gerühmt, doch soll man bei gröfsern Wunden Scarificationen machen, und statt des Blasenpflasters die Wunde mit Kali causticum oder Butyr. antim. tief ätzen, und nach 6 Wochen starker Eiterung in Fontanellen umwandeln.

In *Hufeland's* Journ. Febr. findet sich ein von L. mitgetheilter merkwürdiger Fall einer problematischen Hydrophobie. Der Kranke war 7 Jahre vorher gebissen aber völlig geheilt worden, liebte spirituöse Getränke und war Hypochondrist, der viele Schriften über die Hundswuth gelesen hatte. Die Erscheinung von Wasserscheue endete sehr rasch tödtlich.

Dr. *Windisch* beschreibt (*Schmidt's* Jahrb. III. S. 205) einen interessanten Fall von Hydrophobia spontanea, bei einem 17jährigen Menschen. Es hatte durchaus keine Verletzung durch ein wüthendes Thier statt gefunden, aber der Kranke war durch Uebergiefsung mit kaltem Wasser aus dem Schlafe geweckt worden, hatte heftige Krämpfe bekommen und von da an Abscheu gegen Wassertrinken gespürt. Der heftigste Durst, der ihn zu Versuchen zu trinken nöthigte, bewirkte entsetzliche Angst. Aderlafs, Decoct. Alth. mit Acid. tart. und erweichende Umschläge auf Hals und Brust brachten Hautausdünstung zu Wege, nach der Erleichterung und Schlaf eintraten. Plötzlich redete der Kranke irr, er will entfliehen, der Puls verschwindet, kalte Extremitäten, Schaum vor dem Munde, stirbt er. Die Section zeigte die Gefäfse des Gehirns und der Gehirnhäute mit Blut überfüllt, und den Rachen nebst der Luftröhre bedeutend entzündet; alle übrigen Organe waren gesund.

Dr. *Richter* erzählt einige Fälle von Behandlung des Delirium tremens mit kalten Uebergiefsungen und Brechweinstein (Med. Zeit. v. Ver. f. Heilk. in Preufs. No. 15) bei jungen Subjekten, die nicht als Gewohnheits-Säufer zu betrachten waren, und bei denen das Uebel wohl dadurch entstand, dafs der Rausch nicht ausgeschlafen wurde. Nach Anlegung der Zwangsjacke wurden im lauwarmem Bade 6—10 Eimer kaltes Wasser übergeschüttet und dann ins Bett gebracht, stündlich ein Efslöffel einer Auflösung von 6—8 Gr. Tart. stib. in 6 Unzen Wasser gegeben, bis Schlaf eintrat, welches meist schon einige Stunden, wenn nicht unmittelbar nach dem Bade, der Fall war. Vielleicht können bei alten

Personen statt der Uebergiefsungen kalte Umschläge angewendet werden.

Dr. *Windisch* heilte einen Fall von **Colica metallica** (*Schmidt's* Jahrb. III. S. 207) bei einem Manne, der schon 3 mal an dieser Krankheit gelitten hatte, jetzt aber besonders über Schmerz in den Augen klagte. Manna mit Sal. amarum und Opium brachte Stühle, Nachlafs der Krampferscheinungen und Schlaf. Aber der Kranke erwachte amaurotisch! Es wurden 6 Blutegel in die Schläfengegend und ein Zugpflaster in den Nacken gesetzt, zugleich von einer Salbe aus Pulv. Fol. bellad. Gr. VIII. Axung. porc. ℥III. täglich 3 mal erbsengrofs über den Augenbraunen einzureiben, und innerlich stündlich $\frac{1}{8}$ Gr. Extr. Belladonnae gegeben, wodurch der Kranke glücklich gänzlich geheilt wurde.

Dr. *Behr* erzählt (*Casp.* Wochensch. No. 10) einen Fall von **unerwarteter Heilung eines Ileus** bei einer 70jährigen Frau. Nachdem schon Kothbrechen eingetreten und die Kranke Arznei zu nehmen verweigerte, trat nach heftigem Kollern im Leibe Stuhl ein, der bald wässrig-blutig wurde. Nach einem darauf folgenden typhösen Fieber genas die Frau vollkommen.

Dr. *Kortum* erzählt (*Casp.* Wochenschr. No. 14) zwei **Beobachtungen über die Wirkung der Kälte im Ileus.** Der erste Fall bei einer 25jährigen, zum zweitenmale im 8ten Monate schwangern Frau, war Folge des Genusses von Kirschen mit den Kernen. Aderlafs, kalte Clystiere und Umschläge auf den Bauch, Ol. Crotonis, Res. Jalappae vermochten keine Rettung zu bringen; die Section zeigte eine 5 Zoll lange Einschiebung des Dünndarms. Den zweiten Fall behandelte Dr. *Moll* bei einem 20jährigen Knechte, dem ein Wagen über den Leib gegangen war, und den dritten Fall bei einem scrophulösen Tischler ohne nachweisbare Ursache, beide mit glücklichem Erfolg.

Dr. *Oesterlen* theilt eine **Beobachtung über die Wirkung des essigsauren Strychnins bei einer Par-gie** mit. (Würt. med. Corr. Bl. No. 11.) Die Kra[illegible] in Folge eines Falls an Paralyse der Harnblase, des darms und der untern Extremitäten; der Verf. entl[illegible] zum Zerplatzen angefüllte Vesica durch den Cat[illegible]

Stuhl durch Ol. Crotonis. Die gegen die Lähmung versuchten Mittel blieben erfolglos, bis die Kranke von einer Sol. Strychnini acet. (Gr. $\frac{1}{8}$ auf ʒß. Spir. Acet. dest. und ℥II. Aq. dest.) alle Stunden 20 Tropfen, und ein Decoct von Hb. Uvi urs. mit Arnica und Tr. Cantharid. nahm, wodurch das Uebel und manchmal nöthig gewordenes Aussetzen des Strychnins so weit gehoben wurde, dafs die völlige Heilung vom Gebrauche des Wildbades zu hoffen stand.

Dr. *Most* erzählt (Allgem. med. Zeit. No. 38) einen Fall von Paralysis universalis und Tod in 6 Tagen durch Menstruatio suppressa, bei einem 32jährigen Mädchen in Folge einer Erkältung.

Chirurgie.

Die glänzenden Leistungen im Gebiete der Chirurgie und namentlich der Operationslehre in der neuesten Zeit, haben uns auch 1834 werthvolle hieher gehörige Mittheilungen verschafft, unter denen *Rust's* Aufsätze und Abhandlungen aus dem Gebiete der Medizin, Chirurgie und Staatsarzneikunde (Bd. I. mit 3 lith. Tafeln. 2 Thlr. 18 Gr.) mit Recht den ersten Rang einnehmen. Es sind die vom hochgeschätzten Verf. 1813—17 im Wiener Krankenhause gemachten Beobachtungen, die theilweise schon veröffentlicht, hier im Zusammenhange geboten werden. Bei freier Discussion giebt der Verf. seine Meinung und die Gründe dafür, die auch Andersdenkende zu reiflicher Erwägung auffordern. Wir finden ausführliche Aufsätze und Beobachtungen über Entzündung, Abscefs- und Eiterbildung, Furunkel, Carbunkel, Verbrennung, Panaritium, Bubo inguinalis syphiliticus, fungus oculi, Noma, Syphilis, Diät und Regim des Kranken, und den klinischen Unterricht (vergl. Uebers. v. 1833 S. 10) und überall leuchtet die vielfache Erfahrung des Verf. hervor, weshalb wir unsere Leser dringend auf dies Werk verweisen.

Die 4te Auflage von Prof. *Chelius* Handbuch der Chirurgie zum Gebrauche bei seinen Vorlesungen, wurde beendet. (2 Bände in 4 Abtheilungen, 8 Thlr.)

Von *Langenbeck's* Nosologie und Therapie der chirurgischen Krankheiten in Verbindung mit der Beschreibung der chirurgischen Operationen, oder: gesammte ausführliche Chirurgie für praktische Aerzte und Wundärzte, — erschien die erste Abtheilung des 5ten Bandes (2 Thlr. — Band I—IV, 9 Thlr.)

Von dem vom Präsidenten *Rust* herausgegebenen theoretisch-praktischem Handbuch der Chirurgie mit

Einschlufs der syphilitischen und Augenkrankheiten in alphabetischer Ordnung, bearbeitet von mehreren Aerzten, erschienen Band 11—14, von Litho—Ruysch gehend. (Jeder Band 4 Thlr.)

Von *Dieffenbach's* chirurgischen Erfahrungen, besonders über die Wiederherstellung zerstörter Theile des menschlichen Körpers nach neuen Methoden, erschien die Fortsetzung. 3te und 4te Abtheil. mit 4 Lithogr. (1 Thlr. 21 Gr.)

Zu der von *Eble* herausgegebenen Encyclopädie der Medizin (s. Uebers. v. 1833, S. 641) erschien die Fortsetzung in 2 Bänden als encyclopädisches Handbuch für angehende Wundärzte (3 Thlr.), welches für die niedere Chirurgie passend ist.

Dr. *Golds*, Repetitorium der medizinischen und operativen Chirurgie, ein klinisches Hülfsbuch nach den Handbüchern und mündlichen Vorträgen von *Chelius*, *Dieffenbach*, *Dupuytren*, *v. Gräfe*, *Kluge*, *Rust*, *Schönlein*, *v. Walther* u. s. w. vollständig und systematisch bearbeitet (2 Thlr. 16 Gr.) — ist für Studierende recht brauchbar und auch zum raschen Nachschlagen zu empfehlen.

Dr. *Funk's* Katechismus der Chirurgie, oder systematisches Handbuch der gesammten Chirurgie in katechetischer Form, erschien in 2ter völlig umgearbeiteten sehr vermehrten Auflage, von Dr. *W. A. Th. Richter* (1 Thlr. 8 Gr.)

Von *Stahmann's* Lehrbegriff des Wissenswürdigsten der Anatomie und Chirurgie für Wundärzte, erschien eine neue Ausgabe (20 Gr.)

Von einer von einem Ungenannten herausgegebenen Sammlung auserlesener praktischer Abhandlungen für Wundärzte, erschien das 2te Heft (12 Gr.)

Von *Boyer's* Abhandlung über die chirurgischen Krankheiten und die dabei angezeigten Operationen übers. von Prof. *Textor*, erschien die 2te Auflage des 2ten Bandes. (1 Thlr. 16 Gr.)

Von *Dupuytren's* klinisch-chirurgischen Vorträgen im Hôtel-Dieu zu Paris, bearbeitet von Dr. *Bech* und Dr. *Leonhardi*, erschien der Schlufs des ersten ($2\frac{1}{2}$ Thlr.) und die erste Abtheilung des 2ten Bandes (1 Thlr.). — Von der

von

von *Weyland* besorgten Uebersetzung desselben Werks erschien die erste Abtheilung des 2ten Bandes.

Von *Larrey's* chirurgischer Klinik, übersetzt von Dr. *Amelang*, erschien der 3te Band mit 6 Abbild. (1 Thlr. 8 Gr.)

Von *Lawrence's* Vorlesungen über Chirurgie und chirurgische Therapeutik; deutsch bearbeitet von Dr. *Behrend*, erschien die 5te Lieferung. (22 Gr.)

Von der von Dr. *Hille* besorgten Uebersetzung von *Sabatier's* operativen Chirurgie erschien der erste Theil einer 2ten Ausgabe. (2 Thlr. 8 Gr.)

Von den chirurgischen Kupfertafeln für praktische Chirurgen, herausgegeben von Prof. *Rob. Froriep* erschienen Heft 62, 63 und 64, die Tafeln 313 bis 327 enthaltend. (Jedes Heft 12 Gr.) Die vorliegenden Tafeln geben Abbildungen zu den Artikeln: Haemorrhoides, Spinae Distorsio, Punctio vesicae urinariae, Hygroma patellae; — Catheterismus, Strictura urethrae, Excisio articulorum, — Ligatura vasorum.

Prof. *Jäger* in Würzburg stellt (*Schmidt's* Jahrb. II. S. 63) folgenden Versuch einer nosologischen Eintheilung der chirurgischen und Augenkrankheiten auf. I. Dynamische Krankheiten. A. Irritationes. 1. Irritationes vasorum. a) Irritatio. b) Congestio. c) Inflammatio. d) Hypertrophia. — 2. Irritationes nervorum. a) Convulsio. B. Psychrosis. a) Atonia. b) Paralysis. c) Atrophia. d) Malacia. — II. Organische Krankheiten. A. Exsudatio. 1. Exsudatio lymphatica. a) Concretio. b) Strictura. 2. Exsudatio pneumatosa. a) Emphysema. b) Pneumatosis. 3. Exsudatio serosa. a) Oedema. b) Hydrops. B. Dilatatio. 1. Angiectasis. a) Arteriectasis. b) Phlebectasis. c) Lymphangiectasis. d) Telangiectasis. 2. Enterectasis. C. Pseudomorphosis. 1. Pseudomorphosis analoga. a) Liparogenesis. b) Cystogenesis. c) Fibrogenesis. d) Chondrosteogenesis. e) Pigmentogenesis. f) Trichiogenesis. 2. Pseudomorphosis heterologa. a) Tuberculosis. b) Scirrhosis. c) Muelogenesis. 3. Pseudomorphosis phytoidea. 4. Pseudomorphosis soluta. a) Vermes. b) Lithiasis. III. Mechanische Abweichungen. A. Laesio. 1. Contusio. 2. Vulnus. 3. Rhexis. 4. Fractura. B. Ectopia. 1. Luxatio. 2. Osteodiastasis. 3. Curvatura. a) C. columnae vertebralis. b) C. costarum et sterni. c) C. ossium pelvis. d) C. extremitatum. 4. Dislocatio tendinum et musculorum. 5. Dislocatio seu Inclinatio intestinorum. 6. Inversio et prolapsus. 7. Hernia. 8. Hernia interna. C. Allenthesis. IV. Dysmorphosis. A. Formatio retardata. 1. Diffissio. a) D. capitis. b) D. vertebrarum. c) D. faciei. d) D. colli. e) D. abdominis. f) D. symphisis pubis et vesicae urinariae. g) D. organ. genitalium. 2. Atresia. a) A. org. oculi. b) A. narium. c) A. aurium. d) A. org. canalis intestinalis. e) A. org. genital. 3. Evolutio imperfecta. a) Ev. imperf. part. oculi. b) aurium. c) organ. genit. d) articulorum. 4. Defectus a) D. part. oculi b) D. p. aurium. c) D. p. org. genital. 5. Ectopia congenita. a) E. part. oculi. b) E. p. aurium. c) E. p. org. genital. 6. Synechia. a) S. p. oculi. b) S. p. oris. c) S. p. genital. d) S. extremitatum. 7. Duplicitas. a) D. p. oculi. b) D. part. canal. intest. c) D. p. genitalium. d) D. p. membrorum.

Prof. *Jäger* lieferte mit einem System einer nosologischen Eintheilung der chirurgischen und Augenkrankheiten, welches wir eben auszugsweise mittheilten, einen Bericht über die chirurgisch-augenärztliche Klinik zu Würzburg im Jahre 1833, nach welchem 590 Kranke mit 706 Krankheitsformen vorkamen, unter denen 120 Augenleiden waren. Es wurden 256 allgemeine Operationen, 18 Augenoperationen, 12 Exstirpationen, 8 Extractionen, 13 Incisionen und Excisionen, 10 Resectionen, 8 Exarticulationen, 13 Amputationen und 41 unblutige Operationen vorgenommen. Geheilt wurden 391, gebessert 65, unheilbar waren 15, auf Verlangen entlassen und ungeheilt 31, gestorben 38; in Behandlung blieben 50. Die Durchschnittszahl der Verpflegungstage war 31. (*Schmidt's* Jahrb. II. S. 63.)

Der von *v. Gräfe* gelieferte Jahresbericht von 1833 über das clinische chirurgisch-augenärztliche Institut der Universität zu Berlin (mit einer Kupfertafel, 16 Gr.) spricht über die Leistungen dieses Institutes, in welchem im Ganzen 1524 Personen, nämlich 1046 chirurgische und 478 Augenkranke behandelt wurden, von denen 1217 geheilt wurden und 22 starben, 213 wegblieben und noch 72 behandelt werden. Nach den die Anstalt, welcher v. *Gräfe* jetzt 23 Jahre vorsteht, betreffenden Nachrichten, folgen reichhaltige Bemerkungen über wichtige Operationen u. s. w. mit, namentlich über eine Abtragung der Augenliedränder der ganzen Wimpernreihe entlang, wegen Distichiasis mit Erfolg, — über Bildung künstlicher Pupillen, — Behandlung der Kranken nach Staaroperationen, — Ausrottung des Augapfels mit beiden Augenliedern, — Günstiger Erfolg der Anwendung von Guthries Augensalbe gegen mit Auflockerung verbundene Augenblenorrhoen und Hornhauttrübungen, — über organischen Ersatz der Nase aus der Armhaut, — glückliche Heilung eines ungewöhnlich grofsen Rachenpolypen, — einen Fall von Selbstausscheidung der rechten Unterkieferhälfte mit dem Gelenkkopfe, — 2 Fälle von glücklicher Ausrottung des Kropfes, — eine Ausrottung einer an der Bauchwand befindlichen Fettgeschwulst, — eine Amputatio penis durch die Ligatur wegen Scirrhus mit Erfolg, — ein Steinschnitt, Sectio lateralis, — Unterbindung der Armpulsader im Cubitalgelenke, — ein Fall von ästigem Aneurysma des Unterarms, — eine glückliche Heilung eines mit Quetschwunden und heftiger Blutung verbundenen Doppelbruches des Oberschenkels, — Ersatz des Schienbeinkörpers, — zwei Fälle in Bezug auf die ursächlichen Beziehungen zwischen Mark- und Blutschwamm, — über Paraguay-Roux als Mittel gegen Zahnschmerzen, — über das Carrageen-Moos gegen Scrofulosis gerühmt, — über *Devis's* Auflösung des hydrojodsauren Kalis, — über die vortheilhafte Benutzung des Bleiessigs gegen Condylome, — über *Sarlandier's* Moxen, — einen Fall von Einheilung nephritischer Steine gegen Epilepsie, — ein neues Compressorium gegen tiefe beim Seitensteinschnitte vorkommende Haemorrhagien, — über das Kreosot, welches als unzuverlässig bezeichnet wird, — und über *Graham's* Mittel gegen den Krebs, welches wahrscheinlich Ferrum phosphoricum enthält, aber wohl wenig Hülfe leistet. — Dieser kurze Inhaltsabrifs mag auf die Menge des Dargebotenen hindeuten; die Art der Darstellung und die wissenschaftlichen Erörterungen, welche an die einzelnen Fälle angeknüpft werden, sind in v. *Gräfe's* Schriften stets ausgezeichnet.

Dr. *Signowitz* unterscheidet (über das Panaritium, *Rust's* Mag. Bd. 41, H. 3) 3 Formen der bisher als Wurm am Finger beschriebenen Krankheitsform, nemlich Onychia, Paronychia und Panaritium. Die Onychia sitzt in den Ernährungsgefäſsen der Nagelwurzel ist theils acut, theils chronisch und bewirkt gern tiefer gehende Eiterung und Caries des Knochens. Man lege Blutegel an, und mache Umschläge mit Opiumauflösung; bei der Trennung des Nagels groſse Breiumschläge und örtliche lauwarme Bäder, man muſs oft den Nagel spalten; später mache man einen Verband mit einfachem Cerat. — Die Paronychia ist eine Hautentzündung, die die Nagelwurzel in Mitleidenschaft gezogen hat; man muſs den Nagel von der Haut entfernen, indem man zwischen ihn und die entzündete Haut einen Leinwandstreifen schiebt; zugleich Blutegel, örtliche Bäder und völlige Ruhe. — Das Panaritium ist eine Periostitis, die in raschem Fortschreiten schnell Arthrocace und Caries bewirkt. Man unterscheidet Panaritium volare, auch P. tendinosum genannt, weil sich dabei zugleich Entzündung der Sehnen findet, und welches durch die vielfache Nervenverbreitung an der flachen Handstelle sehr schmerzlich ist, — dann Panaritium dorsuale, welches seltener, ebenfalls sehr schmerzhaft, meist mit Onychia heftigen Grades verbunden ist, und dessen Abscesse sich an den Seiten der Nagelwurzel oder unter ihr öffnen, — endlich Panaritium articuli, eine Arthrocace digiti, in Entzündung des Periostiums und den Aponeurosen bestehend, befällt meist die Fingergelenke, doch auch den Metacarpus und Carpus, so wie am Fuſs den Metatarsus und Tarsus, und verläuft langsamer. — Man läſst früh den Finger mehrmals in recht heiſses Wasser eintauchen, und macht nachher Umschläge mit Opiumauflösung in Bleiwasser, und Einreibungen von Ungt. Hydrarg. ciner. Ist schon Arthrocace eingetreten, so brauche man zur Ableitung des Krankheitsstoffes nach Aussen das Glüheisen unter der leidenden Stelle. Bei Caries paſste Venaesection, Bluetegel und Calomel, dann Kali-Bäder für den ganzen Arm, eine Unze Kali carb. auf 6 Quart lauwarmes Wasser, welche der Kranke täglich 2 — 3mal eine Stunde lang braucht, und nachher den ganzen Arm mit Ungt. Hydrarg. ciner. einreibt und ihn in eine wollene Decke steckt. Hierauf giebt man ein Brechmittel und macht warme Breiumschläge, worauf meist allgemeiner Schweifs eintritt, den man durch ein warmes Bad begünstigen kann, und das Uebel nachläfst. Alles Einschneiden ist hierbei nur nachtheilig.

Die in *Rust's* Mag. Bd. 40 H. 3 mitgetheilten Beobachtungen über den Hospitalbrand, der vom April 1827 bis März 1828 in dem Charité-Krankenhause zu Berlin herrschte, zeigen, dafs die Ausbreitung dieser Krankheit sehr bedeutend und besonders hartnäckig war. Neben Reinlichkeit und Lüften der Säle, in die weniger Kranke gebracht wurden, schienen Cal. oxymur. in Auflösung (℈I — ʒIII — ℥ß auf ein Pfund Wasser), Arsenikauflösung, Eisumschläge und das glühende Eisen noch das Meiste zu helfen, doch verschwand das Uebel erst mit der eintretenden kältern Witterung gänzlich aus der Anstalt. Die Krankheit beruht auf einem Miasma, steigerte sich aber zur Contagiosität.

Dr. *Rau* beobachtete einen Fall von tödtlichem Anthrax in Folge der Oeffnung eines krepirten Schafes. (Med. Zeit. v. Ver. f. Heilk. in Preufs. No. 5).

Dr. *Fricke* empfiehlt (*Casp.* Wochenschr. No. 1) Kreosot äusserlich gegen Condylome auf die es indessen nicht ätzend wirkt. Bei kleinen Condylomen reichte 1—2maliges Betupfen mit Kreosot zur Entfernung schon hin, bei hartnäckigem Uebel bedurfte es bis zu 3 Wochen um sie dauernd entfernt zu halten. In den beigefügten Bemerkungen über die äusserliche Behandlung der Condylome erklärt *Fricke* die spitzen für Parasiten, die wenn sie ihre Periode durchlaufen, von selbst abfallen und gegen die sich daher oft später dieselben Mittel, welche im Anfang Nichts leisteten, sehr hülfreich zeigen.

Dr. *Malin* erzählt (*Casp.* Wochenschr. No. 11) einen Fall von glücklichem Ausgang eines Empyems. Bei dem 22jährigen Menschen blieben nach der mit hervorstechenden entzündlichen Affectionen auftretenden Grippe, gegen welche Blutentziehungen nur momentane Erleichterung verschafft hatten, stechende Schmerzen in der Brust zurück, zu denen Husten mit Auswurf, Fieber, Nachtschweifse und auffallende Abmagerung traten Eine zwischen der 6ten und 8ten Rippe der linken Seite auftretende Geschwulst wurde, als sich Fluctuation zeigte, geöffnet; es flofs nur mifsfarbiges Blut aus, aber am folgenden Tage viel gelber übelriechender Eiter, und eine eingeführte Sonde ging in die Brusthöhle Bei Milchdiät und Myrrha, später Fleischbrühe und China, wurde der Kranke in wenigen Monaten völlig hergestellt. — Hieran reiht sich ein ähnlicher von Dr. *Salomon* (ibid.) mitgetheilter Fall. Der 58jährige Mann, der seit Jahren an Brustbeschwerden gelitten hatte, bekam Seitenstechen mit Athmungsbeschwerden, die nach einem antiphlogistischen Verfahren verschwanden, aber wiederholt zurückkehrten; später entstand zwischen der 6ten und 7ten Rippe links eine Geschwulst, die, als sie fluctuirte, mit Cataplasmen bedeckt und geöffnet wurde. Es flossen 4 Tassen guten Eiters aus, und der Kranke genas, doch blieb etwas Kurzathmigkeit zurück. Nach einem halben Jahre zeigte sich die Geschwulst zwischen der 5ten und 6ten Rippe von neuem, wurde wieder geöffnet und nach 3 Wochen zugeheilt, worauf der Kranke hergestellt war.

Dr. *Windisch* beschreibt (*Schmidt's* Jahrb. III. S. 201.) einen Fall von Haematoma, das sich am Ellbogen eines 94jährigen Juden entwickelte, auf die unvorsichtige Anwendung von Tabaksblättern anschwoll und mit grofsem Blutverluste zerplatzte. Die Blutung fand aus dem Parenchym statt, und erneuerte sich bei jedem Versuch der Exstirpation, die Geschwulst wurde daher unterbunden und durch die Aq. vuln. Thedenii gestillt. Nach drei Monaten war der Kranke hergestellt.

M. R. *Brunn* beobachtete bei einem 35jährigen Manne ein steiniges Concrement im Halse (*Casp.* Wochenschr. No. 3). Nachdem mehrere Jahre eine Geschwulst am Halse, Beschwerden beim Schlingen und nachher selbst beim Athemholen verursachte, wurde ein $2\frac{1}{2}$ Drachmen schweres steiniges Concrement hinter dem letzten Backzahne an der Seite der Kinnlade hervorgezogen, worauf starke Eiterentleerung folgte. Die Höhle heilte rasch. Wahrscheinlich war das Concrement Rest nach einer Entzündung der. Gl. submaxillaris oder tonsillaris.

Prof. *Seerig* sah (*Schmidt's* Jahrb. I. S. 91) drei Fälle von Mastdarmpolypen bei einem $1\frac{1}{2}$jährigen, 6 und 11jährigen Knaben. Der erste Fall wurde exstirpirt, eben so der zweite und dritte, und nur im zweiten wurde des Umfangs wegen vorher eine Ligatur angelegt. Alle 3 Fälle wurden geheilt.

Prof. *Seerig* berichtet (*Schmidt's* Jahrb. I. p. 90) über eine Hydatiden-Geschwulst, die aus der Unterleibshöhle einer 30jährigen Jungfrau geschnitten worden. Die Geschwulst safs in der regio pubis, war mit Menstrualleiden und Obstructio alvi verbunden, faustgrofs und elastisch beweglich, und hing mit dem Uterus zusammen. Nach einem 4 Zoll langen Hautschnitt entlang der linea alba und einem zweiten durch dieselbe zeigte sich hinter den Bauchmuskeln die Geschwulst, welche geöffnet wurde, und aus der eine milchige trübe Flüssigkeit mit Hydatiden ausflofs. Die Wunde wurde mit Charpie ausgefüllt und blutig vereinigt; nach sechs Wochen war die Kranke geheilt. — Prof. *Seerig* fand in der Leiche eines Mannes eine pralle elastische Geschwulst, die die ganze Beckenhöhle ausfüllte und nichts als lymphatische Flüssigkeit mit Hydatiden enthielt.

Dr. *Asmus* beobachtete (*Casp.* Wochenschr. No. 11) eine Geschwulst im kleinen Becken von Kothanhäufung bei einem 25jährigen Mädchen, das nach einer Opiumpille an Verstopfung litt. Es traten Kolikschmerzen ein und der Stuhlgang fehlte gänzlich, war auch durch Abführmittel und Klystiere nicht in Ordnung zu bringen. Die Untersuchung durchs Rectum zeigte in einem von demselben gebildeten Sacke steinharte Faeces, die neben innerlichem Gebrauche von Asa foetida mit Ol. Crotonis und Oelemulsionen langsam entfernt wurden. Die Kranke gebrauchte nachher kalte Klystiere und das Seebad, wodurch sie völlig hergestellt wurde.

Prof. *Wutzer* erzählt (*Schmidt's* Jahrb. II. S. 344) einen Fall von Caries im Felsenbeine und Hirnverhärtung in Folge eines gastrisch-nervösen Fiebers bei einem 22jährigen Soldaten, (bei dem die Section auch noch in beiden Lungen eine Vomica und viele Geschwüre im Ileum zeigte,) und fügt einige diesem Falle analoge Beobachtungen anderer Schriftsteller bei.

M. R. *Heyfelder* fand bei einer 47jährigen Person, die wiederholt an Krätze gelitten hatte, und der eine schwere Last auf den Kopf gefallen war, ein ungewöhnlich grofses

Medullar-Sarcom im linken Antrum Highmori. (Med. Zeit. v. Ver. f. Heilk. in Preufs. No. 9.)

Dr. *Gröschner* erzählt (Med. Zeit. v. Ver. f. Heilk. in Preufs. No. 26) einen Fall von bedeutender Knochenverhärtung in der Stirn und dem Oberkiefer in Folge eines abgeschnittenen Weichselzopfes.

Barings Schrift über den Markschwamm der Hoden (mit 4 lith. Abbild. 1 Thlr. 8 Gr.) ist als eine sehr vollständige Monographie über diesen Gegenstand anzusehen, die zu dem wichtigen Resultate führt, dafs der Markschwamm des Hodens keineswegs, wie man bisher anzunehmen gewohnt war, stets auf einer Dyscrasie beruht, sondern vielmehr anfangs oft locales Leiden ist, und in seiner Fortentwicklung die Dyscrasie erzeugt, indem der fungöse Stoff durch die Lymphgefäfse weiter verbreitet wird. Hiernach bessert sich die Prognose insofern, als die von vielen durchaus verworfene Castration, früh ausgeführt, radicale Heilung zu bringen vermag; aufserdem sind allenfalls Brech- und Abführmittel, Blutegel, die Hungercur, Jodine, später Tonica zu versuchen, dagegen Mercurialia, Antimonialia und Narcotica zu verwerfen. Der Verf. belegt seine Ansicht durch 5 eigene Beobachtungen.

Dr. *Richter* in Wiesbaden theilt (Med. Zeit. v. Ver. f. Heilk. in Preufs. No. 28.) eine Beobachtung einer lebensgefährlichen arteriellen Blutung des Penis bei einer Blennorrhoea syphilitica eines 25jährigen, sonst gesunden Menschen mit. Es war völlige Depletion eingetreten, doch retteten kalte Umschläge ad loc. aff. und innerlich Analeptica mit Mineralsäuren, während man die Brust und Herzgrube mit Spir. aromat. rieb, den Kranken.

Dr. *Killiches* machte die merkwürdige Beobachtung eines Wasserbruchs, der sich plötzlich durch vermehrte Harnabsonderung, entleerte, 2mal; allein jedesmal kehrte auch das Uebel, das dann einmal durch die Operation radical geheilt wurde, zurück. (Med. Jahrb. d. ö. St. Bd. VI. H. 2.)

M. R. *Heyfelder* bemerkt (über Hydrocele. Med. Zeit. v. Ver. f. Heilk. in Preufs. No. 20.), dafs Onanie häufig Hydrocele zu veranlassen scheint; er fand die Beobachtung *Dupuytren's*, nach welcher bei beginnender Hydrocele die Tunica vaginalis verdickt ist, bestätigt, und zieht es vor, da die Entartung derselben häufig vorkommt, am besten dieselbe gänzlich zu entfernen, da reizende Einspritzungen nicht immer eine hinreichende Adhaesiv-Entzündung bewirken.

Prof. *Eschricht* theilt (*Müll.* Arch. H. 2.) zwei Beobachtungen von Darmincarceration durch Diverticulum Ilei hervorgebracht mit.

Dr. *Most* empfiehlt eine neue Methode ausgetretene eingeklemmte Leistenbrüche zu reponiren (Allgem. med. Zeit. No. 35). Nachdem der Kranke mit erhöhter Lendengegend auf einem Tische liegt, wird Extr. Bellad. mit Ol. Hyoscyami in die Bruchstelle eingerieben und bei aufgehobenen Schenkeln leise gedrückt; plötzlich hebt man den Schenkel der Bruchseite in die Höhe und stöfst den Fufs mit Gewalt auf den Tisch, worauf der Bruch augenblicklich zurücktritt.

Der Wundarzt *Leibrock* bewirkte (*Casp.* Wochenschr. 1833. No. 50.) eine radicale Heilung eines äufsern Leistenbruchs durch die *Beaumont*'sche Pelotte, in welcher sich bekanntlich Opium und Ammon. carb. mit Rehhaaren eingenäht finden.

Dr. *Veiel* beobachtete (Würt. med. Corr. Bl. No. 26.) einen Fall von Einklemmung eines Darmvorfalls in einem künstlichen After, der natürlich tödtlich ablief, und erst durch die Section erkannt wurde.

Prof. *Dieffenbach* beschreibt die Heilung eines schwierigen Falles von künstlichem After, durch einen Lanzenstich hervorgebracht, nach einer neuen Methode. (*Casp.* Wochenschr. No. 17.) Das Colon transv. war mit den Bauchdecken verwachsen und der Rand des Geschwürs callös; Erweiterungen, Scarificationen, Aetzen, Brennen, selbst die von *Dieffenbach* versuchte Transplantation einer gesunden Hautstelle, Alles vermochte keine Heilung zu Stande zu bringen. Prof. *Dieffenbach* brachte daher ein gekrümmtes Glüheisen in die offene Stelle, mit welchem er die Wand derselben und selbst einen Theil des eingewachsenen Colons zerstörte, die äufsere Bauchbedeckung aber schonte; mit der sich durch neue Fleischwärzchen verkleinernden Oeffnung wurde ein kleineres Glüheisen eingebracht, und so zuletzt nur noch eine feine glühend erhitzte Sonde. Der Erfolg war vollständig.

die neue üppige Granulation schloſs die Geschwürstelle vollkommen.

Dr. *Windisch* beobachtete (*Schmidt's* Jahrb. III. S 208) eine Mastdarm-Harnblasenfistel, bei welcher mit dem Harne unter den heftigsten Schmerzen ein Spulwurm entleert wurde. Der Kranke starb und die Section zeigte eine Vereiterung der vordern Wand des Rectums, die mit der hintern Wand der Harnblase communizirte und so dem Wurme den Weg in die Blase möglich gemacht hatte.

Dr. *Cramer* theilt in seinen Beiträgen zur Heilung der Fisteln und Geschwüre (Heidelb. Annal. X. H. 1) 9 Fälle mit, in denen ein von ihm eingeschlagenes Verfahren, das *Ref.* dem von *Walther* gegen Fistelgeschwüre angewendeten ziemlich gleich findet, (*v. Gräfe* und *v. Walth.* Journ. Bd. V. H. 1. S. 23.) gute Dienste leistete. Fistelgeschwüre sind dem Verf. analog den offenen Höhlen des Körpers, sie haben, gleich jenen, Ausleerungsstoffe oder krankhafte Secrete auszuführen, und sind nur zu heilen, wenn ihre Schleimhaut zerstört wird. Man suche daher auf den Grund der Geschwüre zu gelangen und dann mit Bougies, die an ihrer Spitze in Höllenstein getaucht sind, an dieser Stelle durch Entzündung eine seröse Absonderung zu bewirken und so nach und nach den Canal zu schlieſsen. Die Bougies bleiben täglich 2mal 2 Stunden in der Fistel liegen, und meist ist das Geschwür in 3 — 4 Wochen geheilt. Dasselbe Verfahren ist mit Erfolg gegen Abscesse anzuwenden; eben so heilen alte Geschwüre und Auflockerungen der Conjunctiva sehr bald unter Anwendung des Höllensteins.

Dr. *Erdmann* empfiehlt gegen veraltete Fuſsgeschwüre (*v. Graefe* u. *v. Walth.* Journ. Bd. 21. H. 2.) nach einer Salbe von Tereb. ℥Iß., Cer. com. Ol. Tereb. ãã ℥I., Druckverband mit Heftpflasterstreifen, wodurch die Wundränder einander genähert werden, und das Geschwür unter Anwendung eines Ungt. cerussae bald heilt. — Diese Salbe ist auch mit Zink Morgens und Abends zwischen die Augenlieder gestrichen, gegen Ophthalmia rheumatica und Entzündung der Meibom'schen Drüse zu empfehlen.

Dr. *Veiel* rühmt (Bemerkungen aus dem Gebiete der Chirurgie. Würt. med. Corr. Bl. No. 12.) gegen alte

Fufsgeschwüre, die zweimalige Anwendung eines Vesicatoriums auf die Geschwürstelle und nachher Aufschläge einer lauwarmen Auflösung von einem Gr. Vitriol. alb. auf eine Unze Aq. menth. pip.

Dr. *Moll* beobachtete bei einem Knaben, der sich, um Nachts nicht ins Bett zu pissen, einen Faden fest um den Penis gelegt hatte, der die Weichtheile durchschnitt, eine Durchlöcherung der Urethra von der Gröfse einer Erbse. Die Heilung gelang leicht. (*Casp.* Wochenschr. 1833. No. 50.)

Dr. *Ebermaier* beobachtete (Med. Zeit. v. Ver. f. Heilk. in Preufs. No. 21.) eine gänzliche Durchreifsung der Harnröhre bei einem 25jährigen Schiffsknecht, in Folge eines Falls vom Mastbaum, mit dem Mittelfleisch auf ein aufrechtstehendes Brett. Nachdem man das in der Harnblase befindliche Coagulum durch Einspritzungen von lauwarmen Wasser durch den Catheter aufgelöfst und abgeführt hatte, legte man, als die Wunde nach einiger Zeit ein gutes Aussehen hatte, einen Catheter durch den Penis, der in das zerrissene Ende der Harnröhre gelangte und um den sich die neue Granulation so bildete, dafs der Kranke nach 3 Monaten völlig geheilt war.

M. R. *v. Froriep* macht (veraltete Luxationen vom Standpunkte der Chirurgie und Medicinalpolizei betrachtet. — Mit einer Kupfertafel col. 12 Gr.) aufmerksam, dafs die Gefahr bei Reponirung veralteter Luxationen nicht unbedeutend ist, indem leicht Zerreifsungen der Gefäfse und Nerven, Quetschungen derselben u. s. w., je nach der Lage der luxirten Theile und der bereits eingegangenen Verwachsungen möglich werden. Deshalb sollte denn auch die Reposition der Luxationen gröfserer Gelenke den niedern Chirurgen untersagt sein.

Dr. *Seeger* beschreibt in seinen Beiträgen zur Verrenkung der Handwurzelknochen (Mittheil. d. würt. Ver. I. H. 3.) die einzelnen Ligamente der Hand und beweifst daraus die Richtigkeit der Annahme, dafs nur das Os. Capitatum unvollkommen gegen den Handrücken hin luxiren könne, wie es sich auch in zwei dem Verf. vorgekommenen Fällen wirklich zeigte. Was die Behandlung dieser Luxation betrifft, so ist absolute Ruhe nöthig, da jede Bewegung die Luxation erneuern kann; die Hand wird auf ein Brett ausgestreckt, von oben durch graduirte Compressen auf den luxirten Knochen ein Druck angebracht, und es werden Schienen, die bis zur Mitte des Vorderarms gehen, angelegt. Die Anlegung der Mitelle ist, wenn auch nicht nöthig doch sehr zu rathen, da die Bewegungen dadurch verhindert werden.

Prof. *Dieffenbach* spricht ausführlich über die Behandlung der Knochenbrüche durch einfachen Verband und Gypsgufs. (*Rust's* Mag. Bd. 41, H. 2) *Dieffenbach* läfst den Kranken sorgfältig an den Ort bringen, wo er die Krankheit überstehen soll, schneidet den Stiefel bei Brüchen der untern Extremitäten weg, reponirt den Bruch und legt meist keinen Verband an, bis die Entzündung der Weichtheile nachgelassen. Sind es schiefe Brüche, so thut man oft wohl, gleich von Anfang an eine Extension zu bewirken. Man benutzt örtliche Blutentziehungen und kalte Umschläge, die so nützlich sind, und doch, wenn man den Verband gleich anlegt, nicht applizirt werden können; letzteres kann daher auch nur bei magern reizlosen Personen, bei denen wenig örtliche Reactionen zu erwarten stehen zulässig und mag dabei selbst in einzelnen Fällen nothwendig sein.

Dr. *Windisch* beschreibt (*Schmidt's* Jahrb. III. S. 206) einen Casus traumaticus specialis, indem ein 38jähriger Mann, nach einem Sturz auf den Kopf nur Hautverletzung zeigte, und nach einer antiphlogistischen Behandlung fast hergestellt, plötzlich todt hinstürzte. Die Section zeigte über dem Gehirnzelte ziemlich viel ergossenes Blut, das Gehirn und die Kopfknochen unverletzt, die rechte Lunge aber so mit Blut überfüllt, dafs das Parenchym derselben ganz verschwunden war.

Dr. *Beuttenmüller* beschreibt (Würt. med. Corr. Bl. No. 16) einen Fall von Fractura ossium cranii bei einem 9jährigen Knaben in Folge eines 30 Fufs tiefen Sturzes, der bei einem antiphlogistischen Verfahren unter Abstofsung der Knochenfragmente durch Eiterung glücklich geheilt wurde.

Dr. *Ebermayer* theilt (Med. Zeit. v. Ver. f. Heilk. in Preufs. No. 15) zwei merkwürdige Kopfverletzungen mit. Bei erstem Falle fand ein Rifs des Stirnbeins Statt, der bei einfachem Verband, kalten Umschlägen und passender Behandlung leicht heilte. Der zweite Fall zeigte gar keine äussere Verletzung, aber bei der Section einen vom Schuppentheil des Schläfenbeins zum Scheitelbein und durch einen Seitenast zum Stirnbein gehenden Knochenbruch, durch den die Art. Meningea media vor ihrer Theilung zerrissen war und ein bedeutendes Extravasat, welches auf das Gehirn drückte, den Tod veranlafst hatte.

Prof. *Seerig* erzählt einen merkwürdigen Fall einer Kopfverletzung bei einem $\frac{7}{4}$jährigen Kinde, das in Folge eines Falls auf einen Stuhl, eine Verwundung des linken Seitenwandbeins erlitt, aus der ein 4 Zoll breites und $2\frac{1}{4}$ Zoll langes Stück Holz hervorgezogen wurde. (*Schmidt's* Jahrb. I. p. 89).

Dr. *Richter* in Düsseldorf erzählt als Beitrag zur Lehre von den Kopfverletzungen (Med. Zeit. v, Ver. f. Heilk. in Preufs.) einen Fall, in welchem ein kräftiger Soldat, bei vollem Bewufstsein und einer gequetschten Hautwunde am Kopfe, ohne sichtbare Knochenverletzung, aber mit Blutausflufs aus dem rechten Ohre, nach 20 Stunden starb und die Section eine Spaltung der Basis cranii, nebst bedeutendem Extravasat zeigte.

Dr. *Dieffenbach* theilt (*Heck.* Annal. Febr.) seine höchst interessanten Erfahrungen und Beobachtungen über Kopfverletzungen mit, und belegt die aufgestellten Ansichten durch 58 Fälle, die ausführlicher mitgetheilt werden. Die Kopfhaut steht offenbar in näherm Verhältnifs zur innern Oberfläche des Schädels, deshalb haben Wunden der erstern so leicht Erscheinungen in letztern zur Folge. Von einer über die Stirnhaut durch einen Theil der Galea gehenden Wunde heilt der Theil derselben, welcher blos die Stirnhaut verletzt, leicht, während die Verwundung in der Galea aller Sorgfalt ungeachtet in Eiterung übergeht; selbst einfache oberflächliche Verletzungen der Kopfschwarte können erysipelatöse Enzündungen nach sich ziehen, denen Delirien folgen und die selbst tödtlich enden; es findet dann eine sich weiterverbreitende Trennung der dura mater vom Knochen Statt, zwischen welche Theile sich eine schmierige Masse ablagert. Aeussere Verletzungen des Schädels zeigen oft an der entsprechenden Stelle im Innern Eiteransammlung. Man vermeide daher Einschnitte in die Galea so lange es möglich, da diese Haut eine sehnige Natur hat, und Sehnenwunden immer schlecht heilen. Einschnitte in die Galea um darunter befindliches coagulirtes Blut zu entfernen, sind stets zu verwerfen, es tritt Luft hinzu und die Stelle geht in Eiterung über, während die Natur das Coagulum leicht selbst durch Aufsaugung entfernt hätte, wenn jeder Eingriff unterblieben wäre. Ist dagegen schon Eiteransammlung eingetreten, so mache man einen möglichst grofsen Schnitt und verschaffe dem Eiter vollen Abflufs. Druckverband ist hier schädlich, denn reine Granulationsflächen dürfen nicht einmal fest aufeinander liegen, ohne unrein zu werden, wieviel weniger diejenigen, bei welchen Necrose ist. Die directe Berührung von Wundrändern ist nur bei frischen Wunden zulässig und dann höchst wünschenswerth, bei Eiterungen aber nachtheilig.

Prof. *v. Wattmann* spricht (med. Jahrb. d. ö. St. Bd. VI. H. 2) über die Behandlung des Schlüsselbeinbruchs und empfiehlt die Methode, nach welcher man die Hand der Seite, deren Clavicula gebrochen, auf die entgegengesetzte Schulter bringt, und ihn in dieser Beugung über der Brust durch eine Serviette erhält.

Dr. *Schürmayer*, Anweisung zur sichern Heilung der Knochenbrüche des Ober- und Unterschenkels, durch eine einfache und wohlfeile Methode. Mit einer lith. Tafel (6 Gr.)

Dr. *Szerlecki*, Tractatus de fractura colli femoris, cui annexa observatio rarissima de ossium mollitie. (15 Gr.) Der Verf. liefert neben einer Zusammenstellung der Erscheinungen des Schenkelhalsbruches, auf 3 lithographirten Tafeln instructive Darstellungen der Veränderung in der Lage der Theile bei den genannten Brüchen.

Dr. *Trusen* bewirkte die Heilung eines falschen Gelenks durch die äusserliche Anwendung der Tinctura Jodinae. (Med. Zeit. v. Ver. f. Heilk. in Preufs. No. 24) Das falsche Gelenk drohte durch unvorsichtige zu frühe Bewegungen, die der Kranke mit seinem Arm vorgenommen hatte; die Bepinselung der Stelle mit Tr. Jodinae, selbst noch als sich die Oberhaut in Stücken abgelöst hatte, bewirkte (wohl durch Ausschwitzung von Lymphe) die völlige Heilung.

Dr. *Köchling* bewirkte die Heilung eines Hydrarthus genu (*Horn's* Arch. Januarheft) bei einem 36jährigen Manne, indem er die unterdrückten Haemorrhoiden wieder in Fluss brachte und örtlich Lin. vol. mit Ungt. Hydrarg. ciner. einreiben liess.

Dr. *Fricke* giebt (*v. Gräf.* u. *v. Walth.* Journ. Bd. 21 H. 2) einen ausführlichen Aufsatz über die bursa mucosa iliaca und deren Communication mit dem Hüftgelenke. Der Verf. giebt eine genaue Beschreibung dieses Schleimbeutels, den er unter zehn Leichen stets einmal mit dem Hüftgelenk, als Bildungsfehler, communicirend fand. Die Entzündung und Krankheit überhaupt dieses Schleimbeutels ist für das Hüftgelenk von besonderer Wichtigkeit, insofern dadurch die Schleimabsonderung im Gelenk selbst verändert wird, und der bei Coxarthrocace vorkommende eigenthümliche Schmerz hat gewiss seinen Grund mit im Leiden dieser Drüse, die wohl auch die häufig dabei vorkommende grosse Eiterablagerung vermittelt. Der Verf. beschreibt einen hierher gehörigen Fall, in welchem die Section die Bursa iliaca vergrössert und mit eitriger Jauche, die sich an mehreren Stellen einen Weg ins Zellgewebe und die Muskeln gebahnt hatte, gefüllt. Gelenkkopf und Acetabulum waren cariös.

Prof. *Dzondi* theilt zur Beantwortung der Frage wo ist der ursprüngliche Sitz des freiwilligen Hinkens der Kinder (Allgem. med. Zeit. No. 17) eine seiner Ansicht, dass dies die fibröse Haut sei, bestätigende Beobachtung mit.

Dr. *Stern* theilt (*Müll.* Arch. H. 3) anatomisch-physiologische Bemerkungen über Rückgratsverkrümmungen mit, nach Untersuchungen an Sceletten und lebenden Individuen. Die verminderte Grösse der Buckligen beruht nicht blos auf der Krümmung der Wirbelsäule, sondern noch mehr auf der gleichzeitigen mangelhaften Ausdehnung und Entwicklung des Körpers, die eben durch die Krümmung hervorgerufen wird. Der Schädel Buckliger zeigt bedeutende Schmalheit des Gesichtstheils, flache Jochbeine und spitze Maxillarknochen. Das Gesicht ist früh runzlig, meist blos, die ... gen klein, glänzend, mit starken Augenbraunen. D... fehlt, die Nase ist lang und der Mund auffallend w... Oberlippe ist dünn und selbst über die Unterlippe ...

gend. *Meckel's* Annahme, dafs Beckenbildungen stets auf allgemeinem Knochenleiden beruhen, fand der Verf. bestätigt, wiederspricht dagegen der Annahme *Weber's* von der Conformität zwischen Becken- und Kopfknochen, sowohl für den gesunden als kranken Körper. Die Extremitäten der Buckligen sind entweder normal, lang, oder selbst verlängert; die obern Extremitäten sind länger und dünner, von den untern sind Unterschenkel und Fufs bedeutend entwickelt, nur das Schenkelbein bleibt zurück und macht die untern Extremitäten so klein erscheinend.

Dr. *Cramer* sah in einem Falle durch einen Stofs die Kopfschwarte von einem Ohr zum andern zerreifsen und hinten 5″ zurückgeschoben; es trat bedeutende Blutung ein, die Wundränder wurden in Berührung gebracht, Heftpflasterstreifen angelegt, und die Wunde heilte in 12 Tagen. (Kopfwunde. Med. Zeit. v. Ver. f. Heilk. in Preufs. No. 18).

Dr. *Cramer* beschreibt (Med. Zeit. v. Ver. f. Heilk. in Preufs.) einen Fall von Gesichtsverletzung. In Folge eines Falls waren die Nasenknochen eines 22jährigen Ziegeldeckers gebrochen, und die Weichtheile so von den Knochen gewichen, dafs das untere Augenlied in der Mitte der Wange, die Mundspalte auf dem Kinn stand. Die Wundränder wurden durch blutige Nath und Heftpflasterstreifen aneinander gehalten und die Heilung gelang in 6 Wochen vollständig.

Prof. *Seerig* berichtet (*Schmidt's* Jahrb. I. p. 89) über einen merkwürdigen Fall von Verletzung der Zunge bei einem 4 Wochen alten Kinde, indem die Zunge in der Mitte quer entzwei gedrückt worden; der Verf. brachte die Vereinigung mit blutigem Heften noch 40 Stunden nach der Verletzung glücklich zu Stande.

Prof. *Dieffenbach* theilt (*Rust's* Mag. Bd. 41 H. 3) einige Beobachtungen über Halswunden, nach welchen die Wichtigkeit auch der oberflächlichen Wunden am Halse erwiesen wird, mit. Die Heilung einfacher Schnittwunden am Halse wie sie bei Selbstmördern oft vorkommen, dauert meist lange, und leicht entsteht verbreitete Entzündung oder Abscefsbildung im Zellgewebe, die tödtlich werden kann. Auch tiefere Wunden des Halses werden indessen meist nur durch Entzündung der Luftröhre und Bronchien und Ergiefsung von Blut oder

Wund-

Wundsecret in diese Theile tödtlich. Die rasche Vereinigung gelingt bei einfachen Halswunden nur schwer; und während kleinere Wunden der Luftröhre durch fortschreitende Entzündung oft tödtlich werden, heilen gröfsere Wunden manchmal. Die blutige Nath ist stets unpassend, einfache Heftpflasterstreifen sind für Hautwunden hinreichend, bei Wunden des Larynx und der Trachea mache man blos Umschläge mit Wasser, lasse zur Ader, und gebe innerlich Mucilaginosa und Narcotica. Tritt Eiterbildung ein, so sorge man für gehörigen Abflufs desselben.

Dr. *Windisch* beschreibt (*Schmidt's* Jahrb. III. S. 211) einen höchst merkwürdigen Fall einer durch einen Bajonetstich verursachten Verwundung eines 20jährigen Mannes, einen Zoll unter dem Nabel, mit sehr grofsem Bluterguſs in die Bauchhöhle und Vorfall eines Netzstückes. Der Kranke zeigte bedeutende Depletion, und man stand daher vom Bauchschnitt ab, indem man blos den vorgefallenen Netztheil reponirte, und erweichende Umschläge machte. Nach 8 Tagen brach der Kranke Blut, hatte Nasenbluten und es ging Blut durch Harnröhre und After ab, unter Nachlafs aller beunruhigenden Symptome. Der Kranke wurde nach 4 Wochen geheilt entlassen; die Natur hatte den Bluterguſs in die Bauchhöhle aufgesogen und dann durch die genannten Wege ausgeführt.

Der Batall. Arzt *Köppen* erzählt (*v. Graefe* u. *v. Walth.* Journ. Bd. 21 H. 2) die Heilungsgeschichte einer merkwürdigen durch einen Bifs von einer Schlange in den Hodensack bewirkten Verwundung, welche 3″ grofs war. Das Kindskopfgrofs angeschwollene Scrotum war mit dem Penis schwarz. Anfangs kalte Umschläge und ein antiphlogistisches Verfahren, später örtlich Mixt. vuln. acid. mit Wasser und innerlich China heilten den Kranken.

Dr. *Fricke* beobachtete (*Casp.* Wochenschr. No. 25) einen glücklichen Verlauf einer penetrirenden Bauchwunde bei einer im 9ten Monate Schwangern. Die durch einen Messerstich bewirkte Wunde wurde durch blutige Nath und Heftpflaster vereinigt, und die Geburt trat nach 11 Tagen regelmäfsig ein.

Dr. *Späth* erzählt (Würt. med. Corr. Bl. No. 19) eine Beobachtung eines Falles von Schufsverletzung am Unterschenkel. Der Kranke starb am Abend vorher, ehe man die Amputation machen wollte und die Section zeigte die Wunde brandig 6″ lang, 3″ breit und zwischen ½—2″ tief, die Muskeln sämmtlich zerrissen, eben so beide Aeste des N. peronaeus, und die Fibula an 2 Stellen gebrochen. Der Fall wurde wegen der grofsen Nervenverletzungen für absolut tödtlich erklärt.

Dr. *Michaelis* beschreibt (*v. Graefe* u. *v. Walth.* Journ. Bd. 21 H. 1) eine von *v. Graefe* vorgenommene künstliche Trennung fractuirt gewesener, schief geheilter Knochen und Zusammenheilung derselben in normaler Richtung. Ein 25jähriger Lieutenant brach bei einem Sturz mit dem Pferde beide Unterschenkelknochen rechter Seite; die sich nach 7 Wochen so aneinandergeheilt zeigten, dafs sie einen stumpfen Winkel bildeten, durch den der Fufs um mehr als drei Zoll verkürzt war. *v. Gräfe* beabsichtigte durch einen Flaschenzug die Theile wieder zu trennen und dann in grader Richtung wieder zu heilen, was auch so gut gelang, dafs der Patient nach 12 Wochen jetzt wirklich geheilt seinen Fufs völlig gebrauchen konnte, und sich noch jetzt, 18 Jahre nachher, wohl befindet.

Von Prof. *Textor's* Grundsätzen zur Lehre der chirurgischen Operationen, die mit bewaffneter Hand unternommen werden, erschien eine Lieferung (8 Gr. Das Ganze mit Abbildungen in 2 Bänden. 6—8 Lieferungen).

Von Dr. *Eulenburg* erschien ein kurzes Handbuch der Akiurgie, als eine gedrängte Darstellung der chirurgischen Operationen mit Rücksicht auf die Leistungen, welche bei den Promotions- und Staatsprüfungen verlangt werden (1⅝ Thlr.), welches in zweckmäfsiger Kürze die sämmtlichen Operationsweisen darstellt und zu dem angegebenen Zwecke besonders brauchbar erscheint.

Dr. *Ott*, theoretisch - praktisches Handbuch der allgemeinen und besondern chirurgischen Instrumenten- und Verbandlehre, oder der mechanischen Heilmittellehre, zum Gebrauche bei Vorlesungen und zum Selbstunterrichte, mit steter Rücksicht auf das Handbuch der Chirurgie von *Chelius* bearbeitet. 3te Auflage. — Erster theoretischer Theil (8 Gr.)

Zu den akiurgischen Abbildungen von Prof. *Blasius* (Uebersetzung, 1833 S. 297) erschien von demselben Verf. ein Lehrbuch der Akiurgie als Grundlage zu Vorträgen und Repetitionen bearbeitet.

Dr. *Plieninger* beobachtete (Würt. med. Corr. Bl. No. 25) eine Mundsperre nach der Verletzung durch eine Nadel im linken Daumen. Eine seröse Blase an der verwundeten Stelle trat auf, und ein bedeutender nächtlicher Schweifs, worauf die Kranke geheilt war.

Ein höchst wichtiger Beitrag zur Operationslehre ist die von *Stilling* empfohlene Gefäfsdurchschlingung (mit einer Kupfertafel, 18 Gr.) zur Stillung von Blutungen aus gröfsern Gefäfsen, sowohl Arterien als Venen. Man soll nemlich in die Wand der Arterie einige Linien von dem durchschnittenen Ende mit einer feinen Lanzette einen dem Lumen des Gefäfses gleich grofsen, durch die vordere und hintere Wand gehenden, mit der Längenachse der Arterie parallel laufenden Spalt bilden und durch diesen Spalt das Ende des Gefäfses ziehen. Hierdurch ist man nach den vom Verf. angestellten 160 Versuchen an Thieren vor jeder Nachblutung sicher und auch beim Menschen wurde das Verfahren bereits mit Erfolg angewandt. Fernere Beobachtungen müssen die Zweckmässigkeit entscheiden, deren Bestätigung uns diese Operation als bedeutenden Beitrag zur Chirurgie bezeichnen läfst. — Bei Gelegenheit der Versuche dieser Operationsweise untersuchte der Verf. bei den Thieren in mehr oder gröfsern Zwischenzeiten nach der Operation das auf die angegebene Weise behandelte Arterienende, und theilt uns hernach seine Erfahrungen über die Bildung und Metamorphose des Blutpfropfes oder Thrombus in verletzten (resp. durchschlungenen) Gefäfsen (mit 2 Tabellen, 1 Thlr. 20 Gr.) mit, indem er dessen Entstehung und Fortbildung fast von Stunde zu Stunde verfolgt. Die Schliefsung des Gefäfses entsteht durch Faser- und Eiweifsstoff, welcher den Thrombus bildet, in dem sich nach 1—6 Tagen Gefäfse bilden und so die Adhäsion desselben vermitteln, indem er endlich in einen eigenthümlichen thierischen Stoff übergeht. Bei Venen bildet sich der Thrombus blos in dem zum Körper gehenden Ende, nicht im Herzende und bleibt derselbe lange weniger fest als der Arterien-Thrombus. —

Der Wundarzt *Peterka* empfiehlt (Med. Jahrb. d. ö. St. Bd. VI. H. 1) zur radicalen Stillung der Blutungen nach örtlichem Blutlassen oder applizirten Blutegeln die blutende Stelle durch eine Klemme von Holz zu compriniren. Man spaltet einen $1\frac{1}{4}''$ langen, $\frac{1}{4}''$ breiten Span, höhlt die Seitenflächen, welche sie berühren sollen in der Mitte aus, umwindet die zu brauchenden Enden mit Leinwand, schneidet an den Seitenrändern Kerbe ein, und bringt die an der blutenden Stelle gebildete Hautfalte zwischen die Enden, indem man alsdann die Späne mit Bindfaden vereinigt. — Zuweilen ist nach Blutegelbissen nur nöthig, dem Kranken eine von der bisherigen umgekehrte Lage annehmen zu lassen, wodurch sich das Zellgewebe verschiebt und die Blutung steht.

Dr. *Bardili* machte bei einer Verwundung der Vola manus durch einen Glassplitter, die ein Chirurg mifshandelt hatte, nach 16 Tagen die Unterbindung der Arteria radialis am Handgelenke (Würt. med. Corr. Bl. No. 15) mit glücklichem Erfolge, unter passender Behandlung der fast brandigen Wunde.

Prof. *Dieffenbach* erzählt (Med. Zeit. v. Ver. f. Heilk. in Preufs. No. 51) einen Fall von Heilung eines Aneurysma in der Kniebeuge durch Unterbindung der Arteria cruralis, bei einem 28jährigen Manne.

Dr. *Fricke* bewirkte, nach der Erfahrung, dafs sich Varicen heilen lassen, wenn man einen einfachen Faden durch dieselbe zieht, die Radicalcur der Varicocele indem er dieselbe Operation bei den Venen des Scrotums anwandte. Nach Anschwellung und Oeffnung einiger Abscesse verschwand die Varicocele und der früher atrophische Hoden erhielt sein Volumen wieder. (Med. Zeit. v. Ver. f. Heilk. in Preufs. No. 7.) Prof. *Wutzer*, von dem bisherigen Verfahren unbefriedigt, wandte in zwei Fällen eine ähnliche Operation mit Erfolg an; er legte nemlich zur Operation des Krampfaderbruchs einige erweiterte Venen bloſs und unterband sie, indem er auf die Wunde nachher Eisumschläge machte, und den antiphlogistischen Apparat brauchte. (ibid.)

Dr. *Willems* sah (*Casp.* Wochenschr. No. 21) eine furchtbare Verwundung des Armes, die ohne Amputation geheilt wurde. Die untern Gelenkfortsätze des Oberarms waren zerschmettert, die Muskeln und Arterien gröſstentheils zerrissen. Die sphacelösen Fleischtheile und die necrotischen Knochenstücke stieſsen sich ab und bei häufiger Befeuchtung des Verbandes mit kaltem Wasser und nahrhafter Diät heilte die Wunde schnell ohne völlige Steifheit des Arms.

Dr. *Wenzel* beschreibt (Allgem. med. Zeit. No. 25) einen Fall einer Amputation, bei einem 11jährigen Knaben, dessen rechter Oberschenkel durch Pferdetritte zerbrochen und dessen linker Schenkel bereits brandig war. Nach Chlorkalk-Auflösungen besserte sich die Beschaffenheit der Wunde so weit, daſs nach 2 Monaten der linke Oberschenkel zu $\frac{2}{3}$ zerstört war. Die Amputation ward jetzt gemacht und war von erwünschtem Erfolge, doch blieb eine kleine Stelle des Stumpfes eiternd durch unregelmäſsige heftige Bewegungen, die der Knabe zu früh mit dem Gliede vornahm.

Dr. *Büttner* sah bei der Amputation des Oberarms einer Frau, wegen ohne erkennbare Ursachen eingetretenen Brand, aus den Arterien keine Blutung eintreten, nachdem das Tourniquet geöffnet worden. Es wurde nur eine Vene unterbunden und die Heilung gelang. (Med. Zeit. v. Ver. f. Heilk. in Preuſs. No. 5).

Eine kurze Nachricht über die von *Schindler* glücklich ausgeführte Exstirpation des Unterkiefers (s. Uebers. v. 1832 S. 247) findet sich in No. 5 der Med. Zeit. v. Ver. f. Heilk. in Preuſs.

Dr. *Veiel* machte in einem Falle von hervorgetretenem Schienbein die Resection des untern Gelenkkopfes des Schienbeins, mit so günstigem Erfolge, daſs groſse Callusbildung selbst eine Art künstlichen Gelenkes ohne Verkürzung bilden lieſs. (Würt. med. Corr. Bl No. 20).

M. R. *Heyfelder* machte die Operation der Ausrottung einer skirrhös entarteten Unterkieferdrüse, bei einer 42jährigen Frau mit glücklichem Erfolg. Die über ein Pfund schwere speckartige zellige Drüse safs auf der Gl. Thyreoidea dem Larynx und der Trachea und hatte bedeutende Athmungsbeschwerden hervorgebracht. (Med. Zeit. v. Ver. f. Heilk. in Preufs. No. 4).

Dr. *Eyrmann* exstirpirte einem jungen Menschen eine Balggeschwulst hinter dem rechten Ohre, in welcher sich eine Menge 1—$1\frac{1}{2}$″ langer Haare ohne Wurzeln fanden. (Med. Zeit. v. Ver. f. Heilk. in Preufs. No. 18).

M. R. *Ulrich* beschreibt (Med. Zeit. v. Ver. f. Heilk. in Preufs. No. 28) eine Operation einer steotomatösen Geschwulst bei welcher plötzlicher Tod durch das Eindringen der Luft in die Drosselader eintrat. Die verengte Vena jugularis war unterhalb dem Foramen jugulare obliterirt und hatte eine Verwundung an einer blutleeren Stelle erlitten, dadurch war das Eindringen der Luft bis zum Herzen möglich geworden und so der Tod durch Paralysis cordis eingetreten.

Zu der von *Stromeyer* vorgeschlagenen Durchschneidung der Achillessehne beim Klumpfufse (s. Uebers. v. 1832 S. 306) erzählt derselbe neuerdings (*Rust's* Mag. Bd. 42 H. 1) 4 gelungene Fälle.

Prof. *Dieffenbach* theilt einen Fall von Heilung einer Spaltung des weichen Gaumens durch die Nath mittelst Bleidrath und Seiteneinschnitten (Med. Zeit. v. Ver. f. Heilk. No. 12) mit. Es war ein 18jähriges scrofulöses Mädchen und die Prognose besonders auch durch die Weite der Spalte ungünstig. Die Operation gelang trotz einer bedeutenden Blutung und nachfolgender grofser Schwäche.

Prof. *Seerig* sah in einem Falle die mit Höllenstein betupften Ränder einer Hasenscharte, deren Operation einem andern Wundarzte mifslungen war, nach 3 Wochen bis auf eine kleine Lücke geheilt. Der Verf. glaubt, dafs Hasenscharten-Operationen oft mifslingen, weil man theils die Lippe nicht genug vom Zahnfleisch trennt, oder beim Wolfsrachen die Erhabenheit am Maxillarrande nicht wegnimmt, theils weil man unnöthige Instrumente anwendet, da ein kleines Messer, eine Scheere, einige Fäden, Heftpflasterstreifen und Plumaceaux hinreichen. Die Insektennadeln (nach *Dieffenbach* dem die Chirurgie schon so manchen genialen Vorschlag verdankt, *Ref.*) sind sehr passend, dagegen reizt die *Eber*'sche Pflasterbinde die Haut und giebt Veranlassung zur Vereiterung. Prof. *Seerig* machte in 8 Jahren die Operation der Hasenscharte 22mal und sie gelang jedesmal. (*Schmidt's* Jahrb. I. S. 89).

M. R. *Ulrich* machte einen Luftröhrenschnitt mit unglücklichem Ausgange, wegen einer seit 3 Tagen verschluckten Bohne, die sich nach dem Tode der Einschnittstelle nahe fand, aber wahrscheinlich am Anfange des linken Bronchus gesessen hatte. Dr. *Bonten* erzählt einen ähnlichen Fall, der ohne Operation nach 9 Tagen tödtlich endete; die Section zeigte Entzündung der Luftröhre und Bronchien und die Bohne ebenfalls an der Theilungsstelle des linken Bronchus. (*Casp.* Wochenschr. No. 18).

Als Beiträge zur operativen Behandlungsweise der Hypospadie (Würt. med. Corr. Bl. No. 21) erzählt der Wundarzt *Heller* einen Fall, in welchem durch syphilitische Geschwüre die Harnröhre durchlöchert worden und so einen neuen Ausflufspunkt für den Urin abgab. Die einfache Vereinigung der Ränder jener Stelle nach ihrer Anfrischung gelang nicht durch die blutige Nath; es traten neue syphilitische Affectionen in Form eines Gesichtsausschlags auf, die aber durch eine Sarsaparillcur schwanden; nun wurde die Harnröhre bis zur zweiten Oeffnung gespalten und dann die Wundstelle durch 7 Hefte vereinigt. Die Heilung gelang in 8 Tagen vollständig.

Prof. *Mandt* öffnete in einem Falle von Steinschnitt, in welchen ein Stein zu grofs war um durch die Oeffnung gebracht zu werden und die Zerstückelung mifslang, die Bauchdecke ging dort mit 2 Fingern ein und drückte, indem er den Stein zugleich vom Rectum aus fafste, denselben so gegen die zuerst gemachte Blasenöffnung, dafs ihn dort ein Gehülfe fassen und herausziehen konnte. Diese Beobachtung ist wichtig und verdient für ähnliche Fälle die Beachtung der Wundärzte. (Die Urethro-Cysteolaparatomie. *Rust's* Mag. Bd. 42 H. 1).

Dr. *Frenkel* sucht in seinem Aufsatze: die Herniotomie und das Extractum Belladonnae (*v. Gräfe* u. *v. Walth.* Journ. XX. H. 4) darzuthun, dafs die Operation oft unnöthig oft zu spät angestellt wird und die unglücklich abgelaufenen Fälle nicht genug bekannt gemacht werden. Aderlafs, Antiphlogistica, Bäder sind immer vorher zu versuchen; in 6 Fällen (einem sehr heftigen) half. Extr. Belladonnae in Einreibung. Gute Bruchbänder sind die besten Schützungsmittel gegen Einklemmung. (Wenn *Ref.* auch gerne beistimmt, dafs die Sucht zu Operationen zuweilen in ihre Gränze zu verweisen ist, so glaubt er doch auch, dafs mifslungene Bruch-Operationen am häufigsten ihren Grund darin finden, dafs sie eben zu spät und nach zu vielen Versuchen der Taxis, die gewifs nicht ohne Einflufs auf die eingeschnürte Darmparthie sind, vorgenommen werden.)

Dr. *Dieffenbach* bewirkte die Heilung eines Schenkelbruchs mit doppeltem Bruchsacke durch die Operation (Med. Zeit. v. Ver. f. Heilk. in Preufs. No. 6.) bei einer 34jährigen Frau. Die Hautwunde heilte durch Eiterung. Eben so gelang die Heilung eines eingeklemmten Schenkelbruchs durch die Operation und glückliche Beseitigung des Hospitalbrandes in der Wunde bei einem 29jährigen Mädchen. Die äusserliche Anwendung des Chlorkalks hatte gegen den Hospitalbrand gute Dienste geleistet. (ibid.)

Prof. *Dieffenbach* fand bei der Operation eines eingeklemmten Schenkelbruchs (Med. Zeit. v. Ver. f. Heilk. No. 10) bei einer 64jährigen Frau einen leeren Bruchsack und ein Emphysem des Zellgewebes unter der Haut, während aus der Bauchhöhle eine Menge Wassers ausflofs. In einem zweiten Falle, bei einer 64jährigen Frau, war bedeutende Fettablagerung vorhanden, was die Operation jedesmal sehr erschwert; der Bruchsack war ganz durchsichtig und klar und zeigte das zusammengeballte Netz im Innern. Beide Kranken wurden geheilt.

Prof. *Dieffenbach* theilt (Med. Zeit. v. Ver. für Heilk. in Preufs. No. 1) einen Fall von schneller Heilung der Wunde nach der Operation eines eingeklemmten Schenkelbruchs mit. Die Operation fand bei einem 58jährigen Manne Statt, die durch Pflasterstreifen vereinigte Wunde war nach 7 Tagen geheilt.

Dr. *Dietrich* (Bemerkung in Betreff der Steinzangen. Würt. med. Corr. Bl. No. 7) rühmt die Steinzangen mit sich kreuzenden Griffen, bei hochliegenden und grofsen Blasensteinen und empfiehlt sie den Wundärzten sehr.

Von *Zimmermann's* Lehre des chirurgischen Verbandes und dessen Verbesserungen erschien das 14te bis 16te Heft (jedes Heft 8 Gr.). Das Ganze in einem Bande mit 65 lith. Tafeln, 3 Thlr.)

Dr. *Salomon*, kurze Anleitung zur Lehre vom chirurgischen Verbande für angehende Wundärzte. (Mit 6 Tafeln, 20 Gr.)

Linderer, Lehre von den gesammten Zahnoperationen, nach den besten Quellen und eigener 40jähriger Erfahrung dargestellt. (Mit 12 lith. Tafeln, 2 Thlr.)

Der vollkommene Zahnarzt, oder die Lehre vom Leben, den Krankheiten und den mechanischen Hülfsmitteln zum Ersatz der Zähne. Nach *Maury*, *Th. Bell* und *Linderer*, von einem praktischen Zahnarzte. (Mit 42 Kupfertafeln, 2 Thlr.)

Augen- und Gehör-Krankheiten.

Wir haben 1834 wenig Aufsätze aus Journalen für die Augenheilkunde mitzutheilen, können dagegen einige dahin gehörige Werke von *Rosas*, *Schön*, *Stilling* und *Jüngken* nennen, die sich durch ihren Gehalt besonders auszeichnen. Das letztere Werk ist namentlich besonders wichtig, indem es klare Normen für die Behandlung der Augenblennorrhöen aufstellt, und überzeugend dargethan hat, dafs die sogenannte ägyptische Augenentzündung keineswegs aus Aegypten herübergeschleppt worden, wie dies früher auch schon von andern Aerzten behauptet wurde.

Von Prof. *Rosas* erschien gleichsam als Auszug seines theoretisch-practischen Handbuchs der Augenheilkunde (1830) eine Schrift unter dem Titel: Lehre von den Augenkrankheiten, zum Gebrauche für praktische Aerzte und Wundärzte, wie auch zur Benutzung als Leitfaden beim klinischen Unterrichte. ($3\frac{1}{2}$ Thlr.) Der Verf. folgt indessen hier einer eigenthümlichen Anordnung, die als höchst vollständig und systematisch zu betrachten ist, und dem Werke einen bestimmten Vorzug vor den ähnlichen Schriften gewährt, auf die wir indessen hier nur verweisen können, da unser Raum für eine ausführliche Darstellung nicht ausreicht, und ein Abrifs doch keine klare Ansicht gewährt, weil die Eintheilung des Verf. dafür zu complizirt erscheint.

M. R. *Andreae* gab in einer kleinen Schrift: Einleitung in die Augenheilkunde, recht passende Vorschriften zur Untersuchung der Augenkrankheiten, sprach über die Diät der Augenkranken und über örtliche Mittel, deren durch Erfahrung erprobte, ausführlich aufgezählt und beleuchtet werden. Eben so sind die wichtigsten Augenoperationen erörtert. — Diesem Programm fügte der Verf. eine kurze Geschichte der Augenheilkunde und Beschreibung der zu den Augenoperationen nöthigen Instrumente bei, und so erschien das Ganze besonders für angehende Augenärzte sehr brauchbar, als Grundrifs der allgemeinen Augenheilkunde. (18 Gr.)

Dr. *Sichel*, allgemeine Grundsätze, die Augenheilkunde betreffend, nebst einer Geschichte der rheumatischen Augenentzündung, übersetzt von Dr. *Philipp*. (6 Gr.)

Die Observationes ophthalmologicae von Prof. *Dzondi*, (10 Gr.) enthalten mehrere interessante Abhandlungen. I. Ueber den Abkühlungsprozefs des Auges durch Verdunsten der Thränenfeuchtigkeit (Vergl. Uebers v. 1832. S. 275.); II. Eintheilung der Augenentzündungen nach den Geweben (Uebers. v. 1832. S. 275.); III. Ursachen der Ophthalmien und IV. Nachtheile blos örtlicher Behandlung derselben.

Prof. *Wolff* spricht (Med. Zeit. v. Ver. f. Heilk. in Preufs. No. 19.) über die jetzt herrschende catarrhalische Augenentzündung, die mit der ägyptischen viele Aehnlichkeit darbot, aber nicht contagiös war. Meist verbreitete sich die auf atmosphärischen Einflüssen beruhende Entzündung schnell von den Augenliedern auf die Conjunctiva, und war mit reichlicher Schleimabsonderung verbunden. Die Krankheit dauerte 7 — 14 Tage und ging allgemein in Genesung über; aufser einigen Abführmitteln und einem Aderlafs waren örtlich nur kalte Umschläge auf die Augen- und Stirngegend, und später leicht adstringirende Augenwässer nöthig, um die Heilung bald zu erlangen.

Dr. *Schön* unterscheidet in seiner nosologisch-therapeutischen Darstellung der gonorrhoischen Augenentzündung (12 Gr.), mit welcher er die Ophthalmia neonatorum identisch erklärt, zwei Formen der durch Tripperanstokkung entstandenen Augenentzündung. In der ersten leidet Bindehaut der Augenlieder und des Augapfels mit der Sclerotica, Iris und Chorioidea, (Blepharo- und Ophthalmo-blennorrhoea gonorrhoica;) in der zweiten leidet vorzugsweise die Bindehaut der Augenlider. (Blepharo-blennorrhoea gonorrhoica.) Das Uebel entsteht stets durch Tripper, sei es nun ein unterdrückter Tripper, der sich metastatisch aufs Auge wirft, oder ein direct auf die Augen gekommener Tripperschleim. Bei der Ophthalmia neonatorum litt die Mutter stets an Tripper oder bösartigem Fluor albus und steckte so das Kind an. Nach einer Beschreibung der Krankheit, von der der Verf. 3 Stadien je nach dem Grade der Entzündung unterscheidet, rühmt er zur Heilung im Anfang örtliche und allgemeine Blutentziehungen und ein ableitendes Vesicatorium in den Nacken; zugleich Umschläge mit kaltem Wasser und innerlich Calomel. Man suche den Tripper der Schleimhaut der Harnröhre wieder einzuimpfen. Bei der eingetretenen Secretion läfst der Verf. mit dem besten Erfolg alle $\frac{1}{2}$ — 1 Stunden einen Theelöffel voll Laud. liq. Sydenh. ins Auge giefsen, und nachher das Secret, durch eine Auflösung von Lap. div. (Gr. II. auf ℥I. Flüssigkeit) Laud. liq. wegspülen. Ist Vereiterung der Cornea zu fürchten, so pafst ebenfalls das Eingiefsen von Laudan. liq. Sydenh. ins Auge, und Einreibungen von Ungt. Hydrarg. ciner. in die Supraorbitalgegend. Hornhautgeschwüre fordern Augenwässer mit Cuprum. sulph. Sublimat, Lap. infern. und zur Heilung die Senega; Hornhautauftreibungen Calomel, Opium und Digitalis. Gegen zurückbleibende Hornhautflecken ist das Aurum muriaticum zu empfehlen, indem man von einer Auflösung von 1—4 Gr. auf eine Unze Wasser, 4 mal täglich einen Tropfen ins Auge giefst.

Jüngken's Schrift über die Augenkrankheit, welche in der Belgischen Armee herrscht, nebst Bemerkungen über die Augenkrankheiten am Rheine und über Augenblennorrhöen im Allgemeinen (14 Gr.) gehört zu den bedeutendsten Erscheinungen im Gebiete der Ophthalmiatrik. Der Verf. zeigt bei einer reichen Erfahrung einen unbefangenen Blick, und theilt über Augenblennorrhöen im Allgemeinen manche Ansicht mit, die mit den herrschenden Ideen nicht ganz übereinstimmt, die aber dem einfachen Urtheil schon Beifall abzwingt, und sich auch dem Ref. in der Praxis bewährt zeigte. — Alle Augenblennorrhöen sind in dem höhern Grade ihrer Entwicklung contagiös, ohne dafs ihnen ein specifisches Gift zum Grunde liegt, je eiterartiger das Secret, um so contagiöser ist die Krankheit, die auch durch die Einwirkung der Absonderung auf die die Kranken umgebende Atmosphäre letztere so sehr mit Ansteckungsstoffen schwängert, dafs auch Gesunde dadurch erkranken. Die Blennorrhöe der

Augen gleicht dem Tripper, nur fordert sie gleich das eingreifendste Verfahren, da die Entzündung hier einen raschern Verlauf zeigt. So ist nun auch die ägyptische Augenentzündung (welche auch in der belgischen Armee herrschte und bereits fürchterliche Resultate hervorgerufen hat,) durchaus keine specifische aus Aegypten herübergekommene, sondern nur eine auf Erkältung mit Congestionen zum Kopf beruhende Ophthalmie, (Vergl. Uebers. v. 1833. S. 161) die sich unter Granulationen auf der Conjunctiva entwickelt, und hierin ihre characteristische Eigenschaft besitzt. Die Krankheit hat sich in Europa epidemisch verbreitet, seit die engen Kleidungen des Militairs, die schweren Czakos u. s. w., den Blutandrang zum Kopf begünstigten, und das Bivouak und die nächtlichen Posten im letzten Feldzuge gegen Frankreich so leicht hervorriefen. Da nun das Uebel, so lange sich noch irgend Granulationen auf der Conjunctiva zeigen, nicht geheilt ist, indem die Entzündung nur Folge dieser Granulationen ist, so ist es natürlich die Krankheit immer wieder ausbrechen zu sehen, sobald neue Erkältung sie begünstigt. Hiernach kann die Epidemie als solche nur gehoben werden, wenn die erkrankten Soldaten in die Heimath geschickt und isolirt werden. Die Therapie fordert gleich vom Anfang bedeutende allgemeine und örtliche Blutentziehungen, deren Wiederholung sich nach dem Standpunkte der Entzündung richtet, zugleich kühlende Abführmittel, Calomel, Aq. laurocerasi. Die Absonderung mufs man fleifsig entfernen und je eiteriger sie ist, desto öfterer mit einem Schwamm mit lauwarmem Wasser wegwischen; hindern die Granulationen den Abflufs des Eiters, so nimmt man sie mit einer Scheere weg. Kalte Umschläge werden nur im Anfange vertragen, warme Breiumschläge schaden. Ein specifisches Mittel giebt es nicht, und erst, wenn die Heftigkeit der Entzündung gemindert, sind Augenwässer zu benutzen. Dann ist eine schwache Auflösung von Sublimat (Gr. I. ad ℥X.—XII.) oder Lap. div. (Gr. II. ad ℥VI.—VIII.) zu empfehlen; spä-[illegible] löst man einen Gran Lap. inf. in zwei Unzen Wasser [illegible] Entfernung der Granulationen, und betupft dieselben, wenn [illegible]hig, selbst mit Schwefelsäure oder schneidet sie weg. [illegible] ist nachtheilig.

[illegible]r. *Köchling* theilt (*Horn's* Arch. Jan.) eine merkwürdige Heilung einer Nachtblindheit (Hemeralopia) bei einem an Leberkrankheit Leidenden mit, indem sich nämlich nach auflösend-ausleerenden Mitteln eine Gelbsucht einstellte, die die Hemeralopie hob.

Dr. *Plieninger* beobachtete (Würt. med. Corr. Bl. No. 20.) eine schnell eingetretene Amblyopie auf das Waschen mit Schnee bei einem 14jährigen kurzsichtigen Menschen. Nach dem durch Fliederthee Transpiration eingetreten war, besserte sich der Zustand, doch war Anfangs noch Lichtscheue vorhanden.

Dr. *Köchling* bewirkte die Heilung eines schwarzen Staars (*Horn's* Arch. Jan.), welcher nach durch Erkältung plötzlich verschwundenen Masern entstanden war, durch Einreibung von Ungt. tart. stib. in den Nacken, Bädern mit Senfmehl, und innerliche Anwendung von Calomel, Arnica, Campher und Sulph. stib. aurant. — In einem 2ten Falle (ibid.) bewirkte derselbe die Heilung eines nach heftigem Schreck entstandenen schwarzen Staars durch einen Aderlafs und Antiphlogistica in kurzer Zeit.

Prof. *Ritterich* erzählt (*Schmidt's* Jahrb. I. S. 99.) 6 Fälle von Eiterung der Hornhaut, die mittelst Abführmitteln und örtlicher Anwendung von Zinc. acet., Sacch. saturn., Lap. div., Merc. subl. corr., Merc. praecip. alb., theils in Auflösung, theils in Salbenform und nach dem Zustand des Uebels passend modifizirt und abwechselnd, glücklich geheilt wurden. In einem Falle befanden sich Pusteln auf der Cornea, in einem, Eiter in der Substanz derselben, in einem zugleich ein Hornhautbruch.

M. R. *Heyfelder* theilt (Würt. med. Corr. Bl. No. 5.) einen Beitrag zur Kenntnifs des Coloboma iridis mit. Der Augapfel war normal, nur oben nicht gehörig gerundet, es war gleichzeitig eine Spalte in der Uvea und dem Corpus ciliare vorhanden, an welchem letztern die Linse befestigt war. Choroidea und Retina waren nicht gespalten.

Dr. *G. Linke* stellte die vorhandenen Thatsachen über Fungus medullaris oculi mit vielem Fleifse und kritischer Sichtung zusammen, giebt die characteristischen Zeichen des Uebels gut an und fügt einige eigene Beobachtungen, hinzu, weshalb die Schrift (Tractatus de fungo medullari oculi.

cum Tab. V. colorat. 1 Thlr. 16 Gr.) allen Augenärzten bestens zu empfehlen ist.

Prof. *Kuhl* erzählt (*Schmidt's* Jahrb. I. S. 242.) einen Fall von Exophthalmia fungosa bei einem 39jährigen gesunden Manne. Es war eine Geschwulst vom innern Augenwinkel ausgegangen und hatte den Augapfel nach aufsen gepreſst; in der Nasenhöhle war ein Polyp, die Parotis und die Gl. submaxillares erschienen verhärtet, eben so die Inguinaldrüsen; der Nebenhoden war angeschwollen. Es lag also offenbar ein Drüsenleiden zum Grunde, gegen welches eine Frictions-Cur angestellt wurde. Eine kleine exulcerirte Stelle in der Geschwulst vergröſserte sich, und der Kranke starb. Die Section zeigte einen Fungus medullaris, der im obern Theile der Orbita entstanden war.

Lattier de Laroche Beobachtungen und Erfahrungen über die Heilung des grauen Staars, ohne chirurgische Operation. Nebst einer Beschreibung aller Theile des menschlichen Auges und der mit ihm in Berührung stehenden Theile des Kopfes. Aus dem Französischen. (16 Gr.)

Lachmann, instrumentorum ad corneae sectionem in catarrhactae extractione perficiendam, inventorum, descriptio historica. (Mit 3 Kupfertafeln. 12 Gr.)

Dr. *Stilling* schlug nach zahlreichen Versuchen an Kaninchen und Hunden eine neue Methode für die künstliche Pupillenbildung in der Sclerotica vor. (Nebst einem Anhange: über die Verpflanzung der Hornhaut, Keratoplastik — welche dem Verf. in einem Falle in die Lederhaut zu verpflanzen gelang; — 16 Gr.) Da sich die Wunde der Sclerotica, wenn sie viereckig oder rund ist, am wenigsten schlieſst, so muſs man diese Form der Wunde bilden, und da das die Wunde verschlieſsende Häutchen leicht mit der sich davor legenden Bindehaut verwächst, so ist die Bindehaut an der Wundstelle ebenfalls wegzunehmen, endlich ist es am besten, um den Lichtstrahlen einen passenden Durchgang zu verschaffen, mit der Sclerotica, Choroidea und Retina zugleich etwas vom Corpus ciliare der Iris und der Cornea wegzunehmen, indem sich diese Wunde ebenfalls mit einem zarten Häutchen schloſs, welches den Lichtstrahlen den Durchgang völlig verstattete. Zu dieser Operation schlägt der

Verf. ein von *Bünger* erfundenes Instrument vor, von dem der Abhandlung eine Abbildung beigegoben ist.

Von *v. Ammons* Schrift über das Symblepharon und die Heilung dieser Krankheit durch eine neue Operationsmethode erschien eine 2te Auflage. (Mit einer Kupfertafel. 8 Gr.)

Mühlenbein, de staphylomate scleroticae, (9 Gr.) unterscheidet nach dem Sitz der Krankheit ein Staphyloma anticum et posticum, dann ein partiale et totale. Er theilt die Formen ein in Staphyloma racemosum, St. annulare, St. globosum und Cirsophthalmos, und hat neben kurzer Beschreibung (und Abbildung) eines von ihm beobachteten Falles, das Bekannte aus den besten Aufsätzen über diesen Gegenstand zusammengestellt.

Dr. *Nölle* machte eine Exstirpation des Augapfels (*Casp.* Wochenschr. No. 18.) wegen Staphylome Sclerotica mit Gefahr des Uebergangs in Krebs, mit glücklichem Erfolge, räth aber auch, die Thränendrüse mit zu exstirpiren, da hier ein Thränenfluſs zurückblieb.

Zu den Gehörkrankheiten haben wir nur 2 kleine Schriften zu nennen, nämlich:

Conspectus morborum auris humanae auctore *Lobethal* (12 Gr.) eine mit Fleiſs verfaſste Zusammenstellung der in verschiedenen Werken und Journalen befindlichen Thatsachen, jedoch ohne eigene Erfahrungen.

Von *v. Vering* erschienen 155 Aphorismen über Ohrenkrankheiten, bei Gelegenheit der Versammlung der Naturforscher zu Stuttgart 1834. (12 Gr.), die als höchst beachtenswerther Beitrag zu diesem erst in der neuern Zeit mit näherer Aufmerksamkeit und durchgreifenderem Studium betriebenen Zweige der Heilkunst zu betrachten sind.

Ge-

Geburtshülfe, Frauenzimmer- und Kinder-Krankheiten.

Wir haben 1834 in den genannten Theilen der Heilkunde ausser Fortsetzungen bereits 1833 mitgetheilter Werke, keine neue eigenthümliche Schrift, ausser einer Abhandlung von *Eisenmann* zu nennen, dagegen aber mehrere Uebersetzungen und einige sehr beachtenswerthe Journal-Aufsätze.

Von der **theoretisch-praktischen Geburtskunde durch Abbildungen erläutert** von Prof. *Busch*, erschien die erste Lieferung (jede Lieferung 2 Thlr. 10 Gr. Das Ganze in 5 Lieferungen), welche die Lehre vom regelmäfsigen und unregelmäfsigen Becken abhandelt und durch schön lithographirte Abbildungen erläutert.

Von *Maygrier's* **Abbildungen aus dem Gesammtgebiete der theoretisch-praktischen Geburtshülfe nebst beschreibender Erklärung derselben,** herausgegeben von Prof. *v. Siebold* in Göttingen, erschienen 5 Lieferungen der 2ten umgearbeiteten und vermehrten Auflage (37 Kupfertafeln. Das Ganze soll mit 8—10 Lieferungen beendet sein. Jede Lieferung 2 Thlr.)

Boer's **sieben Bücher über natürliche Geburtshülfe** erschienen in Uebersetzung (2 Thlr.) aus dem lat. Werk septem libri de arte Obstetricia naturali. (2 Thlr.)

Von *Burn's* **Handbuch der Geburtshülfe mit Inbegriff der Weiber- und Kinderkrankheiten** erschien **nach der 8ten englischen Ausgabe eine Uebersetzung** von Prof. *Kilian.* (4 Thlr. 4 Gr.)

Conquest's **Grundrifs der Geburtshülfe zum Gebrauche für Studierende und angehende praktische**

Dr. *Hinze* beobachtete (*Casp.* Wochenschr. 1833 No. 51) eine Spätgeburt von 43 Wochen bei einer zum zehntenmale schwangern Frau. Das durch die Zange zur Welt geförderte Kind starb apoplektisch, die Frau aber genas trotz eines Puerperalfiebers mit Aphthen und Purpura alba.

Dr. *Heyfelder* erzählt ein Beispiel von Spätgeburt am Ende der 43sten Woche bei einer zum drittenmale niederkommenden Frau. Es waren wie in den früheren Schwangerschaften am Ende der 39sten Woche Wehen eingetreten, aber wieder verschwunden und nach vollem Stillstand von 28 Tagen wieder eingetreten. (Med. Zeit. v. Ver. f. Heilk in Preufs. No. 22.)

Dr. *Lucas* beobachtete eine Taubenmola zugleich mit wahrer Schwangerschaft bei einer 21jährigen im siebenten Monate der Schwangerschaft niederkommenden Frau. Die Mola wurden vor dem Kinde geboren, die Nachgeburt folgte leicht und das Amnion zeigte sich ohne die Ansatzstelle der Placenta innen ganz mit Hydatiden besetzt. (*Casp.* Wochenschrift No. 7.)

Dr. *Frank* sah einen Fall in welchem bei einer Frau in deren Familie Zwillinge häufig sind, ein unreifer Fötus zugleich mit einem reifen geboren wurde. Der erstere lag in einer Placenta, war 3″ lang und 2 Scrupel schwer, und wohl im dritten oder 4ten Monate verkümmert unter dem sich vollkommen entwickelnden zweiten wohl zugleich concipirten Fötus. (Würt. med. Corr. Bl. No. 14. — Dieser Fall erinnert den *Ref.* an eine in der Pflanzenwelt häufige Erscheinung, wenn nämlich bei mehrfächerigen Früchten nur eine zur Entwicklung kömmt und die benachbarten verkümmern, wie dies bei Corylus Arellana, Aesculus Hippocastanum u. s. w. beobachtet wird.)

Dr. *Hesse* erzählt einen Fall einer durch eine grofse Geschwulst des unzeitigen Fötus erschwerten Geburt (Allgem. med. Zeit. No. 8) bei einer 40jährigen schon 8mal glücklich entbundenen Frau. Zwischen [illegible] Steifsbein und After des 7monatlichen todten Kindes safs eine 5 — 6 Pfd. schwere, glatte, in verschiedenen Höhlen Flüssigkeit und gehirnähnliche Masse enthaltende Geschwulst.

Dr. *Paulitzky* beschreibt einen Fall von Geburt des Kopfs eines Zwilings 24 Stunden nach der Entbindung eines todten Kindes. Von einem Rumpfe und Extremitäten des zweiten Kindes war nichts zu bemerken; die Frau genas nach einem schweren Wochenbett mit eiterartigen Lochien. (*Casp.* Wochenschr. 1833 No. 50).

Dr. *Hanius* (*Hufel.* Journ. Febr.) erzählt die seltene Beobachtung einer Schwangerschaft ausserhalb der Gebärmutter, welche nach Verlauf von 21 Monaten durch Selbsthülfe der Natur ein glückliches Ende erreichte. Die 26jährige Frau hatte schon einmal leicht und glücklich geboren, gleich nach der neuen Conception traten Colicartige Schmerzen beim Stuhl ein, denen stets wehenartige Schmerzen folgten. Nach 5 Monaten trat ein sehr heftiger Schmerz-Anfall ein, der mit Erbrechen und Drängen zum Harn und Stuhl verbunden war und nach 5 Stunden aufhörte; diesen Anfall hielt der Verf. für den Tod des Kindes, welches nun in die Bauchhöhle trat und unter den Bedeckungen leicht gefühlt wurde. Es war eine Graviditas plicae semilunaris Duglassii. Drei Monate nach jenem Anfall trat eine nicht bedeutende Menorrhagie ein, der Milchansammlung in den Brüsten folgte, die wieder nach 10 Tagen verschwand. Nachdem Patientin sich wieder 4 Monate wohl befunden, traten nun mancherlei Leiden ein, während der Fötus sich offenbar verkleinerte und die linke Bauchseite frei wurde, trat nun 21 Monate nach der Conception ein Durchfall ein, mit dem ein Phalaxa abging; das Rectum war 5 Zoll über den Sphincter in der Gröfse eines Zweigroschenstücks durchbohrt und es gelang nach und nach, die sämmtlichen Knochen des Fötus zu entfernen, worauf sich die Wunde verkleinerte und die Kranke genas. — Die rechte Tuba hatte sich wohl allmählig erweitert und so trat der Fötus in die Bauchhöhle, in der er deutlich gefühlt werden konnte. Der Verf. stellt diesen Fall selbst unter diejenigen, für welche die Gastrotomie indizirt war und *Ref.* tritt unbedingt der Ansicht bei, dafs es nicht angemessen war, denselben der Naturhülfe zu überlassen.

Prof. *Ph. Horn* giebt (Med. Jahrb. d. ö. St. Bd. VI. H. 2) eine Geschichte einer gleichzeitigen Bauchhöhlen- und Gebärmutterschwangerschaft und Endigung der letztern durch Geburt. Es blieben nach der Entbindung, die auch vor derselben in der Bauchhöhle bemerkbar gewesenen zwei Körper zurück, deren einen beweglichen der Verf. für den getrennten Kopf eines extra uterum concipirten Fötus, den andern in der rechten Seite liegenden für den Steifs desselben hält.

M. R. *Heyfelder* beobachtete bei einer Frau, die zum 5ten Male schwanger keine Kindesbewegungen empfunden hatte, bei der Geburt Eventration bei einem Siebenmonatkinde und Hydatiden am Nabelstrange und an der Placenta, wodurch Mangel an Ernährung und Absterben des Kindes veranlafst worden war. (Med. Zeit. v. Ver. f. Heilk. in Preufs. No. 13).

Die geburtshülflichen Miszellen des M. R. *Schneider* (*v. Siebold's* Journ. XIII. H. 3) enthalten einige Fälle schwieriger Wendungen, eine Zwillingsgeburt, wobei das zweite Kind ½ Stunde später geboren wurde, einen Fall von Abortus, einen Fall von Metrorrhagie und die Section eines in der 4ten Woche gestorbenen Kindes, dessen beide Lungenflügel voll Eiter waren.

Dr. *P. U. Walter* giebt in seiner Schrift: Von der Wendung auf die Füfse bei vorgefallenem Arme (12 Gr.) eine Zusammenstellung der bekannten hiebei dienenden Verfahrungsarten, um die dabei noch von Einigen für nöthig gehaltene Embryotomie zu bekämpfen. Die Ablösung des Arms hebt den Kampf im Muttermunde nicht und die Embryotomie durch die man in diesem Falle leicht ein lebendes Kind tödtet, pafst blos bei engem Becken und gleichzeitig übermäfsig grofsen oder monströsem Foetus. — Sechs Beobachtungen des Verf. sprechen für die Wendung auf die Füfse bei vorgefallenem Arme.

M. R. *Schneider* (geburtshülfliche Miszellen. *v. Siebold's* Journ. XIII. H. 3) entband eine rhachitische Frau, deren Becken in der Conjugata kaum 3″ hatte, wiederholt mit der Zange durch 32, resp. 40 Züge. Von zehn Geburten wurden 4 durch die Zange, eine durch die Wendung beendet, 2 waren Fufsgeburten, eine Abortus im 7ten Monate.

Dr. *Fuchs* fand bei einem durch die Zange gebornem Kinde den rechten Oberarm gebrochen, (*Schmidt's* Jahrb. II.

S. 222.) und M. R. *Schneider* bei heftigen Wehen einen Bruch des Oberschenkels.

Dr. *Schneemann* giebt (*Rust's* Mag. Bd. 42. H. 1.) kritische Bemerkungen zu der von *Wiegand* mitgetheilten Geschichte einer Perforation (s. Uebers. v. 1833. S. 356.), die in mancher Hinsicht gegründet erscheinen, auf die wir aber hier nur verweisen können.

In *Rust's* Mag. Bd. 40. H. 3. findet sich eine Beurtheilung der Ansichten *Mittermeier's* über die Zuläfsigkeit der Perforation eines lebenden Kindes, mit Bezug auf den Fall (Med. Zeit. v. Ver. f. Heilk. in Preufs. 1833. No. 22.), in welchem ein Kind nach der Perforation und Excerebration noch weinte.

Dr. *Wittekop* machte einen Kaiserschnitt mit glücklichem Erfolg bei einer Person, deren Becken in der Conjugata unter 2″ war, und bei welcher deshalb schon einmal die Perforation gemacht worden war. Der Schnitt wurde nach abgeflossenem Wasser unter sehr heftigen Wehen in der linea alba gemacht, die Placenta beim Einschnitt in den Uterus vermieden, und ein lebendes Kind mit der Placenta entwickelt. Die Wunde wurde mit 5 blutigen Heften vereinigt, und es wurden mit Milch befeuchtete Compressen übergeschlagen. Die Kranke erhielt eine Emulsion mit Sal. Glaub. und Nitrum und als diese weggebrochen wurde, Aq. lauroc. mit Syr. Ipecac. und Lavements; als noch kein Stuhl eintrat, wurde ein Inf. Sennae gegeben. Später nahm die Kranke zum bessern Abflufs des Wundsecrets die Bauchlage an, und war sehr bald völlig geheilt. (*Casp.* Wochenschr. No. 16.)

Der Wundarzt *von der Fuhr* machte den Kaiserschnitt ebenfalls mit glücklichem Erfolg (ibid.) bei einer Frau, die schon 4mal glücklich und ohne besondere Beschwerden geboren hatte, bei der aber durch den Aufenthalt in einer feuchten Wohnung Rheumatismus eingetreten und eine solche Annäherung der Schoofsbeine statt gefunden hatte, dafs dieselben unter einem spitzen Winkel vereinigt waren, und die Conjugata nur $2\frac{1}{4}$″ hatte. Die Operation wurde wegen Unschlüssigkeit der Mutter um 24 Stunden verzögert, dann der Schnitt in der Linea alba 5″ und im Unterus $4\frac{3}{4}$″ lang gemacht und ein schwaches Kind sammt der Placenta entwickelt.

Die Wunde wurde durch Knopfnath vereinigt, und als die Fäden später ausgerissen waren, wurden blos Heftpflasterstreifen angelegt. Gegen ein einige Tage nach der Operation eintretendes Erbrechen wurde Calomel und eröffnende Klystiere gegeben; es trat reichliche Milchabsonderung ein, und die Kranke war nach 7 Wochen geheilt. Das Kind starb in der 5ten Woche.

M. R. *Rasch* spricht (Neue Zeitschr. f. Geb. I. H. 3.) über *Galbiati's* Pelviotomie und den speciellen Fall, in welchem der horizontale Ast des rechten Schaambeins und der aufsteigende Ast des os ischii nach einander an beiden Seiten durchschnitten wurde. Der Verf. tadelt das Verfahren, das sich überhaupt wohl wenig Anhänger verschaffen dürfte.

Nach *Seulen* (Ansichten über die künstliche Frühgeburt. Neue Zeitschr. f. Geb. I. H. 3.) soll man die künstliche Frühgeburt bei einer Conjugata von $2\frac{1}{4}$ — $2\frac{3}{4}''$ in der 29 — 31sten, bei einer Conjugata von 3 — $3\frac{1}{4}''$ in der 32 — 35sten Schwangerschaftswoche machen, indem man die Eihäute durchsticht, ohne vorher Presschwamm einzubringen. Die Operation ist schmerzlos und ohne Gefahr, doch durch Schwächlichkeit der Mutter und sichern Tod des Kindes, contraindizirt.

Dr. *Schrakenberg* empfiehlt (*v. Siebold's* Journ. XIII. H. 3.) den Sphenosiphon als ein neues Instrument zur Erregung der künstlichen Frühgeburt. Ueber eine feine Spritze wird eine Blase gezogen und dieselbe in den Muttermund gebracht, dann die Blase durch die Spritze mit Wasser gefüllt, und so die Ausdehnung des Muttermunds bewirkt.

Phys. Dr. *Neumann* spricht (Neue Zeitschr. f. Geb. I. H. 3.) über die Unterstützung des Dammes bei der Geburt und die Heilung seiner Beschädigungen, und empfiehlt zur Geburt die halbsitzende Stellung der zu Entbindenden in einem Geburtsstuhl und Unterstützung des Dammes durch die flache Hand. Reifst der Damm ein, so soll man blos die Ränder rein halten, und bei der Eiterung mit Ol. Tereb. und Bals. peruv. bestreichen und Charpie auflegen; dabei soll es auf die Lage der Kranken gar nicht ankommen (! *Ref.*) und die Nath nie mit Erfolg gemacht worden sein (? *Ref.*).

Prof. *v. Siebold* theilte seine Beobachtungen über Umschlingung des Nabelstranges mit, (Commentatio obstetricia de circumvolutione funiculi umbilicalis, adjectis duobus casibus rarioribus. cum tab. lith. — 12 Gr.) und zwar besonders zwei interessante Fälle. Das Uebel erscheint schon im 3ten und 4ten Monat der Schwangerschaft, wie um diese Zeit durch Abortus geborne Früchte zeigen, ist aber wohl im 4ten und 5ten Monat am häufigsten. Dann ist der Nabelstrang am längsten; eben der Kürze des Nabelstrangs wegen scheint diese Erscheinung nicht bei Thieren vorzukommen. Entwickelt sich der Foetus aus der Schlinge, so entstehen Knoten des Nabelstrangs, verkürzt sich der Nabelstrang durch mehrere Umschlingungen bedeutend, so kann dadurch Abortus; durch Umschlingungen des Halses kann Scheintod entstehen. Man kann das Uebel nur durch den untersuchenden Finger diagnostiziren und soll dann nach dem Verf. die Schlinge, wenn sie um den Hals liegt, nicht über den Kopf, sondern leichter über den Rumpf des Foetus zurückbringen können. Der Verf. sah den Nabelstrang einmal um mehrere Theile und so fest um den rechten Unterschenkel geschlungen, dafs er daselbst Einschnitte gemacht hatte; in einem zweiten Falle war das Kind durch Einschnürung des Halses im 4ten Monate gestorben. Beide Fälle sind abgebildet.

Der Chirurg *Hecking* konnte bei einer Frau, die schon mehrmals geboren hatte, die Nachgeburt, welche zurückgeblieben war, nicht entfernen, weil der Muttermund, aller angewandten Mittel ungeachtet, verschlossen blieb. Die Patientin ging ihren Arbeiten nach und es stellten sich von Zeit zu Zeit Metrorrhagien ein, mit denen Stücke der Placenta entfernt wurden, und mit denen der letzte Rest noch ganz frisch aussehend nach 4 Monaten abging. (Ein über vier Monate zurückgebliebenes Stück der Nachgeburt. *Casp.* Wochenschr. No. 17.)

Dr. *Most* hält bei Placenta retenta et incarcerata (Allgem. med. Zeit. No. 36.) weniger Verwachsungen als theilweise Contractionen des Uterus für die Ursache, er läfst daher die Nachgeburt nie gleich nach der Geburt entfernen, sondern wartet, nachdem sie unterbunden, $\frac{1}{2}$ — 2 Stunden, macht während dem gelinde Reibungen des Unterleibs, giebt später etwas Laudanum, und wenn die Placenta nun nicht folgt, entfernt er sie, indem er mit der mit Opium und Oel eingeriebenen Hand eingeht. Wartet man länger als 2 Stunden, so mehrt sich die Schwierigkeit. — Der Verf. erzählt für seine Methode sprechend 4 Fälle.

Dr. *Vollmer* erzählt (*Rust's* Mag. Bd. 41. H. 1.) zwölf Fälle von zurückgebliebener Nachgeburt, von denen 4 tödtlich endeten. Der Verf. stimmt der Ansicht bei, wenn nicht Blutflufs oder Krampf die Entfernung der Placenta dringend fordert, solche erst bei eingetretener Fäulnifs und dadurch bewirkter Lösung vom Uterus wegzunehmen.

M. R. *Heyfelder* beobachtete (Med. Zeit. v. Ver. f. Heilk. in Preufs. No. 13) einen Fall von Entzündung der Placenta und angebornen Wasserkopf, wahrscheinlich beides durch eine in der Nabelschnur zufällig entstandene Schleife bedingt.

Dr. *Hesse* sah in einem Falle Blutungen aus dem Mutterkuchenende des Nabelstranges (Allgem. med. Zeit. No. 7.), die Unterbindung nöthig machten, und deutet mit Anreihung ähnlicher fremder und früherer eigener Beobachtungen auf die Nothwendigkeit solcher Unterbindungen, so wie auf die Möglichkeit hin, dafs bei Zerreifsung der Nabelvene vor dem Wasserabgang die Mutter eine tödtliche Blutung erleiden könne. Vielleicht geht selbst in einigen Fällen das Blut der Mutter direkt in die Placenta.

M. R. *Heyfelder* fand bei einer Frau von 40 Jahren die in Graviditate stets an Erbrechen gelitten hatte, eine ungewöhnlich grofse Speckgeschwulst in der Placenta. Das Kind war klein und gesund. (Med. Zeit. v. Ver. f. Heilk. in Preufs. No. 13.)

Dr. *Ludwig* beobachtete einen Fall, in dem das Kind einer Schwangern auf die Strafse stürzte; die Nabelschnur war gerissen; das Kind bekam eine Sugillation am Kopfe, blieb aber sonst gesund. (Unschädlicher Sturz eines Neugebornen. *Casp.* Wochenschr. No. 14.)

Dr. *v. Haselberg* beschreibt (*Casp.* Wochenschr. No. 2.) drei Fälle von Eclampsie Gebärender, von denen einer tödtlich endete. In den beiden geheilten Fällen wurden Aderlafs, kalte Umschläge und Blutegel angewandt, ein Kind wurde todt geboren, im zweiten Falle durch Accouchement forcé ein lebendes aber bald sterbendes Kind zur Welt befördert. Beim eingetretenen Sopor wurde wiederholt ein in kochendes Wasser getauchter Hammer in den Nacken gesetzt, und innerlich Aether, Moschus und Camphor gegeben. Beide Frauen wurden wieder schwanger, erlitten aber zu frühe Niederkunft.

M. R. *Neumann* beleuchtet (*v. Siebold's* Journ. XIII. H. 3.) die physischen Folgen der weiblichen Wollust. Uebermäfsige Befriedigung des Geschlechtstriebes schadet dem Weibe eben so sehr als dem Manne, und dies um so mehr, da die Nerven der Geschlechtsorgane beim Manne nur vom Nierengeflecht kommen, während beim Weibe aufser diesem der plexus hypogastricus Nerven zu den Geschlechtstheilen, namentlich zum Mutterhals liefert, wodurch ein Nervenantagonismus beim Weibe entsteht, der dem Manne fehlt. Eben so findet beim weiblichen Geschlecht in den Genitalien eine weit gröfsere Schleimhaut-Verbreitung statt, welche zur Ausbreitung der Nervensubstanz gleichsam als Sinnesorgan wirkt, dann aber auch durch ihre Absonderung wichtig wird. Die schädlichen Folgen übermäfsigen Geschlechtsgenusses sind demnach durch die mechanische Einwirkung entstehende Scirrhen, Verdickungen, Wundwerden, erhöhte Empfindlichkeit in den Theilen oder gänzlicher Verlust der Reizbarkeit derselben. Dann ist der Säfteverlust auch beim Weibe von Wichtigkeit, da die Saamentheile des Weibes, wenn auch quantitativ geringer, doch qualitativ dem Saamen des Mannes gleichstehen; so entsteht durch den zu häufigen Saamenverlust Zehrfieber und Schwindsucht. Am wichtigsten ist indessen der Einflufs auf das Nervensystem, besonders auf den sympathischen Nerven; die zu oft wiederholte Reizung erregt einen Zustand von Aufgeregtheit, der die Fimbrien zum Anschliefsen an die Ovarien und diese zum Saamenergufs bewegt, gleichwie bei männlichen Personen zuletzt Saamenausflufs ohne Erection entsteht. Diese

Reizung des Nervensystems wirkt durch die vom plexus renalis herkommenden Nerven zunächst auf das Harnsystem, wodurch Disposition zu Diabetes und Lithiasis entsteht; dann bewirkt der anhaltend gereizte Zustand in der Schleimfläche des Uterus wiederkehrende Metrorrhagien mit Scirrhus, und fliefsenden fluor albus. Die Mitleidenschaft der vom plexus hypogastricus kommenden Nerven des Muttermunds wirkt auf die Ureteren und besonders auf Colon und Rectum zurück; daher Strangurie und heftige Durchfälle, so wie eine eigenthümliche Kolik, die *Neumann* als Colica scortorum bezeichnet und die auf vorhergegangener Entzündung beruht. Ein ihr ähnlicher aber weit gelinderer Zustand kömmt auch bei Männern nach übermäfsigem Geschlechtsgenufs vor. — Der Zusammenhang des Nervensystems bewirkt nun Hysterie und die lange Reihe von Krankheiten, die auf Störungen der Digestion beruhen. Endlich ist denn auch die Rückwirkung aufs Gehirn unverkennbar, und beim Weibe gröfser als beim Manne, weil bei ersterm die Sinnlichkeit gröfser, das Gehirn aber kleiner ist, während zugleich die Nervenverbreitung auf einer gröfsern Schleimhautfläche viel ausgebreiteter erscheint. Deshalb führt unmäfsige Wollust so oft zu Verrücktheit, namentlich zu Blödsinn, und die bei solchen Personen so häufige Schlaflosigkeit, die für die Vorstellungskraft des Gehirns so nachtheilig ist, da diese zuweilen ruhen mufs, ist schon Anfang und fortwirkende Ursache zur Begründung tieferer Gehirnleiden.

Von des verstorbenen *Mende's* Schrift, die Geschlechtskrankheiten des Weibes, nosologisch und therapeutisch bearbeitet, herausgegeben von Prof. *Balling*, erschien die erste Abtheilung des zweiten Theils. ($1\frac{1}{2}$ Thlr.)

Dr. *Behr* spricht über einige Kränklichkeits-Zustände der Frauen durch Kleidungsstücke bedingt, (Med. Zeit. v. Ver. f. Heilk. in Preufs. No. 8.) indem er die Plethora abdominalis und die häufige Klage von Kälte in den Unterschenkeln und Füfsen dem festen Anliegen der elastischen Strumpfbänder zuschreibt. *Kluge* stimmt dieser Annahme in einem Nachtrage bei, und fügt hinzu, dafs die häufig vorkommende Unterleibs-Verstopfung beim weiblichen Geschlechte oft, vom vielen Sitzen bei weiblichen Arbeiten, und von zu warmen Beinkleidern herrühre, weshalb therapeutische Mittel so wenig dagegen vermögen.

Phys. Dr. *Neumann* spricht (Neue Zeitschr. f. Geb. I. H. 2.) über die hauptsächlichsten Ursachen der grofsen Sterblichkeit der Schwangern, und findet diese in unpassender Lebensweise und Vorurtheilen.

Dr. *Becker* beobachtete (*Hufel.* Journ. Juni.) einen Fall von Menstruation durch die Lunge, indem ein Bluthusten jene zu ersetzen schien, während einer Schwangerschaft aufhörte, und nach der Entbindung zurückkehrte.

Dr. *Malin* erzählt (Merkwürdige Ursache eines Abortus. *v. Sieb.* Journ. XIII. H. 1.), dafs eine Frau, die im 3ten Monat der Schwangerschaft von einem mit Schmerzen vom Mastdarm zu der rechten Weichengegend hin verbundenem Fieber geheilt worden, im 5ten Monate abortirte und der Foetus in der linken Schulter eine Fischgräte und eine zweite im linken Oberschenkel sitzen hatte. Zur Zeit der ersten Schmerzen hatte die Frau heifshungrig und unvorsichtig Fische gegessen und wahrscheinlich die Gräten verschluckt, welche wohl durch Eiterung aus dem Mastdarm in den Uterus gelangt waren.

Dr. *Klett* machte in zwei Fällen von Metrorrhagie, die durch Blutverlust tödtlich zu werden drohten, nach *Dieffenbach's* Methode die Transfusion des Blutes (Würt. med. Corr. Bl. No. 16.) mit dem glänzendsten Erfolg; beide Kranken empfanden eine wohlthuende sich nach dem Herzen hin verbreitende Wärme, nach welcher neues Leben eintrat. Die Wirkung erscheint belebend, doch nur kurz andauernd; man kann sie gleich gut von Infusion venösen Blutes erwarten, und macht sie am besten in die V. Cephalica oder Basilica. Auch Dr. *Horing* machte nach einer Metrorrhagie die Transfusion mit Erfolg.

Phys. Dr. *Neumann* spricht (Neue Zeitschr. f Geb. I. H. 3.) über die Gebärmutterblutungen der schwangern und stillenden Frauen, und die Heilung derselben durch acidum sulphuricum dilutum und Tinctura Cinnamomi, die ihn nie im Stich liefsen. Erstere pafst bei Gefäfsaufregungen, die letztere bei Schwächezuständen, die viel seltener sein sollen.

und den man daher der Natur überlassen mufste, die ihn auch glücklich beseitigte.

Dr. *Schreiber* erzählt (*v. Siebold's* Journ. XIII. H. 3) einen Krankheitsfall als Beitrag zur Erkenntnifs und Behandlung der Phlegmatia alba dolens. Die Krankheit erschien als Kindbettfieber, nach welchem ein entzündlicher Zustand des Bauchfells zurückblieb, der Mastdarm und Scheide ergriff und in Eiterung überging. Nachdem ein Theil des Eiters mit dem Harn entleert worden, sammelte sich eine gröfsere Menge im Becken an und erschien im Laufe des Psoas. Aufser der fehlenden gelben Farbe im Weifsen des Auges traten nun die sämmtlichen Erscheinungen der Phlegmatia alba dolens auf. Die Geschwulst in der Leistengegend wurde geöffnet, eine ziemliche Menge Eiter entleert und die Kranke genas allmählig vollkommen.

Dr. *Vollmer* beschreibt (*Rust's* Mag. Bd. 41 H. 1) die glückliche Heilung einer Darmschwindsucht mit gleichzeitiger Schwangerschaft im 6ten Monate bei einer 25jährigen Frau. Ol. Ricini, Rheum, Calomel, eröffnende Klystiere, blieben ohne Erfolg und das Uebel schwand erst nach kalten Uebergiefsungen, der in einer trocknen Wanne sitzenden Frau, ohne dafs Abortus (für den es nach dem Verf. ohnedies keine direkten ihn hervorrufenden Mittel giebt) entstand.

Prof. *Rob. Froriep* theilt eine Beobachtung einer wahren Sackwassersucht der Fallopischen Trompeten mit. (Med. Zeit. v. Ver. f. Heilk. in Preufs. No. 1). Der Fall betraf eine 29jährige Frau und die rechte tuba bildete einen grofsen Sack, der $4\frac{1}{2}''$ breit war und 3'' Durchmesser zeigte. Er enthielt 10 Unzen Flüssigkeit und die beiden Enden gegen Ovarium und Uterus hin waren geschlossen. Ein ähnlicher Sack lag an der hintern Seite des linken ebenfalls aufgetriebenen Ovariums; der Uterus war vergröfsert, verdickt und verhärtet.

Im zweiten Bande von *Schmidt's* Jahrb. findet sich S. 77 ein ausführlicher Aufsatz, die neuesten und wichtigsten Fortschritte in der Erkenntnifs und Behandlung der Krankheiten der Gebärmutter zusammenstellend, mit be-

son-

sonderer Rücksicht auf die neueste Literatur dieses Gegenstandes.

Dr. *Vollmer* beobachtete eine merkwürdige Gebärmutterkrankheit (*Rust's* Mag. Bd. 41. H. 1.) bei einer nach Cessatio mensium neu vermählten Frau. Eine scheinbare Schwangerschaft, die aber auch kein Ascites war, endete tödtlich, und die Section zeigte den durch ein 4 Pfd. schweres Steatom an seinem Orificium total verschlossenen angeschwollenen Uterus mit äufserst dünnen Wänden, von einer dünnflüssigen braunrothen Masse angefüllt, die durch ein oben befindliches mit dem Magen communizirendes Loch auch durch Erbrechen ausgeschieden worden war. Der Verf. betrachtet die Absonderung im Uterus als durch eine krankhafte Richtung des Bildungstriebes entstanden, in einem Alter, in welchem keine Generation mehr statt finden konnte.

Prof. *Hüter* theilt (Neue Zeitschr. f. Geb. Bd. I. H. 3.) interessante Bemerkungen über die Heilkraft der Natur bei Gebärmutterpolypen mit. Die Natur hilft nämlich schon, indem sie den Polypen nach unten drängt, mehr aber noch, indem sie dessen Hals einschnürt, und so schon den Weg zur Behandlung, durch die Ligatur andeutet. Es ist ein Versuch des Uterus den ihm fremden Inhalt auszustofsen, gleichzeitig findet aber auch am Stiel des Polypen eine Entzündung statt, die dessen Abstofsung erleichtert. Unterbindung und Schnitt haben beide Empfehler gefunden und mögen je nach dem Falle eines dem andern vorzuziehen sein.

Dr. *Mayer* in Berlin machte eine glückliche Exstirpation eines Gebärmutterpolypen von seltener Gröfse bei einer 34jährigen Wittwe. (Med. Zeit. v. Ver. f. Heilk. in Preufs. No. 13.) Die Kranke litt an unregelmäfsig eintretender zur Metrorrhagie gesteigerter Menstruation, einem übelriechenden fluor albus, Urinverhaltung und Verstopfung, und die Untersuchung zeigte eine aus dem Becken herausgetretene harte, glatte, runde Geschwulst, deren Ende nicht zu erreichen war. Dr. *Mayer* ging mit einer Polypenscheere möglichst tief ein, schnitt in die Geschwulst und zog sie, als sie halb durchschnitten und nun mehr beweglich war, langsam hervor. Der Polyp safs an der vordern Wand des Uterus auf einem thalergrofsen Stiel, war 11″ lang, 5″ im Durchmesser, 15″

im Umfang und wog 4 Pfund 4 Loth, war Steatom-artig und ohne Gefäfse. Er wurde nahe am Uterus weggeschnitten, es trat keine Blutung ein, und die Kranke genas, obgleich sich im Verlaufe von 9 Tagen noch ein gastrisches Fieber einstellte. Dieser Fall spricht sehr für das Abschneiden der Polypen, da die Unterbindung theils unmöglich wurde, theils der Polyp ohnedies schon die Beckenhöhle ganz ausfüllte, und die nach der Ligatur zu erwartende Anschwellung also gewifs die gefährlichsten Erscheinungen hervorgerufen haben würde.

Dr. *C. Mayer* machte mit der *Siebold*'schen Polypenscheere die Exstirpation einer fungösen Vaginalportion mit glücklichem Erfolge bei einer 30jährigen Frau, die mehrmals geboren und einmal abortirt hatte. Die abgeschnittene fungöse Vaginalportion war blafsroth, lappig und schwammig, und $1\frac{1}{2}''$ dick; nach einer starken Blutung trat wenig Entzündung ein, und die Wunde heilte gut. Dieselbe Operation hat *Mayer* früher zweimal mit unglücklichem Erfolg gemacht. Fungöse Entartung des Uterus ist nicht selten, und eben so schlimm als wirklicher Krebs, aber der Operation eher zugänglich, da sie häufiger blos örtliches Leiden ist. (Med. Zeit. v. Ver. f. Heilk. in Preufs. No. 3.)

Dr. *Held* fand in der Leiche einer, kurz nach einer Entbindung durch die Zange, gestorbenen Frau eine Putrescenz der Gebärmutter an ihrem Körper. (*Casp.* Wochenschr. No. 6.)

Dr. *Vollmer* beobachtete (*Rust's* Mag. Bd. 41. H. 1.) einen vollständigen und regelmäfsigen Verlauf einer Schwangeschaft bei weit vorgerückter organischer Verbildung des Uterus. Die 32jährige Frau starb in der 4ten Entbindung, die Section zeigte neben einem Rifs in der Gebärmutter, in derselben eine speckartige hohle, geronnenes Blut enthaltende, kindskopfgrofse Geschwulst.

Dr. *Behr* bestätigt (*Casp.* Wochenschr. No. 10.) *Beatty's* Behauptung, nach welcher das Carcinoma uteri besonders bei jungen Wittwen und in getrennter Ehe lebenden Frauen vorkömmt. Die von *Behr* behandelten hatten den Coitus häufig und nach den climakterischen Jahren ausgeübt.

Dr. *Müller* beschreibt (Würt. med. Corr. Bl. No. 21.) einen Fall von Degeneration des linken Eierstockes nebst Sectionsbefund. Die 37jährige gesunde Frau hatte 4mal ohne Kunsthülfe geboren, das letzte Kind starb aber nach wenigen Tagen, und die Milch verschwand bald. Von da an trat Schmerz und Geschwulst im linken Ovarium auf; auflösende ausleerende Mittel halfen nicht, und die Frau starb nach $1\frac{1}{2}$ Jahren. Die Section zeigte Verwachsungen des Bauchfells, das rechte Ovarium gesund, das linke enorm vergröſsert, marmorirt aussehend, gefäſsreich mit starken Wänden, enthielt an vielen Stellen eine eiterartige Flüssigkeit und viele Hydatiden, in denen eine gelbliche wässerige, in den gröſsern eine eiterartige Flüssigkeit enthalten war. Der Hauptinhalt des so vergröſserten Ovariums bestand in einer stinkenden, honigdicken, weinhefenartigen, mit geronnenem Eiweiſsstoff vermischten Flüssigkeit.

Die von Prof. *Blasius* zur Jubelfeier *Wiebel's* geschriebene Commentatio de hydrope ovariorum profluente (8 Gr.) beschreibt 2 Fälle dieser Krankheit, deren einer geheilt wurde, der andere durch hinzugetretene Cholera tödtlich endete. Unter Hydrops ovarii profluens meint der Verf. diejenige meist zellige Wassersucht des Eierstocks, bei welcher sich das Wasser durch die das Ovarium fest umschlieſsende Tuba in den Uterus ergieſst und von dort ausflieſst, eine Erscheinung, die beim aus Hydatiden bestehenden Hydrops nicht vorkommen kann.

Dr. *Berthold* in Zeitz behandelte einen Fall von Hydrops ovarii dextri (Allgem. med. Zeit. No. 43.) bei einer 39jährigen Frau, die mehrmals leicht geboren hatte, durch antihydropische Mittel und einen anhaltenden Druck durch eine Bruchbinde, so glücklich, daſs die Geschwulst sich bedeutend verkleinerte und keine fernere Gefahr drohte.

Dr. *Velten* fand (*Casp.* Wochenschr. 1833. No. 50.) bei einer 62jährigen, an Verstopfung, Neigung zum Erbrechen, beschwerlichem Harnabgang und Schmerz im Unterleib leidenden Frau, einen vor 15 Jahren eingebrachten vergessenen Mutterkranz, nach dessen Entfernung die krankhaften Erscheinungen verschwanden.

Dr. *Tott* bewirkte die Wiederherstellung einer plötzlich gehemmten Milchabsonderung bei einer Amme (Allgem. med. Zeit. No. 6.) nach Erkältung, durch Sauggläser und den von *Bergius* gerühmten Thee (℞ Rad. Hb. Foeniculi Hb. Chaerophyll. Hb. Meliss. ā ℥VI. Pulv. Sem. Foeniculi ℥II. Spec.) mit Milch und Wasser gekocht.

M. R. *Heyfelder* spricht (Med. Zeit. v. Ver. f. Heilk. in Preufs. No. 7) über die Folgen einer unzweckmäfsigen diätetischen Behandlung neugeborner Kinder, indem er die Nachtheile des zu langen Stillens, des für mehrere Tage auf einmal gekochten und daher leicht verderbenden Mehl- und Milchbreis, des Lutschens, des vernachlässigten Soors, des Wiegens und der Unreinlichkeit, so wie der unpassenden Arzneimittel bei krankhaften Erscheinungen, hervorhebt, und es so natürlich findet, dafs vor Ablauf des ersten Jahrs mehr als die Hälfte der Kinder stirbt.

Von der von *Metzler* veranstalteten Sammlung (Nachdruck *Ref.*) auserlesener Abhandlungen über Kinderkrankheiten (s. Uebers. v. 1833, S. 379.) erschien das dritte Bändchen (I. à 20 Gr., II. à 12 Gr., III. 12 Gr.). Die einzelnen in den drei Bändchen enthaltenen aus Journalen und Werken abgedruckten Abhandlungen sind folgende. I. *Bischoff*, Krankenexamen bei Kindern; — *Fenner v. Fennenberg*, über das Benehmen des Kinderarztes; — *Formey*, allgemeine Beobachtungen über die Natur und Behandlung der Kinderkrankheiten; — *Billard*, über das Geschrei der Neugebornen in physiologischer und semiotischer Beziehung; — *Brosius*, Beitrag zur Kenntnifs des Wiener Kinderkrankeninstituts, seines würdigen Vorstehers des Herrn Sanitätsraths Dr. *Göl̈is*, und seines therapeutischen Verfahrens in den am häufigsten dort vorkommenden Kinderkrankheiten; — *Osiander*, einfache nicht pharmaceutische Heilmittel gegen die Krankheiten der Kinder. — II. *Hufeland*, allgemeine Ideen über Kinderkrankheiten und die wichtigsten Kindermittel; — *Formey*, von der Encephalitis der Kinder; — *Hinze*, welche Ursachen veranlassen die jetzt häufiger als sonst vorkommenden Hirnleiden bei den Kindern. — III. *Vogel*, allgemeine Diagnostik der Kinderkrankheiten; — *Buchheim*, über das Zahnen der Kinder; — *Schwarz*, über die Ohrenentzündung der Kinder; — *Ruppius*, vier Fälle seltenen Krankseins des Rachens bei Kindern; — *Guibert*, Beobachtungen über die Entzündung des Herzbeutels bei Kindern; — *Nagel*, über die gallertartige Erweichung des Magens; — *Toel*, über die Mesenteritis scrophulöser Kinder. — Vom ersten Bändchen dieser Sammlung erschien eine 2te verbesserte Auflage. —

Dr. *Rosshirt* theilt (de asphyxia infantum recens natorum. — 4 Gr.) die Asphyxie der Kinder in 3 Arten; sie entsteht durch Störung des Kreislaufs in der Frucht oder dem Nabelstrang, aus Krankheiten der Respirationsorgane und aus Schwäche des Kindes. Im ersten Falle sind die Kinder stark, das Gesicht ist blau, die Haut warm, blau unterlaufen, und alle Athmungsversuche fehlen; es ist wahre Plethora vorhanden, oder der Kreislauf durch Druck der Nabelschnur gehemmt worden, und die Prognose trüb, da meist der Tod, wenn nicht gleich, doch nach einigen Tagen folgt. Man schneidet die Nabelschnur ab, entleert aus ihr 1—2 Eſslöffel Blut, macht kalte Umschläge auf den Kopf, besprengt die Brust mit kaltem Wasser oder Naphtha, und reinigt den Mund. War die Nabelschnur gedrückt worden, so ist das Kind blos welk, kalt, und man unterhält dann den Zusammenhang zwischen Mutter und Kind durch die Nabelschnur möglichst lange, indem man gleichzeitig die Brust besprengt. Alles Lufteinblasen hält der Verf. für schädlich, dagegen soll es gut sein, die Kinder in ein warmes Bad zu setzen und abwechselnd schwankend an die kalte Luft zu bringen; man kann auch selbst stärkere Reizmittel, Naphtha, Salmiakspiritus u. s. w. unter die Nase halten; Klystiere von Tabaksrauch sind verwerflich. — Bei Fehlern der Respirationsorgane finden Athmungsversuche des Kindes statt, zeigen aber die Beschwerden, die die Hindernisse des Athmens hervorrufen; Schleim in dem Munde und der Luftröhre, Ueberfüllung der Lunge mit Blut, zu grofse Zunge, und organische Fehler der Lunge oder des Herzens sind meist die Ursache, nach deren möglicher Entfernung sich die Prognose, so wie die Behandlung richtet. — Die auf Schwäche des Kindes beruhende Asphyxie zeigt überhaupt die Erscheinungen eines schwächlichen Kindes, ohne Versuche zum Athmen und mit schwacher oder fehlender Pulsation im Nabelstrang; auch hier findet man die Lungen oft nicht gehörig entwickelt, und die Prognose ist um so schlechter zu stellen, je schwerer es bekanntlich ist, diese Schwäche, die nach allgemeinen Heilprinzipien zu behandeln ist, zu entfernen.

Dr. *Romberg* theilt (*Casp.* Wochenschr. No. 30. 31.) einige diagnostische und therapeutische Bemerkungen über Hirnentzündung im kindlichen Alter mit. Der Verf. glaubt 2 Formen unterscheiden zu können, deren erstere rasch mit Convulsionen Delirien und Schmerz eintretend durch Sectionen als auf Meningitis, die zweite langsam eintretend mit Convulsionen und Paralyse beginnt, zu denen sich erst später die Erscheinungen des Gehirnleidens gesellen, auf Encephalitis, Entzündung der Gehirnsubstanz beruht. Die Entzündung der Häute ist meist auf beide Seiten verbreitet, jene des Gehirns wenigstens Anfangs blos local und auf eine kleine Stelle beschränkt; hiernach richten sich die Erscheinungen und die paralytischen Leiden. So lange man die Ausschwitzung zu verhüten hat, sind Blutentziehungen, kalte Umschläge und Begiefsungen und hautreizende Mittel indizirt; später, wenn die Exsudation schon eingetreten, passen anhaltende feuchtwarme Umschläge, die man oft 3 — 4 Wochen lang fortsetzen mufs. Der Zeitpunkt ihrer Anwendung ist schwer zu bestimmen, meist kann man erst damit beginnen, wenn sich auf die kalten Umschläge keine fernere Besserung zeigt. Zugleich passen Abführmittel und Einreibungen von Ungt. Tart. stib. auf den geschornen Scheitel. — Zur Bekräftigung seiner Ansichten erzählt der Verf. 4 Fälle.

M. R. *Barez* theilt (*Casp.* Wochenschr. 25. 26.) fünf Beobachtungen von Hirntuberkeln mit, bei Kindern von 2 — 12 Jahren. Die Erscheinungen boten aber im Leben so wenig übereinstimmendes dar, dafs die Diagnose dieser Krankheit höchst ungewifs ist, wie denn die Prognose zu den ungünstigsten gehört.

Dr. *Zangerl* giebt eine Abhandlung über die Convulsionen im kindlichen Alter (12 Gr.), die ziemlich vollständig ist. Der Verf. unterscheidet die Convulsionen nach ihren so sehr verschiedenartigen Ursachen, und zeigt eigentlich, dafs Convulsionen der Kinder gar keine selbstständige Krankheit, sondern nur Symptome der mannigfachsten Leiden sind, deren direkte Behandlung die Heilung der Convulsionen in sich fafst. Man lasse sich daher nicht durch die Dringlichkeit der Erscheinungen zu einem Verfahren verleiten, welches nicht mit jenem gegen das Grundleiden zu richtenden übereinstimmt.

Von *Zechel's* Werk de convulsionibus infantum adnexis quibusdam de trismo neonatorum (1829) erschien eine Uebersetzung von Dr. *Otto*, von den Convulsionen der Kinder und dem Kinnbackenkrampfe der Neugebornen, (12 Gr.)

Dr. *Biermann* theilt eine neue Erfahrung über die Wirkung der Beifufswurzel (Rad. Artemisiae vulgaris.) gegen Eclampsia infantum in der Periode der Dentition mit, (*Hufel.* Journ. März.) indem er dieses Mittel bei Kindern von einem Jahre in dem angegebenen Leiden in steigender Dosis, (zuerst einen halben Gran, nach einer Stunde 1 Gr. und nach 2 Stunden 2 Gran, — was meist hinreicht,) anwandte, und diese Steigerung der Gabe für wesentlich hält. Bei mehr als 2 Jahre alten Kindern kann man stündlich 1 — 2 Gr. geben. Das Mittel wirkt specifisch, besonders bei vollsaftigen Kindern, indem es den im Gehirn angehäuften Nervenreiz, worauf nach dem Verf. die Eclampsie der Kinder beruht, ableitet.

Dr. *A. L. Richter* zählt nach seinen Bemerkungen über den Brand der Kinder (9 Gr.) zu dieser Krankheit 3 bisher als verschieden betrachtete Leiden, nämlich Cancer aquaticus, Sphacelus labiorum pudendi und Gangraena neonatorum, die alle auf brandiger Entartung beruhend, das bekannte Heilverfahren erfordern.

Dr. *Berthold* bemerkt über das Blutbrechen (Haematemesis spuria) bei neugebornen Kindern (*Casp.* Wochenschr. No. 18.), dafs es von statt Milch verschlucktem Blute herrühren könne, und die Brüste diese Absonderung zu machen pflegten, wenn der Lochialflufs unterdrückt worden oder zu schwach sei. Blutende Brustwarzen und Scorbut können ebenfalls bei Kindern Blutbrechen bewirken; eben so verschluckte corrodirende Gifte.

Dr. *Plieninger* beobachtete einen Blutabgang aus den Geschlechtstheilen eines neugebornen Mädchens von 3 Tagen, welcher nach Einbringung eines in Oel getränkten Läppchens in die Scheide nach 2 Tagen verschwand. (Würt. med. Corr. Bl. No. 25.)

Dr. *Stammer* sah einen Fall von sogenanntem Verschlucken der Zunge, indem dieselbe bei einem 7 Wochen alten Knaben völlig umgebogen im Munde lag. Die Reposition mufste wiederholt vorgenommen werden, doch scheint das Entwöhnen das beste Mittel, um das Kind ganz vom Saugen abzubringen. (*Casp.* Wochenschr. No. 8.)

An den von M. R. *Borges* beobachteten Fall von Schädelrifs bei einem neugebornen Kinde (vergl. Uebers. v. 1833. S. 384.) reiht sich eine kleine Schrift von Dr. *Hedinger*, über die Knochenverletzungen bei Neugebornen in medicinisch-gerichtlicher Hinsicht (9 Gr.), welche die vorhandenen Thatsachen aneinandereiht.

Psychologie.

Die Psychologie findet noch immer ihre ausgezeichnetesten Bearbeiter in Deutschland, insofern man sich nemlich nicht auf bloſse Beobachtungen beschränkt, sondern dieselben zu verknüpfen sucht, um das Wesen der Geisteskrankheiten zu erforschen. Wir machen in dieser Beziehung auf *Bird's* Plan einer zu stiftenden Akademie, deren Aufgabe besonders diese Forschungen bilden soll, aufmerksam. — Ausserdem müssen wir erinnern, daſs der 4te Band von *Neumann's* specieller Therapie, dessen Inhalt wir oben (Abtheilung: specielle Pathologie und Therapie) als Fortsetzung angaben, eigentlich hierher gehört, da er die Krankheiten des Vorstellens in sich faſste.

Leupoldt, die gesammte Anthropologie neu begründet durch allgemeine Biosophie und als zeitgemäſse Grundlage der Medizin im Geiste germanisch-christlicher Wissenschaft. Für Aerzte und Nichtärzte. Band I. (2 Thlr.)

Von Prof. *Choulant* erschienen drei anthropologische Vorlesungen (16 Gr.), welche wie es scheint zum Theil für Nichtärzte bestimmt sind und die wir daher hier nur anführen können.

Die Schrift des Prof. *Groos*, die geistige Natur des Menschen, Bruchstücke zu einer psychischen Anthropologie, (18 Gr.) können wir blos anzeigen, da der abgesonderte Stoff (Blicke in das Seelenleben, vorzüglich in Beziehung auf die Theorie der Geistesbestimmungen, — Fortdauer nach dem Tode, — das Ich und die Sinnenwelt, — moralische Freiheit und Nothwendigkeit, —) mehr dem Gebiete der Philosophie als der Heilkunde angehört, obschon auch letztere in den geistvollen Arbeiten des Verfassers ihren Antheil findet.

Von *Lenhossék's* Darstellung des menschlichen Gemüthes in seinen Beziehungen zum geistigen und leiblichen Leben, erschien eine 2te Auflage. (3 Thlr.)

Prof. *Schubert's* treffliches Werk: Geschichte der Seele, erschien in 2ter sehr verbesserter und vermehrter Auflage. (Mit 8 lith. Tafeln, 4 Thlr. 8 Gr.)

Dr. *Jahn* erzählt als Beitrag über die Macht der Phantasie, (*Casp.* Wochenschr. No. 18), dafs eine Frau, die von einem tollen Hunde gebissen zu sein geträumt hatte, in wirkliche Hydrophobie verfiel und aller angewandten Mittel ungeachtet starb.

M. R. *Casper* wiederholte *Boerhave's* Experiment des Schrecken-Verursachens, indem er Kindern, die ins Bett pifsten, mit Brennen durchs Glüheisen drohte und drei derselben leicht berührte. Die andern wurden dadurch von selbst geheilt. (*Casp.* Wochenschr. No. 7).

Dr. *Bird* theilte (*Henke's* Zeitschr. f. die St. Heft 1.) einen ausführlichen Aufsatz über die Classification und Ausgänge der psychischen Krankheiten mit besonderer Rücksicht auf das Wesen der fixen Ideen und den Werth jener Zustände überhaupt in Bezug auf die Rechtspflege mit. Der Verf. begreift unter dem Namen der Verrücktheit (den er als den allgemein passendsten vindizirt,) alle Geisteskrankheiten, die ihm in zwei Classen: Wahnsinn und Melancholie zerfallen. Beim Wahnsinn zeigt sich vorwaltendes Gehirnleiden mit Aufregung des arteriellen Blutgefäfssystems von der blofsen Congestion bis zur Entzündung des Gehirns steigend; die Manie ist nur die Acme jenes Zustandes, der sich critisch in Gesundheit, oder unvollkommen durch Organisationsfehler im Gehirn, theils in völligen Blödsinn, theils als minder heftigen Grad der Einwirkung in Fatuitas entscheidet. — Bei der Melancholie ist vorwaltendes Unterleibsleiden (der Ganglien-Nerven) mit überwiegender Venosität und statt der Aufregung des Wahnsinnigen mehr Depression, der Geist hat die Gewalt über das Gefühlsleben verloren. Ausgleichung der Mifsverhältnisse zwischen arteriellem und venöseem Blute bringt theils völlige Heilung, theils tritt bei langsam überwiegender Arteriellität Wahnsinn ein, theils endlich durch anhaltend vorwaltende Venosität, Blödsinn mit Cachexien. — Alle fixen Ideen sind entweder unter jene Hauptformen zu bringen, oder auch gar nicht als Verrücktheiten zu betrachten; ihre Heilbarkeit ist schwer zu bestimmen und richtet sich nach den dem Leiden zum Grunde liegenden organischen Veränderungen. Sinnestäuschungen sind noch keine fixen Ideen, wenn aber die Täuschungen für Wirklichkeit gehalten werden, dann ist auch die Phantasie selbst krank. — In gerichtlich-medizinischen Fällen hat übrigens der Arzt blos zu sagen, ob das zu untersuchende Individuum verrückt ist, und seine Erklärung mit Beweisen zu belegen, ohne dafs es für den Richter nöthig wäre, die Art seiner Verrücktheit näher zu entwickeln; reichen die vorhandenen Thatsachen und Resultate der angestellten Untersuchungen nicht hin, eine bestimmte Erklärung über die vorhandene oder nicht vorhandene Verrücktheit zu geben, so mufs das Urtheil bis zur Auffindung entscheidender Thatsachen aufgeschoben werden. (Die Eintheilung des Verf. ist einfach und deshalb ansprechend, doch möchte es nicht ganz klar sein, dafs Blödsinn blos als Ausgang des Wahnsinns oder der Melancholie zu betrachten sei und stets ein organisches Gehirnleiden dabei zum Grunde liegen müsse. Der Verf. geht offenbar zu weit, wenn er überall organische Veränderungen erwartet, wie wir auch schon bei Beurtheilung seines mit Dr. *Amelang* herausgegebenen Werkes [Uebers. v. 1832 S. 319] bemerkten. — Der Ansicht, dafs man wo eine bestimmte Erklärung vorhandener oder nicht vorhandener Verrücktheit aus den vorhandenen Thatsachen noch nicht zu ermitteln ist, das Urtheil gänzlich aufschieben müsse, pflichtet *Ref.* gänzlich bei).

Dr. *Steinheim* erzählt (*Casp.* Wochenschr. No. 19) einen Fall von Melancholie mit Bewufstsein, als ein Gegenstück zur Mania sine delirio. Eine 52jährige, stets gesund gewesene, aber zur Melancholie geneigte Person sah, als sie 36 Jahr alt, ihren Bruder erblindet wiederfand, zuerst sich selbst und ihr eigenes Ich im Kampfe mit diesem Doppelgänger, der sich ins Wasser stürzen wollte. Dies dauerte 6 Jahre lang und die Idee schwand dann allmählig. Der unerwartete Tod ihres Bruders brachte sie (51 Jahr alt) auf den Gedanken sie müsse sich Leid anthun und dieser Gedanke nahm so überhand, dafs sie sich zuweilen eines Tuches u. s. w. entledigen mufste, um der Versuchung, sich damit aufzuhängen, zu widerstehen. Dann wurde sie von der fixen Idee verfolgt, sie habe sich selbst umgebracht, aufgehenkt nämlich, und sei nachher wieder lebendig geworden, während sie die innere Ueberzeugung behielt, dafs dies nicht der Fall war. *Steinheim* hielt dem Uebel Hämorrhoiden zum Grunde liegend, leerte auch galligte Stoffe, jedoch ohne Einflufs auf die fixe Idee der Kranken aus. — Aehnliche Beispiele einer Duplicität fügt der Verf. dadurch hinzu, dafs er bemerkt wie er sich selbst am Typhus leidend, als erkrankt im Bette liegen sah, — wie ein sterbender Greis den neben ihm im Bette liegenden zum Tode Erkrankten zu entfernen bat. — Bei der Hypochondrie gelangen Vorgänge des automatischen Lebens zum Bewufstsein, wenigstens werden sie zu unklaren Gefühlen; beide Leiden, die Hypochondrie sowohl als die obigen Fälle von Melancholie mit Bewustsein, gehen vom Gangliensystem aus und die Gallenabsonderung steht in nächster Beziehung zu ihnen. Aehnlich sind manche Träume in denen man weifs, dafs man träumt und sich ebenfalls als Doppelgänger sieht. — (*Ref.* findet diesen Fall höchst wichtig, sowohl in psychologisch- als gerichtlich-medizinischer Hinsicht. In letzterer Beziehung beweist er sehr viel für die mehrfach angefochtene Mania sine delirio, in ersterer zeigt er das wirkliche Vorkommen eines von manchen Dichtern besonders *E. T. A. Hoffmann* geschilderten Zustandes. Wahnsinn und Traum grenzen ohnedies oft nahe aneinander; der Traum ist gleichsam eine fortgesetzte Hallucination. Merkwürdig möchte übrigens sein, dafs uns im Traume Zeit und Ort viel mehr verwirrt und untereinandergeworfen erscheinen, als die Personen; wir finden uns in uns völlig unbekannten Gegenden, aber in denselben finden wir Bekannte, Lebende und längst Verstorbene wieder und nicht nur die Züge und Haltung kommen der Wirklichkeit gleich, dies gilt selbst von der Kleidung und andern Aeusserlichkeiten. — Hier ist noch viel zu erforschen, aber nur die langsam an dem ariadnischen Faden fortschreitende Untersuchung gelangt vielleicht einmal wirklich ins Innere, während dem Eiligen jede Spur verloren geht. —)

Dr. *Damerow* theilt (*Heck.* Annal. April) einen interessanten Auszug aus den Schriften des *Paracelsus*, über psychische Krankheiten mit, nach welchem dieser Heros in der Heilkunde, wenn auch von theosophischen und alchymistischen Ansichten seines Zeitalters befangen, doch tiefe Blicke in das Wesen der Geistesstörungen, das er zu erforschen strebte, that und in seinen steten Beziehungen zwischen Microcosmus und Macrocosmus manchen genialen Gedanken aussprach.

Prof. *Friedrich* lieferte (*Hecker's* Annal. Maiheft) eine historisch kritische Darstellung der Lehre von der Mania sine delirio. Zu den Anhängern dieser Lehre gehören noch *Pinel*, *Reil*, *Hoffbauer*, *Schulze*, *Haindorff*, *Heinroth*, *Hartmann*, *Mittermaier*, *Gonradi*, *Grohmann*, während *Henke* die Möglichkeit der Krankheit bezweifelt. Auch *Esquirol* gehörte zu den Gegnern (in neuester Zeit nicht mehr. *Ref.*). Bei der Möglichkeit des Erkrankens einer einzelnen psychischen Funktion ist es natürlich auch ein Erkranken des Willens anzuerkennen und *Grohmann* hat dio dafür nöthigen Beweise und Eintheilungen, die unser Verf. wiederholt, aufgestellt. Prof. *Friedrich* schliefst sich demnach der Ansicht an, dafs die Mania sine delirio eine primäre Willenskrankheit sei, die ohne Verstandes- oder Urtheilsstörungen bestehen könne, und dafs Fälle vorkommen, in denen bei ungestörtem Selbstbewufstsein Unfreiheit des Willens Statt findet.

Dr. *Damerow* lieferte (Med. Zeit. v. Ver. f. Heilk. in Preufs. No. 9, 10) einen sehr interessanten Aufsatz über den Cretinismus in anthropologischer Hinsicht, in welchem der Verf. die Erschcinungen des Cretinismus mit den höheren Thier-Racen vergleicht, da dem Cretin das eigentlich Menschliche, der Geist und die Seele fehlen; besonders viele Anhaltpunkte zu dieser Vergleichung bilden die Papus, deren Körpertheile grofse Aehnlichkeit mit dem Cretins zeigen. Bei beiden schmutzige rauhe schmierige Haut, unförmlichen Kopf mit zurücktretender Stirne, verkümmertes Gehirn, borstenartige Haare, grofse Entwicklung der vegetativen Organe, enggeschlizte Augenlieder mit kleinen Augen und kleiner Pupille, weite Nasenlöcher mit hervorspringenden breiten Backenknochen, wulstigen weiten Mund, ganz an die Frefswerkzeuge tieferer Thiere erinnerad, aus dem stets Speichel ausläuft, dicke Zunge, nach vorn gerichtete sägeartige Zähne, enge Brust mit kleinem Herzen, schlaffer Hängebauch, bei den männlichen Cretins grofser mifsgestalteter Penis, bei den weiblichen haarlose Genitalien. — Die schlaffen langen Extremitäten und wadenlosen Beine erinnern an die Affen. Nur Erhaltung ist das Prinzip, das ihnen Freude oder Schmerz bedingt, und nur darauf beruht ihre schwache Anhänglichkeit oder ihr Hafs gegen ihre Umgebungen. — Vielleicht finden in den Thälern Salzburgs, in denen die Cretins häufiger vorkommen, dieselben Verhältnisse des Climas und der Atmosphäre Statt, wie auf den Inseln Borneo und Java. Vielleicht sind selbst alle Geisteskrankheiten mit thierischen Racen vergleichbar.

Dr. *Brück* bringt die bei zwei Knaben beobachteten Rückschritte in der geistigen Entwicklung in Zusammenhang mit der gleichzeitig aufgetretenen Rhachitis, die alle Theile normal aber die untern Extremitäten durch Osteomalacie verkrümmt zeigte. Die Knaben konnten sich dürftig bewegen, was drei Jahre später unmöglich war; der früher blos scheue und dumme Blick der Knaben hatte jetzt etwas tückisches. Die Beziehungen der Wirbelsäule zum Gehirn und Rückenmark sind allgemein anerkannt, eben so wichtig ist aber auch der Zusammenhang zwischen dem Knochensystem überhaupt und dem Nervensystem. (Psychische Bildungsrückschritte in Verbindung mit Scelettabnormitäten an zwei Knaben beobachtet. *Casp.* Wochenschr. No. 4).

Dr. *Biermann* giebt (*Horn's* Arch. März) das psychologische Bild einer durch Perversität des Gangliensystems bewirkten Seelenstörung. Der 22jährige reizbare Mensch von grofsem Ehrgefühle fand sich in seiner Laufbahn gehemmt und kam durch Hervordrängen des Gangliensystems über das Gehirn in einen krankhaften Zustand, in welchem er sich einbildete von *Göthe* (dessen Schriften seine Lieblingslectüre bildeten), magnetisirt zu sein und in welchem er in jedem weiblichen Wesen eine verstorbene Geliebte zu sehen wähnte. Kühlende leichte Diät, auflösende und ableitende Mittel heilten den Kranken.

Dr. *Tott* erzählt (*Horn's* Arch. März) die Heilung eines Falles von Aberwitz (Paraphrosyne) mit Manie und Melancholie bei einem 30jährigen Manne, der sich Gott glaubte und dennoch Zeichen religiöser Manie darbot. Drastische Ausleerungen. Einreibungen von Ungt. tart. stib. und Tr. Strammonii stellten den Kranken her.

Dr. *Brück* erzählt (*Casp.* Wochenschr. No. 28) drei Fälle von Seelenstörungen durch Metastasen geheilt. Als solche betrachtet nämlich der Verf. eingetretene Wechselfieber, nach welchen die Seelenstörungen schwanden und nimmt dabei Gelegenheit auf eine wünschenswerthe Periodizität in der Anwendung der Arzneimittel hinzuweisen, um auch dadurch gleichsam den Krankheitsanfällen zu bestimmter Zeit eintretende Arzneiwirkungen entgegenzustellen.

M. R. *Wildberg* beschreibt (dessen Mag. Bd. II. H. 4) zwei Fälle periodischen Wahnsinns (bei einem 20- und einem 40jährigen Manne) nach fortgesetztem Genusse starker Getränke und bei Mangel an Beschäftigung entstanden.

Dr. *Maffei* beschreibt (Med. Jahrb. d. ö. St. Bd. VI. H. I) einen epidemischen Wahnsinn, der, während der Krieg 1800 bis 1811 im Salzburgischen wüthete, in dem Gemüthe beschränkter Menschen entstand und 1811 als Pöschlianismus allgemeiner bekannt wurde. Die Epidemie traf 1816 auch in die Nähe des Verfassers, war eine Art religiöser Schwärmerei, die aber still blieb und bei welcher keine eigenthümlichen Anfälle von Manie vorkamen. In einem speciell mitgetheilten Falle wollte ein 45jähriger Mann die Scene Abrahams und Isaacs mit seinem 4jährigen Knaben spielen, wurde aber glücklicherweise verhindert, und nach Aderlafs, Brech- und Abführmitteln, später Valeriana, Tart. stib. und Calomel glücklich geheilt. Aehnlich wurden alle Fälle behandelt; die Kranken wurden gefesselt, um sich und Andern keinen Schaden zufügen zu können, und bekamen da sie Anfangs Speise und Trank verschmähten, diese erst dann, wenn sie solche forderten; dann trat auch erst die ärztliche Behandlung ein.

Dr. *Bird* macht (*Henke's* Zeitschr. f. die St. Heft 2.) einen Plan zur Stiftung einer Akademie für die psychische Heilkunde, als eines wissenschaftlichen Vereins praktischer psychischer Aerzte bekannt und hofft von der Ausführung dieser Idee wesentliche Vortheile für die Psychiatrik. Wie überhaupt gelehrte Akademien einzelne Zweige der Heilkunst mächtig gefördert haben, so ist die Stiftung einer solchen Akademie für die psychische Heilkunde bei dem jetzigen Standpunkte derselben dringend nothwendig. Es herrschen die verschiedensten Ansichten über das Wesen der Geistesstörungen, die von dem einen als psychische Affectionen, von den andern als Reflex körperlichen Leidens, von den dritten als nach beiden Ideen auftretend betrachtet werden. Reflex eines gestörten Hirnlebens als Ursache psychischer Krankheiten, müfste bei freier Erörterung der Meinungen, das Grundprinzip der Akademie sein. Gemeinschaftliche Annalen derselben würden die jetzt einzeln in zerstreuten Aufsätzen zu Tage kommenden Erörterungen und Aufklärungen über die Geisteskrankheiten vereinigen und sich von da aus alle unberufenen Angriffe abwehren lassen. — Der Verf. geht dann ins Detail der Einrichtung der Akademie, der aufzunehmenden Mitglieder, ihrer Eigenschaften und Schriften und die vom Staate der Gesellschaft zu bewilligende Unterstützung ein, und empfiehlt seinen Vorschlag den bewährtesten Irrenärzten zur Prüfung und den einflufsreichsten Männern zur Realisirung.

Jacobi's Werk über die Anlegung und Einrichtung von Irren-Heilanstalten, mit ausführlicher Darstellung der Irrenheilanstalt zu Siegburg (4 Thlr.) gehört zu den wichtigern diesjährigen Schriften im Gebiete der Psychiatrik. Der Titel giebt das Dargebotene an, dem aber neben der Beschreibung der Siegburger Anstalt auch eine Darstellung mehrer andern fremden Anstalten und Kritik derselben beigefügt ist. Man wird in diesem Werke überall den tüchtigen mit seinem Fache völlig vertrauten Arzt finden, wenn auch der Verf. seine Ansichten oft mit zu viel Eifer und zu wenig Anerkennung dessen was Andere geleistet, vorträgt.

Von *Kerner's* Blättern aus Prevorst erschien die 5te Sammlung. (18 Gr.)

Als Beitrag zu *Kerner's* Seherin von Prevorst, erschienen neue Beobachtungen im Gebiete des Somnambulismus

mus und Magnetismus, oder wunderbare Erscheinungen eines Alb-Mädchens in den Jahren 1832—1833. (4 Gr.)

Hieran reiht sich:

Dr. *Kerner*, Geschichten Besessener neuerer Zeit. Beobachtungen aus dem Gebiete kakodaemonisch-magnetischer Erscheinungen, nebst Reflexionen von *Eschenmayer* über Besessensein und Zauber. (1 Thlr.)

Dr. *v. Gersdorff*, Heilung einer gefährlichen Krankheit durch Idiosomnambulismus und die von dem Kranken im magnetisch hellsehenden Zustande verordneten homöopathischen Arzneimittel, nach eigener sorgfältiger Beobachtung geschildert. (1 Thlr.)

Dr. *Hensler*, über die verschiedenen Arten des thierischen Magnetismus und ihre verschiedenen Wirkungen auf den Menschen im kranken Zustande. Eine Nachweisung aus den in der Literatur des Magnetismus niedergelegten Erfahrungen, mit beigefügten Erläuterungen und eigenen Versuchen. (1 Thlr.)

Prof. *Heinroth*, Unterricht in zweckmäſsiger Selbstbehandlung bei beginnenden Seelen-Krankheiten. (1 Thlr. 18 Gr.)

Von Dr. *Zimmermann* erschien eine Schrift über *Kaspar Hauser*, in physiologischen, psychologischen und pathogenisch-pathologischen Untersuchungen beurtheilt (16 Gr.), in welcher *Kasp. Hauser* als ein bloſser Betrüger dargestellt wird. (Dasselbe behauptete auch *Merker* in Berlin.)

Arzneimittellehre. Toxicologie.

Die Literatur der Arzneimittellehre ist 1834 ziemlich reichhaltig, obschon wenig neue vollständige Werke, sondern mehr Fortsetzungen erschienen sind, doch haben wir bereits oben (Medizin im Allgemeinen) das wichtige Werk von Prof. *Harless* die Nothwendigkeit einer allgemeinen deutschen Nationalpharmacopöe betreffend, besprochen und verweisen hier nochmals darauf.

Unter den zahlreichen Journal-Aufsätzen sind jene über das Kreosot und die endermatische Heilmethode die häufigsten. Wir verdanken das Kreosot dem Wunsche die Aq. Binelli zu imitiren und sonach hat auch diese Entdeckung indirect *v. Gräfe* hervorgerufen, Nutzen gestiftet, was um so wichtiger ist, als sich das Kreosot bereits in verschiedenen Krankheiten sehr heilsam bewährte; wir würden es unschäzbar nennen, wenn sich seine Heilkraft gegen Diabetes, die *Berndt* zuerst entdeckte, allgemein bestätigt. — Die endermatische Methode mufs noch vielfach versucht werden, um zu einem sichern Resultat zu führen, denn während die Wirksamkeit in einigen Fällen sehr auffallend und unleugbar ist, finden wir in andern Fällen gar keinen Erfolg, und erst fortgesetzte Untersuchungen können hier völligen Aufschlufs geben. Dazu eignet sich aber vorzugsweise die Spitalpraxis, da hier die Wirkung des Mittels genauer beobachtet werden kann, und die Nützlichkeit der Methode nicht so leicht durch äussere Einflüsse gestört wird. Wir haben folgende Werke und Aufsätze zu nennen:

Von der nach naturphilosophischen Prinzipien bearbeiteten Lehre von den chemischen Heilmitteln oder Handbuch der Arzneimittellehre von Prof. *E. Bischoff* erschien ein Supplementband unter dem Titel: Fernere wissenschaftliche Beiträge nebst den neuern Ergebnissen und materiellen Bereicherungen der Arzneimittellehre, zur Nachlese für practische Aerzte und Wundärzte. (2 Thlr. 12 Gr.)

Von dem von den Prof. *Sachs* und *Dulk* herausgegebenen Handwörterbuch der practischen Arzneimittellehre zum Gebrauch für angehende Aerzte und Physici, erschien die 2te Abtheilung des zweiten Theils. (3 Thlr. 20 Gr.)

M. Stoll's Abhandlung über die practische Arzneimittellehre für Chirurgie, erschien in Uebersetzung aus dem Lateinischen. (10 Gr)

Von Dr. *I. W. Conradi* erschien eine Uebersicht der practischen Arzneimittellehre, (15 Gr.) die sich dem bekannten Conspectus Materiae medicae von *Hufeland* anreiht und als Anhaltpunkt zu den Vorlesungen des Verf. empfehlenswerth ist.

Dierbach's Pharmacologische Notizen (10 Gr.) enthalten bei den einzelnen systematisch aufgestellten Krankheiten, die in der neuern und neuesten Zeit empfohlenen Mittel, nebst Angabe der Empfehler.

Von der von Prof. *Dulk* besagten Uebersetzung und Erläuterung der Pharmacopoea borussica, die mit Recht allgemein geschätzt wird, erschien eine Lieferung der 3ten Auflage. (Das ganze Werk 8 Thlr. 18 Gr.)

Von der medizinischen Zoologie, oder getreue Darstellung und Beschreibung der Thiere, die in der Arzneimittellehre in Betracht kommen, in systematischer Folge herausgegeben von Prof. *Brandt* und Prof. *Ratzeburg*, erschienen Heft 6 — 8 des 2ten Bandes. (Mit 14 Kupfertafeln. 4 Thlr)

Dr. *Otto* gab eine Beschreibung des medizinischen Blutegels mit 7 lith- Tafeln. (20 Gr.)

Von Hofr. *Seiler* erschien auf Anordnung der Königl. Sächs. Landes-Direction eine Belehrung über die Zucht und Aufbewahrung der medizinischen Blutegel (5 Gr.) auf welche besonders die Apotheker aufmerksam zu machen sind.

Der Apotheker *Filter* in Berlin theilte (Med. Zeit. v. Ver. f. Heilk. in Preufs. No. 7) seine Erfahrungen über die zweckmäfsigste Conservation der Blutegel mit; eben so *Andreae* (ibid. No. 15) seine Bemerkungen über Blutegelzucht. Wir können hier nur auf diese Aufsätze verweisen, da der Gegenstand uns fern liegt und mehr in ein pharmazeutisches Journal gehört.

Auch M. R. *Heyfelder* fand in seinen Versuchen mit dem von Kluge beschriebenen Mittel Blutegel besser zu conserviren und zum Saugen geschickter zu machen (Allgem. med. Zeit. No. 5) diese Methode bewährt. (Vergl. Uebers. v. 1833 S. 393. — *Ref.* zieht ein wenig Schweinefett an die zu Application bestimmte Stelle gebracht, allen andern Mitteln vor.)

Von *Hayne's* Darstellung und Beschreibung der Arzneigewächse, welche in die neue preussische Pharmacopöe aufgenommen sind, nach natürlichen Familien geordnet und erläutert, von Dr. *Brandt* und Dr. *Ratzeburg*, erschien die 18te Lieferung. (Mit 10 illum. Kupfertafeln, 1 Thlr. 8 Gr.)

Die Abbildung und Beschreibung aller in der Pharmacopoea borussica aufgeführten Gewächse von *Guimpel* und *Schlechtendal* wurden bis zum zweiten Heft des dritten Bandes fortgesetzt. (Bd. II. H. 15—17. Bd. III. H, I. et II. (2 Thlr. 12 Gr.)

Dr. *E. Winkler*, sämmtliche Arzneigewächse Deutschlands, welche in die Pharmacopöen der gröfsern deutschen Staaten aufgenommen sind, naturgetreu dargestellt und fafslich beschrieben, wurde mit dem 12ten Hefte beendet. (Jedes Heft 2 Thlr. — Der Text des ganzen Werkes allein 4 Thlr. — Ein Ergänzungsheft kostet 2 Thlr., der Text für sich 8 Gr.)

Prof *Kunth*, Anleitung zur Kenntnifs sämmtlicher in der Pharmacopoea borussica aufgeführten officinellen Gewächse, nach natürlichen Familien. (2 Thlr. 16 Gr.)

Von Prof. *Kosteletzky's* allgemeiner medizinisch-pharmaceutischen Flora, enthaltend die systematische Aufzählung und Beschreibung sämmtlicher bis jetzt bekannt gewordenen Gewächse aller Welttheile, in Beziehung auf Diätetik, Therapie und Pharmazie, nach den natürlichen Familien des Gewächsreichs geordnet, — erschien der 2te und 3te Band, wodurch das Werk (zusammen 4 Thlr. 16 Gr.) geschlossen ist.

Dr. *F. L. Winckler* beschrieb die ächten Chinarinden, ein Beitrag zur genauern Kenntnifs dieser wichtigen Arzneimittel. (12 Gr.)

Von Prof. *Geiger's* Handbuch der Pharmacie, zum Gebrauche bei Vorlesungen und zum Selbstunterrichte für Aerzte, Apotheker und Droguisten, erschienen die 2te u. 3te Lieferung der 4ten Auflage des ersten Bandes, welcher die practische Pharmacie und deren Hülfswissenschaften enthält. (Alle 3 Lieferungen 5 Thlr. 16 Gr.)

Von Prof. *Fromberg* Lehrbuch der medizinischen Chemie zum Gebrauche bei Vorlesungen für practische Aerzte und Apotheker entworfen, erschien die erste Lieferung des zweiten Bandes, welcher die physiologische Chemie enthält. (1 Thlr. 8 Gr.)

Dr. *M. Strahl* Grundrifs der medizinischen Chemie. (1 Thlr. 8 Gr.)

Von *Goebel's* pharmaceutischer Waarenkunde fortgesetzt von Prof. *Kunze* erschienen Heft 7 und 8 des zweiten Bandes, welcher die Wurzeln enthält. (Mit 10 illummin. Kupfertafeln. 2 Thlr. 16 Gr.)

Prof. *Ehrmann*, pharmazeutische Präparatenkunde nach Grundlage der österreichischen Pharmacopöe, nebst den Grundsätzen der Chemie, in Fragen und Antworten für Anfänger. (1 Thlr. 4 Gr.)

Von *Wibmer's* Werk, die Wirkung der Arzneimittel und Gifte im gesunden thierischen Körper, nach fremden und eigenen Beobachtungen bearbeitet, erschien das 4te und 5te Heft. (2 Thlr.)

In Bezug auf die im vorigen Jahre erschienene Schrift von Prof. *Kranichfeld* über das Studium der Materia medica, die schon *Simon* widerlegte (vergl. Uebers. v. 1833 S. 387) erschien auch noch eine zweite Würdigung des Gegenstandes von Dr. *Vetter:* das Prinzip der Theilung der Arbeit in seiner Anwendung auf die Trennung der Arzneiverordnung und Arzneibereitung. (8 Gr.)

Eine fernere Würdigung der Schrift des Prof. *Kranichfeld* über die Nothwendigkeit gründlicher pharmacologischer Kenntnisse u. s. w. erschien von den Apothekern Berlins. (4 Gr. s. Uebers. v. 1833. S. 387.)

Dr. *Kleemann* spricht über den gegenwärtigen Standpunkt der Heilmittellehre und deren Beförderung (*Rust's* Mag. Bd. 41 H. 2), indem er bemerkt, dafs auch *Hahnemann's* System von Nutzen gewesen, indem es um ein einfacheres Heilverfahren zu bewirken, eine genauere Untersuchung der Arzneistoffe nöthig gemacht habe, wobei die Erforschung der Arzneikräfte nach Versuchen am gesunden Organismus besonders wichtig erscheint. Die fremden Arzneistoffe sind zu beschränken und lassen sich mit wenigen Ausnahmen durch inländische ersetzen, wodurch auch den häufigen Verfälschungen vorgebeugt würde. Der Verf. giebt einige als leicht ersetzbare Mittel und einige andere deutsche Gewächse die obsolet geworden mit Bezeichnung ihrer Wirkungsweise an.

Dr. *Hauff* macht auf die Wichtigkeit der Erforschung der specifischen Wirkungen der Arzneimittel aufmerksam, und dringt auf gemeinsames Wirken zur Erforschung derselben und der verschiedenen Dosen. (Etwas über die Wirkung und Gabe der Arzneistoffe. Würt. med. Corr. Bl. No. 25).

Dr. *Steinheim* theilt (Med. Zeit. v. Ver. f. Heilk. in Preufs. No. 20) eine Nachricht von einigen specifischen Mitteln mit. Das erste ist eine Auflösung von einem Scrupel Plumbum aceticum in 3 Unzen Aq. destill. zu Umschlägen gegen krebsartige Ulcerationen. — *G. A. Richter* lernte ein zweites Mittel aus der Volksarzneikunde; es war eine Unze Succ. Citri rec. expr. auf $1\frac{1}{2}$ Unzen Ol. amygdal. dulc. rec, und eine halbe Drachme Syr. Alth., von welchem alle drei Stunden umgeschüttelt ein Efslöffel, gegen chronische Diarrhoe und Fluxus coeliacus mit dem besten Erfolg gegeben wurde.

Hufeland spricht in Bezug zu der neuerdings zu sehr gerühmten Anwendung einfacher Arzneimittel, über die Vortheile der Zusammensetzung der Arzneimittel (*Huf.*

Journ. Jan.) indem man dadurch mehreren Indicationen zugleich entsprechen, die Wirksamkeit erhöhen und mildern, völlig neue Mittel zu Stande bringen kann. Ueberhaupt ist die Idee ganz einfacher Arzneistoffe nicht zu realisiren, da in der Natur Alles zusammengesetzt ist.

Dr. *Fater* spricht sich in seiner Warnung vor heroischen Heilmitteln (Würt. med. Corr. Bl. No. 13) über die ungebührliche Zunahme des Apparatus medicaminum mit metallischen Mitteln, deren Wirkungssphäre uns theilweise noch unbekannt ist, aus, während die Alten mehr die mildern Agentien des Pflanzen- und Thierreichs anwandten. Mit Recht vor den heftigen Mitteln warnend, theilt der Verf. einen Fall mit, in welchem bei den bedeutendsten epileptischen Anfällen 8 Tage lang täglich 2mal $\frac{1}{8}$ Gr. Argentum nitricum und nach einer Pause von 8 Tagen wieder 5 Tage lang zweimal $\frac{1}{10}$ Gr. gegeben worden und die Section der bald nachher gestorbenen Kranken (aufser einer Ergiefsung mit Desorganisationen im Gehirn, die als Todesursache anzusehen waren,) die Lungen und sämmtliche Venen des ganzen Körpers schwarzgrün waren, die Venen alle wie injizirt von schwarzgrünem Blut erschienen, und ein in eine Kochsalzlösung gebrachtes schwarzes Stück der Vena cava inferior weifs wurde, — also eine Uebersättigung des Blutes mit Arg. nitr. Statt gefunden hatte.

Dr. *Hankel* empfiehlt (Med. Zeit. v. Ver. 1833 No. 49) den Leberthran gegen Lungentuberkeln, um den Fortgang derselben zu vermindern. Man soll täglich 2 und mehrere Efslöffel nehmen lassen und bei Durchfall oder heftigem Schweifs Opium zusetzen; wo der Magen das Mittel nicht leidet, ist es in Form von Klystieren zu versuchen und auch äusserlich als Liniment anzuwenden.

Dr. *Biermann* empfiehlt (*Hufel.* Journ. Maiheft) die specifische Wirkung der radix aristolochiae rotundae gegen das Wechselfieber und zwar als eines nicht blos die Paroxysmen supprimirenden, sondern das Fieber selbst heilenden Mittels. Nach Entfernung gastrischer Complicationen giebt man das Pulver in 3 steigenden Dosen am Fiebertage, so dafs die letzte erst eine Stunde vor dem Anfalle genommen wird und wiederholte dies dreimal. Der Frost wird kürzer, die Hitze heftiger, aber nach den 3 Anfällen bleibt das Fieber sicher aus und ist dann radical geheilt. Wird das Pulver weggebrochen, so erneuert man die Gabe wenn das Erbrechen sehr bald nach dem Einnehmen eingetreten ist, so ist dies nicht nöthig. Das Mittel soll eine Crise hervorrufen und wird deshalb vor dem Anfall gegeben. Der Verfasser läfst drei Pulver mit 30 Gr. Rad. aristol., — 3 mit 35 Gr., — 3 mit 40 Gr. machen und von den ersten am ersten, den 2ten am zweiten und den 3ten am 3ten Tage, jedesmal 3 Stunden vor dem Anfalle anfangend, stündlich ein Pulver nehmen. Oder er verordnet 12 Pulver, jedes mit 30 Gr. Rad. aristol. und läfst am ersten Tage 3, am 2ten 4, am 3ten 5 Stunden vor dem Anfalle stündlich ein Pulver mit Wasser nehmen.

Sedum acre zu 1 — 2 Unzen Erbrechen und Abführen bewirkend, soll sich gegen Wechselfieber heilsam zeigen. (Casp. Wochenschr. No. 13).

Dr. *Erdmann* empfiehlt Cascarillen-Extract gegen die Cholera; man soll eine halbe Drachme auf die Unze Aq. Cinnamomi nehmen und das sicherste Mittel haben. (Med. Zeit. v. Ver. f. Heilk. in Preufs. No. 8).

Dr. *Richter* fand die Wirksamkeit der Belladonna bei hartnäckigem Icterus bei einer 39jährigen Frau, der Alles Andere nicht geholfen hatte, bestätigt, indem die Kranke bei welcher schon Wassersucht zu befürchten stand, in 10 Wochen völlig geheilt wurde. (Med. Zeit. vom Ver. für Heilk. in Preufs. No. 13).

Dr. *Neumann* spricht (Med. Zeit. v. Ver. für Heilk. in Preufs. No. 27) über die Wirkung des Opiums in grofsen Gaben bei Schwangern, indem nemlich in einem Falle gegen Prosopalgie nur reines Opium zu $\frac{1}{4}$—$\frac{1}{2}$ Gr. alle Stunden half, die Tinctur aber gegen den Schmerz unwirksam sehr rasch narkotische Erscheinungen hervorrief. Das Opium selbst machte in diesen grofsen Dosen Durchfall und Tenesmus, gegen welche Erscheinungen die Opiumtinctur im Clystier mit Erfolg gegeben wurde.

Dr. *Chevalier* wandte (Med. Zeit. v. Ver. f. Heilk. in Preufs, No. 40) in zwei Fällen die von *Ritscher* (s. Uebers. v. 1833 S. 405) vorgeschlagene Verbindung von Blei mit Opium gegen Lungenentzündung an; einmal hatte das Verfahren keinen Erfolg, dagegen im 2ten Falle einen um so unbezweifelbaren. Der 23jährige Mensch bekam nach einer Venaesection trotz vorhandener Verstopfung 3stündlich einen Efslöffel von folgender Mischung; ℞: Plumb. acet. gr. IV. Tr. Opii simpl. ʒβ. Aq. dest. ℥V. Syr. Alth. ℥I. Es trat Nachlafs aller Erscheinungen ein, die Haut wurde feucht; es wurde ein Klystier gegeben, welches Stuhlgang hervorbrachte und der Kranke war mit dieser Mixtur geheilt.

Dr. *Berkun* bestätigt (Med, Zeit. v. Ver. für Heilk. in Preufs. No. 39) die guten Wirkungen des Wasserfenchels gegen Lungenschwindsucht und wendet ihn mit Digitalis und Hyosciamus anhaltend an. In einem speciell mitgetheilten Falle wurde dadurch trotz eines schon eingetretenen eiterigen Auswurfs und hektischen Fiebers die Heilung bewirkt.

Dr. *Berkun* theilt (Med. Zeit. v. Ver. f. Heilk. in Preufs. No. 19) zwei Beobachtungen über die Wirkung der Jodine mit. In einem Falle gelang es bei einem scrofulösen Mädchen eine übelriechende Schleimabsonderung der Nase zu heilen, doch traten Brustbeklemmung, Fieberbewegung u. s. w. ein, und das Mittel mufste ausgesetzt werden; dennoch blieb das Uebel geheilt. In einem zweiten Falle nahm eine Kopfgeschwulst beim Gebrauch der Jodine ab, stieg aber wieder sobald man das Mittel der Nebenwirkungen wegen aussetzen mufste.

Zur Hervorrufung der Menstruation wird nach *Hildebrand* in England Pulegium mit Erfolg angewandt. (*Casp.* Wochenschr. No. 31).

Dr. *Faber* rühmt (Würt. med. Corr. Bl. No. 33) die Urtica dioica (im Aufgufs zu einer halben Unze auf ein halb Maafs Wasser), gegen Dysenterie und Diarrhoe.

Dr. *Berthold* fand (*Casp.* Wochenschr. No. 21) Pulvis Cubebarum und Bals. Copaivae gegen Tripper wirksam, zieht aber letzteren für chronische Fälle, als sicherer und schneller wirkend, vor.

Nach Dr. *Fricke* ist der geruchlose Copaivabalsam (*Casp.* Wochenschr. No. 8.) eine ihres aetherischen Oeles beraubte und deshalb nur in grofsen Gaben wirksame Resina Bals. Copaivae.

Dr. *Berthold* empfiehlt die Wirkung der Granatwurzelrinde (*Casp.* Wochenschr. No. 21.) auch gegen Hysterie.

Dr. *Meyerstein* klagt (*Clar.* u. *Rad.* Beiträge I. H. 2.) über die Unsicherheit der Bandwurmmittel, von denen mehrere oft ganz unwirksam erscheinen.

Dr. *Jahn* fand das Extractum Gratiolae zu ℥IV. auf einmal genommen unwirksam, und *v. Stosch* glaubt, dafs die Gratiola überhaupt im Aufgufs wirksamer als im Extract sei. (*Casp.* Wochenschr No. 15.)

Der Apotheker *Bley* fand (*Casp.* Wochenschr. No. 7.) die ostindischen Sennesblätter reiner als die alexandrinischen und zieht sie, wenn ihre Wirkung gleich ist, (was wohl Aerzte untersuchen werden) der Wohlfeilheit wegen vor.

Dr. *Hildebrand* empfiehlt, um abführende Salze in angenehmer Form zu geben (*Casp.* Wochenschr. No. 29.) das Glaubersalz, wie *Berends* mit Limonade, und den Tart. natronat. mit Fleischbrühe zu verbinden. Englische Aerzte geben als Digestiv und leicht eröffnende Mittel Tart. natr. ℥II.—IIβ. mit Sod. carb. ℈IIβ. in einem Weinglase voll Wasser aufgelöfst, und dazu ℈IIβ. Acid. citr. cryst. in einem andern Glase Wasser gelöfst, indem man beide Mischungen zusammengiefst und unter dem Aufbrausen nimmt. — Gegen Mercurialkrankheit, Syphilis secundaria und andere chronische Krankheiten ist das künstliche Harrowgate Wasser (eine mit schwefligem Wasserstoffgas geschwängerte Auflösung von Magnesia sulph.) zu empfehlen.

Wir haben schon wiederholt auf die auffallend abweichenden Ansichten in Bezug auf die Wirksamkeit des Secale cornutum als wehenbefördernd und Blutflüsse stillend aufmerksam gemacht (Bd. I. S. 24. 348. Bd. II. S. 398.); neuerdings spricht auch *Jörg* diesem Mittel alle Wirksamkeit ab, während *Müller* (über einige Wirkungen des Mutterkorns *Rust's* Mag. Bd. 40. H. 3.) es zu den ersten Stypticis erhebt, und es namentlich nicht blos gegen Metrorrhagie, sondern auch gegen Epistaxis, Haemoptoë und Blutungen aus dem Rectum empfiehlt, und mit dem ausgezeichnetsten Erfolg anwandte. Auch gegen Schleimflüsse der Vagina und Urethra soll es sich bewähren. Man soll es frisch gepulvert zu 5—10 Gr. mit Zucker alle 2 Stunden geben.

Dr. *Grossheim* theilt (Med. Zeit. v. Ver. 1833. No. 51.) seine Beobachtungen über Indigo gegen Krampfkrankheiten mit; er fand ihn zu 5—10 Gran täglich 6—8mal gegen hysterische Krampfanfälle sehr wirksam.

Böttger's, unfehlbares Mittel wider den Bifs toller Hunde, durch mehr als tausendfache Erfahrung bewährt, und durch ärztliche Zeugnisse bestätigt, besteht in der längst bekannten Anwendung des Maiwurms. (12 Gr.)

Dr. *Hauff* rühmt (Würt. med. Corr. Bl. No. 34.) die Anwendung des Chininum sulphuricum in intermittirenden Krankheitsformen, auch ohne dafs demselben wirkliches Wechselfieber zum Grunde liegt, und erzählt einige Fälle, in welchen dasselbe sich gegen periodische Convulsionen mit nachfolgendem Wahnsinn, intermittirenden Stirnschmerz, Peripneumonie, Ohrenschmerz, Gesichtsschmerz und Zahnschmerzen, so wie gegen einen periodischen Schmerz in der Milzgegend, der mit Unterleibsleiden verbunden war, hülfreich zeigte.

Prof. *Pleischl* fand nach seinen Erfahrungen über die Heilwirkungen des Salicins, gesammelt auf der medicinischen Klinik für Aerzte in Prag, während 1832 und 1833, (Med. Jahrb. d ö. St. VI. H. 3.) das Salicin gegen heftige Wechselfieber, intermittirende Kopfschmerzen und Prosopalgie sehr wirksam und selbst dem Chinin vorzuziehen. Acht Krankengeschichten bestätigen diese Behauptung.

Dr. *Prollius* empfiehlt nach seinen Erfahrungen über die Wirkung des reinen Brechen erregenden Bestandtheils der Ipecacuanha das Emetin seiner sichern und schnellen Wirksamkeit und leichten Anwendung wegen, ($\frac{2}{16}$ — $\frac{3}{16}$ Gran in lauem Wasser gereicht) als Brechmittel. (*Hufel.* Journ. Febr.)

Dr. *Burkard* fand (*Casp.* Wochenschr. 1833. No. 52.) das extractum nucis vomicae spritnosum zu $\frac{1}{3}$ Gr. alle 3 Stunden gegen Lähmung von Apoplexie höchst wirksam.

Dr. *Tott* bestätigt (Allgem. med. Zeit. Jan.) die heilsame Wirkung des Extr. Nucis vomicae spirituosum bei einem Falle von Hemiplegie eines übrigens gesunden zur Apoplexie neigenden Mannes. Der Verf. behandelte das Uebel als Hemiplegia rheumatica ohne mit den gewöhnlichen innern und äufsern Mitteln zu reussiren, wogegen folgende Mischung — ℞ Extr. nuc. vom. spir. Gr. III. Spir. V. rectif. ℥I., einen Tag um den andern Morgens und Abends 20 gtt. steigend zu 30, — völlige Heilung unter dem Gefühl von Prickeln und Ameisenkriechen bewirkte.

M. R. *Vogel* rühmt das Veratrin (*Casp.* Wochenschr. No. 13.) als schätzbares Heilmittel in Salbenform (5—20 Gr. auf eine Unze Fett) gegen Wassersucht als diuretisch wirkend.

Dr. *Dürr* giebt (Würt. med. Corr. Bl. No. 18.) einige bestätigende Erfahrungen über die ausgezeichneten Wirkungen des schwefelsauren Kupfers in der häutigen Bräune. Der Verf. theilt 12 Fälle ausführlich mit, in welchen aufser Blutegeln und einer öligen Emulsion nur das Cuprum sulphuricum angewandt wurde, und den Erwartungen völlig entsprach. Das Cupr. sulph. bändigt, wie der Brechweinstein, die entzündliche Affection der Brustorgane. führt die Pseudoproducte aus, und ist ihm vorzuziehen, da er die Wiedererzeugung der Afterbildungen mehr verhindert, und weniger leicht Durchfall erzeugt. Doch soll man das C. sulph. erst auf der Höhe der Krankheit in Anwendung bringen, und in kleinen oft wiederholten Gaben ($\frac{1}{4}$ — $\frac{1}{2}$ Gr. all $\frac{1}{4}$ Stunden) anwenden.

Dr. *Serlo* fand in vielen ausführlich mitgetheilten Beobachtungen die grofse Wirksamkeit des Cuprum sulphuricum gegen den Croup (*Hufel.* Journ. Jan.) bewährt, besonders da wo das Uebel in der Luftröhre seinen Sitz hat und nicht als Complication anderer Krankheiten, als Masern u. s. w. auftritt. Auch Dr. *Malin* hält den Croup für eine Entzündung des Kehlkopfs und der Luftröhre mit Neigung zur Ausschwitzung, und findet daher neben Blutegeln, Calomel und Hep. sulph. besonders die Brechmittel indizirt, unter denen Cuprum sulphuricum, schon seiner schnellern Wirkung wegen, den Vorzug verdient. Man gebe $\frac{1}{4}$ — $\frac{1}{8}$ Gran alle 2 Stunden, steigend zu $\frac{1}{3}$ — 1 Gran. (Ueber den Croup, die Bestimmung des eigenthümlichen Entzündungszustandes in demselben und die Indication zur Anwendung des Kupfers. *Hufel.* Journ. Jan.)

Dr. *Droste* empfiehlt ebenfalls das Cuprum sulphuricum gegen Croup (Heidelb. Annal. X. H. 2.), da es schneller als Calomel wirkt, nicht so schädliche nachhaltige Symptome hervorruft, und zur Entfernung der sich neubildenden Massen ganz besonders paſst, ohne Durchfall zu erregen. Wo heftige Erstickungsanfälle vorhanden sind, wende man vorher Blutegel und Breiumschläge an, bis der Krampf aufhört, dann eine Dosis Cuprum sulphuricum als Brechmittel, später alle 2 Stunden $\frac{1}{8}$ bis $\frac{1}{2}$ Gran. Der Verf. erzählt mehrere Krankheitsfälle, durch welche diese Behauptungen bestätigt werden.

Dr. *Cramer* fand Cuprum sulphurico-ammoniatum gegen Chorea St. Viti sehr bewährt in einigen Fällen bei jungen Mädchen, und theilt einen derselben ausführlicher mit. (Med. Zeit. v. Ver. f. Heilk. in Preuſs. No. 18.) Von einer Mischung von 3 Gr. Cupr. sulph. amm. in 3 Unzen Wasser, wurden täglich 3mal 12 Tropfen in Haferschleim gegeben, und jede Dosis alle 3 Tage um 3 Tropfen vermehrt.

Dr. *Siedler* fand (*Hufel.* Journ. Mai.) nach seinen fortgesetzten Erfahrungen über die Epilepsie (und) die groſse Kraft des Zinks zur Heilung derselben bestätigt. Das Mittel wurde in mehreren ausführlich erzählten Fällen zu Gr. VIII. bis ℨß. steigend Morgens und Abends, mit Extr. Hyoscyami, Fol. aurant. und Rad. Valer., mit dem besten Erfolg angewandt.

Dr. *Kahlert* rühmt (*Clar.* u. *Rad.* Beitr. I. H. 2.) den Nutzen des Wismuths in der Cholera, besonders gegen den heftigen Singultus zu $\frac{1}{2}$ — 1 Gran; Schmerz und Unruhe hörten auf, und die Harnabsonderung kehrte zurück.

Dr. *Plieninger* empfiehlt (Würt. med. Corr. Bl. No. 25.) Natrum carbonicum acidulum gegen Kropf, namentlich gegen Struma glandulosa, in folgender Form; ℞ Natri carb.

acid. ʒII. Aq. dest. ℥VIII. Syr. simpl. ℥I. M. D. S. Morgens und Abends einen Eſslöffel voll zu nehmen.

Dr. *Priger* fand Brom als Mittel gegen den Kopfgrind wirksam; (*Casp.* Wochenschr. 1833. No. 57.) er gab innerlich ℞ Bromat. Merc. Gr. VI. Aeth. sulph. ʒIII. S. Täglich nach dem Essen 10 — 20 gtt. in Wasser. — Oertlich ℞ Kali bromici ʒI. Axung. ℥β. M. D. Ungt. S. Täglich eine Thalergroſse Stelle einzureiben und wenn diese geheilt ist, weiter zu schreiten.

In Bezug auf die Anwendung von Calomel gegen Leberkrankheiten bemerkte Dr. *Erdmann* (*v. Gräfe* u. *v. Walth.* Journ. XX. H. 4.), daſs ein Syphilitischer, während des Calomelgebrauchs bis zur Salivation von Jcterus befallen wurde.

Aus dem 3ten Bande der von *L. W. Sachs* und *Dulk* bearbeiteten Arzneimittellehre in alphabetischer Ordnung, erschien als besonderer Abdruck eine Monographie über das Quecksilber (1 Thlr. 22 Gr.), die als die vollständigste Arbeit über dieses so wichtige Medicament zu betrachten ist. Der Verf. zeigt wie die Grundwirkung des Mercurs auf das vegetative System hingeht, in demselben Colliquation hervorrufend, wie es demnach kein Resorbens sein kann. Die Anwendung findet nun natürlich besonders in Leiden des vegetativen Systems statt, die sich durch übermäſsige Bildungen in demselben kund geben; es paſst also nicht in Fiebern, Entzündungen und nur in denjenigen, die mehr chronisch sind, aber eben besonders in der Syphilis, als einem dem vegetativen System ganz besonders angehörenden Leiden. Da das Quecksilber Colliquationen bewirkt, so ist es natürlich bei allen cachectischen Leiden contraindicirt. Der Verf. geht die verschiedenen Anwendungsweisen des Quecksilbers speciell durch, und bemerkt in Bezug auf dessen Präparate, daſs der Sublimat das kräftigste derselben, aber auch das die nachtheiligen Wirkungen am heftigsten hervorrufende, — Calomel weniger nachtheilig, aber auch wenig kräftig, — Merc. praecip. rub. besonders äuſserlich, — Hydrarg. oxydal. nigr. besonders gegen syphilitische Affectionen der Rachen — und Nasenhöhle anzuwenden sei. Hydrarg. sulph. nigr. ist gegen Syphilis zu schwach; H. nitricum unentbehrlich; H. aceticum unzweckmäſsig; H. phosphoricum gegen syphilitische Knochenschmerzen, und H. praecip. alb. gegen Ophthalmia contagiosa mit Recht gerühmt. *Ref.* muſs sich für den Umfang seines Werkes mit dem hier kurz Angedeuteten begnügen, verweiſst aber seine Leser dringend auf das Werk von *Sachs* als eines der vorzüglichsten der diesjährigen medicinischen Literatur, welches eine Menge eigener Beobachtungen enthält, und das vorhandene Material kritisch gesichtet darlegt.

Einen höchst interessanten Aufsatz zur Syphilis lieferte *Krüger-Hansen* (Heil- und Unheilmaximen der Leibwalter. S. 46.) in seinen Bemerkungen über Inunctionscuren. Der Verf. verwirft alle ausgedehnten Vorbereitungs-Curen, auſser einer 8tägigen etwas schmalern Diät, als nutzlos, und alle Abführmittel während der Cur als nutzlos, — und beides gewiſs mit vollem Rechte. Erleichterung der Schmiercur wird ihre Anwendung vervielfältigen und so oft groſsen Nutzen bringen. *Krüger-Hansen* hat ganz recht, wenn er die Lächerlichkeit straft, mit welcher man recht viel Quecksilber in den Körper zu bringen sucht, und ist es eben darin, nichts Eiligeres zu thun zu haben scheint, als es durch Abführmittel wieder heraus zu treiben. Entweder die Salivation ist unnöthig, und dann gebe man das Quecksilber nicht bis zu dieser Erscheinung, wenigstens nicht mehr, wenn sie eingetreten ist, dann bedarf man keiner Abführmittel, — oder die Salivation ist nöthig, und dann hebt man mit den Abführmitteln die mühsam hervorgerufene Erscheinung wieder auf, — und hat also den Kranken zum bloſsen Experiment gebraucht. Die Anhänger der Abführungen bei der Inunctionscur mögen sehen, wie sie sich aus diesem Dilemma reiſsen wollen.

In seinen fortgesetzten praktischen Bemerkungen und Beobachtungen über die Anwendung des Decoctum Zittmanni stellt Dr. *Behre* (*Hecker's* Annal. April) die Indication zu diesem Mittel besonders für die Fälle von Syphilis, in denen schon übermäſsig und ohne Ordnung und Diät Quecksilber gebraucht wurde, ohne daſs das Uebel darnach dauernd verschwand. Durch die von diesem Mittel bewirkte Umstimmung des ganzen Organismus eignet es sich auch besonders gegen syphilitische Hautleiden. Der Antheil von Senna macht leicht zu viel Durchfall und ist dann zu vermindern; indessen mufs man sich durch die oft früh eintretende Salivation nicht vom Fortgebrauch des Mittels abhalten lassen, sondern nur einige Tage lang aussetzen. Eine passende Nach-Cur ist höchst nöthig, wenn der Kranke geheilt bleiben soll. Der Verf. belegt diese Behauptungen durch 7 ausführlich mitgetheilte Krankengeschichten.

Dr. *Tott* wandte (Allgem. med. Zeit. Jan.) das Zittmann'sche Decoct in Verbindung mit der Struve-schen Entziehungscur bei einem rebellischen degenerirten metamorphosirten syphilitischen Ausschlage mit Vortheil an.

Dr. *Fricke* fand (*Casp.* Wochenschr. No. 24.) die von *Hahnemann* gegen Condylomata empfohlene Tinctura Thujae nicht besonders empfehlenswerth; die Tinktur wirkte unverdünnt zu reizend, und leistete unverdünnt weniger, als die gewöhlichen Mittel; dagegen bewährte sich das Kreosot gegen spitze Condylome mit besonderm Erfolge.

Dr. *Jahn* bestätigt die guten Wirkungen des Thujasaftes gegen Feigwarzen in äufserer Anwendung, hatte aber gleichzeitig innerlich Mercurialia gegeben. (*Casp.* Wochenschr. No. 18.)

Dr. *Malin* rühmt ein Volksmittel gegen Flechten, es sind die Dämpfe aus einem angezündeten Kieferspan, die man an die leidenden Theile gelangen läfst. (*Casp.* Wochenschr. No. 12.)

Dr. *v. Stosch* versuchte die äufserliche Anwendung des Ferrum hydrocyanicum (*Casp.* Wochenschr. No. 20.) in einem Fall von Excoriation der Brustwarze mit fungösem Character, gegen welche Ferrum carbonicum keine Hülfe gebracht hatte, mit dem besten Erfolge, indem die ausgebreitete Stelle in 10 Tagen geheilt war. Es wurde ein Teig von Ferr. hydrocyan. mit Wasser aufgelegt.

Dr. *Kosack* fand die äufserliche Anwendung des Chinins (Gr. IV. — VI. auf eine ʒ. Spir. sulph. aeth.) in Einreibung gegen Wechselfieber in vielen Fällen bewährt. (Med. Zeit. v. Ver. f. Heilk. in Preufs. No. 5.)

Dr. *Wolff* rühmt die äufsere Anwendung des Oleum crotonis (Med. Zeit. v. Ver. f. Heilk. in Preufs. No. 5.) zu 3 — 4 Tropfen eingerieben gegen Rheumatismus in den Gelenken

lenken mit Auftreibung und Gelenkwassersucht, — gegen Catarrhus, — gegen Phthisis trachealis, — und gegen leichte Lähmungen.

Dr. *Mankiewitz* theilt die bestätigte Wirkung des Crotonoels gegen Heiserkeit bei einem 26jährigen seit einem halben Jahre heisern Manne, dem alle andern Mittel nichts halfen, mit. (Med. Zeit. v. Ver. f. Heilk. in Preufs. No. 13.)

Dr. *J. Simon* lieferte (aus seiner Diss. in *Rust's* Mag. Bd. 41. H. 1.) Bemerkungen und Beobachtungen über die styptischen Kräfte der Aqua Binelli und des Kreosots, nach welchen er der Aq. Binelli sowohl als dem Kreosot alle höhern styptischen Kräfte abspricht.

Nach einigen Versuchen über die blutstillende Kraft der Aqua Binelli und des Kreosots von Dr. *Simon* in Berlin, (Med. Zeit. v. Ver. f. Heilk. in Preufs. No. 12.) wirkt die Aq. Binelli wie die gelindern Styptica, und kaltes Wasser leistete eben so viel Mehr leistet auch das Kreosot nicht, welches überhaupt viel zu reizend auf die Wundflächen wirkt. Dagegen fand Dr. *Rosch* in Königsberg die Aqua Binelli als blutstillend sehr wirksam; die Art der Wirkung ist sowohl eine mechanische durch Verklebung, als eine dynamisch-chemische, und der Ligatur am ähnlichsten, der sie indessen an Sicherheit nachsteht. Auch hindert der Charpiebausch die schnelle Vereinigung der Wunden; dagegen ist die Aq. Binelli bei plötzlichen Blutungen aus parenchymatösen Gebilden, aus Adern bei scorbutischem Zustande, wenn die Unterbindung nicht zuläfsig ist, und bei Blutungen aus Gefäfsen, die sich bedeutend zurückgezogen haben, — höchst empfehlenswerth. (Versuche und Reflexion über die Wirkungsart der Aq. Binelli. *v. Graefe* u. *v. Walth.* Journ. Bd. XX. H. 4.)

Dr. *Höring* fand in einigen Versuchen mit dem Kreosotwasser (auf 100 Theile Wasser zwei Theile Kreosot. — Med. Corr. Bl. d. Würt. Ver. No. 6.) dasselbe gegen Blutflüsse, Nasenbluten, Verletzung eines Lymphgefäfses, wunde Brustwarzen und alte Geschwüre sehr heilsam.

Dr. *Rieke* erinnert sich durch das Kreosot (Würt. med. Corr. Bl. No. 24.), dafs man früher als Hausmittel gegen

Durchfall, Kolik und Brechruhr der Kinder, 1—2mal täglich eine Messerspitze Glanzrufs mit Zucker oder Milch vermischt, mit Erfolg gab.

Dr. *J. Wilbrand*, Beiträge zur Würdigung der arzneilichen Wirkung des Kreosots. (6 Gr)

M. R. *Heyfelder* (Erfahrungen über die Heilkräfte des Kreosot. Würt. med. Corr. Bl. No 32. — Ueber die Anwendung des Kreosots und Kreosotwassers, der Tr. agarici muscarii und des Silicat-Sods. Allgem. med. Zeit. No. 15.) hält das Kreosot blos für schmerzstillend, und in atonischen Geschwüren bessere Eiterung hervorrufend. Es nützte gegen Zahnweh, Condylomata, scrofulöse Geschwüre, frische Blutungen aus Wunden, Fleischwucherungen, war aber gegen frische Wunden zu reizend. Gegen Hautkrebs und Mutterkrebs war es unwirksam. — Die Tr. agar. musc. und das Silicat-Sod wurden ersteres gegen colliquative Schweifse bei Schwindsucht, letzteres gegen Gicht ohne Erfolg gegeben.

Dr. *Hauff* fand nach seinen Versuchen mit Kreosotwasser und Kreosot (Würt. med. Corr. Bl. No. 32) letzteres gegen Blutbrechen unwirksam, aber gegen Metrorrhagie und Zahnweh heilsam. Das Kreosotwasser besserte ein scrofulöses Geschwür.

M. R. *Günther* fand in seinen Heilversuchen mit dem Kreosot (*Hufel.* Journ. April.) die Anwendung gegen Lungenschwindsucht nachtheilig, und gegen rheumatisches Zahnweh nur zuweilen und auch dann nur vorübergehend hülfreich.

Nach den Versuchen, welche Prof. *Wolff* über die innere und äufsere Anwendung des Kreosots (Med. Zeit. v. Ver. f. Heilk. in Preufs. No. 30.) in der Charité zu Berlin anstellte, zeigte sich das Mittel bei Phthisis pulmonalis tuberculosa und Phthisis laryngea aus syphilitischer Ursache nachtheilig, und gegen Carcinoma uteri unwirksam. Dagegen leistete es gegen Impetigo und Krätze als Kreosotwasser, so wie gegen Zahnschmerzen schnelle Hülfe.

Dr. *Most* fand (Allgem. Med. Zeit. Mai.) nach seinen Erfahrungen über die Wirkungen des reinen Kreosots und des Kreosotwassers, Kreosot nicht mehr als Arseniksalben gegen Krebs leistend. Die Aq. Kreosoti bewährte sich gegen Verbrennungen, phagadaenische Geschwüre, Rheumatismus chronicus und Gicht, leichte Blutungen, primären und Nachtripper, und gegen Fluor albus sowohl innerlich, als örtlich.

Dr. *Fichtbauer* fand (Einige Beobachtungen über die Wirkungen des Kreosots. Würt. med. Corr. Blatt No. 19.) das Kreosot gegen Blutung aus einer Blutegelwunde und aus einer Zahnlücke und gegen gerissene Warzen sehr bewährt. Dagegen fand es *Bardili* (über die Wirkungen des Kreosots bei Blutungen. ibid. No. 22.) bei Blutung einer durch Quetschung zerrissenen Art. tibialis postica unwirksam, und mufste die Unterbindung machen. Da im letzten Falle schon bedeutende Verblutung statt gefunden hatte, so kann die Ursache der Wirkungslosigkeit des Kreosots in dem schon wenig Eiweifsstoff mehr besitzenden Blute gelegen haben.

Nach den Erfahrungen von Dr. *Hahn* über die Anwendung des Kreosots (Würt. med. Corr. Bl. No. 13.) zeigte dasselbe je nach den Umständen pur oder mit Wasser verdünnt, gegen brandige Geschwüre, Decubitus, varicöse Geschwüre, Quetschungen, Knochencaries, Zahnschmerz, primäre oberflächliche syphilitische Geschwüre, bedeutende Heilkräfte, war jedoch zur Erzeugung von Granulation, und gegen Tripper nicht zu empfehlen. Als Stypticum leistete es nicht mehr, als bloses Wasser.

Prof. *Reich* fand nach seinen Beobachtungen über die Wirkungen des Kreosots (*Hufel.* Journ. Jan.), dafs dasselbe gegen Rheumatismus, Gicht, febris Hectica mit Eiterauswurf, in innerlicher Anwendung, und äufserlich gegen brandigen Decubitus, Zahnschmerzen, Stomacace, Scorbut, Nierensteine, scrofulöse Hautgeschwüre, Tinea capitis, Fluor albus malignus, Prurigo pubis und Flechten, — sehr viele Hülfe leistet. Selbst gegen Halsschwindsucht und knotige Lungensucht und gegen heftiges Asthma wurde es mit günstigem Erfolg angewandt.

Prof. *Berndt* rühmt das Kreosot als auffallend wirksam zur Heilung des Diabetes mellitus (*Hufel.* Journ. Febr.). Er wandte es zu 8 gtt. täglich steigend zu 24 gtt bei einem 50jährigen schon seit $\frac{3}{4}$ Jahren an Diabetes leidenden Mann an, und bewirkte völlige Heilung.

Dr. *Tschepke* fand das Kreosot gegen Rheumatismus (Med. Zeit. v. Ver. f. Heilk. in Preufs. No. 13.) in einem Falle ausgezeichnet heilsam.

Der Zahnarzt *Kneisel* rühmt das Kreosot als das vorzüglichste Mittel gegen Zahnschmerzen, und wendet es mit Baumwolle in den hohlen Zahn gebracht, oder zum Bestreichen der leidenden Stellen, an. (Med. Zeit. v. Ver. 1833. No. 52.)

Prof. *Link* theilte (Med. Zeit. v. Ver. f. Heilk. No. 26.) ausführliche Bemerkungen über Desinfectionsmittel und deren Anwendung bei ansteckenden Krankheiten mit. Das Hauptmittel bleibt das Feuer, sowohl als Verbrennungsmittel, als auch versengend; — dann die freie Lufteinwirkung hinreichend lange auf die Stoffe einwirkend. — Wie diese beiden Dinge, ist auch das Chlor zu benutzen, welches den Ansteckungsstoff vernichten, keineswegs aber dagegen präserviren oder den Angesteckten zu heilen im Stande ist. Eine Präservation kann nicht dadurch statt finden, indem eine so durchdringende Umgebung mit Chlorgas, dafs jedem andern Stoff der Zutritt unmöglich wird, für die Respiration zu schädlich wirkt; hier bildet auch Verdampfen des Chlors durch offenstehende Kübel mit Chlorwasser das beste Mittel. Der Chlorkalk bildet in Auflösung ein gutes Mittel zur Reinigung der Wände und sonstigen Gegenstände. — Gleiche Eigenschaften, wie der Chlorkalk, hat das Chlornatrium. — Die Salzsäure ist zu verwerfen; wichtiger ist die Salpetersäure, der indessen doch für äufsere Stoffe das Chlor vorzuziehen ist. — Auch die beim Verbrennen des Schwefels sich entwickelnde schweflige Säure ist ein gutes Desinfectionsmittel, greift aber die Lungen zu sehr an. — Der Essig scheint einen gröfsern Ruf zu besitzen, als er verdient. — Oertlich sind Auflösungen von Kali causticum, z. B. zur Zerstörung des Wuthgiftes zu benutzen; — gebrannter Kalk ist sehr passend zum Bedecken der Leichen in den Gräbern, doch darf man dann keine Särge nehmen. Das Wasser endlich spült die Ansteckungsstoffe nur ab, ohne sie aufzulösen oder zu zersetzen, weshalb ein Zusatz von Chlor zu demselben sehr passend ist.

Dr. *Trusen* empfiehlt in seinen praktischen Miszellen (*Casp.* Wochenschr No. 31 — 33.) die vielseitige therapeutische Benutzung des Chlors, namentlich als Acid. muriat. oder Aq. oxymuriatica in innerlicher und den Chlorkalk in äufserlicher Anwendung. Die erstern Präparate sind im Nervenfieber, erratischen Wechselfiebern, die dadurch regelmäfsig werden, gastrischen Fiebern, Reizfiebern der Kinder, acuten Exanthemen, Mundfäule und stinkendem Athem; — der Chlorkalk gegen Geschwüre mit tropidem Character, eiternden Wunden, Tinea capitis, Speichelflufs von starkem Mercurialgebrauch, brandige Geschwüre, Frostbeulen und Verbrennungen des 2ten und 3ten Grades, — zu rühmen.

Dr. *Wenzel* empfiehlt die ausgezeichnete Wirkung des Chlorkalks äufserlich in Verbindung mit der innerlichen Anwendung der Herba Trifolii fibrini und der Tr. Antimonii acris gegen einen hartnäckigen Flechtenausschlag. (Allgem. med. Zeit. No. 18.)

Dr. *Reinhardt* theilt (Würt. med. Corr. Bl. No. 6.) seine Erfahrungen über die Wirksamkeit der nach der endermatischen Methode angewandten Scillawurzel mit, nach welchen dieselbe sich in der angegebenen Weise sehr hülfreich zeigte, während sie vorher ohne Erfolg gegeben worden war.

Dr. *Richter* rühmt die ausgezeichnete Wirkung der endermatischen Anwendung des Morphium aceticum bei Vergiftungszufällen vom endermatischen Gebrauch des Strychnins. (Med. Zeit. v. Ver. f. Heilk. in Preufs. No. 36.) Es waren gegen Lähmung in 2 offene Hautstellen steigend von $\frac{1}{4}$ Gr. zuletzt $1\frac{1}{2}$ Gr. Strychnin gestreut worden, worauf Erscheinungen der Apoplexie mit heftigen allgemeinen Zuckungen eintraten, aber nach Einstreuen von 2 Gr. Morph. acet. in die offnen Stellen, augenblicklich schwanden. Die Lähmung war etwas vermindert worden.

Dr. *Eck* fand in einem Falle die ausgezeichnete Wirksamkeit der endermatischen Anwendung des Morphium aceticum bei chronischem Durchfall und Erbrechen, gegen welche alle andern Heilmittel bereits vergebens versucht worden, bestätigt. Schon nach 2maligen Einstreuen von $\frac{1}{4}$ Gr. Morphium liefs der Durchfall nach und der dem Tode nahe Kranke genas vollständig. (Med. Zeit. v. Ver. f. Heilk. in Preufs. No. 36).

Dr. *Romberg* erzählt (*Casp.* Wochenschr. 1833 No. 50) einen schnellen Erfolg eines endermatischen Heilversuchs mit $\frac{1}{3}$ Gr. Morphium alle 3 Stunden gegen Trismus, der nach 5 Pulvern gehoben war.

Dr. *Reinhardt* bewirkte (Würt. med. Corr. Bl. No. 22) eine vorübergehende Hebung einer $9\frac{1}{2}$jährigen Hemiplegie durch das Strychnin, welches zu $\frac{1}{8}$ bis 3 Gran täglich in endermatischer Methode auf die Mitte des rechten Schulterblattes und in die Gegend des ersten Rückenwirbels angewandt wurde. Es traten heftige Krämpfe aber nur vorübergehende Besserung ein, indem die Hemiplegie nur 36 Stunden aufhörte.

Auch Dr. *Siebenhaar* (Klinische Beobachtungen. *Hufel.* Journ. April) fand das Strychnin in endermatischer Methode und auch innerlich angewandt ohne besondere Heilkraft, bewirkte aber die völlige Heilung einer allmählig entstandenen vollkommenen Paralyse der untern Gliedmafsen bei einer 32jährigen Frau durch wiederholte Moxen an die Lenden- und Kreuzbeingegend und russische Dampfbäder mit kalter Douche an diese Stellen.

Prof. *Nasse* läfst ernährenden Einspritzungen in den After Kochsalz zusetzen, um die im Dickdarme fehlende Säure, die zur Verdauung nöthig ist, zu ersetzen, indem er die Flüssigkeiten auch mit frischen Ochsenmägen digeriren läfst. (*Horn's* Arch. Jan.)

Dr. *Lehmann* empfiehlt (Med. Zeit. v. Ver. f. Heilk. No. 40) heifses Wasser, äusserlich angewendet, als ein Mittel gegen den Croup; man soll nämlich gleich im Anfang des Uebels 10 — 20 Minuten lang einem in recht heifses Wasser getauchten Schwamm unter dem Kinn auf den Kehlkopf legen und dies so oft er erkaltet erneuern. Hierauf sollen Husten, Heiserkeit und Athembeschwerden aufhören, es tritt Schlaf ein, und die Kinder erwachen geheilt. — In einem Zusatz macht Dr. *Eck* auf die Nützlichkeit der kalten Uebergiefsungen im Croup aufmerksam, und hält sie für sehr empfehlenswerth.

Dr. *Nicolai* weifst nach, dafs das von *Hempel* empfohlene weingeistige Dampfbad (s. Uebers. v. 1832 S. 107) bereits im Anfange des vorigen Jahrhunderts besonders von *Boedder* vielfach mit Erfolg benutzt wurde. (Zur Geschichte des weingeistigen Dampfbades. Med. Zeit. v. Ver. f. Heilk. in Preufs. No. 8).

Dr. *Rosenbaum* zeigt (Med. Zeit. v. Ver. f. Heilk. in Preufs. No. 35) als Beitrag zur Geschichte des weingeistigen Dampfbades, dafs dasselbe bereits in den Schriften von *Neukranz*, (1648) und *Glauber* (1652) beschrieben worden.

Nach Dr. *Hildebrand* bedient man sich in England zur Bereitung scharfer Senfteige des seines süfsen Oels beraubten englischen Senfpulvers mit kochendem Wasser zu einem Teig eingerührt unter Hinzufügung von etwas Salz. (*Casp.* Wochenschr. No. 31).

Zur Rezeptirkunst gehören:

Dr. *Kraus*, das Heilmittelverordnen mit vielen Beispielen und beiläufiger Rezeptkritik und 4 lith. Tafeln vergleichende Uebersichten der europäischen und amerikanischen Medizinalgewichte und der für die Praxis wichtigern Wärmegrade darstellend (1 Thlr. 16 Gr.) Diese Schrift reiht sich den vorhandenen von *Vogt*, *Choulant* u. s. w. an, ohne indessen irgend besonderes Neues gebracht, oder etwas Wichtiges vor diesen Schriften, deren Formeln der Verf. oft genug ohne Grund tadelt, Voraus zu haben.

Von *Choulant's* Anleitung zur ärztlichen Rezeptirkunst, erschien eine 2te umgearbeitete und vermehrte Auflage. (15 Gr.)

E. Gräfe neues practisches Formulare und Rezepttaschenbuch nach *Milne Edward* und *P. Vavasseur*, mit Zusätzen, Erläuterungen und Anmerkungen versehen. (1 Thlr. 16 Gr.)

Von *Wenzel's* Sammlung auserlesener Rezepte der neuesten Zeit, nebst den neuesten Erfahrungen des In- und Auslandes in der gesammten medizinisch-chirurgischen und geburtshülflichen Praxis, unter Mitwirkung von Prof. *Friedrich*, erschien das 3te Bändchen. (18 Gr.)

Zur Toxicologie gehören:

Von der Abbildung und Beschreibung der in Deutschland wildwachsenden und in Gärten im Freien ausdauernden Giftgewächse nach natürlichen Familien erläutert, von Prof. *Brandt* und Prof. *Ratzeburg* erschienen das 8te bis 10te Heft, mit welchen die schön abgebildeten und musterhaft beschriebenen phanerogamischen Giftpflanzen beendet sind. (Das ganze Werk 9½ Thlr.)

Verunreinigtes Getreide wirkt häufig als Krankheitsursache (Med. Zeit. v. Ver. f. Heilk. in Preufs. No. 1), und wurde neuerlichst mit Secale cornutum, Saamen von Agrostemma Githago, Rhinantus crista galli, Vicia cracca und lolium temulentum vermischt gefunden.

Dr. *Vollmer* bestätigt es (*Casp.* Wochenschr. No. 13) dafs gerösteter Kaffee andere Gerüche zerstört, indem der Geruch von Mistjauche, Schwefelwasserstoff und Campher durch den Dampf frischgerösteter Kaffebohnen verschwand.

Dr. *Schmidt* zu Reichenbach hatte zweimal Gelegenheit Folgen des Schlangenbisses zu beobachten (Med. Zeit. v. Ver. f. Heilk. in Preufs. No. 3). Die Erscheinungen waren die vergifteten Wunden, Erbrechen, kalter Schweifs, sehr grofse Geschwulst der Bifsstelle, die in bösartige Geschwüre überging. Dennoch gelang es im ersten Falle den Kranken durch eine Sublimat-Cur im zweiten durch ein einfaches Verfahren zu retten. Aehnliche Erscheinungen beobachtete der Wundarzt *Zorn* nach einem Otterbifs (ibid.), innerlich Quecksilber, örtliche und allgemeine Blutentziehungen, Canthariden-pflaster an die Bifsstelle und reitzende Fufsbäder hoben auch hier die Gefahr.

Dr. *Bodenmüller* beobachtete (Würt. med. Corr. Bl. No. 38) eine Wurstvergiftung nach dem Genuſs von Leberwurst mit den bekannten Erscheinungen, besonders heftiger Verstopfung, Schwindel und Doppelsehen. Nach einem Brechmittel aus Ipecac. und Vitriol. alb. zeigte sich eine Mischung aus ℞; Hepat. sulph. ʒβ — II., Crem. tart. ℥I — Iβ auf 4 Unzen Colatur von der stündlich 1 — 2 Eſslöffel genommen wurden, sehr wirksam. Zum Getränk Wasser mit Weinessig. Der Verf. glaubt den Grund der Verderbniſs der Würste im Räuchern zu finden.

Dr. *Hankel* beobachtete (Med. Zeit. v. Ver. f. Heilk. in Preuſs. No. 39) Vergiftungszufälle nach dem Genusse von gekochtem, aufgewärmten und wieder aufgebratenem Fleische, die denen der Wurstvergiftung ganz glichen und Aehnlichkeit mit Vergiftung durch scharfe Stoffe darboten. Kali carb. mit Essig gesättigt und Tr. Opii hoben das Erbrechen, es trat regelmäſsiger Stuhlgang ein und die Kranken waren gerettet.

Dr. *Jahn* beobachtete eine Vergiftung durch die Beere der Lonicera Hylosteum bei drei Kindern. (*Casp.* Wochenschr. No. 18) Es traten Erbrechen, Durchfall, kalte Schweiſse und Fieber ein, öligt-schleimige Mittel stellten die Kleinen bald her.

Dr. *Meyerstein* beobachtete eine Vergiftung durch (20 Stück) Stechapfelsaamen, (*Clar.* u. *Rad.* Beitr. I. H. 2) welche die Zeichen narcotischer Vergiftung an sich trug, aber durch Brechmittel, Essig-Clystiere und Essig im Getränk glücklich beseitigt wurde. Eine Vergiftung durch verdorbene Erdäpfel (ibid.) bot die Erscheinungen der Apoplexie dar, und schwand nach starkem Kaffee.

M. R. *Andreae* erzählt (Med. Zeit. v. Ver. f. Heilk. in Preuſs. No. 29) einen Fall von Vergiftung durch Tinctura seminum Colchici, die ein 30jähriger Arbeiter in einer Apotheke, in der Meinung es sei Tr. Aurant. verschluckt hatte. Es traten Angst, Beklemmung, Zusammenschnüren der Brust, Brennen im Munde, erschwertes Schlingen, heftiges Erbrechen und Durchfall ein. Der Kranke hatte Chamillenthee, Fliederthee und Kaffee getrunken. Unlöschbarer Durst, kalte Extremitäten, Verlangen nach kaltem Getränk und ein krampfhafter Puls mit 80 Schlägen in der Minute, liefsen da der Kranke nichts von der Vergiftung sagte, auf sporadische Cholera schliefsen; es wurden innerlich eine Emuls. papav. mit Syr. Opiatus, Milch und schleimige Getränke gegeben. Später trat Rückenschmerz ein und der Kranke erhielt stündlich einen Kaffelöffel Ol. Ricini. Durchfall und Erbrechen liefsen etwas nach, doch wurden Angst, Unruhe und die Hautkälte gröfser als der Kranke endlich die genommene Tr. sem. Colchici eingestand. Es wurde Weinessig mit Wasser zum Getränk gegeben, indessen trat 29 Stunden nach dem Verschlucken der Tinctur der Tod unter Erscheinungen von Lähmung und Brand der Eingeweide ein. Die Section zeigte Entzündung der Darmschleimhaut, die nahe am Magen am stärksten war, der Magen zeigte 3 Tassen gelber übelriechender Flüssigkeit und einzelne dunkelrothe Flecken, die *Brunner*'schen und *Peyer*'schen Drüsen waren sehr angeschwollen. Der Kranke hatte etwa eine Unze Tinctur verschluckt. — Ein anderer Arbeiter der wohl weniger davon getrunken hatte, bekam blos Erbrechen und Durchfall mit heftigen Leibschmerzen und grofser Kraftlosigkeit, genas aber ohne bettlägerig geworden zu sein nach einigen Tagen ohne ärztliche Hülfe.

Prof. *Fuchs* giebt eine Geschichte des heiligen Feuers des Mittelalters (*Heck.* Annal. Jan.) das bereits in den ältesten Zeiten bekannt wiederholt grofse Verheerungen angerichtet hat und vom Verf. mit den Wirkungen des Mutterkorns um so passender verglichen wird, als die Krankheit nach den geschichtlichen Thatsachen, vorzüglich nach nassen feuchten Jahren und wohl durch den Genufs verdorbenen Getreides hervorgerufen wurde.

Dr. *Kortum* erzählt (*Casp.* Wochenschr. 1833 No. 51) einen Fall von erfolgtem Tod durch übermäfsigen Genufs von Branntwein, bei einem 5jährigen Knaben. Die am 3ten Tage vorgenommene Section zeigte die Leiche schon in starker Fäulnifs, doch fehlte die Todtensteifheit, der Magen war geröthet, sonst Alles normal und der Tod also wohl durch Lähmung des Nervensystems entstanden.

Apotheker *Böttcher* rettete einen Menschen von Vergiftung durch Schwefelsäure (*Clar.* u. *Rad.* Beitr. 1. H. 1) durch wiederholte Dosen von Liq. Kali carb. mit gleichen Theilen Wasser.

Dr. *Behr* beobachtete (*Casp.* Wochenschr. No. 28) einen Fall von Verbrennung der Mundhöhle und Speiseröhre durch conzentrirte Schwefelsäure, welche ein 2jähriges Kind getrunken, aber grüfstentheils weggebrochen hatte. Schleimige Getränke, Milch und Kali carb, mit G. arab. Syr. alth. Aq. foeniculi und etwas Extr. Hyoscyami beschwichtigten die eingetretenen Erscheinungen bald.

Dr. *Vetter* erzählt (*Hufel.* Journ. Febr.) eine Geschichte einer Vergiftung mit flüssigem Aetzammonium, Liq. ammon. caust. die ein 20jähriges, an Durchfall leidendes Mädchen aus Versehen erhielt. Die heftigsten Leibschmerzen, Erbrechen, Durchfall und heftiges Fieber, mit ganz aufserordentlicher Erschöpfung waren die Folgen, die durch Mucilaginosa mit Aq. laurocerasi und Blutegel gehoben wurden. Eine Einwirkung aufs Gehirn fand nicht Statt.

Der Apotheker *Böttcher* wandte (*Clar.* u. *Rad.* Beitr. I. H. 1) Aetzammonium als Wiederbelebungsmittel mit Erfolg in einem Falle von Scheintod durch Apoplexie in sehr grofser Gabe (25 Gr. Liq. ammon. caust.) an, und empfiehlt das Mittel zu fernerer Beachtung im Scheintod.

Apotheker *Böttcher* erzählt (wahre und eingebildete Arsenikvergiftung. *Clar.* u. *Rad.* Beitr. I. H. 1) einen Fall, in welchem 4 Gr. Tart. vitriol. in der Idee es sei Arsenik eingenommen, der Vergiftung ähnliche Symptome hervorrief. Bei wirklicher Arsenikvergiftung fand der Verf. in 3 Fällen Schwefelleberauflösung mit Essig vermischt, höchst wirksam in innerlicher und äusserlicher Anwendung.

Dr. *Bunsen* und Dr. *Berthold* empfehlen nach Versuchen an Thieren das Eisenoxydhydrat als ein Gegengift der arsenigen Säure (22 Gr.) indem das Eisenoxydhydrat mit der arsenigen Säure eine unauflösliche Verbindung eingeht. Da die antidotische Wirkung nach Versuchen an Thieren selbst noch eine halbe bis ganze Stunde nach dem genommenen Arsenik eintritt, so ist das Mittel höchst schätzbar; man kann dann die bekannten gleich zur Hand befindlichen Mittel gleich geben und darf von Anwendung des Eisenoxydhydrats die sicherste Hülfe erwarten. Nur wenn sehr viel Arsenik genommen worden, scheint es doch gut vorher ein Brechmittel zu geben. Die Seifenlauge wird von den Verf. aus chemischen Gründen gänzlich verworfen.

Die Zahl der **Badeschriften** ist ziemlich bedeutend, doch scheint es, dafs man zu wenig versucht, die Eigenthümlichkeiten der einzelnen Quellen zu erforschen und darnach ihre Indication zu basiren; man begnügt sich das Bad gegen alle möglichen Uebel zu empfehlen und es ist sonach wohl weniger die Wissenschaft, welche diesen Schriften ihre Enstehung verdankt, als eben sonstige äussere Veranlassung Doch giebt es auch hier rühmliche Ausnahmen; allein es ist zu bedauern, dafs der fruchtlose Streit über Nord- und Ostseebäder noch nicht beendet ist

M. R. *Heyfelder*, **über Bäder und Brunnenkuren, besonders von den Mineralquellen des Taunusgebirges, namentlich Ems, Schlangenbad, Wiesbaden und Schwalbach.** (20 Gr.) Der Verf. liefert eine interessante Abhandlung über Bade- und Brunnenkuren nach seinen eigenen Erfahrungen; er tadelt die oft unnöthigen und noch öfter allzusehr in die Länge gezogenen Vorkuren mit Kräutern oder Molken, die die Verdauung so leicht angreifen, — wünscht die Brunnenkur auf einen längern Zeitabschnitt ausgedehnt und nicht übereilt, indem man namentlich nicht zu lange im Bade selbst bleiben und nicht zu oft baden soll. Man kann mehrere Mineralwässer zugleich gebrauchen, indem man die einen trinkt und in den andern badet, allein man soll alle Arzneien während einer solchen Cur möglichst vermeiden. Der Verf. findet in dem Eintritt der Menstruation kein Hindernifs zum Mineralwassertrinken, obwohl das Baden zu dieser Zeit allerdings meist auszusetzen ist. — Nach diesem gleichsam einleitenden Abschnitt folgt nur eine Beschreibung der Bäder am Taunus sowohl im Allgemeinen als Einzelnen; der Verf. bestimmt die Krankheiten gegen welche diese Quellen passen genauer, und tadelt nebenbei mancherlei in der Einrichtung, was auch leider noch nach des *Ref.* Erfahrung an andern Badeorten zu rügen ist.

v. Zedlitz, balneographisch - statistisch - historisches Hand- und Wörterbuch oder die Heilquellen und Gesundheitsbrunnen u. s. w. (2 Thlr. 12 Gr. — Eine Compilation, die zu häufig nur die ältern Schriften benutzt hat)

Dr. *Speyer*, Teutschlands vorzüglichste Mineralquellen nach ihren physischen, chemischen und therapeutischen Eigenschaften tabellarisch entworfen. (10 Gr.)

Dr. *Fleckles*, der ärztliche Wegweiser nach den vorzüglichsten Heilquellen und Gesundbrunnen des österreichischee Kaiserstaates. Monagraphische Skizzen für Aerzte, Heilbedürftige und Freunde der Vaterlandskunde. (1 Thlr. 8 Gr.)

Dr. *Daniel Wagner* untersuchte (Med. Jahrb. d. ö. St. Bd. VI. H. 3) die Heilquellen von Sliatsch in Ungarn in physikalisch - chemischer Beziehung und giebt genaue Analysen dieser zu den eisenhaltigen alkalisch-salinischen Säuerlingen gehörenden Wässer, die *Mojsisovics* nach seinen medizinisch - praktischen Notizen über die Wirkungen des Sliatscher Bades (ibid.) gegen Schwächekrankheiten, Paralysis, Amaurosis, Amblyopie, Hypochondrie, Hysterie, Schwindel, Congestionen, Hämoptoe, Hämorrhoidal- und Menstrualleiden, Schwäche der Verdauung, Cardialgie, Blennorrhoen, Diarrhoe und alte Rheumatismen und Gicht rühmt. Die Quellen werden zum Baden und Trinken benutzt.

Dr. *Macher*, die den Gränzen der Steyermark nahen Heilwässer in Ungarn, Kroatien und Illyrien. Physik. med. Beschreibung der Sauerbrunnen zu Tatzmannsdorf und Sulz, der schwefelhaltigen Bäder bei Warasdin und Krapina und der Thermen bei Stubitzna, Tschatesch und Neustadl. (14 Gr.)

Dr. *v. Muchar*, das Thal und Warmbad Gastein nach allen Beziehungen und Merkwürdigkeiten, nach eigener Anschauung und aus den zuverlässigsten Quellen dargestellt für Aerzte, Körperkranke, Geschichtsforscher, Mineralogen u. s. w. (Mit 2 Lith. u. einer Karte. $1\frac{2}{3}$ Thlr. — Für Aerzte unbedeutend.)

Dr. *Königsdörfer*, historisch-topographisch-physikalisch-chemisch- und medizinische Beschreibung der Heilquellen zu Ronneburg und seinen romantischen Umgebungen. (Mit 1 Lith. 12 Gr)

F. Hoffer, Verhaltungsregeln bei dem Trink- und Badegebrauche des Tazmannsdorfer Mineralwassers. (Mit einer Karte der Umgegend. 12 Gr.) Für Aerzte unbedeutend.

Dr. *C. F. Müller*, Beschreibung des Gesundbrunnens zu Teinach. (Besonders für Badegäste zu empfehlen).

Dr. *Peuthner* lieferte (Med. Jahrb. d. ö. St. VI. H. 2) eine chemische Analyse einer neu entdeckten eisenhaltigen Quelle am Berge Lochotin bei Pilsen in Böhmen. Das durchsichtige geruchlose eisenhaltig schmeckende Wasser enthält schwefelsauren Kalk, schwefelsaure Bittererde, saures schwefelsaures Eisenoxyd und salzsaure Bittererde, — und wurde mit Erfolg gegen Catarrhus vesicae, Harnleiden, Gries und chronische Blennorrhoe der Augenlieder angewandt.

M. R. *Heyfelder* empfiehlt Imnau und seine Heilquellen (4 Gr.) als bittersalzhaltige Eisensäuerlinge die durch Reichthum an Kohlensäure vor manchen Eisenwässern (die mehr Eisengehalt zeigen) den Vorzug verdienen dürften. Die Lage dieser Quellen in der Nähe von Tübingen macht sie besonders für jene schätzbar, deren Verhältnisse es nicht gestatten, die meist viel nördlicher, oder die in der Schweiz liegenden Quellen zu besuchen, und zwar um so mehr, als die chemische Untersuchung die Imnauer Quellen sehr gehaltreich zeigt. Nach Prof. *Sigwart* enthält ein Maafs der untern Quellen 0,3 Gr. Kochsalz; 4,8 Gr. Bittersalz; 0,15 Gr. Chlormagnium; 30,5 Gr. kohlensauren Kalk mit etwas Bittererde und kohlensaures Eisen; 0,7 Vol. Kieselerde; 0,3 Vol. Harzstoff. Sie hatten bei $22\frac{1}{2}{}^{0}$ R. der Luft eine Temperatur von $7-8\frac{1}{2}{}^{0}$ R. — Die obern Quellen enthalten in 16 Unzen

2 Vol. kohlens. Gas; 0,42 Gr. kohlensaures Eisenoxdul; 0,57 Gr. Bittersalz; 0,42 Kochsalz; 0,28 Chlormagnium; 6,69 kohlensauren Kalk; 0,37 kohlensaure Bittererde; 0,14 Kieselerde; 0,14 harzigen Extractivstoff und Spuren von Gyps und schwefelsaurem Kali. Die Temperatur ist 5° R. — Sie dürften dieselbe Benutzung wie Stahlwässer, namentlich Spaa und Schwalbach finden.

Dr. *Brück* theilt seine Beobachtungen und Bemerkungen über die Heilkräfte Driburgs gegen Hypochondrie und Hysterie mit, in welchen Krankheiten Driburg durch seine sanfte Wirkung besonders empfohlen wird. (*Hufel.* Journ. März).

Nach Dr. *Conrath* sind die Heilquellen zu K. Franzensbad bei Eger (*Hufel.* Journ. März) gegen Schwächekrankheiten, Amenorrhoe, Chlorosis, Neigung zum Abortus, Scrofeln, Rhachitis, Gicht, chronische Exantheme, alte Geschwüre, Unterleibsstockungen, Hämorrhoiden, Hysterie und Hypochondrie u. s. w. allen andern Stahlwässern vorzuziehen. Eilf Krankengeschichten sprechen für diese grofse Wirksamkeit des Wassers, welches versendet wird und jetzt sowohl in alter schwächerer Füllung schwarz gesiegelt und in einer bessern Füllungsart durch die es noch nach einigen Jahren seine Eisentheile ungefällt enthält, roth gesiegelt zu haben ist.

Von *Fenner von Fennebergs* Schrift, Schwalbach und seine Heilquellen erschien eine 3te vermehrte Auflage. (Mit 2 Kupfertafeln. 14 Gr.)

Dr. *Richter* in Wiesbaden giebt (Med. Zeit. v. Ver. f. Heilk. in Preufs. No. 29) einige Mittheilungen über die günstige Wirkung der örtlichen Bäder von Schwalbacher Stahlwasser bei Blennorhoea secundaria, die sich in 5 Fällen, deren einer ausführlicher erzählt wird, bewährten. Nach 14—26 Tagen verschwand das Uebel, gegen welches sich auch wohl andere Stahlwasser in dieser Anwendungsweise, die jedenfalls zusammenziehenden Einspritzungen vorzuziehen sind, heilsam beweisen werden. Es versteht sich, dafs der Zustand nicht entzündlich sein darf, sondern die Anwendung erst bei eingetretener Atonie hülfreich wird.

Dr. *Thaer* theilte seine Bemerkungen über die durch Gehalt an kohlensaurem Natron ausgezeichneten warmen Quellen zu Teplitz mit. (*Casp.* Wochenschr. 5—7.) Die Temperatur ist zwischen 38 und 39 Grad, der Inhalt aller Quellen fast derselbe. Neben Hervorrufung stärkerer Ausscheidungen in Harn und Schweifs, bewirken sie besonders auffallende Herabstimmung der Muskelthätigkeit; sie sind besonders in rheumatischen und gichtischen Leiden, gegen Scrofeln, Caries, Lähmungen, Unterleibs- besonders Uterin-Leiden gerühmt. Man badet meist 30 Tage lang täglich einmal zwischen 35° und 26° und bleibt $\frac{1}{4}$ — $\frac{3}{4}$ Stunden im Bade, in welches man Anfangs nicht zu tief hineinsteigt. Getrunken wird das Teplitzer Wasser nur wenig und nur in kleinen Portionen, da es die Verdauung leicht schwächt.

Dr. *Richter* in Wiesbaden erzählt (Med. Zeit. v. Ver. f. Heilk. in Preufs. No. 24.) drei Krankheitsgeschichten, welche die schnelle Wirkung des innerlichen und äufserlichen Gebrauchs der Thermalquellen zu Wiesbaden bei unterdrückten Hautkrankheiten und deren Folgen bestätigen. Der erste Fall betraf einen vertriebenen impetiginösen Ausschlag, dem Kopfweh, fluor albus und unterdrückte Menstruation folgten. Beim Gebrauche des Wiesbadner Wasser kam das Exanthem in sehr bedeutender Ausdehnung zum Vorschein, entwickelte sich und trocknete ab. Die Menstruation kehrte zurück, die Leucorrhöe schwand, und die Kranke war geheilt. Im zweiten Falle trat jedesmal mit den Regeln ein juckender Ausschlag an der rechten Brustwarze auf, der sich durch Kratzen in ein Geschwür verwandelte, welches rasch zugeheilt worden war. Die Menstruation blieb aus, statt ihr trat 4wöchentlich Salivation ein. Unter dem Gebrauche der Thermalquellen brach das Geschwür wieder auf und die Menses kehrten zurück. Das Geschwür heilte dann rasch von selbst. Im dritten Falle war nach unterdrückter Krätze die Menstruation ausgeblieben und statt ihr ein 4wöchentlich wiederkehrender Fluor albus eingetreten. Nach einer Bade- und Trink-Cur in Wiesbaden kamen auf dem Rücken viele Blutschwären zum Vorschein, nach deren Verschwinden die Leucorrhöe schwächer wurde, bis bald nachher statt ihrer die Menses wieder zurück kehrten.

Nach

Nach einer Beschreibung des Schwefelbads von Sebastiansweiler im Königreich Würtemberg von Prof. *Autenrieth* (12 Gr.) enthält diese 1829 wieder näher untersuchte Quelle nach einer Analyse von *Niethammer* in 16 Unzen — neben geringem Antheil von Kochsalz, Chlormagnium, kohlensaurer Bittererde, Kieselerde, Erdharz, kohlensaurem Eisen- und Manganoxydul, und schwefelsaurem Kalk und Calcium, — 4,51 Gr. schwefelsaures Natron, 1,61 Gr. schwefelsaure Bittererde und 3,72 Gr. kohlensauren Kalk. — In 100 C. Z. sind 2,26 und 4,33 C. Z. Schwefelwasserstoffgas und 3,07 C. Z. Stickgas mit kohlensaurem und Kohlenwasserstoffgas enthalten. Die Anwendung ist die bekannte der Schwefelwässer, unter denen Sebastiansweiler sich besonders seiner Wohlfeilheit wegen empfiehlt.

Dr. *Jenisch* theilte seine Erfahrungen über das Soolenbad Jagstfeld (Würt. med. Corr. Bl. No. 32.) mit. Nach einer Analyse von *v. Jäger* enthalten 100 Loth, 25 Loth 2 Drachmen, 20, 64 Gran Kochsalz. Die Soolbäder zeigten sich besonders gegen scrofulöse und Hautleiden wirksam, namentlich gegen Flechten, Krätze, Rheumatismus, Gicht und die ähnlichen Leiden.

Dr. *Dürr* theilt (Würt. med. Corr. Bl. No. 23. 24.) seine Beobachtungen über die Wirkungen des Soolbades zu Hall in den Jahren 1831—1833 mit, in welcher Zeit 15,323 Bäder gegeben wurden. Aufserdem wurden Regenbäder, allgemeine und locale Sooldampfbäder, Schlammbäder, Bäder mit concentrirter Mutterlauge, und mit Mutterlauge mit Sol. Kali caustici angewandt. Scrofulöse Leiden werden hier ihre meiste Heilung und Linderung finden; in 2 Fällen von Scirrhus testiculi und einen Fall von Verhärtung und Anschwellung beider Ovarien trat nach diesen Bädern grofse Diuresis und Stillstand, selbst theilweises Rückschreiten des Uebels ein. Wo den Flechten Abdominal-Stockungen zum Grunde liegen, sind die Soolbäder sehr hülfreich, obgleich sie die Krankheit nur nach und nach dauernd heilen; vielleicht möchte eine Verbindung von Gallerte mit Soole besonders zu Waschungen in diesem Uebel nützlich sein, wenigstens zeigte sich dem Verf. eine Mischung von Pferdehufspänen mit gleichen Theilen Soo'e sehr wirksam, indem der Ausschlag längere Zeit zurückblieb. Der Verf. glaubt übrigens den Soolbädern zu Hall eine specifische Wirkung vor andern Soolbädern vindiziren zu können.

Dr. *Klohss* gab (*Hufel.* Journ. Mai.) einige Bemerkungen über Seebäder und das zu Swinemünde insbesondere, und vergleicht die Wirkungen der Temperatur der See, des Wellenschlags, der Eigenthümlichkeit der Seeluft, des chemischen Gehalts des Seewassers und der veränderten Lebensweise im Badeorte, — aus deren Complex die wohlthätige Wirkung des Seebades entsteht, obgleich der Wellenschlag den Hauptantheil hat. Dieser bekömmt sehr reizbaren sensibeln Personen nicht gut und für sie sind Seebäder ohne Wellenschlag (Ostseebäder) vorzuziehen, wogegen derselbe bei eingewurzelten Leiden kräftiger torpider Personen unentbehrlich ist, und am besten von hinten in etwas gebückter Stellung aufgefangen wird. Meist bade man nur 10 bis 15 Minuten, indem man mit 5 bis 8 Minuten anfängt; zu langes Verweilen im Seebade schwächt eben so, wie zweimaliges Baden an einem Tage. Eine Vorbereitungscur mit nach und nach kälter genommenen Bädern aus Seewasser in Wannen scheint dem Verf. unzweckmäfsig, es scheint am besten gleich mit dem ganzen Körper in die See zu tauchen, und den Kopf einigemal unterzutauchen und denselben während dem Bade viel zu bewegen. Man schlägt nach dem Bade rasch den flanellnen Mantel um und kleidet sich nach dem Abtrocknen schnell an, dann bewege man sich $\frac{1}{4}$ bis $\frac{1}{2}$ Stunde und nehme das Frühstück. Die Diät sei, wie eigentlich bei jeder Badecur, streng, und man brauche die Bäder 4 — 6 Wochen lang am besten im Spätsommer, weil dann das Meerwasser wärmer ist. Arzneimittel sind beim Baden nur mit Vorsicht zu gebrauchen.

Die Frage: **Sind Nordseebäder den Bädern in der Ostsee und namentlich den Doberanern vorzuziehen?** wird von M. R. *Sachse* in Bezug auf *Richter's* Schrift (s. Uebers. v. 1833. S. 420.) aufs Neue beleuchtet (Med. Zeit. v. Ver. f. Heilk. in Preufs. No. 20.) und aufmerksam gemacht, dafs der gröfsere Gehalt an Salz die Nordseebäder deshalb nicht wirksamer mache, und zwar um so weniger, weil es sich um kalte Bäder handelt, — dafs in Doberan ebenfalls Wellenschlag statt findet, der nöthigenfalls auch künstlich erregt werden kann, und in der Nordsee wohl zu stark ist, — dafs endlich die Luft in Doberan besonders rein ist und die Badeanstalten als ganz vorzüglich gerühmt werden müssen. — Ein fremder Reisender stimmt mit *Sachse* in Anpreisung der Ostseebäder überein, indem das Wasser angenehmer, klarer und weniger strömend sei, die Luft reiner und die Anstalten viel vorzüglicher gefunden würden. (Nachtrag zu obigem Aufsatze von M. R. *Vogel*. Med. Zeit. v. Ver. f. Heilk. Preufs. No. 31.)

Dr. *Bluhm*, die Seebade-Anstalten auf der Insel Norderney in ihrem gegenwärtigen Zustande (12 Gr.). Der Verf. schreibt eine Empfehlung der Nordseebäder, die er gegen die bekannten Angriffe vertheidigt, und deren Wirksamkeit er durch nahe hundert Krankheitsfälle zu beweisen sucht. Für die jenen Badeort Besuchenden ist das Schriftchen passend, für Aerzte hätte man eine neuere chemische Untersuchung des Gehalts des Meerwassers bei Norderney erwarten dürfen.

Von der kleinen Schrift von Dr. *Chemnitz*, Wangerode und das Seebad, erschien eine neue, die seit 1821 vorgefallenen Veränderungen enthaltende Auflage. (12 Gr.)

M. R. *Vogel* spricht (*Casp.* Wochenschr. No. 14.) von dem vortheilhaften Gebrauche eines künstlichen Mineralbrunnens gegen mehrere Krankheiten des Unterleibs. Die Mischung besteht aus Magnes. carb. ℥III. Acid. sulph. dil. ℥X. Aq. dest. Pfd. IIIß. und wird Morgens nüchtern zu 3—4 Tassen gegen Unterleibsstockungen, Blähungen, Hypochondrie und Hämorrhoiden mit Erfolg getrunken.

Dr. *Zemplin* theilt (*Hufel.* Journ. April.) Nachrichten über die Brunnen- und Molkenanstalt im Schlesischen Gebirge im Jahre 1833 mit, nach welchen diese Anstalt von an sehr verschiedenartigen Krankheiten Leidenden sehr zahlreich und mit grofsem Erfolg benutzt wurde.

Diätetik und populäre Medicin.

Da wir hier wenig Eigenthümliches und wahrhaft Neues zu geben haben, so führen wir blos die einzelnen Schriften der Vollständigkeit wegen an, indem wir auf unsere vorigjährige Klage (Uebers. v. 1833. S. 423.), über den hier herrschenden Unfug, verweisen.

Es erschienen:

Dr. *H. Schulz*, Zoagria, oder Rettung und Erhaltung des Lebens in jeder Art der Gefährdung desselben. Besonders für Nichtärzte. (6 Gr.)

Dr. *Granville*, Gesundheits-Katechismus, oder einfache Regeln zur Erhaltung der Gesundheit und Erreichung eines hohen Alters, für Personen jeden Standes. Nach der 3ten Auflage aus dem Englischen übersetzt. (16 Gr)

Dr. *Hertel*, der belehrende Hausarzt, oder medicinisches Hausbuch für Nichtärzte. Bd. II. Der Mensch im kranken Zustande. (16 Gr.)

Dr. *J. A. Hoffmann*, Encyclopädie der Diätetik, oder allgemeines Gesundheits-Lexicon. Ein vollständiges Real-Wörterbuch des geistigen und körperlichen Verhaltens im gesunden und kranken Zustande, für Jedermann, jedes Alter, Geschlecht, Temperament, jeden Stand und alle Verhältnisse des Lebens. Erste Lieferung. (8 Gr)

Dr. *Sobernheim*, allgemeine Gesundheitslehre für alle Stände und alle Klassen der Gesellschaft, nach dem gegenwärtigen Standpunkte dieser Wissenschaft bearbeitet. (12 Gr.)

Dr. *Ritter*, von den wahren Mitteln und dem einzigen sichern Wege, die meisten Krankheiten zu verhüten, sie in der Geburt zu ersticken, und der Verkürzung des Lebens auszuweichen. Für Aerzte und Laien herausgegeben von M. R. *Peez*. (20 Gr.)

Von *Lutheriz*, Volksarzt, erschien eine neue Auflage. (9 Gr.)

Von *Linke's* Hausarzt erschien die erste Lieferung des ersten Bandes, welcher die Diätetik enthalten soll (7 Gr)

Dr. *F. Richter*, neuester medicinischer Hausfreund u. s. w. (in alphabethischer Ordnung. 21 Gr.)

M. R. *Wildberg*, Entwurf einer Bromatologie und Pomatologie für Kranke, oder kurze Anweisung zur Auswahl, Bereitung und Anwendung der Speisen und Getränke in Krankheiten (14 Gr.)

Dr. *Richter*, von der Verfälschung der Nahrungsmittel und mehrerer anderer Lebens-Bedürfnisse, u. s. w. (18 Gr)

Die besten Volksmittel gegen alle Krankheiten. 2te Auflage. (12 Gr.)

Dr. *Mekarski*, der Arzt für alle Jahreszeiten. Prüfende Blicke auf das zweckmäfsige Verhalten in jeglicher Jahreszeit, in Beziehung auf die sich ergebenden Metamorphosen im Gebiete der Natur. Ein Beitrag zur Hygiastik für Gebildete aus allen Ständen. (9 Gr.)

Bauer, der Mensch in Bezug auf sein Geschlecht, oder Aufsätze über Zeugung, Befruchtung, Fruchtbarkeit, Enthaltsamkeit, Beischlaf, Empfängnifs, Ehe u. a. ähnl. Gegenstände. Nach den neuesten Werken der französischen Aerzte deutsch bearbeitet. 3te Auflage. (21 Gr.)

Von *Becker's* Rathgeber vor, bei und nach dem Beischlafe erschien eine 13te Auflage. (12 Gr.)

Crusius, wie kann man das verlorne oder verminderte männliche Vermögen wieder erhalten und stärken? ein Noth- und Hülfsbüchlein für Alle, welche in der Liebe oder durch Selbstbefriedigung ausgeschweift haben. 2te Hauptabtheilung unter dem Titel: *Tissot* von der Onanie, bearbeitet und mit Anmerkungen versehen von *Crusius*. 3te Auflage. ($\frac{3}{4}$ Thlr.)

Dr. *Fischer*, Heil- und Verhaltungsregeln bei jenen Krankheiten, die sich Jünglinge und Männer durch geheime Vergehungen und Ausschweifungen in der physischen Liebe zugezogen haben. Zur Belehrung für gebildete Kranke. (1 Thlr.) — Dieselbe Schrift für Mädchen und Frauen. (1 Thlr.)

Ueber die Erhaltung der Lebenskraft in Hinsicht des Zeugungstriebes. 2te Auflage. (3 Gr.)

Dr. *Foerster*, Rathgeber für alle diejenigen, welche an Pollutionen leiden und sich davon befreien wollen, nebst Anweisung das geschwächte Zeugungsvermögen in kurzer Zeit vollkommen zu beseitigen. Ein Hülfsbuch für jedes (!) Alter (9 Gr.)

Dr. *Lenz*, der Garçon als Arzt, oder Rathgeber bei Pollutionen, Onanie, Ansteckung, Chanker, Tripper u. s. w. Nebst einer Anleitung zur Erhaltung und Ersetzung der verlornen Kräfte. (12 Gr)

Dr. *Bodenmüller*, woher rührt die unnatürliche Sterblichkeit der Kinder im ersten Lebensjahre und wie ist diesem Uebel vorzubeugen. Ein Rathgeber für junge Eheleute, insbesondere für Aerzte, Geburtshelfer, Heb- und Säugammen. Nach Erfahrungsgrundsätzen bearbeitet. 2te Auflage. (20 Gr.)

Dr. *M. Strahl*, über Schlaf und Schlaflosigkeit, für Aerzte und Nichtärzte. (16 Gr.)

Dr. *M. Strahl*, kurzgefafste Belehrung für diejenigen, die sich über meine neue Heilmethode der Krämpfe und Unterleibsbeschwerden unterrichten wollen; (9 Gr.) 2te mit Krankheitsbildern versehene Auflage. (14 Gr.)

Dr. *Fleckles*, die Krämpfe in allen Formen. Naturgemäfse und leichtfafsliche Anleitung zur Gründung und Bewahrung geistiger und köperlicher Gesundheit beider Geschlechter. (9 Gr.)

Dr. *M. Strahl*, unentbehrlicher Rathgeber für diejenigen, welche an eingewurzelter Leibesverstopfung und an Blähungen leiden u. s. w. (15 Gr.)

Dr. *Fischer*, gründlicher Unterricht über sämmtliche Krankheiten der Harnwerkzeuge bei Männern jedes Alters, mit besonderer Berücksichtigung der Ursachen des Wesens und der Heilart bei Harnverhaltung, beschwerlichem Urinlassen und bei der Steinkrankheit; zur Belehrung für Gebildete aus allen Ständen. (21 Gr.)

Dr. *Fischer*, gründliche Darstellung der Schleimkrankheiten hitziger und chronischer Art, mit besonderer Berücksichtigung der Brust- und Unterleibs-Verschleimung. Ein Hülfsbuch für alle, die daran leiden. (18 Gr.)

Dr. *Fischer*, das Alter und dessen Gebrechen und Krankheiten, oder gründliche Darstellung derjenigen Krankheiten, welche Männer und Frauen im Alter zu befallen pflegen, nebst dem dagegen einzuschlagenden Heilverfahren. Zur Belehrung für Gebildete aus allen Ständen. (18 Gr)

Die Grippe, eine allgemein faſsliche und belehrende Abhandlung über die Verbreitung und Kennzeichen dieser Krankheit, so wie auch über die Art und Weise sich vor derselben zu schützen und sie heilen. ($1\frac{1}{2}$ Gr.)

Hofr. Prof. *Baumgaertner*, Anleitung für Nichtärzte zur Behandlung der Cholera, eine Darstellung einer neuen und einfachen Heilmethode dieser Krankheit. (3 Gr.)

Die Kunst gesunde Augen bis ins höchste Alter zu erhalten, ein schwaches und fehlerhaftes Gesicht zu verbessern und wiederherzustellen. Nebst einem Anhange, enthaltend Vorschriften zu den vorzüglichsten Augenmitteln; von einem practischen Augenarzte. 3te Auflage. (12 Gr.)

Von *Fabinis* Pflege gesunder und kranker Augen für Nichtärzte, erschien eine 2te Auflage. (6 Gr)

Von Prof. *Klar's* Denkwürdigkeiten des Prager Privat-Institutes für arme blinde Kinder und Augenkranke, nebst Ideen zu einer Versorgungs- und Beschäftigungs-Anstalt für Blinde, erschien eine 2te Auflage. (18 Gr.)

Merkel, der erfahrne Haararzt, oder die Haare des Menschen in ihrem gesunden und kranken Zustande u. s. w. Für Aerzte und Nichtärzte. (18 Gr.)

Die besten Mittel, die Krankheiten der Haare zu vermeiden, Anleitung zur Pflege der Haare. Nebst Anhang: das vorzüglichste Mittel, um die Runzeln aus dem Gesichte hinwegzubringen. (8 Gr.)

Dr. *Galetti's* Werk, der Zahnarzt für das schöne Geschlecht, erschien in 2ter Auflage. (½ Thlr.)

Lutheriz, die Krankheiten der Kinder, oder: wie können wir unsere Kinder von der Geburt bis zum Eintritt der Mannbarkeit gesund erhalten, das Schief- und Buckligwerden verhüten, und die unvermeidlichen Krankheiten und Körpergebrechen frühzeitig erkennen und unterdrücken. (20 Gr.)

Dr. *Richter*, der Wundarzt für den ersten Nothfall, eine Anleitung, wie man sich bei Verwundungen, Blutungen, Beinbrüchen, Verrenkungen, Verbrennungen und andern schweren Zufällen zu benehmen habe, bis ärztliche Hülfe herbeigeschafft werden kann. (6 Gr.)

Dr. *Hellmuth*, neue Entdeckungen in der Heilkunde, welche in der medicinischen und wundärztlichen Praxis, so wie von verständigen Nichtärzten leicht anwendbar sind. — Die Seife, ein neuentdecktes Heilmittel gegen Erkältung, Frostbeulen, Hautschwäche, Rheumatismus, Verbrennungen und einige andere Beschwerden. Nebst einem Anhange über die Aqua Binelli, ein neues Blutstillungsmittel bei Körperverletzungen. 2te Auflage. (? — 8 Gr.)

Dr. *Ad. Richter*, der erfahrne Badearzt u. s. w. (16 Gr.)

Als *Oertel's* neueste Wasserschriften sind zu nennen: das 13te Heft seiner allerneuesten Wasserkuren (neue Folge Heft I. 6 Gr); — *Oertel*, *Kolb* und *Kirchmayer*, Stifter des hydropatischen Vereins, Anweisung zum heilsamen Wassergebrauche für Menschen und Vieh in den gangbarsten Krankheiten und Leibesgebrechen, von A—Z (1 Thlr.); — Pater Bernhard, ein Kapuziner, als weltberühmter Eiswasser-Doktor (8 Gr.); — Geschichte der Wasserheilkunde von Moses bis auf unsere Zeiten, zum Beweise, dafs das frische Wasser ein Allheilmittel ist. (Nebst *Oertel's* Bildnifs. 1 Thlr. 8 Gr.); —

Vinzenz Priessnitz, oder Aufruf an alle Staatsregierungen Deutschlands zur Errichtung von Wasserheilanstalten (6 Gr.); — *Smith*, über die Heilkraft des gemeinen Wassers, aus dem Engl. von *Oertel*. (8 Gr.)

Hiezu gehören:

Schede, Rechtfertigung der Wasserheilkunde mit besonderer Beziehung auf die Antihydriasis von *Nasse*. (6 Gr.)

Antihydriasis, oder Widerlegung des unumstöfslich sein sollenden Beweises, dafs das kalte Wasser für die Krankheiten unserer Zeit durchaus kein Heilmittel sei, sondern im höchsten Grade nachtheilig auf den Körper einwirke. (Von Dr. *Nasse*. S. Uebers. 1833 S. 426) — Allen Feinden der Wasserkuren dringend empfohlen und dem Hrn. *Nasse* insbesondere gewidmet von *Zoczek*. (3 Gr.)

Brand, die Wasserkuren des Vincenz Priefsnitz zu Gräfenberg in Oesterreichisch-Schlesien. Ein Trost- und Handbuch für Kranke. (6 Gr.)

Dr. *Hahn*, Unterricht von der Heilkraft des frischen Wassers; herausgegeaen von Prof. *Oertel* in Ansbach. (16 Gr.)

Dr. *Floyer*, von den herrlichen Wirkungen des kalten Badens und Trinkens des kalten Wassers zur Stärkung des menschlichen Körpers, Verhütung und Heilung vieler Krankheiten und Leibesgebrechen. Nebst einem Anhange von den Heilkräften des Essigs und der Milch. 3te Auflage, besorgt von Prof. *Oertel*. (9 Gr.)

Hancocke, ein englischer Wasserarzt, vom gemeinen Wasser als dem besten Fiebermittel. Neu bearbeitet und erläutert vom Prof. *Oertel* in Ansbach. (6 Gr.)

Dr. *Friedr. Hoffmann*, jener berühmte hallische Arzt, vom Wasser als Universalmedizin. Aus dem Lateinischen übersetzt und erläutert vom Prof. *Oertel* in Ansbach. Nebst einem *Hoffmann*'schen Nachlasse. (9 Gr.)

Von *Fabricius*, das Ganze der Heilkunst mit kaltem Wasser, oder deutliche Anweisung die meisten und gefährlichsten Krankheiten der Menschen auf die sicherste

Weise schnell und gründlich zu heilen u. s. w. erschienen 2 Auflagen. (18 Gr.)

Dr. *Bechstein*, Wasserkatechismus oder Lehre von der heilsamen Wirkung des kalten Wassers, und wie dasselbe in den mannigfachen Krankheitszuständen als das sicherste und wohlfeilste Heilmittel anzuwenden ist. (8 Gr.)

Homoeopathie.

Die Zahl der in Bezug auf die Homoeopathie erschienenen Schriften hat sich wieder bedeutend vermehrt, allein es ist nicht zu verkennen, dafs die Mehrzahl der Schriften der Anhänger der neuen Lehre mehr zu den Layen als zu den Kunstgenossen sprechen. Wir geben daher von diesen auch nur den Titel an, gleichwie von den populären Schriften und berichten nur vom Inhalte der antihomoeopatischen Werke.

Krüger-Hansen hat (Heil- und Unheilmaximen der Leibwalter. S. 16) auf den Wunsch mehrerer homoeopatischen Aerzte die ihn auf seine Einwendungen gegen die Homoeopathie stets an die Erfahrung verwiesen, einige Versuche mit dieser Methode gemacht, die er als Beobachtungen beim homoeopathischen Curverfahren mittheilt. Von den erzählten Fällen ist der erste der wichtigste, es wurde die völlige Heilung einer Lähmung bewirkt; die andern Fälle zeigten nur vorübergehende Besserung die auch mit allopathischen Mitteln erweckt wurde. Der Verf. verwirft die Homoeopathie nicht vollständig und will sie neben den andern Methoden zuweilen benutzt wissen und das gewifs völlig mit Recht. Die Homoeopathie ist gewifs keine blofse Narrheit wie sie von manchen allzu heftigen Gegnern verschrieen wird, aber die Billfontheilchen und das Riechenlassen an die hoch potenzirten Stoffe sind auch eben so gewifs die höchste Narrheit!

Dr. *Zeroni*, über Heikunde, Alloeopathie und Homoeopathie (10 Gr) spricht sich für die Hippocratische Medizin und die Beobachtung der grofsen Wirkungen der Naturheilkraft aus, tadelt den Systemwechsel der Allopathie der die Unsicherheit ihrer Grundlagen beweist und verweist die

Homoeopathie gänzlich vom Felde der Heilkunde. Diese neue Lehre spricht gegen die nachtheiligen Einflüsse der Arzneistoffe ohne ihre Wirkungen zu kennen und sucht durch die Macht der Phantasie die krankhaften Erscheinungen zu beschwichtigen, ohne ihre Heilung bewirken zu können. Schliefslich theilt der Verf. die in dem Werke des *Celsus* vorkommenden Gesundheitsregeln mit.

Prof. *L. W. Sachs* gab eine sehr interessante Schrift heraus: die Homoeopathie und Herr *Kopp* eine Kritik der Schrift des Letztern über erstere (s. unsere Uebers. vom Jahre 1832, S. 373), nebst einem Sendschreiben an *Clarus*. Die Homoeopathen rühmten sich der Erfolge, welche *Kopp* von der Anwendung der neuen Methode sah, *Sachs* wägt den Werth der gemachten Beobachtungen ab und zeigt ihnen die gemessene Schranke.

Hiezu gehört des 3ten Theils von Dr. *Simons* Werk der unsterblichen Narrheit Samuelis Hahnemanni Pseudomessiae medici scabiosi κατ' ἐξοχὴν 'Αγύρτου erste Abtheilung, kritische Betrachtungen über *Kopp's* Erfahrungen und Bemerkungen bei einer prüfenden Anwendung der Homoeopathie am Krankenbette enthaltend, ein Privatissimum für Lehrer der Arzneikunst und praktische Aerzte. (1 Thlr.)

Beleuchtung der Wunder der Homoeopathie, von einem praktischen Arzte. (4 Gr.)

Von der interessanten Schrift von Dr. *Germanus* Hahnemann und die Homoeopathie in ihren Widersprüchen, erschien eine 2te Auflage. (16 Gr)

Dr. *W. Kramer* zeigt in einer kleinen Schrift, die Homoeopathie als eine Irrlehre (12 Gr.) indem die von derselben aufgestellten neuen Grundsätze theils unhaltbar, die brauchbaren aber nicht neu sind. Eben so fand er diese Heilart auch praktisch unbewährt in den Fällen wo blofse Diät nicht geholfen hatte und findet sie demnach da wo gehandelt werden mufs, völlig verwerflich.

Mit Recht drängt der ungenannte Verfasser einer kleinen Schrift: „der Weg zum Grabe der Homoeopathie" (dem Volke und den Regierungen gewidmet von einem prakt. Arzte, 10 Gr.) darauf, das Publikum über die G..

lung der Homoeopathie zu belehren, indem man die amtlichen Controllen dieses Afterwesens veröffentliche. — Als Entgegnung erschien von homoeopatischer Seite eine kritische Beleuchtung, allen Freunden der Wahrheit gewidmet. (12 Gr.)

Härlins Schrift, die Homoeopathie im Lichte des gesunden Menschenverstandes (4 Gr.) athmet bei gründlicher Wissenschaftlichkeit einen trefflichen Humor, und führt jene Sprache die das Unwesen der Homoeopathie verdient. Der Verf. erkennt die Idee dafs Mittel, welche in kleinen Gaben die umgekehrte Wirkung zeigen, die sie in grofsen Dosen haben, für eine Thatsache an, allein er zeigt, wozu die falsche Anwendung und weitere Ausführung derselben geführt, geifselt die Billion- und Quadrillionttheilchen gebührend. Unter den Homoeopathen giebt es 3 Species; die einen leiden an einer fixen Idee, — den zweiten ist die Homoeopathie die melkende Kuh, — die dritten folgen dem Grundsatze mundus vult decipi. (Vergl. Uebers. v. 1832 S. 370) Eine Entgegnung von Dr. *Griesselich* führt den Titel: die Homeopathie im Schatten des gesunden Menschenverstandes von Hoang-fu-tse, Nachkommen des neupersischen Zoroaster und emigrirten Mandarin.

Die Hauptsätze der *Hahnemann*'schen Lehre mit Rücksicht auf die Praxis, betrachtet von Dr. *Schrön*. (12 Gr.) Gehört zu den bessern Schriften der Anhänger der neuen Lehre, der Verf. wird aber von *Hahnemann* sicher auch nicht unter die ächten gezählt werden. —

Hieran reihen sich *Kretschmar*'s Streitfragen aus dem Gebiete der Homoeopathie (6 Gr.) die eine scharfe Kritik mehrerer Sätze des *Hahnemann*'schen Organons liefern und die Unzulänglichkeit des Verfahrens in manchen Fällen eingestehen, ja selbst die Nothwendigkeit der Aderlässe und Blutegel vindiziren. — *Ref.* hofft, dafs die Herren so fortfahren, und ist der Vereinigung der sich noch ziemlich schroff entgegenstehenden Schulen gewifs. Aus Widersprüchen entwickelt sich die Wahrheit und so wird sie auch hier siegreich hervorgehen, die Homoeopathen von den Millionttheilchen, dem Riechenlassen und der Krätztheorie zurückbringen, und die Allopathen von dem nur zu oft allzu eingreifenden Verfahren, den fürchterlichen Calomel- und Opium-Curen und dem Vampyrismus (s. Uebers. 1832 S. 3, 16, 21, 162. — und den Fall von Tetanus gastricus von *Richter* [in diesem Bande] in welchem in 5 Tagen 6 Drachmen Opium gegeben wurde!) entwöhnen.

M. R. *Fischer* spricht (Med. Zeit. v. Ver. f. Heilk. in Preufs. No. 17) über die Mifsbräuche der Homoeopathie und wünscht ihre Anwendung gegen Syphilis, Intermittens, active Entzündungen, Amaurosis, Scabies, Vergiftungen, Geschwülste und überhaupt chirurgische Krankheiten, so lange untersagt, bis sie nachweise, dafs sie diese Uebel schneller und sicherer als die Allopathie heile. (Wie soll sie aber diesen Beweis liefern oder dies überhaupt auffinden können, wenn ihr der Weg der Erfahrung abgeschnitten wird? *Ref.*)

Von Prof. *Eschenmayer* in Tübingen erschien eine kleine Schrift, die Allopathie und Homoeopathie verglichen in ihren Prinzipien (15 Gr.) die den bisherigen Ruf *Eschenmayer's* zu Grabe trägt, denn der Verf. zeigt in dieser Schrift, dafs er durchaus unfähig ist über die Allopathie zu urtheilen, indem er den gegenwärtigen Standpunkt derselben gar nicht kennt; er wirft ihr den Grundsatz contraria contrariis vor, der doch schon längst nicht mehr als oberstes Prinzip gilt, findet einmal die Homoeopathie mit der Naturheilkraft fast identisch, und vindicirt dann auch wieder den kleinen Dosen der Arzneimittel ihre unendliche Wirksamkeit; kurz der Verf. verliert sich in eine Menge logischer Widersprüche. Es ist überhaupt eine Unmöglichkeit die der Verf. vertheidigen will und deshalb ist sie ihm auch mifslungen, was uns freilich weniger wundert, als uns die Idee des Verf. zu dieser Vertheidigung wundert. Die ächten Homoeopathen, *Hahnemann* an ihrer Spitze wollen ja von den Gründen ihres Handelns gar nichts wissen und berufen sich immer auf das Experiment. *Eschenmayer* urtheilt von der Allopathie wie der Blinde von der Farbe, er kennt sie nicht; allein er hat Recht wenn er fordert man solle die Homoeopathie nicht beschränken. Wahrlich wenn man alle Hindernisse aufhebt, so wird die Posse am ersten ausgespielt haben!

Von *Hahnemann's* Organon erschien die 5te verbesserte und vermehrte Auflage, mit dem Bildnifs des Verfassers. (2 Thlr. 8 Gr.)

Dr. *Gebel*, Theorie und Praxis. Eine Vorlesung in der letzten öffentlichen Sitzung der eilften Versammlung der Naturforscher und Aerzte zu Breslau gehalten. Hinzugefügt von demselben eine Nachrede, in welcher die bisher bekannt gewordenen Berichterstattungen und Beurtheilungen dieses Vortrages wörtlich aufgeführt, und die etwa erforderlichen Erwiderungen freundlichst und unverdrossen beigefügt sind. (8 Gr. — Ist in ruhigem Tone geschrieben, und verdient alle Beachtung. *Ref.*)

Dr. *Funke* (Thierarzt), Homoeopathie und Allopathie. Unpartheiische und freimüthige Würdigung ihrer Mängel und Vorzüge, oder ein Versuch das ärztliche Handeln auf sichere und vernünftige Gründe zurück zu führen. Für Aerzte, Veterinäre und gebildete Laien. (16 Gr.)

Dr. *Hartlaub*, Grundzüge der neuen naturgemäfsen Heillehre, gewöhnlich Homoeopathie genannt, und deren Vorzüge und genaue Unterscheidungszeichen von der ältern Art die Krankheiten zu behandeln, gewöhnlich Allopathie genannt u. s. w. (2 Gr.)

Dr. *L. Heyne*, practische Erfahrungen im Gebiete der Homoeopathie, oder erfahrungsgemäfse Beleuchtung ihrer wahren Heilungsweise und einiger neuen Heilmittel, als ein Wort zu Aufmunterung der Homoeopathiker, und zu Bekehrung vernünftiger Antipathiker. Für Aerzte und gebildete Nichtärzte. (15 Gr.)

Dr. *Hering*, kurze Uebersicht der homoeopathischen Heilkunst, ihrer allmähligen Entstehung und jetzigen Ausbildung. Vorgetragen in der *Hahnemann*schen Gesellschaft in Philadelphia den 18ten April 1833. (6 Gr.)

Dr. *Herberger*, über Homoeopathie und die übrigen dermalen herrschenden oder die Herrschaft suchenden Heilungssysteme. (6 Gr.)

Homoeopathie und Leben, oder die Homoeopathie nach ihrem gegenwärtigen Verhältnifs zum Leben, und nach ihrem allseitigen wohlthätigen Einflufs auf alle Lebensverhält-

nisse,

nisse betrachtet. Zur Beherzigung für die Laien in der Homoeopathie. Mit einem Vorworte von Dr. *Gross*. (2 Thlr.)

Ueber Allopathie und Homoeopathie, zur Belehrung gebildeter Zeitgenossen. Von einem Nichtarzte. (8 Gr.)

Dr. *G. L. Rau*, Beiträge zur homoeopathischen Heilkunst. Erstes Heft. Ideen zur wissenschaftlichen Begründung der homoeopathischen Heilkunst. (20 Gr.)

Die Homoeopathie nach ihren Grundzügen entwickelt, von einem Nichtarzte. Mit einigen Bemerkungen eines Arztes. 2te Auflage. (10 Gr.)

Dr. *Hahn*, über den Ursprung und den Werth der Homoeopathie. Eine Skizze. (8 Gr.)

Dr. *Roth*, merkwürdige Heilung einer Kinnbackenverschliefsung auf homoeopatischem Wege, herausgegeben und mit einem Vorworte versehen von *Jul. Hamberger*. (3 Gr.)

Dazu gehört: *Dieterich*, bengalisches Feuer, zur Beleuchtung der homoeopathischen Wundercur des Herrn Dr. *Roth*. (Mit Vignette. 3 Gr.)

Von *Griesselich's* kleinen Fresco-Gemälden aus den Arkaden der Heilkunst erschien die erste Wand, (1 Thlr.) hauptsächlich in Bezug auf Homoeopathie.

Von *Attomyr's* Briefen über die Homoeopathie erschien die Fortsetzung. (1 Thlr. 20 Gr.)

Dr. *Kammerer*, die Homoeopathie heilt ohne Blutentziehungen. Mit einer Vorrede von *Hahnemann*. (9 Gr.)

Dr. *L. B. Weickart*, der homoeopathische Arzt als Hausfreund u. s. w. (1 Thlr.)

Dr. *Boenninghausen*, die homoeopathische Diät und die Entwerfung eines vollständigen Krankheitsbildes Behufs homoeopathischer Heilung, für das nichtärztliche Publikum herausgegeben. 2te Auflage. (4 Gr.)

Dr. *Boenninghausen*, die Homoeopathie, ein Lesebuch für das gebildete nicht-ärztliche Publikum. (1 Thlr. 8 Gr.)

Von *Caspari's* Bibliothek für die homoeopathische Medicin und Materia medica erschien eine 2te Ausgabe in 3 Bänden (3 Thlr.), von denen der erste die homoeopathische Pathologie, der Erfahrung gemäfs dargestellt, nebst einer Abhandlung über die Wirkung des Mesmerismus auf Gesunde und dessen rationelle Anwendung in Krankheiten, — der zweite die allgemeine homoeopathische Diagnostik, nebst einer erfahrungsmäfsigen Darstellung der Heilkräfte der positiven Electricität, — der dritte die allgemeine homoeopathische Therapie nach reinen Erfahrungen bearbeitet, nebst Untersuchungen über die Heilkräfte des Galvanismus und des Magnetsteins, — enthält.

Dr. *Bertholdi*, Wegeweiser zur homoeopathischen Selbsthülfe in den gewöhnlichen vorkommenden Unpäfslichkeiten und bei gefährlichen schneller Hülfe bedürfenden Krankheitsfällen; oder kurzgefafste und deutliche Anweisung, wie man sich nach den Grundsätzen der Homoeopathie in leichtern Krankheiten selbst behandeln, und was man bei plötzlich eintretenden schweren Krankheiten zur Abwendung der dringendsten Gefahr zuerst anzuwenden habe. (12 Gr.)

Dr. *Meyerhoff*, homoeopathischer Hausbedarf, oder genaue Angabe, wie man dem Arzte seine Krankheit zu berichten hat. Nebst Anweisung der Diät, der zu geniefsenden Speisen und sonstigen Verhaltens. (2 Gr.)

Von *Caspari's* homoeopathischem Haus- und Reisearzt, ein unentbehrliches Hülfsbuch für Jedermann, insbesondere für alle Hausväter, welche auf dem Lande entfernt von ärztlicher Hülfe wohnen, um sich dadurch ohne dieselbe in schnellen Krankheitsfällen selbst helfen zu können, erschien eine 5te vermehrte Auflage (von Dr.) *Hartmann*. (16 Gr.)

Von *Hartmann's* Therapie acuter Krankheitsformen nach homoeopathischen Grundsätzen bearbeitet, erschien eine 2te verbesserte und vermehrte Ausgabe. (2 Theile. 4 Thlr. 6 Gr.)

Tabellarische Uebersicht der homoeopathischen Heilmittel, ihrer gewöhnlichen Potenz, Gabengröfse, Wirkungsdauer in acuten und chronischen Krankheiten, Gegenmittel und Wirkungen auf den menschlichen Körper u. s. w. 2 Tabellen. (18 Gr.)

Von der von Hofr. *Weber* besorgten systematischen Darstellung der reinen Arzneiwirkungen aller bisher geprüften Mittel u. s. w., erschien die 5te und letzte Lieferung mit einem Repertorium. (Das ganze Werk 8 Thlr.)

Dr. *Glaser*, alphabetisch-nosologisches Repertorium der Anzeigen und Anwendung der bis jetzt bekannten homoeopathischen Arzneien in verschiedenen Krankheitszuständen, nach *S. Hahnemann's* und andern homoeopatischen Schriften bearbeitet. (18 Gr.)

Dr. *Wrelen*, die homoeopathischen Arzneien in Hauptsymptomengruppen u. s. w., für angehende homoeopathische Aerzte und Laien. (1 Thlr. 12 Gr.)

Hofrath *Weber*, alphabethisches Inhaltsverzeichniſs der systematischen Darstellung der antipsorischen Arzneimittel in ihren reinen Wirkungen, nach *Hahnemann's* Werk über die chronischen Krankheiten bearbeitet. (8 Gr.)

Jahr, Handbuch der Hauptanzeigen für die richtige Wahl der homoeopathischen Heilmittel, oder sämmtliche zur Zeit näher gekannte homoeopathische Arzneien in ihren Haupt- und Eigenwirkungen, nach den bisherigen Erfahrungen am Krankenbette bearbeitet, und mit einem systematisch-alphabet'schem Repertorium versehen. (2 Thlr. 20 Gr.)

Dr. *Hartlaub*, Katechismus der Homoeopathie, oder kurze und faſsliche Darstellung der Grundsätze des homoeopathischen Heilverfahrens. Für Aerzte und Nichtärzte. 4te Auflage. (16 Gr.)

Dr. *Helbig*, über Krankheitsursachen und Heilmittel. — Die Muskatennuſs nach homoeopathischen Grundsätzen bearbeitet. (12 Gr.)

Von *Caspari's* homoeopathischem Dispensatorium für Aerzte und Apotheker, worin nicht nur die bis jetzt bekannten, sondern auch die in Hofrath *Hahnemann's* neuestem Werke, die in *Hartlaub's* und *Trink's* Arzneimittellehre und klinischen Annalen, und die in dem Archiv für homoeopathische Heilkunst enthaltenen Arzneien aufgenommen worden sind, erschien unter dem Titel: Homoeopathische Pharmacopoe, eine 5te Auflage von Dr. *Hartmann*. (12 Gr.)

Dr. *E. Winkler*, die Arzneigewächse der homoeopathischen Heilkunst, oder sämmtliche Gewächse, welche homoeopathisch geprüft worden sind, und angewendet werden, naturgetreu dargestellt und ausführlich beschrieben. 1.—5te Lieferung. (5 Thlr. 20 Gr. — Das Ganze soll in 13 Lieferungen erscheinen.)

In Bezug auf *Link's* Gutachten über die Homoeopathie (Uebers. v. 1833. S. 440.) erschien von Dr. *Stüler* eine kleine Schrift: Die Homoeopathie und die homoeopathische Apotheke in ihrer wahren Bedeutung. (18 Gr.) durch die der Verf. die Nothwendigkeit des Selbstdispensirens zu beweisen sucht, indem er die eigenthümlichen Verhältnisse der Homoeopathie entwickelt und ihren Unterschied von der Allopathie darlegt. Der Verf. gehört nach diesem Werke zu den eifrigsten, aber auch zu den gebildetsten Homoeopathen, und der Ton der Schrift ist stets anständig, was leider! von manchen andern homoeopathischen Schriften nicht gesagt werden kann.

Die Homoeopathie der gesunden Vernunft, so wie dem Staats- und Privatrechte gegenüber. Zwei Theile. (1 Thlr. 12 Gr. — Schutzschrift für die Homoeopathie.)

Vertheidigung der Staatswissenschaften gegen Eingriffe der Mediziner bei der Sache der Homoeopathie, von einem homoeopathisch geheilten; herausgegeben von Dr. *Rummel*. (18 Gr)

Ueber das Selbstdispensiren der Homoeopathiker. Von einem practischen Juristen. (4 Gr.)

Ueber die Emancipation der Homoeopathie vom Apotheker-Monopol. Von einem Nichtarzte. 2te Auflage. (4 Gr)

Griesselich, vollständige Sammlung aller Verhandlungen und Actenstücke der Kammern Badens und Darmstadts, über die Ausübung des homoeopathischen Heilverfahrens. Aus den Protokollen entnommen, nebst 2 Vorworten und vielen Noten. (1 Thlr.)

Kampf und Sieg der Homoeopathie, oder Rhein[illegible] bei den Badischen und Hessendarmstätischen Ständeversammlungen. Nebst vielen Erörterungen der wohlthätigen Hauptmomente und Folgen dieser einfachen, für Menschen und Thiere wohlfeil anwendbaren, der Moralität (!!) und dem Bürgerwohl (!!) förderlichen Heilart. Bekannt gemacht zur Erweckung selbstprüfender eklektischer Aerzte, welche das Gute beider Heilarten zu vereinbaren wünschen. (1 Thlr.)

Gerichtliche Medicin.

Wir haben für die gerichtliche Medizin, aufser *Choulant's* Gesetzsammlung, kein neues Werk, sondern nur Fortsetzungen, neue Auflagen und Uebersetzungen zu nennen; indessen gehört die Journal-Literatur dieses Theils der Medicin zu der bedeutenderen, da wir durch die Veränderung, welche *Friedreich's* Zeitschrift für die Psychologie erlitten, indem sie jetzt besonders auf gerichtliche Psychologie gerichtet ist, drei eigenthümliche Journale für gerichtliche Medicin besitzen, die Zeitschriften von *Henke* nämlich und *Friedreich*, und *Wildberg's*. Magazin, welches jetzt regelmäfsiger erscheint.

Von Prof. *Bernt's* systematischem Handbuch der gerichtlichen Arzneikunde zum Gebrauche für Aerzte, Wundärzte, und zum Leitfaden bei öffentlichen Vorlesungen, erschien eine 4te Auflage. (2 Thlr. 16 Gr.)

Von *Henke's* Abhandlungen aus dem Gebiete der gerichtlichen Medicin, als Erläuterungen zu dem Lehrbuche der gerichtlichen Medicin, erschien der 5te Band. (1 Thlr. 20 Gr.)

Von Prof. *Ballingal's* einleitenden Vorlesungen über die Kriegsheilkunde, gehalten an der Universität zu Edinburg, erschien eine Uebersetzung. ($\frac{2}{3}$ Thlr.)

Von Dr. *Martin* erschien eine geschichtliche Darstellung der Kranken- und Versorgungs-Anstalten zu München mit medicinisch-administrativen Bemerkungen aus dem Gebiete der Nosokomialpflege. ($1\frac{2}{3}$ Thlr.)

Prof. *Choulant* gab eine neue Sammlung Sächsischer Medicinal-Gesetze ($2\frac{1}{3}$ Thlr.) heraus, der in einem Anhange die Dresdner Pestordnung von 1680 und statistische Nachrichten über die Einwohnerzahl und die Medizinalpersonen beigefügt sind.

Roloff's Anweisung zur Prüfung der Arzneikörper bei Apothekenvisitationen erschien in 4ter Auflage, herausgegeben von Prof. *Lindes*. (18 Gr.)

Dr. *M.* spricht (*Henke's* Zeitschr. f. d. St. H. 2) über den gegenwärtigen Nothstand der Aerzte, besonders auf dem Lande, giebt Vorschläge zur Abhülfe desselben (Besoldung, Pension, Wittwencassen, gröſseres Ansehn und Würde), und fügt einige Worte die Stellung der Aerzte zum Staate betreffend bei, in denen die Pflicht des Staates für den Arzt, dessen Kräfte er zum Wohl seiner Bürger in Anspruch nimmt, zu sorgen, nachgewiesen wird. — (Pia desideria! *Ref.*)

M. R. *Schneider* stellte in einer kleinen Schrift seine freimüthigen Gedanken über Afterärzte, Sympathie und sympathetische Curen (6 Gr.) auf, und sucht die Schädlichkeit aller Quacksalbereien den Layen dadurch deutlich zu machen, daſs er aus den Papieren und Akten der Pfuscher eine Nachweisung ihres Unsinns liefert. (*Ref.* wünscht das Werkchen in vielen Händen, wenn er schon nicht den Vortheil davon erwartet, den sich der Verf. verspricht; — es steht einmal fest, daſs es so lange Quacksalber geben wird, als es Menschen giebt die sie gebrauchen!)

M. R. *Schneider* beleuchtet (*Henke's* Zeitschr. f. d. St. 19 Erg. B.) die Frage: was haben die Behörden und Gerichtsärzte zur Ausrottung der Afterärzte etc. gethan und was ist in neuerer Zeit zu erwarten? dahin, daſs er nachweist wie schon in den frühesten Zeiten gegen diesen Unfug geeifert worden, ohne daſs viel Besserung entstanden und glaubt dauernde Aenderung nur vom Zusammenwirken ganzer Länder hoffen zu können.

Dr. *Fabricius* stellt (*Henke's* Zeitschr. f. d. St. H. 2) einen Versuch über die ersten Gründe der gerichtlichen Arzneikunde und die Anwendung derselben auf die Renunciation penetrirender Bauchwunden nebst Bemerkungen über die medico-forensische Bedeutung chirurgischer Operationen auf. Dem Verf. ist jede Classification der Verwundungen zur Bestimmung ihrer Lethalität unzulänglich, da jedesmal der specielle Fall allein die Entscheidung leiten mufs. Diese Ansicht wendet derselbe auf einen speciell erzählten Fall an, in welchem ein 24jähriger durch einen Messerstich verwundeter Mann innerhalb 12 Stunden starb, und die Section auf dem Dünndarm ein Extravasat von Speisebrei zeigte. Hier war die Verwundung an und für sich tödtlich, dennoch hätte ein Einwurf Statt finden können, weil bei Reponirung der Gedärme bei der die Bauchwunde erweitert wurde, keine Darmnath angelegt worden. Der Verf. zeigt aber wie die Darmnath überhaupt nur problematischen Nutzen gewährt und in dem vorliegenden Falle jedenfalls keine Rettung schaffen konnte. Würde man demnach auch nach frühern Ansichten die Versäumnifs der Darmnath bei Beurtheilung der Tödtlichkeit der Bauchwunde in Anschlag gebracht haben, so darf dies beim heutigen Stande der Chirurgie nicht mehr geschehen, wie es schon vielleicht überhaupt unzulässig erscheint, eine versäumte Operation irgend als Todesursache nach Verletzungen zu betrachten.

Dr. *Neuhold* schrieb einen ausführlichen Versuch einer Darstellung der besondern Rücksichten, welche bei periodischer Zurechnung der in der medizinischen Praxis vorkommenden Fehler gefordert werden. (20 Gr.) Der Verf. betrachtet die Frage über Strafbarkeit unter den Gesichtspunkten eines absichtlichen bösen Handelns des Arztes, einer mehr oder minder grofsen Fahrlässigkeit, der bei unglücklichem Erfolg seines Verfahrens verweigerten Zahlung seiner Gebühren, und des möglicherweise selbst von ihm zu fordernden Schadenersatzes. Der Verfasser zeigt die Schwierigkeit dem Arzte eine absichtlich verkehrte Behandlung nachzuweisen, während Fahrlässigkeit leichter zu ermitteln ist, und weist die in Oesterreich für die betreffenden Fälle bestehenden Gesetze nach. Zuletzt stellt der Verf. die Behauptung auf: jeder Arzt sei verpflichtet, jedem Kranken auch ohne Aussicht auf Honorar ärztliche Hülfe zu leisten (vergl. Uebers. v. 1832 S. 387); wir erinnern aber, wenn es sich nicht um die Pflicht der Menschlichkeit handelt, sondern von einem Recht des Staates die Rede ist, dafs man dem Arzt blos Pflichten auflegen will, ohne ihm selbst Rechte zu verleihen. Da dem Arzte auf keine Weise eine Existenz vom Staate gesichert worden, so ist es wahrhaft lächerlich, sich seiner Hülfe bedienen zu wollen, wenn man sie nöthig hat und ihn dazu zwingen zu wollen, um ihn nachher seinem Schicksal zu überlassen. Eine Verpflichtung zur Krankenbehandlung geht aus dem Recht zur Krankenbehandlung keineswegs hervor und findet vom Staate nur gegen factisch angestellte, d. h. besoldete Aerzte Statt.

Dr. *Schmidtmüller* spricht über die Todtenbeschau auf dem Lande (*Henke's* Zeitschr. Heft 1) und zeigt die Nothwendigkeit, dieselbe wenn sie ihrem Zwecke entsprechen soll, nur sachkundigen Männern anzuvertrauen. Nur die eingetretene Fäulnifs ist sicheres Zeichen des Todes, alle andern Erscheinungen sind trüglich und deshalb sind Leichenhäuser dringenes Bedürfnifs.

Dr. *Schwabe*, das Leichenhaus in Weimar, nebst inigen Worten über den Scheintod und mehrere tzt bestehende Leichenhäuser, so wie über die veckmäfsigste Einrichtung solcher Anstalten im llgemeinen. (Mit 3 Kupfertafeln, 1 Thlr. 6 Gr.)

Hieher gehört:

Dr. *Schütz* Katechismus für Leichenschauer. (4 Gr.)

Und die Normal-Instruction für Leichenschauer. Gr.)

M. R. *Link* theilt (*Hufel.* Journ. März) eine interessante tellung über die Quarantaineaustalten im südlichen ropa mit. Es sind noch immer die Bestimmungen von 55 auf reiner Contagiösität, die besonders an gewissen offen haftet und durch Verbrennen am sichersten zerstört ird, beruhend.

Dr. *Lippich* führte die bereits im 3ten Hefte des 18ten andes der Med. Jahrb. d. ö. St. S. 371 (vergl. Uebers. v. 832 S. 446) aufgestellten Ergebnisse über den Nachtheil es Mifsbrauchs geistiger Getränke, in einer eigenen Schrift, deren Hauptresultate mit jenem Aufsatze zusammenfallen, weiter aus. Möge die Dipsobiostatik oder politisch-arithmetische auf ärztliche Beobachtung gegründete Darstellung der Nachtheile, welche durch den Mifsbrauch der geistigen Getränke in Hinsicht auf Bevölkerung und Lebensdauer sich ergeben (12 Gr.) in die Hände derjenigen kommen die Maafsregeln ergreifen können, um jenem Mifsbrauche allgemein abzuhelfen.

Dr. *Schieffer* beobachtete eine Verletzung durch Blitz (*Casp.* Wochenschr. 1833 No. 50) bei einer im 8ten Monate schwangern Frau und ihren beiden Kindern. Die getroffenen Stellen waren violett wie verbrannt; die Frau und ein 4jähriges Kind genasen, erstere ohne Störung ihrer Schwangerschaft, das 8jährige Kind war todt.

Dr. *Keyler* theilt eine Betrachtung von Verletzung durch Blitz (Würt. med. Corr. Bl. No. 2) mit. Die Verletzten hatten Fieber, Wundstellen wie Brandwunden und heftige Zuckungen wie elektrische Entladungen. Es wurden leichte Nervina, dann salzige Abführmittel gegeben und die Kranken genasen. Ein Greis von 78 Jahren, der am Scheitelwirbel getroffen worden, war gleich todt geblieben.

M. R. *Schneider* beantwortet (*Henke's* Zeitchr. f. d. St. 19 Erg. B.) die Frage: ist das Fleisch vom Blitze erschlagener Thiere geniefsbar? dahin, dafs wenn dasselbe auch nicht mit *Franklin* unbedingt für giftig erklärt werden könne, sein Genufs doch wohl zu versagen sei, — und wünscht darüber gesetzliche Bestimmungen.

M. R. *Casper* erzählt als merkwürdige Todesarten, dafs sich ein Mensch mit einer mit Wasser geladenen Flinte erschofs und sich den Kopf dadurch völlig zerschmetterte, und in einem andern Falle ein wegen Krätze mit Theer eingeschmiertes Kind an den Folgen der Verbrennung starb, die es erlitten, indem man es in einen heifsen Ofen schob. (*Casp.* Wochenschr. No. 12).

Dr. *Wenzel* erzählt einen Fall, in welchem der Tod durch eine Ohrfeige veranlafst wurde, die ein Schulmeister einem Knaben gab. (*Henke's* Zeitschr. f. d, St. 19 Erg. Bl.)

Dr. *Bodenmüller* theilt (*Henke's* Zeitschr. f. d. St. H 2) eine Untersuchung und Gutachten über den Verdacht einer an dem Verstorbenen Aug. B. in Gmünd geschehenen Vergiftung mit. Der Kranke war an Melaena gestorben und obwohl die Erscheinungen einige Aehnlichkeit mit Vergiftung hatten, so pafsten sie doch auf keine Art von

Vergiftung vollständig; da nun auch das Resultat der nach 15 Monaten geschehenen Section und chem. Untersuchung der Leiche, keine Spur eines Giftes nachwiefs, so blieb die erste Annahme des Todes durch Melaena bestätigt.

Dr. *Graff* theilt (*Henke's* Zeitschr. f. d. St. H. 1) ein Gutachten über die Todesart eines in einem Kloak todt gefundenen neugebornen Kindes mit, welches nach Ergebnifs der Section vollkommen ausgetragen gewesen, nach der Geburt noch gelebt, wenn auch nur unvollkommen geathmet hatte und in Folge einer mit einem stumpfen Werkzeuge bewirkten Verletzung der Hirnschale gestorben war.

Dr. *Reuss* theilt (*Henke's* Zeitschr. f. d. St. 19 Erg. B.) eine Untersuchung eines neugebornen durch Vollstopfen der Mundhöhle mit Sand gestorbenen Kindes mit. Der Sand war bis in den Pharynx und den linken Luftröhrenast gedrungen und hatte Erstickung bewirkt.

Dr. *Vezin* theilt (*v. Siebold's* Journ. XIII. H. 3) ein Gutachten in der Untersuchungssache gegen den Chirurgus T. zu S. wegen fehlerhafter Entbindung der unverehlichten B. zu H. mit. Der Wundarzt hatte bei einer Conjugata von $2\frac{1}{2}''$ nach 5tägigen Wehen, nachdem mehrere Zangenversuche mifslungen waren, die Wendung gemacht, damit den Rumpf entwickelt, aber den abgerissenen Kopf zurückgelassen, der endlich von selbst abgegangen. Die Frau starb. Dr. *Vezin* vertheidigt das Verfahren des O. gegen die dagegen erhobenen Beschuldigungen, und hält den Tod der Frau nicht für Folge der Manipulation des Geburtshelfers.

M. R. *Wildberg* bemerkt als eine nicht zu versäumende Rücksicht bei der Untersuchung weiblicher Zeugungsunfähigkeit, (dessen Mag. Bd. II. H. 4) dafs man bei Zeugungsunfähigkeit von fehlerhafter Lage des Uterus, oder sonstigen örtlichen Ursachen, die Mittel zur Heilung zugleich angeben solle, da sonst leicht eine Ehe getrennt werde, die zu einer fruchtbaren umzugestalten leicht gewesen wäre. Namentlich half in einem Falle der Coitus von hinten zur Conception bei nach vorn gebogenem Uterus, und der Fehler verschwand selbst nach der Entbindung.

M. R. *Wildberg* beleuchtet (dessen Mag. Bd. II. H. 4) die Frage: „ist es gerathen, bei Bearbeitung der gerichtlichen Arzneiwissenschaft in Hinsicht der bei Leichnamen Verletzter erforderlichen gerichtsärztlichen Untersuchung und Beurtheilung allemal die von einer Criminalgesetzgebung neuerer Zeit vorgeschriebenen Fragen zum Grunde zu legen mit Bezug auf einen ähnlichen Aufsatz in *Henke's* Zeitschr. Erg. Band XVII. und beantwortet sie verneinend, da erst der jedesmalige einzelne Fall die Daten geben kann, nach welchen er zu beurtheilen ist, und die theoretische Eintheilung hier leicht nachtheilig einwirkt.

M. R. *Schneider* liefert (*Henke's* Zeitschr. f. d. St. 19 Erg. B.) eine Krankengeschichte, Befund, Sectionsbericht und Gutachten über eine am 4ten Tage tödtlich gewordene Kopfverletzung bei einem 22jährigen starken Menschen. Es trat Commotio cerebri ein, der bald Zeichen eines Extravasats folgten; die Section zeigte auf dem linken Stirnbeine eine 7''' lange und 2''' breite Hautwunde, unter derselben ein 2'' langes Extravasat, auf der Wölbung des Schädels ein ähnliches Extravasat, und Knochenbrüche im Scheitelbeine und dem Schläfenbein, die sich in die Tiefe des Schädels ausbreiteten. Auf der Dura mater ein Extravasat von 5 Loth Gewicht, ein solches von 30 Gran im linken Seitenventrikel. Die Kinnladen unbeweglich, die Zähne fest aufeinander, Der Kranke starb am Trismus, die Verwundungen waren absolut lethal.

M. R. *Schneider* erzählt einen Fall von merkwürdiger Heilung einer schweren Kopfverletzung durch kräftige Mitwirkung der Naturthätigkeit (*Henke's* Zeitschr. f. d. St. 19 Erg. B.) indem ein 9jähriger Knabe mit einer gequetschten Wunde in der Schläfengegend und bedeutendem Knochenbruch in Folge eines Falls, ohne Trepanation bei passendem Verfahren in 3 Monaten genas.

Dr. *Wenzel* erzählt (*Henke's* Zeitschr. f. d. St. 19 Erg. B.) fünf Fälle merkwürdiger Kopfverletzungen mit glücklichem Ausgange ohne Trepanation bei einem rein antiphlogistischen Verfahren.

Dr. *Heyfelder* liefert den Obductionsbericht und das Gutachten über die Tödtlichkeit einer nach einigen Stunden tödtlich gewordenen Kopfverletzung. Der Tod war Folge eines die ganze rechte Hirnhemisphäre bedeckenden Extravasats und die Verletzung als absolut tödtlich zu betrachten. (*Henke's* Zeitschr. f. d. St. H. 1).

Dr. *Rath* theilt die gerichtliche Obduction einer Leiche die bereits 9 Tage im Grabe gelegen hatte, nebst Gutachten über die Todesart mit (*Henke's* Zeitschr. Erg. B. 19). Der berauschte 45jährige kräftige Mann hatte Streit bekommen und war zur Ruhe in eine Ecke gesetzt worden, als er ¼ Stunde nachher von der Bank herunterfiel und todt war. Die Inspection der Leiche liefs auf Blutschlagflufs schliefsen, in Folge verschiedener Gerüchte wurde am 9ten Tage eine Section gemacht, die sich aber ebenfalls dahin aussprach, dafs Blutschlagflufs in Folge von übermäfsig genossenen Spirituosis als einzige Todesursache anzunehmen sei. Dieser Ausspruch ist um so mehr motivirt, als die Leiche keine bedeutende Verletzung wohl aber ein sehr bedeutendes Blut-Extravasat auf der Dura mater zeigte.

Dr. *Heidenreich* lieferte einen Bericht über *Caspar Hauser's* Verwundung, Krankheit und Leichenöffnung (*v. Gräf. u. v. Walth.* Journ. Bd. 21, H. 1) der auch für sich im Buchhandel erschien, (4 Gr.) und auf den wir nur aufmerksam machen können, um diejenigen zur Lesung der Schrift zu veranlassen, die *Hauser* für einen Selbstmörder halten, da der Verf. die Unwahrscheinlichkeit dieser Annahme darthut.

Dr. *Heyfelder* erzählt (Med. Zeit. v. Ver. 1833. No. 52.) einen ungewöhnlichen Fall von Selbstmord, indem sich ein Mann vor das Rad eines schwer bepackten Wagens warf, und sich so zerquetschen liefs.

Der Selbstmord, seine Ursachen, Arten, die Mittel dagegen und die Untersuchung desselben in medicinisch-polizeilicher und in medicinisch-gerichtlicher Hinsicht von Dr. *Tallavania*. (1 Thlr.)

Dr. *Heyfelder* theilt eine Begutachtung in der Revisionsinstanz über die Tödtlichkeit einer Schufswunde mit (*Henke's*, Zeitschr. f. d. St. 19. Erg. B.), indem der Obducent nur die Unterleibshöhle geöffnet hatte; dennoch sprach auch *Heyfelder* die absolute Tödtlichkeit der Verwundung aus, indem der Schuſs den herabsteigenden Sitzbeinast gebrochen hatte, in den Unterleib gedrungen war, und Harnblase, Mastdarm, Ileum und das Netz verletzt hatte.

Dr. *Fahrenhorst* erzählt (*Rust's* Mag. Bd. 41. H. 1.) eine **Krankheits- und Heilungsgeschichte einer Schrotschuſswunde in der Kniebeuge**, welche einen schnellen Brand des ganzen Unterschenkels zur Folge hatte. Die Wunde zeigte bei dem 20jährigen Kranken schon nach 24 Stunden eine bösartige Beschaffenheit; durch Scarificationen entfernte man eine stinkende Jauche, später als der Brand d'e Extremität schon fast abgestorben hatte, nahm man sie weg und fand 25 Schrotkörner, deren einige bis zum Knochen gedrungen waren.

M. R. *Seiler* beleuchtet (*Henke's* Zeitschr. Erg B. 19.) die Frage **über die Amputation brandiger Gliedmaſsen in medicinisch-gerichtlicher Hinsicht**, mit Bezug auf zwei Fälle, die Veranlassung zur gerichtlichen Untersuchung gaben. Im **ersten** Fall fand ein complicirter Bruch des Unterschenkels mit Verletzung der Weichtheile, aus denen Splitter hervorragten, bei einem gesunden 28jährigen Subjecte statt. Am 6ten Tage zeigten sich brandige Stellen, in deren Folge amputirt wurde und der Kranke genas. Differenzen wegen der Zahlung des Arztes brachten eine Klage der Angehörigen wegen zu früher Amputation zu Wege; *Chaussier* trat mit der Königl. Acad. zu Paris dem Verfahren des Wundarztes bei und der Kläger zahlte. — Im 2ten Falle wurde ein Unterschenkelbruch bei einem 20jährigen Menschen so nachlässig und verkehrt behandelt, daſs Brand eintrat, die Amputation wurde erst sehr spät vorgenommen und der Kranke starb. — *Richter* setzte der häufigen Amputation Grenzen, indem er behauptete: so lange der Brand fortschreite, könne diese Operation nicht nützen, wohl aber schaden. M. R *Seiler* widerlegt nun *Richter's* Gründe für den gegebenen Ausspruch, indem er bemerkt, daſs der Brand oft auf blos örtlichen Ursachen beruht, die Amputation im Gesunden kein Verlust ist, wenn so viel auf dem Spiel steht, und die Kräfte der Natur zur Abstoſsung des Brandigen sehr oft nicht hinreichen, während die Amputation den Kranken jedenfalls keiner gröfsern Gefahr aussetzt, als die ist, der man ihn ohne dieselbe überläfst. Auch *Rust* tritt *Richter's* Ansicht neuerdings bei. Indessen stellt sich die Indication zur Amputation nach den neuesten Thatsachen so, dafs zu amputiren ist, — wenn der Brand fortschreitet, trotz passender Behandlung sich dem Rumpfe nähert, und die zur Operation passenden Stellen zu überschreiten droht; wenn heftige Blutungen eintreten. Eine Verzögerung der Operation, um einen Collegen zuzuziehen, kann nicht zur Klage dienen.

Dr. *Vezin* theilt (*Henke's* Zeitschr. f. d. St. H. II.) ausführlich eine **Untersuchung wider den Heuermann Johann Heinrich K. und dessen Magd Maria Elisabeth G., wegen Ermordung der Ehefrau des erstern und über die während der Untersuchung eingetretene periodische Daemonomanie der M. E. G.** mit. — K. lebte in verbotenem Umgange mit der Magd G. und hatte mit ihr seine Frau getödtet, indem er sie erwürgte und die G. sie zum Fenster eines Heubodens hinauswarf. Die Leiche war schon beerdigt, als Verdacht erweckt wurde, die Section konnte aber wegen Verwesung der Leiche kein Resultat mehr liefern, und K. sowohl als G. leugneten hartnäckig. Erst 14 Tage nach der That gestand die G. angeblich, jetzt von Gewissensbissen gefoltert, und so kam auch K. zum Geständnifs, erhing sich aber in der folgenden Nacht in seinem Kerker. Bei der G. aber entwickelte sich eine periodische Daemonomanie, während welcher sie die Lippen bewegte, die Augen stets geöffnet hatte, und umherging. Durch den Gebrauch des schwefelsauren Chinins wurden die Anfälle gehoben, und die G. wurde auf 20 Jahre zum Zuchthause abgeführt.

Dr. *Salomon* beobachtete (*Casp.* Wochenschr. No. 13.) zwei Fälle von **Epilepsia simulata**, einmal bei einem Knaben, den Zureden zum Geständnifs brachte, das anderemal bei einem zum Militairdienste Bestimmten, den eine Mischung von Hep. sulph. Asa foet. und Ol. animal. Dipp. zu sehr anekelte, um seine Rolle fortzuspielen.

Dr. *Droste* theilt die **Anordnung einer Curatel über einen 63jährigen Mann wegen angeblicher Verstandesschwäche und Wiederaufhebung derselben, nebst den abgegebenen ärztlichen Begutachtungen** (*Henke's*

Zeitschr. f. d. St. H. I.) mit. Der interessante Fall wurde vom Physikus für Fatuitas erklärt, dagegen der Mann von 4 andern Aerzten für vollkommen fähig erklärt, die Verwaltung seines Vermögens zu führen und die dem ersten Urtheile zum Grunde liegenden Thatsachen als Ausbrüche des Affects und zum Theil als absichtliche Täuschungen angesehen.

Prof. *Bernt* theilt (Med. Jahrb. d. ö. St. Bd. VI. H. I) ein ärztliches Gutachten über den Geisteszustand eines Mörders seines eigenen Sohnes mit, nach welchem der Inculpat zwar als ein roher und wenig unterrichteter in seiner Erziehung verwahrloster Mensch, keineswegs aber als blödsinnig erscheint, wie ihn eine andere untersuchende Behörde betrachtet hatte.

Dr. *Mayer* giebt (*Henke's* Zeitschr. f. d. St. H. 2) ein gerichtsärztliches Gutachten über einen in periodischer mit den Anfällen eines Wechselfiebers zusammenhängender, Manie verübten Mord. Der etwas stupide 42jährige Bauer tödtete im Anfalle eines anhaltend gewordenen Wechselfiebers, dessen Anfälle sich verdoppelten, einen Grenzaufseher mit dessen Säbel durch viele absolut-tödtliche Wunden, nachdem er schon vorher vom Teufel besessen zu sein geglaubt hatte. Er hielt nach der That seine Handlung für von Gott eingegeben, und bekam noch mehrere Wechselfieber-Anfälle, in denen zugleich völlige Manie vorhanden war. Von dem Wechselfieber geheilt, erkannte er sein Verbrechen, wurde da die That für unzurechnungsfähig erklärt wurde, der Sicherheit wegen, zu lebenslänglicher Detention verurtheilt, und erhing sich im Zuchthause.

Dr. *Dann* zeigt (einige practische Bemerkungen über die gesetzlichen Bestimmungen in Betreff der Geisteskrankheiten. *Horn's* Arch. Jan), dafs die Bestimmungen des preufsischen Landrechts in Bezug auf Geisteskrankheiten unzulänglich und bei weitem nicht ausreichend sind, da blos Rasende, Wahnsinnige und Blödsinnige unterschieden werden. — Es ist überhaupt wichtig noch zu unterscheiden, ob Jemand zurechnungsfähig oder dispositionsfähig ist, da er ersteres bleiben kann, wenn er letzteres nicht mehr ist, wie dies ein vom Verf. erzählter Fall beweifst. In Folge von Rückenmarksleiden war nämlich allgemeine Lähmung eingetreten, die den Gebrauch der Zunge und der Glieder gänzlich verhinderte, und nur unartikulirte Töne gestattete.

Namenregister.

Sachregister.

Gedruckt bei Julius Sittenfeld.

Die

Leistungen und Fortschritte

der

Medizin in Deutschland.

Von

Dr. *Bluff.*

Band IV.

Vierter Jahrgang 1835.

Leipzig,
Verlag von Wilhelm Engelmann.
1836.

Die
Leistungen und Fortschritte
der
Medizin in Deutschland
im Jahre 1835.

Von

Mathias Joseph Bluff,

der Medizin und Chirurgie Doctor, praktischem Arzte und Mitgliede mehrerer gelehrten Gesellschaften.

Leipzig,
Verlag von Wilhelm Engelmann.
1836.

Vorrede.

Dem vorliegenden 4ten Bande meines die Leistungen und Fortschritte der Medizin in Deutschland darstellenden Werkes, welcher das Jahr 1835 umfasst, habe ich nur einige Worte voranzuschicken.

Die steigende Theilnahme des ärztlichen Publikums, welche den Fortgang des Werks gesichert hat, wird hoffentlich auch diesem Bande bleiben, und die Ueberzeugung, dass keine Unterbrechung zu fürchten ist, demselben wohl auch neue Leser gewinnen; für Letztere wiederhole ich, dass Alles in 1835 Erschienene und hier Vermisste im Jahrgang 1836 folgen wird, während die Tendenz des Werkes, wie ich sie in der Vorrede zum ersten Bande aufstellte, mit den im 3ten Theile angegebenen Modificationen, dieselbe bleibt.

Wie ich den ersten Band mit einigen Blicken auf den Standpunkt der Heilkunst einleitete, so werde ich jetzt wo möglich alljährlich eine Uebersicht des Standpunktes einer Doctrin der Heilkunst oder eines Theils einer solchen geben, und beginne diessmal mit einer Darstellung der in den letzten zehn Jahren über Variola, Varioloid, Varicellen, Vaccination und Revaccination gewonnenen Resultate. Möchten die verehrten Herausgeber medizinischer Journale nach den hier gezogenen Schlüssen fernerhin nur denjenigen Beobachtungen Aufnahme gewähren, die zu abweichenden Folgerungen veranlassen, da der Bestätigungen jetzt schon hinreichend viele vorliegend sind, und die Literatur über diesen Gegenstand enorm anwächst, ohne viel mehr als Bestätigung der aufgestellten Grundsätze zu bringen.

Aachen, im Februar 1836.

Dr. Bluff.

Uebersicht.

Druckfehler.

(Kleinere Fehler wird der geneigte Leser leicht selbst verbessern).

Seite	*Zeile*	*von*	*Statt:*	*Lies:*
32	21	oben	1 Thlr.	20 Ggr.
45	1	-	Arenae	Strenae
46	3	unten	Klok	Klose
47	19	oben	-	-
82-84	Colum. Titel		Anatomie u. Physiologie	Pathologie u. Therapie
122	4	oben	Strati	Strahl
173	17	-	Stinking	Stintzing
186	1	-	Mötner	Mösner
206	4	unten	Brume	Brunn
278	5	oben		tilge Lin. 6—11 völlig
301	15	-	Dr. Krenth	Dr. Krämer
308	6	-	Rubemfere	Rubempré
310	5	-	Tischer	Fischer.

Resultate
der in den letzten 10 Jahren bekannt gewordenen Beobachtungen über Variola, Varioloid, Varicellen und Vaccine.

Die Beobachtungen der in den letzten zehn Jahren aufgetretenen Epidemieen von Blattern haben so widersprechende Thatsachen bekannt werden lassen, dass es wohl nicht ganz nutzlos ist, dieselben aneinander zu reihen, um sie berichtend übersehen und ein Resultat aus ihnen um so sicherer ziehen zu können. Und diess erscheint um so wichtiger, als manche der gemachten Beobachtungen die Nothwendigkeit, unsere bisherigen Medizinal-Gesetze über Pockenkrankheiten und Vaccination theils wenigstens zu modifiziren, theils selbst eine gänzliche Umänderung derselben herbeizuführen scheinen. Die Meinungen stehen hier schroff einander gegenüber; während die einen die Schutzkraft der ächten Vaccine für das ganze Leben ausreichend halten, wollen die andern alle Individuen von 5 zu 5 (10 zu 10) Jahren auf's Neue geimpft wissen; andere finden auch in wiederholter Impfung keinen sichern Schutz und weisen auf Varioloid und Varicelle als eine Pockenart auf dem Boden der Impfung hin, während die Gegner dieser Ansicht Varioloid und Varicellen als neue Pockenarten betrachten; ja selbst die Behauptung einer Schädlichkeit und Verwerflichkeit jeder Impfung tauchte in den letzten Jahren auf, — und so wird sich die Wahrheit, so weit sie bis jetzt zu fixiren möglich ist, am besten aus einer vorurtheilsfreien Vergleichung der einzelnen Thatsachen ermitteln lassen.

Zuvörderst fehlt es nicht an Beobachtungen, dass einzelne Menschen eine sehr geringe oder gar keine Empfänglichkeit für das Pockengift besitzen. So erzählt *Heim* (Heidelb. Ann.

IV. 2.), dass ein für die Impfung wiederholt unempfängliches Kind von 8 Jahren, trotz fortwährenden Zusammenlebens mit Pockenkranken nicht angesteckt wurde. Die Impfung gelingt bei solchen Subjekten oft erst sehr spät nach mehrfach wiederholten Versuchen; *Hauff* fand (Med. Conv. Bl. 1832. No. 33.) einmal erst die achte, *Stein* (*Rust's* Mag. 38. 2.) selbst *einmal* erst die eilfte Impfung haftend. Dagegen scheint nun die Anlage zu Pocken bei andern Personen auffallend gross, und während diess Exanthem in der Regel nur einmal befällt, beschrieb *Oppert* (ibid. 30. 2.) einen Fall, in welchem ein Mädchen zweimal ächte Variolae hatte; zuerst als es sechs Jahre alt war, und dann nach 17 Jahren zum zweitenmale. Aehnliches beobachtete *Domully* 1827 in der Epidemie zu Halifax (Gers. Mag. 1829. Nov.), und ich habe (Uebers. d. Leist. d. Med. Bd. II. 1833 S. 144.) eines Falles erwähnt, in welchem ich bei einem an ächten Pocken Leidenden einen Mann zum Wärter anstellte, dessen ganzes Gesicht mit Pockennarben besetzt war, und der dennoch angesteckt wurde, Variolae confluentes bekam, und dem Tode nahe war. *Ebers* sah gar dreimal Variolae verae bei einem Individuum (*Rust's* Mag. 41. 3.), und *Schneider* sah (Med. Conv. Bl. 1830. No. 47.) ein Kind bei der Geburt mit 17 natürlichen Blattern bedeckt, während der Bruder daran erkrankt lag; mit 3 Jahren wurde dasselbe Kind mit 6 Pusteln mit Erfolg vaccinirt, und im 12ten Jahre von Neuem von ächten Blattern befallen. — Das Auffallende dieses wiederholten Pockenausbruchs vermindert sich aber dadurch, dass in neuerer Zeit auch andere Exantheme, die sonst im Leben bei demselben Individuum nur einmal ausbrechen, wiederholt auftretend beobachtet wurden; so sah *Schneider* (*Schmidt's* Jahrb. I. S. 373.) bei derselben Frau mit ihren Kindern fünfmal Masern. — Die Ansicht, dass der erste Ausbruch des Ausschlags die vorhandene Disposition nicht völlig getilgt, streitet hier mit der andererseits aufgestellten Behauptung einer Wiedererzeugung der Disposition, worauf wir später zurückkommen werden.

Ein ferneres Ergebniss neuerer Forschungen ist die Feststellung des Vorkommens von Pocken auf inneren Schleimhäuten, wie sie *Rob. Froriep* und *v. Stosch* (*Casp.* Wochenschr. 1833. No. 15.), *Cramer* (Med. Zeit. v. Ver. in Preuss. 1833.

No. 33.) und *Stannius* (*Casp.* Wochenschr. 1834. No. 30.) sowohl im Schlunde als bis tief in den Oesophagus hinein beobachteten. Diese Thatsache widerlegt die Behauptung von *Albers* (*Rust's* Mag. 37. 3.), nach welcher innere Exantheme auf Täuschung beruhen sollen.

Die widersprechendsten Ansichten finden sich ferner über die Natur des Varioloids, welches von einigen für ein neues Exanthem gehalten wird, nach andern als eine durch die Vaccination modifizirte Variola zu betrachten ist. *Moreau de Jonnes* behauptete zuerst, die Varioloiden seien 1817 aus Ostindien nach Amerika und von da nach Europa gekommen, und seien eine ganz neue Krankheit (*Hufel.* Journ. 1827. Jan.); eine Annahme, welcher auch *Behr* (Zeit. v. Ver. in Preuss. 1832. No. 11.) beipflichtete, — der dagegen *Küster* (*Horn's* Arch. 1828. März.) durchaus widerspricht, indem er das Varioloid für eine eigenthümliche, schon vor Einführung der Vaccine vorhanden gewesene Krankheit ansieht, wie denn auch *Belitz* (ibid. 1834. Jan.) aufmerksam machte, dass die Varioloiden schon von *Huxham*, *Burserius* und andern beschrieben und behandelt worden. *Thomson* hält (*Gers.* Mag. 1828. Sept.) das Varioloid für eine eigenthümliche Krankheit, weil es sowohl mit Blatternstoff inokulirte als vaccinirte Personen befalle; eben so denkt *Most* (Allgem. med. Zeit. 1834. Mai.), weil das Varioloid vaccinirte Personen und solche trifft, die an Variola litten. *Albert* sagt (*Henke's* Zeitschr. 1830. I.), das Varioloid sei ein neues, wesentlich von Variola verschiedenes Exanthem, und erscheine bei Personen, die weder Variola noch Vaccine hatten. Diese letzte Thatsache ist von grosser Wichtigkeit, denn sie wirft die Annahme, das Varioloid sei eine durch Vaccine modifizirte Variola, gänzlich um, indem dasselbe hiernach bei Personen, die nicht vaccinirt worden, nicht primär auftreten könnte. Sie widerspricht aber auch der Annahme von *Maier* (Ueber die Varioloiden Berl. 1829.), nach welcher Varioloiden nicht als Folge der Vaccination, sondern als Residuum der angebornen Disposition zur Variola erscheinen sollen, wenn diese Disposition durch die überstandenen Pocken nicht hinlänglich getilgt worden; diess wird durch die Beobachtung von *Albert* ebenfalls widerlegt, da auch Personen, die nie Variola hatten, sogleich von Varioloiden befallen wurden.

Versen (Oestr. med. Jahrb. VI. 1.), *Ebers* (*Rust's* Mag. 41. 3.), *Miller* (*Gers.* Mag. 1829. Nov.) und *L. Richter* (Abhandl. 1832. VI.) halten Variola, Varioloid und Varicelle für Formen einer Krankheit, und *Jahn* meint (Med. Conv. Bl. 1830. No. 21.), das Varioloid sei Anfangs eine modifizirte Variola gewesen, jetzt aber ein Morbus sui generis, und erzählt einen Fall, in welchem ein an Varioloiden leidendes Kind ein anderes nicht vaccinirtes Kind ansteckte und diess Variolae bekam, aber nun selbst ein zweites Kind ansteckend, bei diesem wieder Varioloid erzeugte. Eben so sahen *Kieser* (Beiträge I.), *Domully* (*Gers.* Mag. 1829. Nov.), *Strecker* (*Henke's* Zeitschr. 1830. I.) und *Harder* von Varioloid durch Ansteckung ächte Variola, und *Guillou* bewirkte bei 600 Individuen durch Impfung aus Varioloiden ächte Variola (*Heck.* Ann. 1830. Mai.), wie denn *Ebers* (Berl. Samml. I.) dasselbe beobachtete. — Dagegen erzeugte der Varioloidenstoff nach *Fritz* (Würt. Corr.Bl. 1834. No. 26.), bei Ungeimpften theils Variola, theils Varioloid.

Während nun *Reuss* (*Henke's* Zeitschr. 1828. 4.) und *Sonderland* (*Rust's* Mag. 1828. III.) gar kein Varioloid als eigenthümliche Krankheit anerkennen, sondern dasselbe nur als eine Pockenkrankheit mit gutartigem kurzem Verlauf, wie sie so oft auch früher vor der Einführung der Vaccination beobachtet wurde (vergl. *Malin* in *Rust's* Mag. 41. III.), betrachtet wissen wollen, (— eine Ansicht der auch *Radius* (Beitr. 1833. No. 23.), *Baumgärtner* (Salzb. med. Zeit. 1833. No. 16.) und *Bräunlich* (Die wiedererwachten Menschenblattern u. s. w. 1833.) beipflichten, —) und während *Albert* die Varioloiden selbst nicht einmal für eine Pockenart hält, sondern sie zu den Miliarien stellt (*Henke's* Zeitschr. 1832. IV.), — unterscheidet neuerdings *Tischendorff* (*Clar.* Beitr. I. 2.) schon mehrere Arten von Varioloid, nemlich Variolois variola, Variolois vera, Variolois varicella u. s. w., welche die Uebergangsformen der drei Grundformen darstellen, und den gemeinsamen Ursprung bezeugen. Eben so sah *Blumhardt* (Würt. med. Corr. Bl. 1832. No. 6.) Uebergangsformen der verschiedensten Art bei vaccinirten Personen, die als Wärter bei an Varioloiden Leidenden angestellt gewesen, und theils von blosem Pockenfieber ohne Exanthem, theils von einem in seiner Form sehr verschiedenartig auftretenden Ausschlag befallen wurden.

Die Zahl derer, welche das Varioloid als eine durch die Vaccine modifizirte Variola betrachten, ist sehr gross; zu ihr gehören *Sacco, Francque* (*Henke's* Zeitschr. 1828. IV.), *Wibmer* (ibid. 15 Erg.), *Henke* (ibid. 1833. III.), *Möhl* (Ueber Varioloiden und Varicellen, übers. v. *Krause* 1828.), *Wagner* (*Horn's* Arch. 1828. Mai.), *Otto* (*Hufel.* Journ. 1833 März.), *Fritz* (Würt. med. Corr. Bl. 1834. No. 26.), *Friedreich* (Allgem. med. Zeit. 1835. Jan.), und viele Andere. *Dubois* sagt (Heidelb. Ann. IV. 1.) ausdrücklich, das Varioloid sei nur bei Geimpften vorgekommen, wo bei Ungeimpften ächte Variola entstand; und in der Pockenepidemie, welche 1828 zu Marseille herrschte, bekamen Vaccinirte nur Varioloid (*Heck.* Ann. 1828. Nov.). Auch *Stein* sagt, das Varioloid befalle nur Geimpfte (*Rust's* Mag. 38. II.); in einem Falle steckten 5 vaccinirte an Varioloiden leidende Kinder andere nicht vaccinirte Kinder an, und es entstanden ächte Pocken, die aber in der weiteren Ansteckung Varicellen erzeugten. *Dahlenkamp* sah (*Horn's* Arch. 1832. Sept.) Mann und Frau zugleich von Blattern befallen, aber bei der nicht vaccinirten Frau Variolae, beim vaccinirten Manne Varicellen, und durch weitere Ansteckung bekam das nicht vaccinirte Kind Variola und eine dritte Person Varioloid. Aehnliches beobachtete *Edelmann* (*Clar.* Beitr. 1833. No. 8.). Auch *Schneider* hält (*Henke's* Zeitschr. 1828. II.) die Varioloiden für eine Variola auf vaccinirten Individuen, daher bei nicht vaccinirten wahre Variola erzeugend, — sah aber doch auch später (*Schmidt's* Jahrb. I. S. 372.) Varioloiden bei Vaccinirten und bei solchen, die ächte Variola überstanden hatten, was auch schon *Siedler* (*Rust's* Mag. 36. I.) beobachtete. Während *Tischendorf* (*Clar.* Beitr. I. 2.) das Varioloid als eine durch Vaccine modifizirte Variola betrachtet und sagt, je unvollkommner die Vaccination, desto ähnlicher wird das Varioloid der Variola, je vollkommner die Vaccination, desto mehr weicht das Varioloid von der ächten Variola ab; — halten andere das Varioloid für Folge des auch nach der vollkommensten Vaccination im Organismus reproduzirten Pockengiftes; allein in der Epidemie, welche 1827 zu Halifax herrschte, sah *Domully* (*Gers.* Mag. 1829. Nov.) frisch, entfernt und erneuert Vaccinirte von Varioloiden befallen, und dasselbe beobachteten

Lieber (*Casp*, Wochenschr. 1833. No. 45.) und *Neuber* (*Pfaff's* Mitth. I.).

Wir haben oben die Ansicht derjenigen berührt, welche Variola, Varioloid und Varicellen als Formen derselben Grundkrankheit betrachten; auch *Ebers* hält (Bresl. Samml. I.) alle drei für Species einer Gattung; er sah die Varicellen nur bei Geimpften, nicht bei solchen, die Variola gehabt hatten; dennoch schreibt er (*Rust's* Mag. 41. III.) der Impfung keinen Einfluss auf Entstehung der Varicellen zu, wie denn auch umgekehrt *Strecker* (*Henke's* Zeitschr. 1830. II.) behauptet, die Varicelle hebe die Empfänglichkeit für die Vaccine nicht auf. Die Impfung aus Varicellen haftet nach *Hesse* (*Pier*. Ann. 1828. Juni.) häufig nicht, oder bringt doch nur locale und unbedeutende Erscheinungen hervor. *Wagner* betrachtet (*Horn's* Arch. 1828. Mai.) die Varicellen als eine für sich bestehende Krankheit, die nicht von Variola herkommt, nicht dahin übergeht, und geimpft nur Varicellen erzeugt; *Belitz* (ibid. 1834. Jan.) und *Mascherpa* (Sulla Vaccinazione. 1834.) aber wollen Varicellen und Varioloiden als gänzlich getrennte und eigenthümliche Krankheiten betrachtet wissen, weil die ersteren als Vesiculae, die letztern als Pustulae erscheinen.

Ist sonach das Erscheinen modifizirter Pocken sowohl nach ächter Variola als nach vorhergegangener guter Impfung constatirt, und sind selbst die Fälle von ächten Pocken, welche dasselbe Individuum zweimal trafen, nicht zu läugnen, so darf es uns nicht wundern, wenn wir auch nach der Vaccination noch ächte Pocken auftreten sehen, obwohl die Erfahrung dennoch nachweist, dass nach guter Vaccination meist nur modifizirte Pocken auftreten, die einen viel gutartigern und raschern Verlauf zeigten, und dass die Zahl der überhaupt Wiederbefallenen sich zur Zahl der überhaupt Geimpften sehr günstig stellt. So wurde in Philadelphia bei 140,000 Einwohnern, deren 80,000 geimpft sind, in einer 1827 ausgebrochenen Pockenepidemie nur ein Geimpfter von wahren Pocken befallen (*Gers*. Mag. 1828. Sept.); eben so erkrankte in der Epidemie, welche 1826 in Norwegen herrschte, nur ein Geimpfter (*Hasbach* ibid.); *Reuss* sah von 2000 der 1802 bis 1827 von ihm Geimpften auch nicht ein Subjekt von Pocken wiederbefallen (*Henke's* Zeitschr. 1828. IV.); eben so wurde nach *Nusshard* (ibid.

1830. I.) in der Epidemie zu Wegscheid und Wolfstein 1829 auch nicht ein vaccinirtes Individuum von Pocken befallen, und *Auban* impfte in 30 Jahren in Constantinopel 60,000 Personen, von denen allen trotz wiederholt herrschenden Epidemieen auch nicht eine von Pocken befallen wurde (*Froriep's* Notizen. 1829. No. 490.). Eben so sahen *Husson, Moreau* und *Emery* nach guter regelmässig verlaufener Vaccination nie Variola (*Schmidt's* Jahrb. II. S. 382.). An andern Orten war die Zahl der Geimpften, welche dennoch von ächten Pocken befallen wurden, grösser; so waren nach *Dufresne* (*Froriep's* Notizen. 1829. No. 490.) in der Epidemie, welche 1822 in Genf herrschte, von 361 an ächten Pocken Leidenden 107 Vaccinirte, und *Möhl* sagt (*Gers.* Mag. 1828. Sept.), dass in der Epidemie, welche 1825 — 1827 in Kopenhagen herrschte, von 623 in die Pockenanstalt Aufgenommenen 438 Vaccinirte waren, von denen 26 vollkommene Variola hatten und 2 starben. In Genf kam 1827 auf 60 vaccinirte Kinder eins, welches die ächten Blattern bekam (Salzb. med. Zeit. 1828. No. 7.). *Heim* bemerkt (Heidelb. Ann. IV. 1.), dass die Vaccination grade in England sehr fahrlässig betrieben werde, weshalb die ächten Pocken dort nirgend ganz ausgestorben seien und von Zeit zu Zeit bösartige Epidemieen ausbrechen; in London selbst sollen jährlich mehr als 1000 Personen an ächten Blattern sterben. Nach *Gregory* (Vorsteher des Hospitals für Blatternkranke in London) steigerte sich das Verhältniss der Geimpft-gewesenen zu den jetzt befallenen Ungeimpften seit 1810 in folgender Art: 1810 einer von 30; — 1817 einer von 17; — 1819 einer von 6; — 1821 einer von 4; — 1822 einer von $3\frac{1}{2}$!

Zu diesen Thatsachen über natürliche Pocken nach der Impfung gehören die Versuche, in denen die Impfung selbst nach ächten Blattern gelang, wie ich solches (Leist. der Med. II. 1833. S. 134.) sowohl bei Personen, die ächte Blattern überstanden hatten, als auch in einem Falle bei einer Person, die in frühester Jugend mit Pockeneiter aus ächten Blattern geimpft worden war, beobachtete. Auch *Heim* impfte (Würt. med. Corr. Bl. 1834. No. 9.) drei Personen, welche über 40 Jahre alt waren, und die früher Variolae confluentes gehabt hatten, mit Erfolg. Dr. *Schneider* sah (Zeit. v. Ver. in Preuss. 1835. No. 20.) bei einer eben vaccinirten Frau Variolae eintreten, nach deren Abtrocknung die Vaccinepusteln erschienen. Variolae und Vaccine verliefen selbst gut neben einander (*Götze* in *Pfaff's* Mittheil. 1835. V.)

Auch der Zeitraum des Wiederauftretens ächter Blattern nach der Impfung ist sehr wechselnd; *Gregory* sah Variolae 20 Jahre nach der Impfung; eben so *Most* in einem Falle (Allgem. med. Zeit. 1834. Mai.); *Willeversch* (Auch ein Wort über das Erscheinen der Menschenblattern bei Vaccinirten. 1827.) nach 17 Jahren, und *Berlan* will in einer schon 1821 der Acad. de Médecine übersandten Schrift bewiesen haben, dass die Menschenpocken um so leichter erscheinen, je mehr man sich vom Zeitpunkte der Kuhpockenimpfung entfernt, dass von der längern oder kürzern seitdem verflossenen Zeitperiode die Heftigkeit der Pocken abhänge, und nach Verlauf einer gewissen Zeit eine neue Vaccination möglich und nöthig werde (*Froricp's* Notizen. 1829. No. 514.). Ueber den leztern Punkt sprechen wir bei der Revaccination; überhaupt aber scheint die Vaccination nur derselbe Versuch zu sein, den man früher mit dem Eiter aus der ächten Variola machte, man suchte nemlich eine leichtere (locale) Pockenkrankheit hervorzurufen, um der bösartigern (ausgebreiteten) zu entgehen. So betrachtete auch *Sonderland* (*Hufel.* Journ. 1831. Jan.) die Vaccine als mit der Variola identisch und nur eine mildere Form darstellend.

Die Anhänger der Schutzkraft der Vaccine sind dagegen viel zahlreicher, und erscheinen theils als unbedingte Anhänger, die jede Pockeneruption nach vollkommner Impfung leugnen, theils als solche, die das Auftreten von Varioloiden nach guter Vaccination zugestehn. *Fischer*, der zu den letztern gehört, erklärt sich den Vorgang folgendermassen; er sagt (*Rust's* Mag. 42. I.): die Variola steckt per contactum und per distans an, die Vaccine blos per contactum, also schützt sie schon a priori nur theilweise, und zwar nicht gegen den flüchtigen Theil des Exanthems, und so wird die Entstehung des Varioloids weder durch die Vaccination noch durch die Revaccination gehindert. Indessen müssten dann geimpfte Personen, sobald sie in den Bereich ächter Pockenkranken kommen, stets von Varioloiden befallen werden, was doch keineswegs der Fall ist. Ein bemerkenswerther Fall ist davon folgende Beobachtung. Als ich im Februar 1826 mit mehreren Aerzten die Charité zu Berlin besuchte, wurde in dem abgeschlossenen Theile des Hauses eine besondere Form zusammenfliessender Pocken betrachtet, und lange darüber gesprochen, bis wir in ein anderes Krankenzimmer zurückkehrten. Ueber ein hier befindliches etwa 20 Jahre altes Mädchen, welches reconvaleszent von einer Pneumonie war, wurde berichtet, und dasselbe sollte am folgenden Morgen die Charité verlassen. Gegen Abend klagte das Mädchen über neue Beklemmung auf der Brust, und hatte leichtes Fieber; diess hielt den folgenden Tag an, und am dritten Tage brachen die natürlichen Blattern bei derselben mit solcher Heftigkeit aus, dass die Kranke starb. Diess Mädchen, welches nie geimpft gewesen war, war durchaus nicht in Berührung mit Blatternkranken oder ihrer Atmosphäre gekommen, und also wohl durch uns infizirt worden, während wir sämmtlich geimpft als Träger des Giftstoffes sowohl von Variola als von Varioloid frei blieben.

Allerdings werden indessen nach überstandener Vaccination mehr Varioloiden als ächte Variolae beobachtet. So sah *Köfler* (Oestr. med. Jahrb. VI. 1.) in 16 Jahren bei Vaccinirten trotz wiederholter Gelegenheit zur Ansteckung nie Variola und blos in einigen Fällen Varioloid; *Schneider* impfte 12,000 Kinder, von denen nicht 100 Varioloid bekamen (*Schmidt's* Jahrb. I. S. 371.); *Francque* erzählt (*Henke's* Zeitschr. 1828. IV.), dass die vaccinirten Geschwister eines an Variola Leidenden nicht angesteckt wurden, aber eine andere ebenfalls geimpfte Person Varioloid bekam; *Güntner* sah (Oestr. med. Jahrb. VI. 1.) von 1300 vaccinirten Personen nur 9, zum Theil selbst offenbar ohne Erfolg Geimpfte, von natürlichen Blattern und 2 von Varicellen befallen, die übrigen, obschon alle mehr oder minder in der Nähe von Pockenkranken, blieben alle frei.

Als Anhänger einer durchaus vollkommenen Schutzkraft der Vaccination erklärten sich: *Schneider*, *Salmade* in Paris, *Neurohr* (*Henke's* Zeitschr. 1828. II.), *Reuss* (ibid. IV.), *Francque* (ibid.), *Kaiser* (ibid. 1830. II.), *Sauter* (ibid. 1832. III.), *Von dem Busch* (*Hufel.* Journ. 1828. Dec.), *Dubois* (ibid.), *Biermann* (ibid. 1832. Dec.), *Sacco* (ibid. 1834. März.), *Dornblüth* (*Horn's* Arch. 1828. Mai.), *Edelmann* (Dresd. Zeitschr. I.), *Schreyer* (*Clar.* Beitr. I.), *Clarus* (ibid. 1833. No. 15.), *Schreyer* (ibid. No. 25.), *Köfler* (Oestr. med. Jahrb. VI. 1.),

Günlner (ibid.), *Rust* (Zeit. v. Ver. in Preuss. 1833. No. 25.), *Ebers* (*Rust's* Mag. 41. III.), *Aikin* (*Schmidt's* Jahrb. IV. S. 154.), *Giel* (Die Schutzpockenimpfung in Baiern. 1830.), *Mascherpa* (im oben angeführten Werke), und besonders *Wauters* (Obs. belg. med. 1834. Nov.), sowie viele Andere. — Freilich alle mit der Voraussetzung einer guten vollständigen Impfung, die nach *Köfler* (l. c.) jezt noch dieselben örtlichen und allgemeinen Symptome wie früher hervorbringen soll; *Fancher* impfte selbst 22 Vaccinirte nachher mit Variola-Eiter, aber ohne allen Erfolg. Dass die Schützung nicht gegen die blatternähnlichen Exantheme gelte, sondern blos gegen ächte Blattern, bemerkte besonders *Sauter* (*Henke's* Zeitschr. 1832. III.).

Bei unvollkommener Impfung gestehen alle die Möglichkeit und Wahrscheinlichkeit eines spätern Pockenausbruchs ein; allein die Gründe, weshalb eine Impfung als unvollkommen zu betrachten sein soll, und die Mittel zu einer vollkommnen Impfung werden höchst verschieden angegeben. So beobachteten *Hauff* (Med. Corr. Bl. 1832. No. 33.) und *Köfler* (Oestr. med. Jahrb. VI. 1.), dass Gewitter am Impftage und selbst am darauf folgenden Tage die Entwicklung der Vaccinepusteln stören; *Hauff* impfte bei schwüler Gewitterluft 22 Kinder, und die Impfung haftete bei keinem einzigen. Dagegen widerspricht aber *Köfler* (l. c.) der andern Behauptung *Hauff's* (l. c.) und *Strecker's* (*Henke's* Zeischr. 1830. I.), nach welcher der Verlauf der Vaccine in kalten Tagen um 1 bis 2 Tage verlängert erscheinen soll. Indessen nimmt auch *Knaffe* eine solche Verlängerung an, und verlangt, dass man die Pusteln vom fünften Tage an täglich sehe, um den rechten Zeitpunkt zur Aufnahme des Impfstoffs nicht zu verfehlen, da sowohl der unreife als der überreife Stoff keinen Schutz gewähren sollen (Oestr. med. Jahrb. VIII. 3.). *Thär* suchte den Grund der Unzuverlässigkeit der Vaccine in der herrschenden gastrischen Krankheits-Constitution, welche überhaupt exanthematische Krankheiten nicht recht aufkommen lasse (*Casp.* Wochenschr. 1834. No. 18.). Wie schon *Hauff* bemerkte (Med. Corr. Bl. 1832. No. 33.), dass die Vaccination schlecht gelinge, wenn andere Exantheme herrschen, so suchen *Lieber* (*Casp.* Wochenschr. 1833, No. 45.) und *Simon* (ibid. No. 49.) den Grund des schlechten Erfolgs der Vaccination in neuerer Zeit darin, das die Constitutio epidemica grade die Entstehung der Variola begünstige, und allerdings ist es bekannt, dass die Vaccination an Orten, wo schon Variolae herrschen, ungleich weniger gut als in den von akuten Exanthemen freien Orten gelingt. *Ritter* hält überhaupt die Lymphe für sehr leicht verderbend, und findet darin den Grund eines schlechten Impferfolgs (*Pfaff's* Mittheil. 1835. V.) Die Anwesenheit eines chronischen Exanthems scheint überhaupt bei den einzelnen Individuen von verschiedenartigem Einfluss. *Köfler* sagt (Oestr. med. Jahrb. VI. 1.), die Impfung gelinge nicht, oder entwickele sich doch nur unvollkommen, bei gleichzeitigen andern Exanthemen des Impflings, und dasselbe behauptet *Stein* (*Rust's* Mag. 38. II.); *Hauff* impfte aus Pusteln bei Kindern, die Crusta lactea hatten, und es entstanden falsche Pusteln (Med. Corr. Bl. 1832. No. 33.); dasselbe sah *Knaffe* (Oestr. Jahrb. VIII. 3.); *Schreger* impft nie Kinder mit Crusta lactea oder Tinea capitis (*Clar.* Beitr. I.). Dagegen sah *Lohmeyer* Vaccine und Krätze ruhig neben einander verlaufen (Med. Zeit. v. Ver. in Preuss. 1834. No. 25.); eben so *Behr* (ibid. 1835. No. 20.), und *Schneider* impfte aus den Pusteln von Kindern, die zugleich an Scabies litten, mit dem schönsten Erfolg.

Auch andere chronische Krankheiten scheinen Einfluss auf die Schutzkraft der Vaccine zu haben, wenn auch ein Mitübertragen solcher Krankheiten durch die Impfung nicht wohl denkbar ist. *Tischendorf* glaubt (*Clar.* Beitr. I. 2.), dass die Vaccination bei Skrofeln nur temporären Schutz gewähre, auch wenn sie regelmässig verläuft; *Ewergen* sah durch Impfung Syphilis übertragen werden (*Froriep's* Notizen. 1832. No. 745.), und *Schreiber* ging (Gründe gegen die allgemeine Kuhpockenimpfung u. s. w. 1832. — und 2te Auflage 1834!) sogar so weit, durch Annahme der Uebertragung von Scabies, Herpes, Syphilis und Skrofeln jede Impfung zu verwerfen, wurde aber von *Funke* (Die ursprüngliche Vaccine u. s. w. 1833), *Schneider* (*Schmidt's* Jahrb. I. S. 372.), *Hufeland*, *Krauss* und *Pitschaft* widerlegt.

Es ist wiederholt beobachtet worden, dass die erste, zweite und dritte Impfung nicht haftete, und dennoch bei einem spätern Versuch vollkommene Vaccination gelingt; *Aikin* sah einmal eine solche zweite Impfung, die acht Tage nach der ersten nicht gelungenen vorgenommen wurde, anschlagen und so rasch verlaufen, als ob die erste Impfung gelungen gewesen. *Lohmeyer* berichtet (Zeit. v. Ver. f. Heilk. in Preuss. 1834. No. 28), dass bei einem Soldaten die erfolglos gebliebene Vaccination nach acht Tagen handbreit unter der ersten Impfstelle repetirt wurde, und nun an beiden Impfstellen ächte Pusteln hervorkamen. Da nun *Stannius* fand, dass Wundstellen, frische Narben und Stellen, an denen kurz vorher Blasenpflaster gelegen, am meisten von Varioloiden befallen werden (*Casp.* Wochenschr. 1834. No. 30.) so möchte ich vorschlagen, wenn die erste Impfung nicht gelingt, allenfalls in der Nähe der ersten Impfstelle ein Vesicans zu legen, und nachdem diese Stelle wieder geheilt, dann dort die Impfung zu versuchen.

Andere Aerzte suchten den Grund einer geringern Schutzkraft der Vaccination darin, dass man zum Weiterimpfen zu viele Pusteln öffne; so fand *Von dem Busch* (*Hufel.* Journ. 1828. Decbr.), dass Personen, denen alle Pusteln geöffnet worden waren, in den folgenden Pockenepidemieen am meisten befallen wurden. *Bernhuber* spricht sich (Die Blatternseuche in Eschelkam. 1829.) ebenfalls gegen die Oeffnung von Pusteln aus, und *Mojon* und *Vassal* riethen 1834 vor der Akademie in Paris auch davon ab. *Strecker* glaubt den Grund der schlechtern Schützung darin zu finden, dass man zuviele Kinder aus einer Pustel impfe (*Henke's* Zeitschr. 1830. I.), und *Schreyer* behauptet (*Clar.* Beitr. I. 1.), eine nach dem achten Tage entnommene Lymphe schütze nur unvollkommen. *Ritter* meint, die Reife der Impfpustel trete nach der Temperatur zu verschiedenen Zeiten ein, und diess wechsele vom siebenten bis zum zwölften Tage, man müsse aber die Lymphe zum Weiterimpfen genau bei der Reife der Pustel entnehmen (*Pfaff's* Mittheil. 1835. V.). Dagegen suchen *Dufresne, Hufeland* (dessen Journ. 1830. Decbr.), *Bössinet* (*Froriep's* Notizen. 22. No. 15.), *Bräunlich* (Die wiedererwachten Menschenblattern u. s. w. 1833.) u. A. den Grund einer unvollkommenen Schutzkraft darin, dass die Vaccination nicht die volle Suszeptibilität für die Variola aufhebe, eine Meinung, der auch *Strecker* (*Henke's* Zeitschr. 1830. I.) beitritt, und deren Erklärung *Fischer* (*Rust's* Mag. 42. I.) auf die oben bemerkte Weise versuchte. *Gregory* (s.

oben), *Baumgärtner* (Salzb. med. Zeit. 1833. No. 16.) und *Tritschler* (Würt. med. Corr.Bl. 1834. No. 21.) glauben dagegen ein Wiedererwachen der Empfänglichkeit für Pockengift als Ursache ansehen zu müssen.

Auch die Art der Impfung ist bei der Frage der Schutzkraft in Betracht gekommen, allein *Lohmeyer* schliesst (Zeit. v. Ver. in Preuss. 1834. N. 25.) aus zahlreichen Beobachtungen, dass Impfung durch Stich oder Schnitt im Ganzen dasselbe Resultat liefere, wie denn auch schon *Howison* (Lond. med. Gaz. Vol. IX.) und *Hauff* (Med. Conv.Bl. 1832. No. 33.) bemerkten, dass Form und Grösse der Pusteln nach der Art der Impfung wechseln.

Eichhorn trat (Maasregeln zur Verhüthung u. s. w. 1829. und: neue Entdeckungen u. s. w. 1829.) zuerst mit der Ansicht auf, man müsse, um eine bedeutendere Reaction als sie jetzt gewöhnlich, hervorzurufen, eine grössere Zahl von Impfstichen machen, und habe dann vollen Schutz zu erwarten. Dieser Ansicht tritt auch *Steinheim* (*Heck.* Ann. 1834. Aug.) bei, der den Organismus so mit Kuhpockenlymphe saturiren will, dass ein Reactionsfieber und eine kritische Diarrhoe entstehen. Allein es spricht schlecht für *Eichhorn*, dass er zur Begründung seiner Meinung die Erfahrungen *Dornblüth's* zu verdächtigen sucht, worauf dieser (*Hufel.* Journ. 1830. Aug.) hinreichend antwortete. Auch *Strecker* (*Heck.* Ann. 1830. I.), *Bernhuber* (i. ob. angef. W.), *Bräunlich* (i. ob. angef. W.) und *Tischendorf* (*Clar.* Beitr. I. 2.) meinen, man bringe oft zu wenig Lymphe ein, und *Rust* stimmt (Zeit. v. Ver. in Preuss. 1833. No. 25.) für zahlreiche Impfstiche, um die Schwäche des Impfstoffs durch die grössere Menge zu verbessern. — Dagegen bemerkte selbst *Strecker* (*Heck.* Ann. 1830. I.), dass das Fieber von der Individualität des Impflings abzuhängen scheine, und bei einer einzigen Pustel oft sehr stark war, dagegen bei vielen Pusteln fast fehlte, und *Kaiser* glaubt (*Henke's* Zeitschr. 1830. II.), dass das Fieber um so stärker erscheine, je jünger der Impfling sei. *Camerer* fand bei zahlreichen Impfstichen allerdings ein heftiges Fieber, aber keine grössere Reife der Impfstiche (Würt. med. Conv.Bl. 1832. No. 23.). Uebrigens schützt die grössere Zahl der Impfstiche keineswegs besser, denn *Schneider* impfte (*Schmidt's* Jahrb. I. 372.) einmal auf jeden Arm 15 Stiche; es entstand heftiges Fieber, und doch wurde die Person nach 20 Jahren von Varioloiden hart mitgenommen. So fand denn auch *Gregorg* (Lond. med. Gaz. 1833. X), dass 2 bis 3 Pusteln eben so viel nützen und einen so allgemeinen Reiz erzeugen, als 10 bis 15; *Köfler* sagt (Oestr. med. Jahrb. VI. 1.), die Wirkung der Vaccine hängt nicht von der Zahl der Pusteln, sondern von der Disposition ab, und *Meier* erkennt ebenfalls (*Casp.* Wochenschr. 1833. No. 31.) wie *Biermann* (*Hufel.* Journ. 1832. Decbr.), nicht die Quantität des Impfstoffs, sondern dessen Qualität und das Objekt als einflussreich an. *Ebers* (*Rust's* Mag. 41. III.) und *Tott* (Berl. med. Centr.Zeit. 1834. No. 29.) schliessen mit *Hufeland* (dessen Journ. 1831. März.) ex analogia, dass auch eine einzige Pustel schützt; eben so *Neurohr*, der doch drei auf jeden Arm wünscht, und *Stein*, der (*Rust's* Mag. 38. II) selbst 6 bis 12 Pusteln zu machen für rathsam hält.

Gregorg hält die Impfpustel nur für schützend, wenn die Haut so sehr von der Inflammation durchdrungen ist, dass die Narbenbildung erst am zwanzigsten Tage vollendet erscheint, und die Narben rundlich, gezahnt, strahlig sind; allein wir haben oben bemerkt, dass *Hauff* und *Howison* die Narbenform als von der Art der Impfung abhängig erwiesen haben, und *Fritz* behauptet selbst (Würt. med. Corr.Bl. 1834. No. 26.), dass die Form der Narbe ohne allen Einfluss auf die Frage der Schützung sei. Dieser Ansicht ist auch Prof. *Hoppe* in Kopenhagen (*Casp.* Wochenschr. 1835. No. 24); dagegen glaubt Dr. *Nagel* (*Pfaff's* Mittheil. 1835. V.), dass die Impfung um so unsicherer sey, je grösser die Vaccinenarbe erscheine. Der unbedingten Schutzkraft reden *Dubois* (Heidelb. Ann. IV. 1.), *Heim* (ibid. IV. 2), *Möhl* (*Gers.* Mag. 1828. Sept.), *Müller* (ibid. 1829. Nov.), *Tritschler* (Isis. XXI. 5. 6.), *Berlan* (*Froriep's* Not. 1829. No. 514), *Sonderland* (*Rust's* Mag. 28. III.) und viele Andere das Wort, und *Neurohr* behauptet, selbst die Lymphe werde durch das Weiterimpfen, ohne an ihrer Kraft zu verlieren, nur humaner. Allerdings ist ein solches Milderwerden bei allen Contagien und Miasmen in ihrem Verlaufe unverkennbar, und *Pessina* bemerkte auch, dass bei Impfung der Schaafe das Contagium, je länger es übertragen wird, desto weniger heftige Erscheinungen hervorrufe; — allein darin möchte auch wohl das Geständniss liegen, dass es an Kraft verliere, und wirklich behaupten auch *Rust* (Zeit. v. Ver. in Preuss. 1833. No. 25.), *Arnheimer* (*Casp.* Wochenschr. 1833. No. 25.) und *Versen* (Oestr. med. Jahrb. VI. 1.), die Vaccine bringe bei weitem nicht mehr die heftigen localen und allgemeinen Erscheinungen wie früher hervor, und dringen daher in Folge der Idee der Schwächung der Lymphe durch das Weiterimpfen — — mit *Braun* (Würzb. Jahrb. 1828. II.), *Kaiser* (*Henke's* Zeitschr. 1830. II.), *Brisset* (*Casp.* Repert. 23.), *Stein* (*Rust's* Mag. 38. II.), *Heim* (ibid.), *Ebers* (ibid. 41. III.), *Tilesius* (Berl. med. Centr.Zeit. 1832. No. 25.), *Nicolai* (Erforschung der alleinigen Ursache u. s. w. 1833), *Bluff* (Leist. der Med. II. 1833. S. 137.), *Schneider* (*Schmidt's* Jahrb. I. 372) — — auf Rückkehr zu frischer Kuhpockenlymphe. Diese Ansicht ist wohl unstreitig die richtigste, und wenn *Köfler* (Oestr. med. Jahrb. VI. 1.) sagt, die Vaccination bringe jetzt noch dieselben Erscheinungen wie früher hervor, so zeigt diess nur, dass er noch sehr kräftige Lymphe benuzte; wie denn umgekehrt die Meinung von *Berends* (Vorles. IV. S. 67.), dass die Lymphe durch fortdauernde Uebertragung von Menschen auf Menschen am Ende auch bösartiger werden könne, nur als Sonderbarkeit angeführt werden mag.

Wir haben schon oben der Ansicht Erwähnung gethan, nach welcher Variola, Varioloid und Vaccine nur Formen einer Grundkrankheit sind; auch *Simon* hält (*Casp.* Wochenschr. 1833. No. 47.) die Kuhpocken für Produkt der Menschenpocken, und wir haben hier an die Versuche zu erinnern, durch welche man vermittelst Einimpfung von Variola-Gift auf Kühe die Kuhpocken zu erzeugen beabsichtigte. Schon *Gassner* (Salzb. med. Zeit. 1807. No. 6.) brachte mit Menschenblatterneiter an Kühen wahre Kuhpocken hervor, mit denen er erfolgreich weiter impfte, und *Sonderland* erzeugte Vaccinepusteln bei Kühen, indem er die Decke eines an Variola Leidenden gegen den 14ten Tag der Krankheit, oder nach der Eiterungsperiode, gleich nach dem Tode, über eine Kuh befestigte (*Hufel.* Journ. 1831. Jan.), ein Verfahren, welches *Veith* (Veterinärkunde 3te Aufl. 1831.) eine leichte Sache nennt, welches aber von *Gregory* (Lond. med. Gaz. IX.) bezweifelt wurde, und *Numann* (*Hufel.* Journ. 1832. Aug.), *Lohmeyer* (Zeit. v. Ver. für Heilk. in

Preuss. 1833. No. 10.), *Albers* (ibid. No. 11.) und *Arnheimer* (*Casp.* Wochenschr. 1833 No. 24.) nicht gelang. Die Versuche hierüber sind noch nicht hinreichend zahlreich, um zu einem entscheidenden Resultate zu führen, und ihre Wiederholung ist dringend anzurathen.

Dagegen ist es noch wichtiger zu bemerken, dass man mit Vaccinestoff von Menschen auf Kühe impfen kann; *Mogliari* sagt (Osserv. med. 1833. *Schmidt's* Jahrb. II. S. 171), in Sicilien impfe man seit 1806 sehr oft mit Vaccinestoff von Kindern die Kühe, und erzeuge jedesmal vollkommene Vaccinepusteln zur Weiterimpfung, und dieser Versuch gelang auch *Zybel* (*Casp.* Wochenschr. 1834. No. 13.). *Stein* (*Rust's* Mag. 38. II.), *Carganico* (Zeit. v. Ver. in Preuss. 1834. No. 41.) und Thierarzt *Lentin* in Weimar (*Schmidt's* Jahrb. VI. S. 201), und nur *Macpherson* (ibid. S. 241.) erhielt kein Resultat davon. — Sollte man daher nicht vielleicht passend solche Impfungen mit Vaccinestoff auf Kühe versuchen, und dann das Gift einigemale durch die Thiere gehen lassen, um ihm gleichsam seinen frühern Charakter wieder zu verschaffen?

Jenner stellte die Schutzkraft der Vaccination auf 30 Jahre, allein die Bemerkung: wenn die Impfung 30 Jahre lang schützt, so schützt sie auch länger, und wodurch wird gerade eine 30jährige Schutzkraft erwiesen, — lag sehr nahe, und wurde von den Gegnern der Vaccination mit Erfolg aufgeworfen. Wie sich die Thatsachen von ächten und modifizirten Blattern nach vorhergegangener Vaccination mehrten, kam die Ansicht einer blos temporären Schutzkraft der Impfung natürlich wieder zum Vorschein, und man suchte nun diesem Uebelstande durch wiederholte Impfung zu begegnen. Indessen sind die Forderungen, wie oft und in welchen Zwischenzeiten revaccinirt werden soll, sowohl als die Resultate dieser Revaccinationen sehr verschieden ausgefallen. Schon 1821 schlug *Berlan* (*Froriep's* Not. 1829. No. 514.) die Revaccination vor, weil die Impfung nicht für immer schütze und ihre Wirkung durch die Zeit verliere, und *Otto* zieht die Revaccination dem oben angegebenen Verfahren *Eichhorn's* weit vor (*Hufel.* Journ. 1833. März.) *Heim* bemerkte (Würt. med. Corr. Bl. 1834. No. 9.), dass die Beschaffenheit der Impfnarbe keinen Einfluss auf die Nothwendigkeit der Revaccination habe, denn Personen ohne Impfnarben wurden mit normalem, modifizirtem, und ohne Erfolg revaccinirt; eben so soll nach *Albers* (*Hufel.* Journ. 1829. Decbr.) der Zeitraum früherer Impfung ohne Einfluss sein, eine Meinung, der auch *Hufeland* (ibid. 1831. März.) insofern beipflichtet, als er nur ein primäres, nicht völliges Erlöschen der Receptivität annimmt. Dagegen gelang die Revaccination *Franeque* (*Henke's* Zeitschr. 1828. IV.), *Wolde* (*Hufel.* Journ. 1831. März.) und *Lucas* (*Casp.* Wochenschr. 1833. No. 49.) um so besser, je weiter sie vom Zeitpunkte der ersten Vaccination entfernt war.

Sonderland verlangt (*Rust's* Mag. 28. III.) die Revaccination zwischen dem achten und zehnten Lebensjahre, und selbst eine zweite Revaccination zwischen dem 16ten und 20sten Lebensjahre; *Simons* will die Impfung alle zehn Jahre erneuert wissen (*Henke's* Zeitschr. 1828. II.); *Versen* sagt (Oestr. med. Jahrb. VI. 1.), man solle zwölf Jahre nach der ersten Impfung revacciniren; *Stein* (*Rust's* Mag. 38. II.) und *Heim* (ibid.) verlangen diess nach 10 und 20 Jahren. *Steinheim* verlangt (*Heck.* Ann. 1834. Aug.) eine zweite Impfung, nachdem die Pusteln der ersten abgetrocknet, um zu entdecken, ob noch Disposition zur Pockenkrankheit vorhanden, und *Zink* schlug sogar vor (Allgem. Ann. 1829. Nov.), am 6ten oder 7ten Tage der Impfung aus einer Vaccinepustel Lymphe zu entnehmen, und das Kind dann auf's Neue mit seiner eigenen Lymphe zu impfen, und diess gelang zum Theil mit Erfolg; auch *Brice* und *Mascherpa* (i. angef. W.) stimmen diesem Vorschlag bei, der indessen *Stein* (*Rust's* Mag. 38. II.) nie gelang.

Dass die Revaccination auch nach vollständiger Impfung noch gelang, darf uns nicht wundern, da sie ja selbst nach überstandenen natürlichen Blattern oft anschlug; so in den oben berührten, von mir und von *Heim* beobachteten Fällen. Auch *Wittke* sah (*Rust's* Mag. 30. III.) bei einer Dame, welche vor 27 Jahren die natürlichen Blattern gehabt hatte, die Impfung gelingen, obwohl die Dame während dem oft der Ansteckung ausgesetzt gewesen war, ohne angesteckt zu werden.

Domully erzählt (*Gers.* Mag. 1829. Nov.), dass ein wenige Stunden gebornes Kind vaccinirt wurde, später modifizirte Pocken bekam, im 6ten Jahre revaccinirt wurde, und auf's

Neue vollständige Kuhpocken zeigte; *Lohmeyer* berichtet (Zeit. v. Ver. in Preuss. 1834. No. 25.), dass bei einem zum erstenmale Vaccinirten die Revaccination schon nach drei Wochen gelang; *Wolde* revaccinirte 200 Personen im Alter von 2 bis 25 Jahren, und erhielt bei 20 ächte Vaccinepusteln (*Hufel.* Journ. 1831. März.); *Simeons* sah (*Henke's* Zeitschr. 1828. II.) die Revaccination beim 19ten Geimpften haften, und 1833 erschienen beim dritten Theile der in der preussischen Armee revaccinirten Individuen nach *Lohmeyer* (Zeit. v. Ver. in Preuss. 1834. No. 25.) gute Kuhpocken.

Man hat sogar aus solchen Revaccinations-Pusteln mit Erfolg weiter geimpft; eine Thatsache, die *Salmade* zwar bezweifelte, von der er jedoch durch *Moreau* überzeugt wurde (*Schmidt's* Jahrb. III. S. 261.). So impfte *Boffinet* (Allgem. med. Zeit. 1829. Nov.) eine Frau nach 28 Jahren zum zweitenmale mit Erfolg, und die Pusteln gaben zur Weiterimpfung gute Lymphe; eine dritte Revaccination derselben Person gelang aber nicht.

Andern gelang dagegen die Revaccination schlecht; so konnte sie *Köhler* an sich selbst nicht zu Stande bringen (*Rust's* Mag. 26. II.); sie haftete bei allen von *Reuss* Geimpften zwischen 1 bis 20 Jahren nicht (*Henke's* Zeitschr. 1828. IV.), dagegen wohl zweimal bei Personen, die ächte Blattern überstanden hatten (ibid.). Da nun selbst Revaccinirte wieder von Pocken befallen wurden, so erklären *Reuss* (l. c.), *Nicolai* (in s. angef. Werke), *Simon* (*Casp.* Wochenschr. 1833. No. 47.) und *Salmade* (*Schmidt's* Jahrb. III. S. 260.) die Revaccination für nutzlos. — Merkwürdig ist die von *Heim* (Würt. med. Corr. Bl. 1834. No. 9.) gemachte Beobachtung, dass die Revaccination bei Erwachsenen oft nicht mit Lymphe von Kindern gelingt, wohl aber mit Lymphe von Erwachsenen; dass man von solcher Lymphe von Erwachsenen wieder Erst-Impfungen bei Kindern machte und mit dem davon erhaltenen Vaccinestoff auch Erwachsene wieder mit Erfolg revaccinirte. Diess giebt ebenfalls vielleicht einen Fingerzeig zur Erzeugung einer kräftigern Lymphe!

Aus den vorstehenden Thatsachen lassen sich nun folgende Resultate ziehen:

1) Die Disposition zur Pockenkrankheit ist verschieden, in der Regel befällt die Krankheit einmal, doch sind Fälle mehrmaligen Erkrankens beobachtet worden.

2) Da Varioloiden nach überstandener Variola beobachtet wurden, so kann das Varioloid nicht als Folge überstandener Vaccination betrachtet werden.

3) Da Varioloiden ohne vorhergegangene Variola oder Vaccine beobachtet wurden, so kann das Varioloid nicht als Rest der Disposition zur Variola oder als Folge der Reproduction dieser Disposition betrachtet werden.

4) Das Varioloid ist vielmehr als unvollkommene Variola zu betrachten, theils in Folge der Vaccination, theils in Folge überstandener Variola, theils endlich in Folge ursprünglicher geringer Disposition zur Pockenkrankheit überhaupt.

5) Die Varicellen sind eine für sich bestehende Krankheit, die mit Variola, Varioloid und Vaccine nicht besonders zusammenhängt.

6) Vollkommene Impfung schützt vollkommen gegen Variolae, ohne Scabies, Skrofeln u. s. w. zu übertragen.

7) Man impfe nicht an Gewittertagen, öffne nicht zuviele Pusteln, lasse einige ganz unversehrt, impfe nicht zuviele Individuen aus einer Pustel, und entnehme die Lymphe nicht nach dem achten Tage.

8) Man bringe hinreichend Lymphe unter die Oberhaut des Impflings, indem man drei bis sechs Pusteln zu erzeugen sucht.

9) Die Weiterimpfung aus Pusteln von Kindern, die gleichzeitig an andern Exanthemen leiden, ist verwerflich, da die bei ihnen entstehenden Vaccinepusteln sie selbst wohl schützen können, ohne zur Weiterimpfung tauglich zu sein.

10) Man nehme so oft frische Lymphe von Kühen, als möglich, und suche sich die Kuhpocken-Lymphe durch Wiederholung der Versuche von *Gassner* und *Sonderland*, oder jener von *Magliari*, *Zybel*, *Stein* u. s. w. zu verschaffen.

11) Die Revaccination ist nicht nöthig, aber nützlich, und etwa alle zehn Jahre zu erneuern.

12) Eine Aenderung der bisherigen Medicinal-Gesetze rücksichtlich des Impfzwangs ist, ohne der guten Sache Schaden zuzufügen, durchaus nicht rathsam.

Die

Leistungen und Fortschritte

der

Medizin in Deutschland

im Jahre 1835.

Uebersicht der Literatur des Jahres 1835.

Mit wie vielem Rechte auch bereits über eine zu grosse Ausbreitung der Journal-Literatur geklagt wurde, so zeigt sich dieselbe doch in jedem Jahre vergrössert. Auch für 1835 erschienen mehrere neue Zeitschriften, andere erweiterten sich, oder änderten auch blos ihren Namen und ihre Form, und ehe noch der Jahresschluss erfolgt war, hatten wir schon Ankündigungen mehrerer neuer Journale für 1836 in Händen. Zudem scheint es auch immer mehr Nachahmung zu finden, wenn einzelne ausgezeichnete Aerzte ihre Beobachtungen als „Mittheilungen“, „Notizen“, „Annalen“, „Beiträge“ u. s. w. bekannt machen, und so gleichsam ohne Mitarbeiter für sich bestehende Journale gründen, da diese Schriften kleinere Aufsätze enthalten, die wir vordem gerne in den schon bestehenden medizinischen Zeitschriften sahen. Das Erscheinen dieser journalartigen Schriften beruht am Ende wirklich auf Mangel an Raum in den Journalen selbst, seitdem jede hundertmal dagewesene Beobachtung in denselben aufs Neue Platz findet, und man nicht selten mehrere Nummern einer Zeitung nach einander erhält, in denen nur Bestätigung des längst Bekannten zu finden ist. Das Namen-Register unsers Werks wird mit jedem Jahre grösser, während wir beim Sach-Register höchstens nur die Seitenzahlen zu ändern haben. Und dennoch fehlt unter den Autoren mancher Name, der einen guten Klang in der medizinischen Literatur hatte, weil eben die Zunahme der Schriftstellerzahl eine Masse jüngerer Aerzte aufzuweisen hat. Darin liegt denn auch wohl zum Theil die Flachheit mancher Journale; dem jungen Arzte ist eben so Vieles neu, was längst bekannt ist, weil er im Laufe seiner

Studien nur einen Ueberblick gewinnen konnte, und das Eingehen in die Einzelheiten seines Fachs erst mit dem Anfange seiner Praxis, in der ihm meist dazu Zeit genug bleibt, beginnt; da erscheint ihm denn Vieles fremd und auffallend, und statt sich in einer guten Bibliothek Raths zu erholen, inwiefern seine Beobachtung neu oder unerklärt, oder doch seltener ist, eilt er, eine Kranken-Geschichte zu entwerfen und sie der bereitwilligen Aufnahme einer Zeitschrift zu überweisen. Daher denn so viele Wiederholungen, daher die Krankengeschichten in Menge, welche alle so glücklich enden, und aus denen man nichts erlernt, als allenfalls eine Bestätigung dessen, was uns *Jahn* in seinem schönen Werke über die Heilkraft der Natur bereits auf's Evidenteste nachgewiesen hat, dass nehmlich die *Vis medicatrix naturae* nicht nur Krankheiten heilt, sondern oft genug auch noch die Fehler der Jünger Aeskulaps zu verbessern im Stande ist. So zieht sich der ältere Theil der Aerzte immer mehr zurück, und manche der Bessern, die einen bestimmten Weg verfolgen, scheinen eben deshalb mit ihren Erfahrungen in für sich bestehenden kleinern Schriften aufzutreten, und sich auch in dieser Hinsicht von der Menge zu sondern. Die Journalistik ist allerdings jetzt völlig unentbehrlich, und ihre Vortheile einer raschen Mittheilung und einer grossen Ausbreitung, selbst einer Verknüpfung der durch die Sprache getrennten Völker, sind unverkennbar; dennoch werden die Nachtheile, wenn die Zunahme derselben wie bisher fortschreitet, die Vortheile bei weitem übertreffen, und nur die Redactoren der Zeitschriften können hier einen schützenden Damm aufwerfen, damit nicht die Journalistik zuletzt unter der Masse der Journale selbst untergehe. Denn wahrlich wenn die Verflachung mancher Journale — die im Laufe des ganzen Jahres fast keine Mittheilung brachten, die nicht schon wiederholt in ältern Schriften bekannt geworden — um sich greifen wird, so muss die Zeit kommen, in welcher die Aerzte eine Zeitschrift eben so weit von sich weisen, wie sie jetzt vor einem Werke in Quart oder gar in Folio erschrecken!

Endlich müssen wir noch auf einen Uebelstand aufmerksam machen, der die, Uebersetzungen fremder Journale liefernden Blätter trifft. Diese scheinen nehmlich unter einander gar keine Notiz von sich zu nehmen, und so finden wir denn —

bei der bekannten Bemerkung, dass die Deutschen aus einem übersetzenden zu einem übersetzenden Volke geworden, — nicht selten dieselbe selbst unwichtige Beobachtung eines französischen oder englischen Journals in drei oder vier deutschen Zeitschriften wieder, und wenn das Ausland einmal die deutsche Medizin nach dem Masstabe dessen beurtheilen wollte, was bei uns der Uebersetzung werth und würdig gehalten worden, so würde Deutschlands Stellung eine sehr bedauernswerthe sein.

Als neue Zeitschriften für 1835 haben wir zu nennen, die Jahrbücher des ärztlichen Vereins in München (mit einer Kupfertafel. 1 Thlr. 12 Ggr.), praktische Mittheitheilungen enthaltend; die von

Friedr. Nasse (dem Vater) und *Herm. Nasse* (dem Sohne) herausgegebenen Untersuchungen zur Physiologie und Pathologie, von denen jährlich 3—4 Hefte erscheinen sollen. (Heft 1 u. 2, à 3/4 Thlr.)

Ferner zwei populäre medizinische Zeitschriften:

Fleck Gesundheitstempel der Deutschen, eine Quartalschrift zur Erhaltung und Beförderung der Gesundheit des Leibes und der Seele, den Gebildeten aller Stände gewidmet. (4 Hefte. 2 Thlr.)

Philippson, Hygiea, Blätter für Freunde der Gesundheit und des Familienglücks. (12 Hefte. 3 Thlr.)

Und zur Homöopathie: *Griesselich's* kritisches Repertorium der homöopathischen Journalistik. (Jedes Heft 1 Thlr.)

Eingegangen ist keine der bisherigen Zeitschriften, doch scheinen einige langsam eingeschlummert zu sein; dagegen wurde denn *Hesselbach's* Bibliothek der deutschen Medizin und Chirurgie als Pfennig-Bibliothek in Lieferungen (à 8 Ggr.) auf's Neue ausgegeben, und so ein 1828 begonnenes Werk als ein neues eingeführt, wie wir diess von der Pfennig-Encyklopaedie der Anatomie bereits (Uebers. 1834. S. 21.) bemerkten.

Den Charakter von Zeitschriften tragen 1835 neben den Fortsetzungen früher begonnener Werke dieser Art: *Berndt's* klinische Mittheilungen (Heft II. 1 Thlr.), *Betschler's* Annalen der klinischen Anstalten der Universität Breslau für Geburtshülfe und Krankheiten der Weiber und Kinder (Bd. II. 1 Thlr. 8 Ggr.), *Amelung's* und *Bird's* Beiträge zur Lehre von den Geistes-Krankheiten (Bd. II. 1 Thlr. 14 Ggr.), *Bird's* Notizen aus dem Gebiete der psychischen Heilkunde (16 Ggr.), *Rieke's* Analekten über Kinderkrankheiten (jedes Heft 15 Ggr.), *Jahn's* Versuche für die praktische Heilkunde (Heft I. 1 Thlr. 4 Ggr.), und *Thorer's* praktische Beiträge im Gebiete der Homöopathie, von den Mitgliedern des Lausitzisch-Schlesischen Vereins homöopathischer Aerzte (Bd. II. 1 Thlr.), nebst *Wahrhold's* Volksblättern für homöopathisches Heilverfahren, in zwanglosen Heften. (Heft 1 und 2. — 18 Ggr.)

Für 1836 wurden schon mehrere neue Journale angekündigt, namentlich gleich drei für Balneographie. Mit Recht wünschte *Brück* (*Hufel.* Journ. März.) eine solche Zeitschrift, besonders auch, um die Nachwirkungen der Bäder (von denen, beiläufig gesagt, viel gesprochen wird, Niemand aber viel weiss, Ref.) erfahren zu können, und fordert die Aerzte dringend auf, keinen Kranken in's Bad zu schicken, ohne ihm eine Krankengeschichte mitzugeben, wogegen sich die Brunnenärzte wieder verpflichten sollen, den Erfolg der Brunnen-Cur dem behandelnden Arzte mitzutheilen.

Als blose Aenderungen des Titels zeigen wir an, dass die Heidelberger Jahrbücher mit dem eilften Bande den Titel medicinische Annalen annahmen, und jetzt von den Mitgliedern der Grossherzoglich Badischen Sanitäts-Commission in Carlsruhe und den Vorstehern der med. chir. und geburtshülflichen Anstalten in Heidelberg, den Professoren *Puchelt*, *Chelius* und *Naegele* redigirt werden (Jeder Band 4 Hefte. 4 Thlr.). Eben so erhielten *Hecker's* Annalen mit dem eilften Bande den Titel: Neue wissenschaftliche Annalen der gesammten Heilkunde. (Jeder Band 4 Hefte. 2 Thlr. 16 Ggr.) *Wildberg's* Magazin für gerichtliche Arzneiwissenschaft erweiterte sich zu Jahrbüchern der gesammten Staats-Arzneikunde (jedes Heft 1 Thlr.), und die von *Pierer* begründeten medizinischen Annalen erschienen als allgemeine medizinische Zeitung in Verbindung mit *Bauer*, *Friedreich*, *Hesse* und *Hohnbaum*, herausgegeben von *Pabst*. (12 Hefte. 6 Thlr. 16 Ggr.)

Den einzelnen Fächern nach erschienen 1835: zur

Medizin im Allgemeinen 18 Werke, worunter die Namen *Copland*, *Krüger-Hansen* und *Kraus* besonders bemerklich. Für Geschichte, Literatur und Biographie erschienen neun Werke, unter denen der Schluss des grossen Werks von *Callisen*, und ein neues von *Hecker*.

Zur Anatomie erschienen 27 Werke, unter denen wir die geschätzten Namen *Albers*, *Carus*, *Mayer*, *Schlemm*, *Schulz*, *Stark* und *Wagner*, neue Auflagen von *Berres*, *Pilzner* und *Weber*, und Uebersetzungen nach *Grant*, *Lauth* und *Lobstein* finden.

Für die Physiologie erschienen 14 Schriften, unter denen wir auf jene von *Burdach*, den beiden *Nasse* und *Valentin* aufmerksam machen.

Zur allgemeinen Pathologie erschienen drei Werke, unter denen eine Uebersetzung nach *Lobstein*; zur allgemeinen Therapie vier Werke, namentlich ein Werk von *Hartmann* in deutscher und lateinischer Sprache, und in letzterer selbst in zwei Ausgaben, ein Werk von *Raimann* in lateinischer Ausgabe, und eine neue Auflage von *Puchelt*.

Die specielle Pathologie und Therapie zählt 45 Werke, unter deren bewährten Namen *Baumgärtner*, *Berndt*, *Eisenmann*, *Jahn*, *Naumann*, *Unger*, neue Auflagen der Schriften von *Berends* (durch J. C. Albers) und *P. Frank*, und Uebersetzungen nach *Bateman*, *Carvela*, *Chomel*, *Scott*, *Stockes* und *Williams*.

Zur Chirurgie erschienen 21 Schriften, unter denen die geschätzten Namen *Chelius*, *Grossheim*, *Seerig*, *Textor*, *Wattmann*, eine neue Auflage von *Ott's* Instrumenten- und Verband-Lehre, und Uebersetzungen nach *Boyer*, *Dupuytren* und *Lawrence*.

Für Augenkrankheiten erschienen nur drei Schriften, unter denen eine nachgelassene von *Dzondi*; für Gehör-Krankheiten erschien kein Werk.

Die Geburtshülfe hat 18 Schriften zu nennen, unter denen die gefeierten Namen *Betschler*, *Busch*, *Jörg*, *Kilian* und *E. C. J. v. Siebold*, und Uebersetzungen nach *Blundell* und *Velpeau* vorkommen. Für Frauenzimmer-Krankheiten erschien kein eigenthümliches Werk, und wir haben deren 1835 für Kinderkrankheiten nur zwei, unter denen eine neue Auflage eines Werks von *Wendt*.

Zur Psychologie gehören eilf Schriften, unter denen die Namen *Amelung*, *Bird*, *Friedreich* und *Ideler*, und eine Uebersetzung nach *Ducpétiaux*.

Die Arzneimittel-Lehre zählt 23 Schriften, unter denen besonders jene von *Geiger*, und eine neue Auflage von *Sachs* und *Dulk* zu bemerken sind. Zur Toxikologie erschienen zwei Schriften, unter denen eine Uebersetzung nach *Orfila*; zum Formulare fünf Schriften, unter denen neue Auflagen von *Phoebus*, *Schmidt* und *Sosibius*. Unter 28 Badeschriften finden wir besonders eine neue Auflage von v. *Ammon*, und neue Werke von *Sachse* und *Zitterland*.

Diaetetik und populäre Medizin stiegen zu 54 Schriften; dagegen hat sich die

Homöopathie bis auf 31 (also gegen 1834 um mehr als die Hälfte) vermindert. Wir finden hier die Namen v. *Boenninghausen*, *Friedheim*, *Gmelin*, *Griesselich*, *Stieglitz*, und neue Auflagen von *Jahr*, *Rau* und *Wrelen*.

Die Staatsarzneikunde zählt zwölf Werke, unter denen die Namen *Casper* und *Friedreich*, und eine neue Auflage von *Henke* besonders zu erwähnen sind.

Die Minderzahl der erschienenen Schriften findet sich demnach bei der allgemeinen Pathologie und Therapie, den Augen- und Gehörkrankheiten, den Frauenzimmer- und Kinderkrankheiten, und der Toxikologie; die Mehrzahl zur Anatomie, speciellen Pathologie und Therapie, Chirurgie, Geburtshülfe und Arzneimittel-Lehre gehörig. Die Badeschriften, die zur Homöopathie und die zur populären Medizin gehörenden Schriften laufen indessen (mit Rücksicht auf das Verhältniss dieser Fächer zu den übrigen,) allen den Rang ab, und bilden mehr als ein Dritttheil der gesammten medizinischen Literatur.

Mit 45 Journalen, welche über 180 Thaler kosten, erschienen 1835 im Ganzen 365 Werke, welche zusammen 478 Thlr. 20 Ggr. kosten und (excl. der Journale) 4070 Bogen füllen, so dass auf jeden Tag circa 11⅕ Bogen zu lesen kommen. Die Bogenzahl ist gegen 1834 um 1112 Bogen vermindert, während die Zahl der Werke nur um 44 kleiner ist; es sind also wieder mehr kleinere Schriften (eigentliche Journal-Aufsätze) erschienen. Deshalb steht auch der Ladenpreis von mehr als zwei Dritttheilen der herausgekommenen Werke unter einem Thaler.

Vergleicht man die einzelnen Fächer des Wissens, wie sie so ziemlich zu einander gehören, so ergiebt sich (—wir legen die Hinrichs'schen Bücherverzeichnisse zum Grunde —) für 1835 folgendes Resultat:

I.	*Theologie*	1109	Werke	u.	45	Journale	u. journalartige	Schriften.
II.	*Jurisprudenz, Staats- und Cameralwissenschaft*	866	—	-	54	—	- „	—
III.	*Medizin, Chirurgie, Chemie, Pharmazie, Veterinärkunde*	540	—	-	60	—	- „	—
IV.	*Philosophie und Literatur*	239	—	-	28	—	- „	—
V.	*Paedagogik und Jugendschriften*	309	—	-	40	—	- „	—
VI.	*Philologie*	467	—	-	20	—	- „	—
VII.	*Geschichte, Geographie, Biographie, Alterthumswissenschaft*	1130	—	-	40	—	- „	—
VIII.	*Naturwissenschaft, Mathematik*	615	—	-	16	—	- „	—
IX.	*Handlungs-, Forst-, Jagd-Wissenschaft; Landwirthschaft Technologie*	883	—	-	48	—	- „	—
X.	*Schöne Wissenschaften, Romane* (394), *Theater*	1070	—	-	62	—	- „	—
	Im Ganzen	6119	Werke	u.	368	Journale	und derartige	Schriften.

Hiernach sind nun die Branchen VII, I und X die in Deutschland am meisten bearbeiteten, und die Fächer folgen sich dem Reichthum ihrer Literatur im Jahre 1835 nach, in folgender Ordnung: VII, I, X, IX, II, VIII, III, VI, V, IV.

Vergleichungen dieser Resultate mit denen der Literatur anderer Länder möchten nicht ohne Interesse sein, und dürften am sichersten die Richtungen angeben, welche abwechselnd am meisten verfolgt werden.

Medizin im Allgemeinen.

Der Tod entriss der Welt und der Wissenschaft im Jahre 1835 viele würdige Männer, unter denen die folgenden vorzugsweise hier genannt werden müssen. Prof. *Boër* in Wien († den 19ten Januar, 84 Jahre alt), Prof. *Unterberger* in Innsbruck († den 26sten Januar, 30 Jahre alt), Director *Brunati* in Danzig, Hofrath *Bartels* in Hamburg († den 7ten März, 35 Jahre alt), Prof. *Unger* in Königsberg († den 28sten März. Nekrolog s. Berl. Centr. Zeit. 1835. No. 15.), Prof. *Lobstein* in Strasburg († den 9ten März), *M. R. Bandelow* in Dessau († den 11ten März), Prof. *Bernstein* († den 12ten März, 88 Jahre alt), Dr. *Niemeyer* in Halberstadt, Prof. *v. Portenschlag-Ledermayer* in Wien (92 Jahre alt), *O. M. R. Bauer* in Cassel († den 17ten April, 43 Jahre alt), Kanzler *v. Autenrieth* in Tübingen († den 2. Mai, geboren 1772), Prof. *Dzondi* in Halle († den 1sten Juni. Nekrolog s. Berl. Centr.Zeit. 1835. No. 24.), Dr. *Erdmann* in Dresden († den 13ten Juni, 63 Jahre alt), Dr. *Nose* in Cöln († den 22sten Juni, 82 Jahre alt. Nekrolog s. *Sachs's* med. Almanach für 1836.), Prof. *Röschlaub* († den 7ten Juli, 67 Jahre alt), Prof. *Stromeyer* in Göttingen († den 18ten Aug. 58 Jahre alt), Prof. *Zang* in Wien († den 10ten September, 63 Jahre alt), Dr. *Baumgarten-Crusius*, Privat-Docent zu Halle (28 Jahre alt), Leibarzt *Hellwag* zu Eutin († den 16ten October), *M. R. Vogel* zu Glogau († den 23sten October, geboren 1759), Dr. *Albert Sachs* zu Berlin († den 11ten November, 32 Jahre alt. Nekrolog s. *J. J. Sachs's* med. Almanach für 1836.), Dr. *Lorch* in Mainz († den 12ten Nov., 29 Jahre alt. Nekrolog s. Berl. Centr. Zeit. 1835. No. 51.).

Wenn uns sonach die grössere Zahl von Collegen wieder in den noch jüngern Jahren starb, und die Erfahrung, dass dem ärztlichen Stande im Durchschnitt kein langes Leben zugetheilt ist, sich wiederholt bestätigt, so freut es uns, für die entrissenen vier Jubilarien vier neue in 1835 nennen zu können. Diess seltene Fest feierten nehmlich Prof. *Carstangen* in Duisburg am 3ten März (vergl. Berl. Centr.Zeit. No. 20. und eine eigene Schrift: Das Doctor-Jubiläum des Prof. *C. J. Carstangen.* 10 Ggr.), General-Chirurg Prof. *Josephi* zu Rostok am 14ten März (zu dienem Feste erschienen: *Link*, Antiquitates Rostochienses, und *Vogel*, über den Einfluss der Farben auf die Salubrität der Luft.), Dr. *Kortum* in Stollberg bei Aachen am 19ten März (der geschätzte Verfasser der 1818 erschienenen Abhandlung über die Mineralquellen und Bäder in Aachen und Burdscheid, die allen folgenden Schriftstellern über diesen Gegenstand zur Basis diente, — und mehrerer früherer Werke), und G. O. M. R. General-Stabsarzt der Armee, Dr. *Büttner* zu Berlin den 15ten October (vergl. Berl. Centr.Zeit. No. 42 und 44.).

Ein Nekrolog des am 11. Aug. 1834 gestorbenen Prof. *Günther* in Duisburg erschien mit dem Bildniss des Verewigten. (5 Ggr.)

Dr. *Sinogowitz* gab auch für 1836 sein praktisches Geschäftstagebuch für Aerzte (1 Thlr.) heraus, welches sich durch zweckmässige Einrichtung empfiehlt. Aehnlich dem von 1782 bis 1797 bestandenen Gruner'schen Almanach gab *J. J. Sachs* einen medizinischen Almanach für das Jahr 1836 (1½ Thlr.) heraus, der neben einem Tagebuche, in welchem Geburts- und Sterbetage bekannter Aerzte und Naturforscher angegeben sind, — einen kurzen Jahresbericht des Wissenswerthen aus der gesammten medizinischen literarischen und journalistischen Wirksamkeit von 1835 in aphoristischer Kürze, — Ideen zur ärztlichen Politik von einem alten Arzte, — und einige nekrologische Notizen über *v. Autenrieth* (dessen Portrait diesem Jahrgange beigegeben ist), *Bartels*, *Bauer*, *Bernstein*, *Dzondi*, *Röschlaub*, *Nose*, *A. Sachs*, *Unger* und *Zanth* enthält, und als Almanach bestens zu empfehlen ist.

Callisen's medizinisches Schriftsteller-Lexicon der jetzt lebenden Aerzte, Wundärzte, Geburtshelfer, Apotheker und Naturforscher aller gebildeten Völker wurde mit dem 21sten Bande beendet. (Das ganze Werk von 1830—1835 herausgegeben kostet n. 49 Thlr.)

Als Fortsetzung reiht sich daran: *Callisen's* med. Schriftsteller-Lexicon, Band 22. (2 Thlr. 8 Ggr.), die anonymen Schriften (A—P.) mit Einschluss der Cholera, der Homöopathie, und der Pharmacopöen, Arzneitaxen und allgemeinen Medizinal-Ordnungen enthaltend.

Dr. *G. Weyland* begann unter dem Titel: Gallerie der ausgezeichnetsten Aerzte aller Jahrhunderte, ihre Portraits und Biographien, eine Geschichte der Medizin, in welcher neben Darstellung der verschiedenen Zeitalter der Kunst, jedesmal das Leben und Wirken eines ausgezeichneten Mannes einer Periode näher dargestellt und so versucht wird, diese Periode durch eine Biographie lebendiger, anschaulicher zu machen. Und während die den beiden ersten Lieferungen (jede à $1\frac{1}{2}$ Thlr.) beigegebenen 8 Portraits von wirklichem Kunstwerth sind, tragen die Biographien das Gepräge des Fleisses, mit welchem der Verf. sich der Arbeit unterzog. Das Ganze soll in 24 Lieferungen beendet sein, die in 4 Bände vertheilt werden, deren jeder eine Hauptperiode der Geschichte der Medizin umfassen wird.

In der Berl. med. Centr. Zeit. 1834. No. 16. findet sich nach der Lancet Gallery of medical Portraits, eine biographische Skizze über *C. F. v. Graefe*, die uns zeigt, wie das Ausland von diesem grossen deutschen Gelehrten denkt, und auf die wir unsere Leser gern verweisen, — den Herausgeber der Central-Zeitung, *J. J. Sachs*, aber bitten, die beim Beginn seines Blattes versprochenen biographischen Schilderungen nicht mit dieser ersten zu beschliessen, da die Gründe, welche gegen die Ausführung dieser Idee sprechen könnten, bei weitem von dem Interesse, welches diese Biographien erregen, überwogen werden.

Zu den speciellen Biographien gehört:

Franz Xavier Mezler, nach seinem Leben und Wirken geschildert von Dr. *F. J. v. Mezler*, nebst einigen Notizen über die Mezler'sche Familie und dem Portrait des Verewigten. (1 Thlr.)

Heim's Leben, herausgegeben von *Kessler*. (2 Theile.

3 Thlr. — Das ärztliche Verhältniss *Heim's* zu wenig berücksichtigend. Ref.) Nekrolog s. Zeit. v. Ver. in Preuss. 1834. No. 43.

Dr. *A. v. Winter*, Beleuchtung vielfacher, durch Leibarzt *v. Wenzl* bei verschiedenen Gelegenheiten gegen lebende und todte Aerzte, gegen die vor 1799 bestandenen arzneiwissenschaftlichen Institutionen und Collegium medicum, dann vorzüglich gegen das im Jahre 1835 aufgelöste Obermedizinal-Collegium, endlich die späterhin aufgestellte Cholera-Commission, vorgebrachten Verdunkelungen und Verunglimpfungen, nebst Beurtheilung der Krankheitsgeschichte des verstorbenen O. M. R. v. Häberl u. s. w. (20 Ggr.)!

Wildberg spricht in seiner kurzgefassten Hodegetik für angehende praktische Aerzte (12 Ggr.) sehr beherzigenswerthe Worte über die Eigenschaften und Pflichten des Arztes, die Krankenbesuche, das Verhalten gegen Kranke, die Verschwiegenheit, das Kranken-Examen, die Behandlung, Wahl und Anwendung der Heilmittel, und Bestimmung der passenden Diät, über Kinder-Krankheiten, den Arzt als Wundarzt und Geburtshelfer, und sein Verhältniss zu seinen Collegen. Möchte diese Schrift von jedem jungen Arzte beim Beginn seiner Praxis gelesen werden, sie würde ihm manche unangenehme Erfahrung ersparen können!

Vom Geheimrath *Wegeler* erschien bei Gelegenheit der Versammlung der Aerzte und Naturforscher zu Bonn eine kleine Schrift: De linguae latinae usu a medicis temere neglecto, in welcher die Zweckmässigkeit der lateinischen Sprache als einer allgemeinen, und namentlich in Bezug auf gewisse Gegenstände, welche den Laien nicht bekannt werden sollen (künstliche Frühgeburt, Mutterkorn als Weben beförderndes Mittel u. s. w.), durchaus nöthige Ausdrucksweise den Aerzten an's Herz gelegt wird.

Zur Literaturgeschichte und als neue Ausgaben classischer Werke sind zu nennen:

Lemosii Judicium operum magni Hippocratis, zuerst am Ende des 16ten Jahrhunderts herausgegeben, wurde von *Thierfelder* der Seltenheit und der richtigen Beurtheilung der Hippocratischen Schriften wegen neu herausgegeben. (12 Ggr.)

Dr. *Köhler* zeigt in seiner Commentatio de causo Hippocratis et Aretaei Cappadocis (8 Ggr.), dass *Hippocrates* entweder nur ein Symptom, oder eine Verbindung mehrerer Symptome unter der Bezeichnung καῦσος verstand, *Aretaeus* aber eine bestimmte Krankheit damit bezeichnete, welche indessen jetzt ausgestorben scheint.

Dr. v. *Feuchtersleben* gab Erläuterungen über das Hippocratische erste Buch von der Diät. (6 Ggr.)

Eine von *Ritter* und *Albers* besorgte neue Ausgabe von *Celsus* de medicina (1 Thlr.), zeichnet sich vor ältern Ausgaben höchstens durch ein etwas vollständigeres Register aus.

Prof. *Ideler* gab unter dem Titel: Die Physiognomik des Scipio Claramontius (Heck. N. Ann. I. 2. 3.) einen Auszug aus Scipionis Claramontii Caesenatis de conjectandis cujusque moribus et latitantibus animi affectibus libri decem; opus novi argumenti et incomparabile, cura H. Conringii recensitum. 1665.

Dr. *Camerer* gab (Würt. med. Corr. Bl. IV. No. 37.) einige Reminiscenzen aus Stoll's ratio medendi.

Dr. *Simon* jun. beantwortet (Med. Zeit. v. Ver. f. Heilk. in Preuss. 1834. No. 41.) die Frage: Was verstanden die alten Aerzte unter Phrenitis und wie verhält sie sich zur Encephalitis der Neuern? dahin, dass die Phrenitis der Alten unsere Encephalitis sei; nur betrachteten sie die fieberhafte Gehirnaufregung häufiger als consensuelles Leiden, statt allenthalben Entzündung anzunehmen, und hierin waren sie der Wahrheit wohl näher, als wir es jetzt sind.

Die Fortsetzung von *Rosenbaum's* Beiträgen zur Geschichte der Epidemien (vergl. Uebers. 1834. S. 53.) enthält einen Auszug aus *Pauli Neucrantzii*, Rostochiensis *de Purpura* liber singularis, in quo febrium malignarum natura et curatio proponitur. 1684. (*Heck.* Ann. 1834. Aug.)

Rosenbaum gab (*Heck.* Ann. 1834. Sept.) einen Versuch einer historischen Darstellung der Frieselfieber-Epidemie; *Steinheim* Analecten zur Geschichte der Cholera-Epidemie in Altona (ibid. Oct.); *Zimmermann* (ibid. Decbr.) einen Beitrag zur Geschichte des Kriegsheilwesens im 16ten Jahrhundert.

Simon jun. sprach (Zeit. v. Ver. in Preuss. No. 26.) über eine Stelle im Perikles des Plutarch, die Einschleppung oder Nicht-Einschleppung der Pest in Athen betreffend.

Prof. *Hecker* lieferte eine Commentatio de Peste Antoniniana (6 Ggr.), von welcher auch ein Auszug deutsch in dessen Ann. II. 1. steht.

Von der recht brauchbaren Bibliotheca physicomedica (vom Buchhändler L. Voss herausgegeben), welche ein Bücherverzeichniss wichtiger älterer, und aller seit 1821 in Deutschland erschienenen Werke enthält, erschien eine 2te Auflage. (16 Ggr.)

Nachrichten über einzelne Kranken-Anstalten, aus denen wir das Wichtigere an den passenden Stellen mittheilen, gaben: *Chelius* (das chir. und Augenkr. Klinikum der Univ. Heidelb. in den Jahren 1830—34. Heidelb. N. Ann. I. 1.): *Kuhk* (Jahresbericht über das Charité-Krankenhaus zu Berlin vom Jahre 1832. *Rust's* Mag. 43. 1. 2.); *Benedict* (Fragmente aus meinem klinischen Tagebuche. ibid. 44. 2. 3.); *Ebers* (Bericht über das Krankenhaus zu Allerheiligen in Breslau im Jahre 1833 u. 1834.— Zeit. v. Ver. in Preuss. No. 5. 12.); *Lohmeyer* (Auszug aus dem dritten Jahresberichte über das neue Krankenhaus zu Paderborn. ibid. No. 7.); *Schmidt* (Bericht über das Königl. Hebammen-Institut zu Frankfurt an der Oder. ibid. No. 35.); *Cless* (Jahresbericht über die Abtheilung der innerlichen und chronischen Ausschlags-Kranken im Katharinen-Hospitale zu Stuttgard vom 1. Juli 1832 — 30. Juni 1833. Würt. med. Corr. Bl. IV. 12. f., und vom 1. Juli 1833 — 30. Juni 1834. ibid. No. 27. f.); *Salomon* (Jahresbericht des chirurgischen Klinikums zu St. Petersburg. *v. Graefe* und *v. Walth.* Jl. XXII. 3.); *Balling* (klinisch-chirurgische Beobachtungen vom Jahre 1831—32. ibid.).

Dr. *Kuhk* lieferte (*Rust's* Mag. Bd. 43. H. 1. 2.) einen ausführlichen Jahresbericht über das Charité-Krankenhaus in Berlin vom Jahre 1832, nach den Akten der Anstalt. Es wurden im Ganzen von 6298 behandelten Personen 4565 geheilt, resp. gebessert; 138 blieben ungeheilt, 15 entliefen, 843 starben und 737 blieben in Bestand. Der Verf. geht die verschiedenen Abtheilungen der Anstalt und die vorgekommenen Fälle durch, wobei unter einigen interessanten Dadis sehr viel in grossen Kranken-Anstalten täglich Vorkommendes dargestellt wird, weshalb wir die sich näher für die Charité zu Berlin interessirenden Leser auf die Quelle verweisen.

Nach der von Dr. *Stannius* (*Casp.* Wochenschr. 1834. No. 48.) gelieferten Uebersicht der im Friedrichs-Städtischen Krankenhause zu Berlin, im zweiten Jahre seines Bestehens verpflegten Kranken wurden von 952 Aufgenommenen 743 geheilt, 92 starben, 23 blieben ungeheilt und 91 in Bestand.

Dr. *Güntz* beschrieb (*Clar.* und *Rad.* Beitr. I. 3.) das grosse Hospital zu Mailand. Dr. *Bittmüller* gab (ibid. I. 4.) Grundzüge einer medizinischen Topographie des Gerichtsbezirkes Oberwiesenthal in Sachsen. *Lichtenstädt* Beiträge zur medizinischen Topographie von St. Petersburg und Odessa (*Heck.* Ann. 1834. Septbr.).

M. R. Ebers gab eine Beschreibung des äusserst vollständig eingerichteten Kranken-Hospitals zu Allerheiligen in Breslau (Med. Zeit. v. Ver. f. Heilk. in Preuss. 1834. No. 33.), in welchem 1832 im Ganzen 2961 Personen verpflegt und 2103 geheilt wurden.

Dr. *Blumhard* errichtete eine orthopädische Anstalt in Stuttgard (Würt. med. Corr. Bl. IV. No. 24.).

Als Mittel, um bei empfindlichen bettlägerigen Kranken Erschütterungen des Körpers zu verhindern, bediente sich *Elben* der einfachen Vorrichtung, Filzklöse unter die Pfosten der Bettstelle zu befestigen, statt deren

Kluge Streupolster als wohlfeiler empfiehlt (Zeit. v. Ver. in Preuss. 1834. No. 42.).

Geh. R. *Kluge* und Dr. *Krämer* machen auf geruchlose Nachtstühle (Zeit. v. Ver. in Preuss. No. 24. 25.) aufmerksam, und Ersterer empfiehlt die Vorrichtung, durch welche die Excremente mittels eines Trichters unter Wasser geleitet werden, oder die Kloake durch ein Rohr mit einem Rauchfang in Verbindung steht; Letzterer rühmt die Einrichtung des Bamberger Krankenhauses, in welchem die Abtritte zwischen den Gängen liegen, und die Nachtstühle durch Deckel hermetisch geschlossen werden, indem zwischen dem Gefäss und dem Deckel in einer Rinne Wasser befindlich ist.

Eine Beschreibung von *Sanson's* geruchlosen Abtritten findet sich in *Dieffenbach's* Bemerkungen aus Paris (*Casp.* Wochenschr. No. 11.).

Die im Jahre 1834 in der Berl. med. Centr. Zeit. von *J. J. Sachs* unterbrochenen Nachrichten über die Witterungs- und Krankheits-Constitution Berlins, sind im Jahre 1835 wieder fortgesetzt worden. Wir können hier nur darauf verweisen, da dergleichen Arbeiten nur in der grössten Vollständigkeit Werth haben, und ein Resultat liefern können, wie wir es oben andeuteten, freuen uns aber recht sehr dieser Fortsetzung. In Bezug auf die einzelnen Monate vergleiche man daher in der Central-Zeitung No. 6. 11. 16. 21. 25. 29. 37. 38. 43. 48. 52. Gleiche Nachrichten liefern auch fortlaufend *Casper's* Wochenschrift, *Hufeland's* Journal und die med. Zeit. v. Ver. f. Heilk. in Preuss. — Als fernere Nachrichten über den Krankheits-Charakter verschiedener Gegenden haben wir unseren Lesern, die sich näher dafür interessiren und die Quellen aufsuchen wollen (da dergleichen Nachrichten nur in vollständiger Vergleichung ein Resultat geben können), folgende zu nennen: *Bird*, der Krankheits-Genius in den Jahren 1831 und 1833, beobachtet bei den psychisch Erkrankten in der Anstalt Siegburg, nebst Zugabe von Thatsachen und Folgerungen, welche aus dem

Ganzen hervorgehen (*v. Graefe* u. *v. Walth.* Jl. XXI. 4.). *Trautzsch*, die vorzüglichsten meteorologischen Merkwürdigkeiten des Jahres 1829 (*Clar.* u. *Rad.* Beitr. I. 3.). *Pöppig*, über die Krankheiten (und Aerzte) Chili's (ibid.). *Kahlert*, Witterungs- und Krankheits-Constitution zu Eibenstock, Juni bis Aug. 1834. (ibid.), zu Dresden, Juni und Juli 1834 (ibid.). *Clarus*, allgemeine Uebersicht der merkwürdigsten Witterungs- und Krankheits-Ereignisse im Jahre 1834 (ibid. I. 4.). *Kahlert*, W. u. K. Const. zu Prag, Juli — Dec. 1834 (ibid.). *Dietrich*, W. u. K. Const. zu München, April — Dec. 1834 (ibid.). *Trautzsch*, W. u. K. Const. zu Eibenstock, Sept. — Decbr. 1834 (ibid.). *Schwarz*, K. Const. zu Fulda, 1826 — 1833 (Heidelb. Ann. X. 4.). *Dorfmüller*, W. u. K. Const. von 1833 (ibid.). *Bluff*, K. Const. in Aachen, Juli 1833 — 1834 (ibid.). *Rampold*, über die Ruhr-Epidemie im Spätsommer und Herbst 1834 (Heidelb. N. med. Ann. I. 2.). *Schauer*, über den Charakter und die Behandlung der in den Wintermonaten 1834 — 35 zu Bamberg vorgekommenen Fieberkrankheiten (ibid.). *Cramer*, über die Diagnose des Abdominal-Typhus vom gastrisch-nervösen Fieber, und die Behandlung der Berliner Abdominal-Typhus-Epidemie (ibid.). *Horn*, Uebersicht der in den Monaten Juli — Decbr. 1833 (dessen Arch. 1834. Aug.), Jan. — März 1834 (ibid. Sept.), April — Septbr. 1834 (ibid. 1835. Jan.), Octbr. — Decbr. 1834. (ibid. März.) behandelten Krankheitsformen (das einzelne Wichtigere siehe an den betreffenden Stellen). *Steinthal*, medizinische Beobachtungen aus dem ersten Semester des Jahres 1834 (ibid. 1834. Sept. Nov. 1835. Jan.) *Fischer*, Const. des Jahres 1833 zu Lüneburg (*Hufel.* Journ. 1834. Oct. Decbr.). *Vest*, K. C. in Steyermark 1831 (Oest. Jahrb. VI. 3.). *Kahlert*, W. u. K. C. in Prag 1830 (ibid.). *Berkun*, über das im Jahre 1834 herrschend gewesene Nervenfieber (Zeit. v. Ver. in Preuss. No. 20.). *Carganico*, febris gastrico-nervosa epidemica im Kreise Darkehmen (ibid. No. 27.). *Krauss*, Krankheits-Const. in Niederstetten und dessen Umgegend, im Sommer und

Herbste 1834 (Würt. Corr.Bl. IV. No. 19.). *Faber*, Bemerkungen über die epidemische Ruhr i. J. 1834 (ibid. No. 20.). *Flander*, Beschreibung der Brechruhrepidemie und Ruhr-Epidemie, welche im letzten Sommer und Herbste in Ludwigsburg geherrscht hat (ibid. No. 22.). *Bösch*, die herrschenden Krankheiten in meinem Bezirk während des zweiten Semesters im Jahre 1834 (ibid. No. 23. 24.). *Camerer*, die K. Const. des Jahres 1834 im Amtsbezirke Langenau (ibid. No. 25. 26.). *Dürr*, W. u. K. C. in Hall und seiner Umgebung vom Sommer 1832 bis dahin 1833 (ibid. No. 30. f.). *Schüssler*, die Typhus-Epidemien zu Hallwangen im Herbste 1834 (ibid. No. 33.). *Staudenmeyer*, die herrschenden Krankheiten in Gundelsheim und dessen Umgebung in der Hälfte des Jahres 1834 (ibid. No. 35.). *Zschokke*, Beiträge zur med. Statistik und Epidemiologie des Bezirkes Aarau in den Jahren 1833 und 1834 (*v. Pomm.* Zeitschr. 8.).

Dr. *Reich* theilt (*Casp.* Wochenschr. No. 14.) nach Dr. *Döllinger's* Berichten einige medizinische Bemerkungen aus Brasilien mit, nach welchen dort Metastasen, Blenorrhoen, chronische Leberentzündungen und Leberanschwellungen, Tetanus sehr häufig sind, durch Metastase der Hämorrhoiden entstandene Varicocele oft in Sarcocele übergeht, und bei der häufigen Punction der Hydrocele ein verschieden gefärbtes Wasser abfliesst. Die Syphilis erscheint weniger bösartig als in kältern Gegenden, die Sarsaparille aber unwirksam.

Link gab (*Hufel.* Journ. April.) sehr interessante Reise-Bemerkungen über Malaria.

Nachrichten über das Medizinalwesen England's, nach den Papieren des verstorbenen Dr. *Becker* in Berlin, finden sich in No. 30. der med. Zeit. v. Ver. f. Heilk. in Preuss. 1834.

Dr. *v. Andrejewsky* theilte (*v. Graefe* u. *v. Walth.* Jl. XXII. 2.) Nachrichten aus Odessa über dortige Medizinal-Personen und das Heilwesen mit, auf die wir blos verweisen können.

Dr. *Nidrée* gab (*v. Graefe* u. *v. Walth.* Jl. XXII. H. 3.) interessante Notizen über Petersburg und die dortigen Heilanstalten mit.

Nach *Lichtenstädt's* Nachrichten (*Heck.* Ann. 1834. April.) sind die Sterblichkeits-Verhältnisse von St. Petersburg im Jahre 1833 sehr gross gewesen, indem ein Todter auf 25⅔ Lebende fällt, ohne dass irgend eine Krankheit epidemisch herrschte.

Bickes lieferte Nachrichten über die Gestorbenen nach Altersklassen und nach dem Geschlechte zu Paris in dem 14jährigen Zeitraume von 1818 bis 1831, mit besonderer Beziehung auf die wechselnde Grösse der Sterblichkeit für jedes Geschlecht in bestimmten Altersstufen (*Henke's* Zeitschr. 20 Erg.).

Dr. *Wegeler* schrieb als Vorläufer eines künftigen grössern Werks einen Versuch einer medizinischen Topographie von Koblenz (8 Ggr.), in welchem Lage, Umgebung, Boden, Vegetation, Witterungs-Verhältnisse (von 1827 bis 1834.), Klima u. s. w. kurz berührt werden. Wir entnehmen aus dem interessanten, dem Krankheits-Zustande gewidmeten §. 20., dass der Gesundheits-Zustand im Ganzen günstig, sporadische Nervenfieber seit 1813 nicht selten, Wechselfieber seit 1827 häufig, Kindbettfieber zu den grössten Seltenheiten, Masern und Scharlach häufiger, und unter den chronischen Krankheiten, besonders Skrofeln, Rhachitis, Struma, rheumatische und gichtische und Unterleibs-Leiden öfterer, dagegen Phthisis, Scabies, Syphilis und Geisteskrankheiten verhältnissmässig seltener beobachtet werden, und eigentliche Lithiasis (trotz dem viele Säure enthaltenden und häufig genossenen Moselwein, dem von einigen Pathologen die Entstehung dieser Krankheit zugeschrieben wird,) kaum vorkömmt.

Die von Zeit zu Zeit erscheinenden General-Sanitäts-Berichte aus einigen Provinzen des Preussischen Staates kommen nicht in den Buchhandel, und erscheinen daher auch nicht als für das eigentliche medizinische Publikum bestimmt; wir können daher nur auf einen Auszug des 1833 betreffenden, 1835 erschienenen, Berichts für die Provinz Brandenburg in der Berl. med. Central-Zeitung No. 41 und 42. verweisen, indem die dort mitgetheilten Notizen selbst aphoristisch sind.

Die Berl. med. Central-Zeitung lieferte (1834. No. 24. sq.) eine Uebersicht der Vorträge in der medizinischen

Section der Schlesischen Gesellschaft für vaterländische Cultur im Jahre 1833, auf die wir, da das Werk nicht im Buchhandel erschien, unsere Leser blos verweisen können, indem wir die vorgekommenen Vorträge bezeichnen. *Pulst*, zur Pathologie und Therapie des Abortus. — *Remer* jun., Versuche, betreffend die Hervorbringung der Rindviehpest durch Kartoffelfütterung und durch das Solanin insbesondere. — *Henschel*, Hippokrates als Arzt in seiner Bedeutung für die Geschichte der Medizin. — *Preiss*, Versuch einer nähern Beleuchtung der in den drei Höhlen bei Leichen gefundenen serösen Flüssigkeiten, mit Bezugnahme auf das Verhalten derselben im Leben. — *Wendt*, über den nosologischen und therapeutischen Unterschied zwischen Gastrodynie und Cardialgie. — *Ebers* Carcinoma ventriculi bei Melaena. — *Seerig*, halbjähriger Bericht über die neuerrichtete chirurgische Klinik der Königl. medizinisch-chirurgischen Lehranstalt, nebst einigen aus der Privat-Praxis entnommenen Bemerkungen. — *Bansmann*, über die Natur des Stammelns oder Stotterns, und dessen Heilmethode. — *Gutentag*, über thierischen Magnetismus. — *Lüdicke*, Krankheits-Geschichte einer in Eiterung übergegangenen Unterleibs-Entzündung. — *Springer*, einige Bemerkungen über das aetiologische Verhältniss der Lungenschwindsucht. — *Burchard*, über Schädelbrüche neugeborner Kinder. — *Krocker*, Ruptur des Herzens. — *Krauss*, physiologische Betrachtungen über die Fortdauer des Schmerzgefühles nach der Enthauptung. — *Simson*, Epididymitis. — *Pulst*, seltene Metastase.

Im Jahre 1834 kamen (Berl. med. Centr. Zeit. 1835. No. 17. 18.) folgende Vorträge vor: *Henschel*, über den Charakter der Medizin bei den ältesten Völkern der Vorwelt; — *Borkheim*, von den verschiedenen Formen der als excretiones vicariae der Haemorrhoiden zu betrachtenden Blutungen auf ungewöhnlichen Wegen; — *Borkheim*, Beobachtung eines tödtlich verlaufenen Falles von Mola hydatidosa; — *Knispel*, über das bei Behandlung der Syphilitischen und Krätzigen von ihm beobachtete Verfahren; — *Seerig*, Fortsetzung des Berichts über die Klinik der chir. Lehranstalt; — *Lüdicke*, Fall von Blutgeschwulst im S. Romanum; — *Grötzner*, über das kalte Wasser in seiner therapeutischen Anwendung; — *Grötzner*, Fall von freiwilligem Hinken; — *Burchard*, über krankhafte Stricturen der Nabelschnur, als eine obgleich selten vorkommende Todesursache der Leibesfrucht des Menchen; — *Barkow*, zwei Fälle von Stricturen der Nabelschnur.

Als encyklopaedische und journalartige Schriften finden sich 1835:

Das von den Professoren der medizinischen Fakultät zu Berlin: *Busch*, *v. Graefe*, *Hufeland*, *Link* und *J. Müller* herausgegebene encyklopaedische Wörterbuch der medizinischen Wissenschaften, bis zum Artikel: Gastrica febris fortgeführt (Band 12 in 4 Heften. 3 Thlr. 8 Ggr. Band 13. Heft 1 und 2, Thlr. $2\frac{1}{2}$.).

Copland's encyklopaedisches Wörterbuch der praktischen Medizin in der Uebersetzung von *Kalisch* bis zum ersten Hefte des dritten Bandes (Dysenterie Bd. II. H. 2 und 3 kosten 2 Thlr. Bd. III. H. 1. kostet 16 Ggr.).

Von dem von mehrern deutschen Aerzten bearbeiteten Universal-Lexicon der praktischen Medizin und Chirurgie erschienen Lieferung 2—8 des zweiten Bandes, Apoplexia bis Belladonna gehend (jede Lieferung 8 Ggr.).

Von dem allgemeinen medizinischen Handlexicon von *Kraus* erschien das erste Heft (8 Ggr.), bis Anagallis gehend. Es enthält fast nur philologische Nachweisungen und Erklärungen, diese aber in grosser Ausführlichkeit und Vollständigkeit.

Von dem theorethisch-praktischen Handbuch der Chirurgie, mit Einschluss der syphilitischen und

Augenkrankheiten in alphabetischer Ordnung; unter Mitwirkung eines Vereins von Aerzten, herausgegeben von *Rust*, erschienen Band 15 und 16, von Sharp bis Ulcus artificiale gehend (jeder Band 4 Thlr.).

Hesselbach's und *Friedreich's* Bibliothek der Medizin u. s. w., welche 1828 anfing und bis 1832 fortgeführt wurde, erscheint als wohlfeile Ausgabe unter dem Titel: med. chir. Pfennig-Bibliothek in Lieferungen, deren jede 4 Ggr. kostet.

Von *Hofmann's* Encyklopaedie der Diätetik, oder allgemeinem Gesundheits-Lexicon, wurde die zweite und dritte Lieferung (bis Gift gehend, à 8 Ggr.) ausgegeben.

Von einer vollständigen Bibliothek, oder encyklopaedischem Real-Lexicon, der gesammten theoretischen und praktischen Homöopathie, von einem Vereine mehrerer Homöopathiker bearbeitet, erschien die vierte und fünfte Lieferung des ersten Bandes, bis Buxus sempervirens gehend (1 Thlr.).

Der erste Band der medizinisch-praktischen Abhandlungen von deutschen, in Russland lebenden Aerzten (2 Thlr.) liefert mehrere interessante Beiträge zur Medizin, die wir indessen hier nur anführen, da sie als ausländische Arbeiten unserm Werke fern liegen.

Dr. *Nevermann* gab (*Horn's* Arch. März.) praktische Beiträge zur Medizin und Chirurgie aus nordischen Quellen (Auszüge aus nord. Zeitschriften und Gesellschafts-Schriften.).

Das erste Heft der Observationum clinicarum von *Unger* (mit drei Abbildungen, 18 Ggr.) giebt einen Fall von Menostasie mit Hydrops und vorübergehender Verrücktheit, die Beschreibung einer Exophthalmia fungosa, einer Excrescentia oculi fungosa, eine Staar-Operation bei einem Diabetischen, zwei Fälle von Staar-Ausziehung aus amaurotischen Augen, und einen Fall von plötzlichem Tode durch Cyanosis. Alle diese werthvollen Mittheilungen enthalten zugleich treffliche Bemerkungen in Bezug auf die beschriebenen Fälle, die dem Ganzen ein noch allgemeineres Interesse verleihen und die baldige Fortsetzung wünschen lassen.

Das erste Heft der Arenae clinicae scholae clinicae medicae Regiomontanae vom Prof. *Dietz* (8 Ggr.) enthält in classischem Latein höchst unclassische Ausfälle auf einige Collegen des Verfassers, und verdient also keine Beachtung.

Die diesjährige Versammlung der Naturforscher und Aerzte in Bonn war eine der zahlreichsten; leider kam wieder keine allgemeine Frage zur Berathung, und das Ganze behielt den Geist, den wir bereits früher andeuteten (s. Uebers. 1832. S. 41.). Nur das Eine mag hier vorläufig bemerkt werden, dass wohl alle Theilnehmer überzeugt sind, dass nur die Special-Sitzungen Werth haben, und man daher die öffentlichen Sitzungen, die blose Ostentationen sind, wenn nicht ganz aufheben, doch wenigstens auf eine Eröffnungs- und eine Schlusssitzung beschränken sollte. Nähere Nachrichten lieferte die Berl. med. Central-Zeitung (No. 39. f.). Für 1836 wurde durch Stimmen-Mehrheit Jena gewählt. Der dem deutschen ähnliche brittische Verein zur Beförderung der Wissenschaften hielt seine fünfte Zusammenkunft in Dublin. Näheres s. Berl. Centr. Zeit. No. 40.

v. Kielmayer und *Jäger* lieferten den amtlichen Bericht über die Versammlung deutscher Naturforscher und Aerzte zu Stuttgart im September 1834 ($1\frac{1}{2}$ Thlr.), und die bei dieser Gelegenheit vertheilte, vom Prof. *Plieninger* verfasste Beschreibung von Stuttgart nach seinen naturwissenschaftlichen und medizinischen Verhältnissen kam nun auch (à 2 Thlr.) in den Buchhandel.

Pittschaft setzte (*Hufel.* Journ. April.) seine Curiositäten und Glossen, zunächst aus dem Gebiete der Naturgeschichte und Medizin fort, und verknüpft darinn auf geistreiche Weise Altes und Neues zur interessanten Lectüre.

Wir können auf die kurzen Bemerkungen auf langem Berufswege, welche Dr. *Oehler* (Allgem. med. Zeit. 1835. Febr.) mittheilte, nur aufmerksam machen, da die aphoristischen Mittheilungen keinen nähern Auszug erlauben. Der Verf. berührt in der Art, wie *Pittschaft* in seinen Miscellaneen, eine Parallele zwischen Arzt und Feldherr, übertriebene Systemsucht, Sicherheit der Diagnosen, Verdickung der Phalangen bei Empyema, Verhältniss der Gehirn-Hemisphären zu ihren Nerven, Narcosis nach 1 Gr. Morph. acet. in endermischer Methode, und Vomituritionen als nicht stets zu Brechmitteln auffordernde Erscheinungen.

Eben so können wir auf *v. Walther's* Aphorismen nur hinweisen (*v. Graef.* u. *v. Walth.* Jl. Bd. XXI. H. 2. u. XXII. H. 2.); sie berühren die wichtigsten Gegenstände der Heilkunde und müssen einzeln studirt werden, da eine Auswahl jedenfalls zu individuell sein und ungenügend erscheinen würde.

Dr. *F. A. Müller*, einige Worte über die Heil-Systeme von *Broussais*, *Rasori* und *Hahnemann*. Eine Vorlesung (2 Ggr.).

Dr. *Koch* sucht (*v. Graef.* u. *v. Walth.* Jl. XXII. 1.) nachzuweisen, dass die Trennung der Medizin und Chirurgie ein nothwendiges Zerfallen durch den eingetretenen Mangel eines fernern innern Zusammenhangs gewesen, dem auch der Verfall der Kunst selbst folgte. Die Vervollkommnung der Anatomie machte nun, dass die Chirurgie die Medizin überflügelte, bis *Harvey's* Entdeckung und *Haller's* Genie die Einigung wieder vorbereiteten und einleiteten, welche wieder Bedürfniss geworden war, sobald man einsah, dass es nur eine Gesundheit, also auch nur eine Heilkunde geben könne.

Dr. *Pfeufer* (über die chirurgischen Schulen in Baiern. *Henke's* Zeitschr. XIV. 3.) vertheidigt das Institut der chirurgischen Schulen, als zur Hülfeleistung in dringenden Fällen und auf dem Lande nöthig, will jedoch den Wirkungskreis dieser Chirurgen beschränkt, die Unterrichtszeit nur auf zwei Jahre ausgedehnt sehen, und den Unterricht in katechetischer Form gehalten wissen.

C. L. Klok lieferte (Zeit. v. Ver. in Preuss. No. 10.) einige kritische Bemerkungen über die Grenzen des ärztlichen und wundärztlichen Wirkens, in Bezug auf

Biermann's Ansichten (s. Uebers. 1834. S. 9.) und als Widerlegung derselben.

Nach der vom Prof. *Eck* (Zeit. v. Ver. in Preuss. No: 6.) gegebenen Uebersicht der Medizinal-Personen Preussens, lebten 1833 im ganzen Staate 2,159 Aerzte und 2312 Wundärzte (deren 466 Wundärzte erster Klasse sind,), von denen 1784 Geburtshelfer sind (diese müssen nämlich in Preussen zugleich entweder Aerzte oder Wundärzte sein, Ref.), ferner 1242 Apotheker, 197 Thierärzte, 10,766 Hebammen. Nähere Nachweisungen der Verhältnisse zu der Einwohnerzahl von Provinzen und Städten finden sich a. a. O.

Nach den Bemerkungen von *Damerow* über den gegenwärtigen Zustand der Medizin und ihr Verhältniss zum Publikum (Med. Zeit. v. Ver. f. Heilk. in Preuss. 1834. No. 36. 37.), ist die Heilkunde jetzt auf einer Durchgangsstufe begriffen, die sie ihrem Ziele immer näher führen wird, und ihr die Achtung des Publikums durchaus nicht schmälern kann.

Klok zeigt in seiner Schrift: die Medizin unserer Zeit nach ihrem Stillstehen und Vorwärtsschreiten, mit besonderer Rücksicht auf Homöopathie (8 Ggr.), den denkenden Arzt, der die Gebrechen der Zeit erkennt und die Mittel zu ihrer Abhülfe erwogen hat. Der Verf. geht skizzenartig die Periode vor *Hahnemann* durch, betrachtet die Fortschritte der Homöopathie, ihren jetzigen Standpunkt, ihre Gegner, ihre Licht- und Schattenseite, und ihr muthmassliches Ende. Die Homöopathie ist nur ein Stück der Medizin, allein der Beachtung wohl werth, wie denn ihre Ausbreitung sowohl der Erkenntniss der Mängel der Allopathie, als dem positiven Guten der neuen Lehre selbst zuzuschreiben ist, sie selbst aber wird endlich mit der alten Schule amalgamirt zur Wiedergeburt der Heilkunde beigetragen haben. Eine Reform ist aber in der Heilkunde durchaus nöthig, sowohl für die Wissenschaft, als für die Kunst.

Von *Krüger-Hansen* erschienen brillenlose Reflexionen über das jetzige Heilwesen (nebst Beleuchtung der dem Kaiser Franz, dem Erzherzog Victor Anton und dem Prinzen August von Portugal zu Theil gewordenen Behandlung. 14 Ggr.), in welchen der

Verf. die auch schon früher von ihm berührten und gerügten Blutentziehungen und Ausleerungsmittel auf's Neue einer scharfen Kritik unterwirft, und zum Schluss einige Krankengeschichten, welche *Barez*, *Horn*, *v. Stosch* u. s. w. veröffentlichten, in Bezug auf seine Ansichten jener beiden Mittel näher erörtert. Der Verf. verfolgt den mit Glück betretenen Pfad zur zeitgemässen Reform der Heilkunde zu wirken, und wird darinn ewiss von allen denkenden Aerzten Beifall erhalten, wenn auch die Menge ihn unbeachtet lässt, weil er ihren Schlendrian zu stören erscheint; wir sind mit ihm der hohen Antiphlogose, sowie der ungemessenen Anwendung ausleerender Mittel Feind, ob aber *Krüger-Hansen* nicht durch totale Verwerfung derselben zu weit geht, kann nur der wiederholte Erfolg seiner Behandlungsweise darthun. Dem *Ref.* gelang es trotz einer höchst einfachen Behandlungsweise, aber auch in einer ausgedehnten Armenpraxis noch nicht, jene Mittel zu entbehren, obwohl er zu Blutentziehungen ebenfalls höchst selten zu greifen genöthigt war, und den Erfolg ausleerender Mittel keineswegs zu bereuen Ursache hat. Vielleicht findet sich der Schlüssel dazu in einer Bemerkung *Baglív's*, die viel zu wenig gewürdigt zu sein scheint, nämlich in den Worten: „unicuique regioni sua est medicina, sua methodus!" (Opera omnia Edit. Lugd. 1745. pag. 39.) Mit viel grösserem Rechte tadelt *Krüger-Hansen* einzelne Krankengeschichten, deren Symptomen-Reihe durchaus gegen die angewandten Mittel spricht, und deren Erfolg die Verkehrtheit des eingeschlagenen Verfahrens nur zu deutlich an den Tag legte. — Wenn *Krüger-Hansen* sich die Laien zu Lesern wünscht, weil er im Voraus fürchtet, dass das Gros der Aerzte seine Schrift vornehm oder gemächlich bei Seite liegen lassen werde, so bittet *Ref.* umgekehrt seine Leser dringend, auch diese Schriften des kühnen Kämpfers für naturgemässe Heilkunst gleich den frühern (s. Uebers. von 1832. S. 6. 217. 304. — 1833. S. 429. — 1834. S. 11.) recht sehr zu beherzigen, überzeugt, dass sie in allem viel Geist und ein reges Streben zur Auffindung der wahren Prinzipien der zum Wohle der Menschheit bestimmten Medizin finden werden.

Mit Recht macht *M. R. Wildberg* auf die Nachtheile des Streitführens der Aerzte unter einander in nicht-medizinischen Blättern aufmerksam (dessen Jahrb. I. 2.). — (Wer dem grossen Publikum das Urtheil in wissenschaftlichen Dingen übergiebt, giebt seine Sache verloren, entwürdigt die Kunst und sich selbst! Der Streit zwischen Allopathen hat fast aufgehört, wenigstens taucht er nur noch hier und dort unbedeutend auf, — um so mehr Ausbreitung hat die Differenz der Allopathen mit den Homöopathen in den öffentlichen nicht-medizinischen Blättern gewonnen, und dadurch der Würde der Heilkunst unendlich geschadet. *Res sacrae sacris hominibus demonstrantur, profanis id fas non est, priusquam scientiae orgiis initientur* — sagte *Hippocrates*. — *Ref.*).

Anatomie und Physiologie.

Neben werthvollen Fortsetzungen bereits früher begonnener Werke, haben wir hier besonders auf *Schlemm's Observationes*, den pathologischen Atlas von *Albers*, und die neue, der Physiologie gewidmete Zeitschrift von *F.* und *H. Nasse* aufmerksam zu machen. Aus letzterer bringen wir an den betreffenden Stellen bereits mehrere sehr interessante Mittheilungen, wie dies im voraus zu erwarten stand, da *Nasse* der Vater bereits seit Jahren der Physiologie besonders zugethan war, und so die Liebe zu diesem Theile der Heilkunst leicht bei dem Sohne Wurzel fassen mochte.

Prof. *Müller* lieferte (dessen Arch. 1835. H. 1. f.) einen Jahresbericht über die Fortschritte der anatomisch-physiologischen Wissenschaften im Jahre 1834, der eine kritische Darstellung aller neuern Entdeckungen des erwähnten Zeitraumes enthält.

Von *Berres* Anthropotomie erschien der erste Band einer zweiten Auflage (mit 7 lith. Tafeln. 3 Thlr.).

Von dem neuen Handbuch der praktischen Anatomie von *Lauth* (nach seiner französischen Ausgabe bearbeitet,) sind 7 Lieferungen erschienen (jede à 6 Ggr.).

Von *Hueck's* Lehrbuch der Anatomie des Menschen, mit Hinweisung auf *Weber's* Atlas, erschien die zweite Abtheilung ($1\frac{1}{2}$ Thlr. — Das Ganze 2 Thlr. 16 Ggr.).

Blumrich, die Anatomie in einer Nuss. 2te Auflage. (14 Ggr.)

Von Prof. *M. J. Weber's* anatomischem Atlas erschien die erste Lieferung einer zweiten Auflage (5 Thlr.).

Von *Zimmermann's* anatomischen Darstellungen zum Privat-Studium erschien das 20ste Heft (8 Ggr.), womit das Ganze geschlossen ist (alle 20 Hefte $11\frac{1}{2}$ Thlr.).

Gabler's anatomische Abbildungen (2 Thlr. 8 Ggr.), enthaltend auf 10 Kupfertafeln nach den besten Mustern von *Weber*, *Rosenmüller* u. s. w., die Eingeweide des menschlichen Körpers, so wie eine Ansicht des durchschnittlichen Schädels und der Nasenhöhle, nebst Beschreibung und erläuternden Anmerkungen, sind zu Repetitionen, namentlich für Candidaten, die sich den Prüfungen unterziehen wollen, zu empfehlen.

Die Pfennig-Encyklopaedie der Anatomie mit erläuterndem Text von Dr. *Th. Richter* (neue Ausgabe eines 1819 erschienenen Werks,) wurde von Lieferung 8—20 fortgesetzt (jede Lieferung 7 Ggr., illuminirt 14 Ggr.).

Vom Prosector Dr. *Pilzner* erschien eine zweite Ausgabe seiner Darstellung des zergliederten Gehirnes in 21 lith. Tafeln (1 Thlr. 6 Ggr.). Derselbe beschrieb die Pulsadern des menschlichen Körpers, nebst einem Anhange in Bezug auf die Unterbindungs-Stellen (mit 22 lith. Tafeln nach *Tiedemann*. $5\frac{1}{2}$ Thlr.).

Zimmermann, der allgemeine Kreislauf des Blutes in dem menschlichen Körper, mit 4 colorirten Tafeln, für Aerzte und Wundärzte (18 Ggr.).

Prof. *Burdach*, tabellarische Uebersicht der Hylologie des menschlichen Körpers, zum Gebrauche bei Vorlesungen über allgemeine Anatomie (8 Ggr.).

v. Vest gab (Oest. med. Jahrb. VIII. 2.) seine Methode zur Einspritzung der Saamengefässe des menschlichen Hodens mit Quecksilber (mit einem Vorschlag zur Darstellung der Pflanzengefässe) an, und erläuterte das Verfahren durch eine Abbildung.

Prof. *Jäger* lieferte eine Uebersetzung der Beschreibung von *Hunter's* so reichem anatomisch-pathologischem Museum des Collegiums der Wundärzte in London, mit Anmerkungen (16 Ggr.), die auch als systematischer Catalog Werth hat.

Dr. *Burdach* gab nach dem Abgange *v. Baer's* den Achten Bericht von der Königl. anatomischen Anstalt zu Königsberg (10 Ggr.) heraus, nach welchem das dortige vom Verf. um 47 Nummern vermehrte Cabinet 2487 Präparate enthält. Die angehängten Bemerkungen über die ernährenden Gefässe der Blut- und Pulsadern sind sehr interessant; sie zeigen, dass Zahl und Durchmesser der ernährenden Gefässe im Herzen mit der Dicke der Wandungen in dessen Theilen in geradem Verhältnisse stehen, die innere Oberfläche weniger und die innerste Haut wohl selbst gar keine Gefässe zeigt, die Herz-Arterien aus dem Stamm der Aorta kommen, und in den Wandungen des venösen Herzens kleine unmittelbar in die Vorkammern mündende Venen vorkommen, die Arterien selbst aber sowohl als die Venen meist der Richtung der Muskeln, in denen sie befindlich sind, folgen.

Prof. *Mayer* gab einen systematischen Catalog der Präparate des anatomischen Museums der Universität zu Bonn, welcher die im ersten Decennium von 1820—1830 gewonnenen Präparate enthält, und die sowohl Reichhaltigkeit der Sammlung bekundet, als durch die systematische Anordnung besonders zu Vergleichungen für die pathologische Anatomie nicht ohne Wichtigkeit ist (12 Ggr.).

Prof. *v. Baer* theilte (*v. Siebold's* Jl. XIV. H. 3.) einige Betrachtungen aus der Entwickelungs-Geschichte des Menschen, mit, die ausgeführter im 2ten Bande des ausgezeichneten Werks „über Entwickelungs-Geschichte" des berühmten Verfassers erscheinen werden. Hier sind Abbildungen des Eierstocks, Corp. lut. und der Decidua einer Person gegeben, die sich acht Tage nach der Schwängerung in's Wasser stürzte, ein Corpus luteum einer am zweiten Tage post coitum Ertrunkenen, Nabelbläschen und Embryo im Amnion, ein fünfwöchentliches Herz eines Embryo, und eine monströse Bildung. Der Verf. hält das Corpus luteum für die wuchernde, in Falten gelegte innere Schleimhaut der Kapsel des Eies; die Decidua ist ein durch Blutgefässe mit dem Uterus in Verbindung stehendes Exsudat, welches sich später mit der Schleimhaut des Uterus innig verbindet; das Nabelbläschen communicirt mit dem Speise-Kanal des Embryo, dessen erste Spur einen Theil der Wand des Dottersacks ausmacht; die Blätter der Keimhaut des Nabelbläschens trennen sich, wenn der Bauch des Embryo sich schliesst, und aus dem äussern Blatte wird das Amnion, während die innern Blätter als Dottergang in das Nabelbläschen übergehen.

Hieran reihen sich *Mayer's* schöne Untersuchungen über das Nabelbläschen und die Allantois bei Embryonen vom Menschen und von den Säugethieren, die als besonderer Abdruck aus den Akten der Kaiserl. Leopold. Akademie der Naturf. auch in den Buchhandel kamen (mit 6 lith. Tafeln. 1 Thlr. 16 Ggr.).

Valentin lieferte in seinem Handbuche der Entwikkelungs-Geschichte des Menschen, mit vergleichender Rücksicht der Entwickelung der Säugethiere und Vögel (3 Thlr. 8 Ggr.) eine geordnete Sammlung der die Entwickelungs-Geschichte betreffenden Thatsachen, in welchem das bereits reiche Material durch des Verf. zahlreiche Beobachtungen noch bedeutend bereichert worden; während die zweite Abtheilung des Werks aus den vorhandenen Erscheinungen die dem Ganzen erst Leben verleihenden Gesetze zu ermitteln sucht, und ihnen den eigentlichen Werth und ihre wahre Bedeutung giebt. Der Verf. hat mit schönem Erfolge die Arbeiten seiner Vorgänger benutzt, und durch ihre Verknüpfung und viele schöne und neue Entdeckungen ein treffliches Werk geliefert, das eben sowohl den Gegenstand selbst fördert, als zu neuen Untersuchungen veranlassen wird.

Hufeland hält die Varietäten und pathologischen Verschiedenheiten des Menschengeschlechts (dessen Jl. Jan.), welches von einem Stammvater herkommt, für Folge von Störungen des Bildungs-Triebes, sowohl durch die Zeugung als im Leben auftretend, und sich nun fortpflanzend; die Abstammung ist also erste Ursache, und sie wird durch klimatische Einflüsse verstärkt, und hierdurch entstehen physische und psychische Differenzen und die verschiedenen Temperamente, welche der Verf. sammt den Constitutionen speciell erörterte.

M. R. Otto betrachtet (noch ein Wort über die Hottentotten-Schürze. *Müll.* Arch. 1835. 2.) die Hottentotten-Schürze theils als Vergrösserung der Nymphen, theils als Wucherung der grossen Schaamlefzen, theils endlich als besonderen, auf einem Stiele entspringenden und die Clitoris enthaltenden Lappen.

H. Nasse stellte (Unters. H. I.) mikroskopische Beobachtungen über die Bestandtheile des Bluts und der sich zur Faserhaut gestaltenden Flüssigkeit, besonders über deren Verhalten während der Gerinnung, mit verdünntem Blute an. Die Menge der Kügelchen im Serum ist um so geringer, je weniger Faserstoff im Serum ist; sie sind dann aber gleichmässiger gross, einige neigen zu einer Vereinigung, und diese enthalten Färbestoff, die nicht zur Vereinigung geneigten sind frei von Färbestoff; die farblosen haben einen hellen Kern. Die Gerinnung in der flüssigen Faserhaut ist ohne Verdünnung möglich, und die in ihr enthaltenen Kügelchen differiren in ihrer Grösse oft vierfach von einander. Uebrigens haben die Blutkörperchen keine Kugelform, man sollte sie also auch nicht Blutkügelchen nennen. Endlich hat der Verf. die durch das Wasser in den Blutkörperchen bewirkten Veränderungen einer genauen Untersuchung unterworfen, und bestätigt *Joh. Müller's* Angaben in Bezug auf die Berstung der Hülle und das Heraustreten des Kerns.

Dr. *Steinheim* spricht (Med. Zeit. v. Ver. f. Heilk. 1834. No. 29.) von der Raumveränderung des Blutes und der Structur des Herzens, dieser entsprechend und sie beweisend. Der Verf. glaubt, dass es hinreichend dargethan, dass der rechte Ventrikel des Herzens normal grösser als der linke sei, wodurch nach approximativer Berechnung ungleich mehr Blut in die Lunge kommt, als aus dem linken Ventrikel in die Aorta; diese Ungleichheit soll sich nun nach dem Verf. durch die Elasticität des Blutes ausgleichen. Prof. *Müller* verwirft die Annahme einer Elasticität des Blutes, weil dasselbe keine freien luftförmigen Stoffe enthält; die ungleiche Grösse der beiden Ventrikeln sei unbedeutend, und es sei natürlicher anzunehmen, dass sich die rechte Kammer nicht stets vollständig entleere und nicht stets auf die grösstmöglichste Erweiterung ausdehne.

Eine kleine Schrift vom Prof. *Schultz*, über die Hewson'schen Untersuchungen der Blutbläschen und der plastischen Lymphe des Blutes, durch die ähnlichen Beobachtungen des Hrn. Prof. *Müller* über denselben Gegenstand veranlasste Bemerkungen (6 Ggr.), betrifft die Priorität dieser Untersuchungen.

Nach *Retzius* Bemerkungen über die Scheidewand des Herzens beim Menschen, mit besonderer Rücksicht auf das sogenannte Tuberculum Loweri (*Müll.* Arch. 1835. II.), bildet der obere Theil des Septum mit dem mondförmigen Rande, das unvollständige Septum des

Foetus, und dieser Rand, welcher bei gefülltem linken Atrium einen hervorstehenden Wulst bildet, besteht aus einer Falte, welche zwei Platten hat, die durch verstärkte Muskulatur und einen eigenthümlichen Ringmuskel den rechten Vorhof vom rechten Herzohr trennen, und so einen Vorsprung bilden, welcher das Tuberculum Loweri ist, wodurch das untere Hohl-Aderblut in die obere Hohlader zu dringen verhindert wird.

Nach den Untersuchungen, welche Prof. *Schultz* über das Pfortaderblut (*Rust's* Mag. 44. H. 1.) anstellte, ist dasselbe schwärzer als Venenblut, gerinnt wenig oder gar nicht, und zerfliesst, wenn es geronnen, wieder nach 12 — 24 Stunden; es enthält viel mehr Fibrine und Fett, als Arterien- und Venenblut, und weniger feste Theile; es hat mehr Cruor und weniger Eiweiss.

Nach den Untersuchungen von *H. Nasse* über das Blut im Diabetes mellitus (Unters. H. II.), bildet sich auf demselben meist eine dicke Faserhaut, es enthält mehr Serum als im gesunden Zustande, welches mehr oder weniger trübe ist und mehr Wasser besitzt; dagegen ist weniger Eiweiss und Salzgehalt vorhanden, und der Faserstoff-Gehalt normal; wirklichen Zucker konnte der Verf. nicht aus dem Blute Diabetischer bilden.

Prof. *Stark* zeigte in seiner Commentatio anatomico-physiologica de Venae azygos natura, vi atque munere (16 Ggr.), dass diese Vene beim Embryo viel bedeutender als beim Erwachsenen ist, und als das einzige Gefäss zu betrachten ist, welches beim Foetus das Venenblut aus dem Rumpf und den untern Extremitäten zum Herzen führt, so dass sie dann noch gleichsam im Gegensatz zur Vena cava steht, welche diese Function später übernimmt.

Dr. *Schneider* fand bei Injection eines fünf Monate schwangern Uterus die Injectionsmasse in den Venen der Placenta, und schliesst daraus auf directe Gefäss-Verbindung zwischen der Mutter und dem Foetus (Ueber die Blutgefässe des Uterus. Münch. Jahrb. I.).

Prof. *Müller* machte (dessen Archiv. 1835. H. 2.) die Entdeckung der bei der Erection des männlichen Gliedes wirksamen Arterien bei den Menschen und den Thieren; er fand nämlich ausser den ramis nutritiis noch gewundene Zweige aus der Art. prof. penis hervortretend, die er Art. helicinae nennt. Diese theils einzeln, theils in Büscheln von 3 bis 10 kleinen Zweigen heraustretenden Aeste gehen sich verdickend, hornartig gekrümmt und conisch endend in die Zellen der Caps. cavernosa, und zeigen keine Oeffnungen, die wenigstens sehr fein sein müssen und durch welche also wohl nur bei sehr starkem Blutzufluss Blut in diese Caps. cavernosa dringt.

Prof. *Müller* fand nach seinen Untersuchungen über die cavernösen Nerven des männlichen Gliedes und ihren Zusammenhang mit dem Plexus hypogastricus des Nervus sympathicus (Zeit. v. Ver. in Preuss. No. 18.), dass die Empfindungs-Nerven des Penis blos vom animalischen Nervensystem herkommen, die Nerven der cavernösen Körper aber vom animalischen und organischen Nervensystem gebildet werden.

Schlemm's Observationes neurologicae (cum III Tab. 5/6 Thlr.) enthalten vier ausgezeichnete Aufsätze, nämlich I. über die Zahl der Heiligen- und Steissbein-Nerven, und einige neue vom Verf. entdeckte Ganglien. *Schlemm* fand fünf Heiligenbein- und einen Steissbein-Nerven, die alle mit zwei Wurzeln, deren zuweilen eine fehlt, entspringen, und die betreffenden Ganglien liegen am Ursprung dieser Nerven, nahe dem Rückenmark unter der harten Hirnhaut. — II. Ueber die verschiedene Anzahl der Wurzeln, welche vom dritten und vierten Hirnnerven zum Ganglion ciliare gehen, so wie über einige bisher unbekannte Fäden, welche zum M. rectus inferior bulbi gehen. — III. Beobachtung eines Austritts des ramus auricularis und occipitalis, beide getrennt aus dem Facialnerven. — IV. Ueber die Augen-Nerven des Meleagris Gallopavo.

Werneck's mikroskopisch-anatomische Betrachtungen über die Wasserhaut und das Linsen-System des Auges (*v. Amm.* Zeitschr. IV. H. 1. 2.), bringen mehrere sehr interessante Thatsachen über die Structur und Grössenverhältnisse dieser Theile. Da sich die Cornea durch Kochen in Leim verwandelt, so kann man dann die Membrana humoris aquei davon abschaben; eben so kann man diese Haut leicht beim Foetus darstellen, indem sie die hintere Fläche der Cornea sehr fest, und lockerer die vordere Fläche der Iris bedeckt. Während sich beim fünfmonatlichen Foetus noch keine M. hum. aq., noch Membr. pupillaris zeigt, erscheint gegen die Mitte des 6ten Monates die Trennung der Augenkammern, die im 7ten Monate vollkommen ist; die M. pupillaris ist dann noch leicht in zwei Platten zu theilen, tritt aber immer mehr zurück, je lebhafter die jetzt beginnenden Bewegungen der Iris sind, und erscheint, nachdem sie geborsten, blos als Fetzen an dem Pupillenrande, die man zuweilen selbst noch post partum betrachten kann. Die Linse erscheint gegen die sechste Woche der Schwangerschaft sammt ihrer durchsichtigen Kapsel, welche sich gegen den 6ten Monat als deutliche Blase darstellt. Die Jacobs'sche Haut konnte der Verf. nicht finden. Die Kapsel ist eigentlich eine einfache Haut, die sich indessen in zwei Schichten trennen lässt, keine Saugadern besitzt und mit dem Krystall-Körper durch ein eigenthümliches Fächergewebe verbunden ist. Dieses sehr zarte Gewebe gleicht dem Urthierstoff und besteht aus sechseckigen Zellen, in denen sich der Liq. Morgagni bewegt. Die Linse selbst besteht aus Faserbündeln, welche in regelmässigen Schichten über einander liegen; jede Schicht besteht aus einem häutigen und fibrösen Gewebe.

Fernere Nachrichten über die **Membrana capsulo-pupillaris** (s. Uebers. v. 1833. S. 36.) von *Henle* und *Arnold* mitgetheilt, finden sich in *v. Ammon's* Zeitschrift f. Ophth. IV. H. 1. 2. — *Henle* nimmt diese Membran an, während sie *Arnold* aus dem oben angegebenen Grunde leugnet.

Nach den **mikroskopischen Untersuchungen** von Dr. *Jordan* (*Müll.* Zeitschr. 1834. V.) **über das Sehnen-Gewebe**, besteht dasselbe aus langen cylindrischen Fäden von 0,0007''' Durchmesser, die parallel neben einander liegend durch Zell-Gewebe zu Bündeln verbunden sind. Diese Sehnenbündel sind wellenförmig gebogen, und wieder parallel laufend, oder sich durchkreuzend.

Nach den Versuchen von Dr. *Jordan* (*Müll.* Zeitschr. 1834. V.) **über das Gewebe der Tunica Dartos, und Vergleichung desselben mit andern Geweben**, stimmt die Tunica Dartos ganz mit dem Zellgewebe überein, und ist demnach durchaus nicht als Muskelhaut zu betrachten. Der mittlere Durchmesser ihrer Fasern beträgt 0,0007''', mit Wasser gekocht, bildet sie Leim, durch die Kälte zieht sie sich zusammen, während sie in der Wärme erschlafft.

Von Dr. *Giesker* erschien die erste Abtheilung der Splenologie, welche anatomisch-physiologische Untersuchungen über die Milz des Menschen, nebst den Angaben der ältern und neuern Schriftsteller (1 Thlr. 20 Ggr.) enthalten soll, und deren Anatomie und Physiologie uns hier geboten wird. Der Verf. giebt eine genaue Beschreibung dieses Organs beim Menschen, und zieht, indem er die bisherigen physiologischen Ansichten und die Thatsachen vergleicht, den Schluss, die physiologische Aufgabe der Milz sei im chylopoetischen Systeme die Assimilation der dem Blute beigemischten, zu seiner Ergänzung bestimmten Stoffe näher zu assimiliren, indem sie das Blut verändert und eine gerinnbare Lymphe absondert, welche zum Chylus des Brustgangs gelangt. Der Verf. verspricht die Entwickelungsgeschichte der Milz beim Menschen und den Thieren, nebst über die Function näher angestellten Versuchen, denen dann die Pathologie der Milz folgen soll. Das Erschienene ist mit vielem Fleiss zusammengestellt, und lässt uns der Fortsetzung begierig entgegensehen.

Steifensand stellte (*Müll.* Arch. 1835. II.) Untersuchungen über die Ampullen des Gehör-Organs an, nach welchen er dieselben als Theile des Sinus communis betrachtet, die sich in die halbzirkelförmigen Röhren fortpflanzen; in jedem Gehör-Organ liegen drei Ampullen, deren jede an ihrer gebogenen Oberfläche den Ast des Gehörnervens aufnimmt und durch eine an dieser Aufnahmestelle befindliche Furche in einen Sinus- und Röhrentheil geschieden wird, der im Innern ein Septum entspricht. Der Verf. betrachtet dann die Ampullen in den verschiedenen Thier-Classen.

Duvernoy's chemisch-medicinische Untersuchungen über den menschlichen Urin (9 Ggr.) betreffen den gesunden Harn, und aus dem kranken Zustande den Harn bei Fieberkranken und die Harnsteine, nach den vom Verf. im Katharinen-Hospital zu Stuttgard gemachten Untersuchungen.

H. Nasse stellte (Unters. H. II.) chemische Untersuchungen über den von selbst gerinnbaren faserstoffhaltigen Urin an, und erzählt neben Anführung der bisher gemachten Beobachtungen einen solchen Fall von Chyluria bei einem 50jährigen Manne, der durch Uva Ursi mit Aq. Calcis geheilt wurde.

Wagner's Lehrbuch der vergleichenden Anatomie wurde mit der 2ten Abtheilung beendet (1 Thlr. 12 Ggr.), und so ein treffliches Handbuch zu Vorlesungen geliefert.

Von *Grant's* Umrissen der vergleichenden Anatomie, aus dem Engl. von Dr. *Schmidt*, erschien die erste Abtheilung, Knochen-, Bänder- und Muskel-System enthaltend (mit 65 eingedruckten Abbildungen. 4 Thlr. 16 Ggr.).

Von den vom Prof. *Carus* herausgegebenen Erläuterungstafeln zur vergleichenden Anatomie, erschien das vierte Heft, die Verdauungs-Organe darstellend (mit neun Kupfertafeln. 12 Thlr. — Auch mit lateinischem Text von Dr. *Thienemann*. — Das ganze Werk in vier Heften. 48 Thlr.).

Von dem vom Prof. *Albers* herausgegebenen Atlas der pathologischen Anatomie für praktische Aerzte, erschien die 5te bis 8te Lieferung (mit 24 lith. Tafeln; jede Lieferung $1\frac{1}{2}$ Thlr.).

Von *Lobstein's* Lehrbuch der pathologischen Anatomie, deutsch bearbeitet von Dr. *Neurohr*, erschien der 2te Band (2 Thlr.), die specielle pathologische Anatomie enthaltend.

Heyfelder macht (Berl. med. Centr.-Zeit. 1834. No. 35.) die Schweiz bereisende Aerzte auf drei in Zürich befindliche lebende pathologische Seltenheiten aufmerksam; es sind ein Fall von Elephantiasis des rechten Fusses und Schenkels, ein Fall von lepröser Entartung des Fusses, und ein Klumpfuss mit einer am zweiten Lendenwirbel anfangenden, 1 Fuss 1 Zoll grossen Spina bifida.

Als pathologische Seltenheiten kennt *M. R. Hehn-*

baum (*Casp.* Wochenschr. No. 23. 24.) einen Mann, der Tabaksrauch und Luft mit zischendem Geräusch bei zugehaltenen Nasenlöchern durch die Thränenpunkte treiben kann. — In einem andern Falle ist die Beugung des kleinen Fingers der rechten Hand nur mit den drei zunächst befindlichen Fingern zugleich möglich. — Eine Person, die linkhändig war, hatte nach der ersten Entbindung in der linken Brust viel mehr Milch als in der rechten. — Bei einer Frau wurde eine Anschwellung des Bauchs mit Krampf in seinen Muskeln für Schwangerschaft gehalten. — Verf. berührt mehrere Fälle von grosser Empfindlichkeit der Haut.

M. R. Schneider beobachtete (Beitr. zur path. Anat. *Clar. u. Rad.* Beitr. I. H. 2.) bei einem Manne auffallend starke Behaarung, die aber auf die Kinder nicht überging.

Ein blaues Pigment in Excreten wurde neuerlichst wiederholt beobachtet, so von Dr. *Bleifuss* und Dr. *Michel* (Würt. Corr.-Bl. IV. 26.) im Schweisse bei Unterleibskranken, von *Heyfelder* (ibid. No. 32.) bei einer hysterischen Frau und einem hypochondrischen Manne, besonders auf der rechten Körperseite.

Dr. *Steinthal* theilte (*v. Siebold's* Jl. XIV. H. 1.) nach dem Journ. med. chir. ein Beispiel von Anencephalie mit.

Dr. *Strähler* theilt (Würt. med. Corr.-Bl. 1834. No. 31.) die Beobachtung eines Acephalus mit, bei dem der Stirntheil des os frontis und beide Seitenwandbeine fehlten. An der Stelle des grossen Gehirns war eine mit dem Schädel verwachsene Wucherung, welche aus einem blasenförmigen schwammigen Gewebe bestand und blutiges Serum enthielt. Das in der 32sten Woche geborne Kind starb nach 38 Stunden. Die Mutter hatte einer Section beigewohnt, und brachte dies in Zusammenhang mit der Missbildung ihres Kindes.

Dr. *Steinberg* sah bei einem fünf Wochen alten Kinde, welches viel schlief und etwas stupiden Blick hatte, eine sonderbare Missbildung des Schädels, indem nämlich die ossa bregmatis zwischen die 1/4" hervorragenden andern Kopfknochen eingekeilt waren (Neue Zeitschr. f. Geb. K. II. H. 1.).

Dr. *Heyfelder* fand bei der Section eines 70jährigen Selbstmörders sehr breite Suturen zwischen den oss. bregm., das

Stirnbein in zwei Theile getheilt und an seiner innern Seite mehrere, die Substanz durchbohrende Punkte, in denen drüsenartige Körper waren (Würt. med. Corr.-Bl. 1834. No. 40.).

Heyfelder theilte (Zeit. v. Ver. in Preuss. 1834. No. 31.) einen Obductions-Befund bei einem Selbstmörder von 70 Jahren mit, der dem Trunke sehr ergeben gewesen war. Verknöcherungen der Dura mater, Verdünnungen der Schädelknochen, aneurysmatische Erweiterung des Arcus Aortae, Hypertrophie der Leber, kleine, in rothbraune fluctuirende Masse verwandelte Milz, Verengerung des Colon adscendens und Scirrhus pylori zeigten das körperliche Leiden deutlich.

M. R. Schneider beobachtete (Beiträge zur pathologischen Anatomie. *Clar.* u. *Rad.* Beitr. I. H. 2.) einen Fall von Wasserkopf, bei welchem die Kopfknochen so dünn waren, dass man, wenn der Kopf gegen das Licht gestellt wurde, die Bewegung des Gehirns im Wasser sehen konnte. Der Mensch wurde dennoch 43 Jahre alt. — In einem andern Falle verschwanden die hydrocephalischen Erscheinungen nach und nach, die Geistesfähigkeiten waren normal, und es blieb blos Paralyse des Rückgrates zurück.

M. R. Schneider beschrieb (Beitr. zur path. Anat. *Clar.* u. *Rad.* Beitr. I. H. 2.) eine Spaltung des Rückgrates bei einem Foetus, der 24 Stunden lebte. Die Mutter war in der spätern Zeit ihrer Schwangerschaft eine hohe Treppe auf dem Rücken herabgerutscht.

Zur pathologischen Anatomie des Auges theilte Dr. *Schön* (v. *Amm.* Zeitschr. IV. 1.) einen Fall mit, von regelwidriger Knochenbildung im menschlichen Auge, eine Beobachtung von Marasmus senilis der Kapsel und Linse, ein Coloboma iridis mit Glaucoma und Cataracta glaucomatosa complicirt, ein Staphyloma scleroticae posticum; *Beck* (ibid.) einen Fall von Amaurose, bedingt durch abnorme Beschaffenheit der Sehnerven, und Beiträge zur Lehre von den organischen Veränderungen des Auges nach Staar-Operationen; *Zeis* beobachtete (ibid.) eine Blepharoplegie rechter Seite in Folge eines Tuberkels im Gehirn und Pyorrhoe der Thränensäcke mit innern Thränenfisteln; *Unger*, eine seltene Bildung eines Hygroms am äussern Augenwinkel (ibid.); *Romberg* lieferte (ibid.) Beiträge zur Anomalie normaler Pupillen-Gestalt, und *Seiler* zur Lehre von der Genesis der angebornen Hyperkeratosis, und der damit öfters vorkommenden eigenthümlichen Schädelform und Amaurose. — Derselbe stellte (ibid.) anatomische Untersuchungen eines atrophischen, eines von Iritis befallenen und dreier amaurotischer Augen an.

Dr. *Studensky* berichtet (*v. Graefe* u. *v. Walth.* Journ. Bd. 21. H. 2.) über eine bisher noch nicht beobachtete Abnormität der Zunge bei einem neugebornen Kinde. Die Mutter hatte sich im Anfange ihrer Schwangerschaft über ein todtes Pferd mit hervorhängender Zunge erschrocken, und gebar einen Knaben mit abnorm verlängerter, hervorragender und an der Spitze mit einem Auswuchs versehener Zunge, welcher nach 36 Stunden starb. Der Auswuchs enthielt mit fibröser Haut überzogene Knorpel, platte, runde und unregelmässige, mit fester Haut überzogene Knochen, mehrere Fettklumpen, einen im Innern Fett und dünne Haare enthaltenden grossen Knorpel, und in vier Höhlen verschiedenartige Flüssigkeiten. Der Verf. betrachtet diese Bildung als eine abnorme Geschwulst, wie sie beim Foetus in ähnlicher Weise auch bereits anderweitig beobachtet wurde.

Prof. *Rob. Froriep* beobachtete bei der Section eines eine Stunde nach Aufnahme in die Charité zu Berlin verstorbenen 38jährigen Mannes, der bis dahin, wie es schien, nur an leichten entzündlichen Affectionen der Bronchial-Schleimhaut und Luftröhre gelitten hatte, eine Knorpel-Knochen-Geschwulst an der innern Fläche des Kehlkopfes, die sich wahrscheinlich sehr langsam entwickelt hatte (Med. Zeit. v. Ver. f. Heilk. in Preuss. 1834. No. 38.).

Siemon-Dawosky lieferte (*Hufel.* Journ. Febr.) die Beschreibung einer traubenförmigen Excrescenz im Kehlkopfe eines Knaben.

Prof. *Lichtenstädt* fand (Praktische Notizen. *Heck.* Ann. 1834. Aug.) in der Leiche eines an Husten und Dyspnoe krank gewesenen Soldaten die ganze rechte Lunge verzehrt.

M. R. Schneider fand (Beiträge zur patholog. Anat. *Clar.* u. *Rad.* Beitr. I. H. 2.) bei einem an Phthisis gestorbenen

Mädchen die rechte Lunge leer, blos aus einem schwammigen Klumpen bestehend, die linke Lunge normal. Die Aorta theilte sich gleich in die auf- und absteigende, ohne Bogen.

Dr. *Eisenmenger* traf bei Sectionen der am Keuchhusten Gestorbenen in einer Epidemie constant Ausschwitzung im Herzbeutel, ein welkes Herz, und Ueberfüllung der Lungen mit Blut, selbst mit Eiter, und fragt daher, ob dem Keuchhusten nicht vielleicht Carditis zum Grunde liege (Würt. med. Corr.-Bl. 1834. No. 40.).

M. R. Schneider fand in dem Stamm der Aorta eines nach einem Fall plötzlich gestorbenen Knaben von fünf Jahren einen Polypen, der die Circulation gänzlich verhindert hatte. Dasselbe fand in einem zweiten Falle Statt (Beitr. zur path. Anat. *Clar.* u. *Rad.* Beitr. I. H. 2.).

Dr. *Schlesinger* fand bei einem bis zum 15ten Jahre gesunden Mädchen, das dann an Cyanosis, Convulsionen u. s. w. gestorben war, Verschliessung der Aorta (*Casp.* Wochenschr. No. 31.). Die erweiterten Nebenzweige leiteten den Blutumlauf.

Albers theilte (*Clar.* u. *Rad.* Beitr. I. 3.) zur vergleichenden Pathologie Nachrichten über die Häufigkeit der Herzkrankheiten beim Rindvieh, die pathol. Anatomie der Lungen beim Rotz der Pferde, den Schlagfluss unter den Hühnern, und zwei Fälle von Aneurysma Aortae abdominalis bei einem Hunde und bei einem Menschen mit.

M. R. Schneider fand in dem Herzen einer alten Frau einen mit der hintern Wand der rechten Kammer verwachsnen 2'' langen Knochen, und bei einem 80jährigen Manne eine Verknöcherung in der Muskel-Substanz des Herzens (Beitr. zur path. Anatomie. *Clar.* u. *Rad.* Beitr. I. H. 2).

Dr. *Rahn-Escher* beschreibt in seinen Beiträgen zur Pathologie des kindlichen Alters (r. *Pomm.* Zeitschr. I. H. 1.) einen Fall von angeborner fehlerhafter Organisation beider Lungen (von ungleichem Gewebe) mit gleichzeitigen Bildungsfehlern im Kehlkopfe (Verkleinerung, Verengerung, Verknöcherung) und Magen (Verengerung des Pylorus,); — einen Fall von fehlerhafter höchst wahrscheinlich mit zur Welt gebrachter Structur der rechten Lunge eines Kindes (die von festerer Structur mit einer eigenen Blase, wohl nie geathmet hatte, obgleich das Kind erst nach dritthalb Jahren am Croup starb,); — und einen Fall von angeborner Geschwulst und Verhärtung der Leber bei einem dreijährigen Knaben, die glücklich geheilt wurde.

Prof. *Blumenthal* beobachtete eine seltene Erweiterung des Magens (*Casp.* Wochenschr. No. 32.) nach Leber- und Milzverhärtung, deren Function der Magen nach des Verf. Meinung mit übernommen hatte.

Dr. *Erdmann* erzählte (*v. Graefe* u. *v. Walth.* Jl. XXII. 4.) einen Fall, in welchem die äussere Darmhaut die Function der innern Schleimhaut eines Theils der Gedärme Jahre hindurch ersetzte und für selbige vicariirte.

Dr. *Stannius* theilte (*Casp.* Wochenschr. 1834. No. 27.) die Beobachtung einer interessanten Entartung der Zotten der Darmschleimhaut mit. Es zeigten sich nämlich einzelne vergrösserte Zotten, die milchweiss, mit dem Zellgewebe eine milchige, im Wasser auflösliche Masse enthielten. Die Villosa des Darmkanals war wie die Peyer'schen und Brunner'schen Drüsen gesund.

M. R. Schneider sah bei einem Neugebornen in der Mitte des Unterleibs ein Loch mit freiliegenden Gedärmen, die er reponirte und die Oeffnung zuheilte (Beitr. zur pathol. Anat. *Clar.* u. *Rad.* Beitr. I. H. 2.).

Dr. *Malin* beobachtete einen merkwürdigen Obductions-Befund bei einem 60jährigen, Bacho und Veneri ergebenen Manne, nämlich eine unmittelbare Gemeinschaft zwischen Coecum und S. Romanum in eine Kloake, Verwachsung des Rectum mit der Blase, Vergrösserung der Leber, und eine Menge bohnengrosser Auswüchse im Becken (Med. Zeit. v. Ver. f. Heilk. in Preuss. 1834. No. 42.).

M. R. Schneider fand in der Leiche eines neugebornen Kindes neben Deformitäten des Mastdarms nur die rechte Niere (Beitr. zur path. Anat. *Clar.* u. *Rad.* Beitr. I. H. 2.).

Die Resultate einiger Leichen-Oeffnungen und Leichen-Besichtigungen, welche Dr. *Toll* (*Wildberg's*

Jahrb. I, 1.) mittheilte, betreffend 2 Fälle von Apoplexia sanguinea aus organischen Entartungen im Unterleibe, eine Apoplexie bei einem Trunkenbolde, 2 Fälle von Erstickungstod, einen Ertrunkenen, und eine Fractur beider Unterschenkelknochen durch Ueberfahren, welche durch Sphacelus tödtlich endete.

Dr. *Klose* theilte einen Fall mit (*Casp.* Wochenschr. Nr. 36.), in welchem die Section Knochen- und Speckgeschwulst im Unterleibe nachwies.

Dr. *Stannius* fand bei einem Kranken von 29 Jahren, der an stetem Kollern und Wühlen im Unterleibe gelitten hatte, scirrhöse Geschwülste im Peritonaeum, die dasselbe ganz durchdrangen und Verengerung des Coecum bewirkt hatten (*Casp.* Wochenschr. 1834. Nr. 51.).

Dr. *Lippert* beobachtete bei einem 36jährigen biliösen Branntweintrinker eine seltene Entartung der Leber (Summar. X. 8.), welche 13¾ Pfd. wog, im Umfange 48″, im Querdurchmesser 16″ hatte, und in eine käsige Masse mit vielen Abscessen verwandelt war.

M. R. Schneider fand eine Leber von 15 Pfund Gewicht, und einen andern Fall mit vielen Hydatiden in einem eigenen Sack in der Leber (Beitr. zur path. Anat. *Clar.* u. *Rad.* Beitr. I. H. 2.). In einem andern Falle wog die Leber 8 Pfund, die Milz 7¼ Pfund, und die Eingeweide schwammen in 5 Pfund Wasser. In einem Falle wurde die Hälfte der bei einer Bauchwunde vorgefallenen Milz ohne Nachtheil abgebunden.

M. R. Heyfelder erzählte (Zeit. v. Ver. in Preuss. Nr. 27.) 2 Fälle von Fettdurchdringung der Leber nach vorhergegangenen Entzündungen dieses Organs, zugleich mit Milzleiden, Phthisis pulmonalis und Gallensteinen. Ein inniger Zusammenhang dieser Leiden war dabei höchst wahrscheinlich.

Dr. *Lehmann* beobachtete das Vorkommen von Schwefelammonium in der Galle eines wassersüchtigen Knaben von 15 Jahren, wodurch wenige Stunden nach dem Tode starker Geruch nach Schwefelammonium eintrat, und erst nach 24 Stunden verschwand (Summar. XII. 1.).

Dr. *Hafner* fand in der Leiche eines gesund gewesenen Mannes, in der Gallenblase 22 Steine (Würt. med. Corr.-Bl. 1834. No. 40.).

M. R. Schneider sah wiederholt kalkartige Incrustationen der Eichel und solche Steine zwischen Eichel und Praeputium, deren er einmal 10 wegnahm (Beitr. z. path. Anat. *Clar.* und *Rad.* Beitr. I. H. 2.).

Dr. *Cramer* beobachtete (kleine Beitr. zur medicinischen Erfahrung. *Casp.* Wochenschr. 1834. Nr. 51.) bei einem neugebornen Knaben Mangel des Anus und Ueberfluss an Fingern und Zehen. Das Rectum endete in einen blinden Sack mit der dickhäutigen kleinen Harnblase verwachsen, an jedem Fusse waren zwei kleine Zehen, an der rechten Hand 2 Finger auf dem Metacarpus digiti minimi, und der kleine Finger der linken Hand war an der ersten Phalanx in 2 Finger getheilt; zu diesen überzähligen Fingern gingen besondere Muskeln. Die Mutter hatte 7mal geboren, 2mal abortirt, hat 2 taubstumme Kinder, und bereits einmal eine dieser ähnliche Missgeburt geboren.

Dr. *Cramer* erzählte (*Casp.* Wochenschr. 1834. Nr. 51.) einen Fall von Mangel des Anus, mit Ueberfluss an Fingern und Zehen bei einem 16 Stunden nach der Operation gestorbenen Kinde, dessen Mutter früher ein Kind mit ähnlicher Missbildung geboren hatte.

Dr. *Lechler* beschrieb (Würt. med. Corr.-Bl. IV. Nr. 3.) einen Fall von doppelter Harnblase mit doppelt vergrösserter linker Niere bei einem an Unterleibsentzündung gestorbenen ¼ Jahr alten Mädchen.

M. R. Schneider untersuchte (Beitr. zur path. Anat. *Clar.* und *Rad.* Beitr. I. H. 2.) eine Person mit doppelter Mutterscheide und doppeltem Uterus, deren jeder seine eigene Oeffnung hatte. Die Person hatte 2mal concipirt, und abortirte 6 Wochen nach ihrer Verheirathung einen 4monatlichen Foetus, und gebar in der 40sten Woche Zwillinge.

Frank beobachtete eine knorpel- und lederartige Ausartung der Placenta, welche *d'Outrepont* (Neue Zeitschr. für Geb. II. 2.) näher beschrieb.

Henning beobachtete (*Casp.* Wochenschr. Nr. 19.) bei einer Frau, die mehrmals abortirt hatte und nun mit der Zange entbunden wurde, steinförmige Knochenablagerung in der Placenta, die an einer Stelle eine grössere Knochenmasse bildete.

Dr. *Steinberg* entfernte (Neue Zeitschr. f. Geb. II. H. 1.) ein speckartiges Gewächs an den Geschlechtstheilen einer 36jährigen Frau, welches kugelförmig auf einem $1\frac{1}{2}''$ langen und $\frac{1}{2}''$ dicken Stiele auf der vordern Fläche der linken Schaamlippe sass und $\frac{3}{4}$ Pfund wog, durch den Schnitt. Die Heilung gelang rasch.

Dr. *Krimer* beschrieb (Hufel. Journ. 1834. Sept.) einen Fall von Missbildung der weiblichen Geschlechtstheile; das hoch in der Vagina sitzende Hymen war fest, rigid, 2″ dick; der Uterus angeschwollen, hatte eine Deformität der Vaginalportion mit völliger Verschliessung des Muttermundes. Nach mehrmals wiederholter Perforation sah der Verf. sich zuletzt genöthigt, die Vaginalportion gänzlich zu entfernen, worauf dann regelmässige Menses eintraten, aber keine Conception Statt fand.

Dr. *Hansen* beobachtete eine Missbildung des Foetus (Hydrocephalus) mit ungewöhnlicher Menge (über 16 Kannen) von Fruchtwasser (Pfaff's Mittheil. 1835. V.), und fragt, ob vielleicht beide Wasserbildungen Folge der steten Furcht der Mutter, eine Missgeburt zu gebären, gewesen? Auch Dr. *Klink* beobachtete einen Fall von ungewöhnlich grosser Menge von Fruchtwasser (ibid.) bei einer Schwangern, die zugleich ein 12 Pfund schweres Kind gebar.

Prof. *Lichtenstädt* erzählt (Praktische Notizen. Heck. Annal. 1834. Aug.) einen Fall, in welchem eine schwangere Frau zur Zeit der Entbindung Wehen bekam, aber nicht gebar, später wieder menstruirt wurde und 2mal abortirte, während man den ersten Foetus durch die Bauchwandungen fühlen konnte.

Dr. *Steinthal* theilte (v. Siebold's Jl. XIV. H. 1.) nach dem Récueil de mém. de la fac. de Paris, ein Beispiel einer Sackgeschwulst in dem Gekröse eines vierzehnjährigen Knaben, die einen menschlichen Foetus enthielt, mit.

Dr. *Hasbach* gab (Hufel. Journ. 1834. Novbr.) eine Beschreibung von Zwillingen, welche mit den Bäuchen zusammengewachsen waren und im 8ten Monat lebend geboren wurden, aber bald starben; das linke Kind hatte zugleich einen Wolfsrachen. Beide Kinder hatten eine Nabelschnur, und die Verbindung fand durch ein vom Sternum des rechten Kindes ausgehendes knorpelartiges Ligament Statt.

Der Wundarzt *Hochstetter* beobachtete die Geburt zweier mit einander verwachsener Kinder (Würt. med. Corr.-Bl. IV. Nr. 4.) weiblichen Geschlechts, welche in der Lumbargegend 3½″ an einander gewachsen waren, und bei denen aus der gemeinschaftlichen Bauchdecke eine einfache Nabelschnur kam.

Dr. *Lieber* theilt (*Casp.* Wochenschr. 1834. Nr. 48.) eine Notiz über einen Zwitter mit, der als Mädchen erzogen, ein Hypospadiaeus war, und fragt, ob es einem solchen Subjekte freigegeben werden könne, als Weib fortzuleben, oder ob er als Mann erscheinen müsse, und in wiefern der Arzt von solchem Falle höhern Ortes Anzeige zu machen habe?

Dr. *Tourtual* beschreibt (med. Zeit. v. Ver. f. Heilk. in Preuss. 1834. Nr. 25.) zur Lehre von den Zwitterbildungen, zwei Fälle, deren ersterer es äusserlich unentschieden lässt, ob männliche oder weibliche Missbildung Statt findet, und nur die innere Untersuchung, welche einen uterus bicornis zeigt, bestimmt für letztere spricht. Im zweiten Falle fand dagegen Bildungshemmung eines männlichen Foetus sowohl äusserlich als innerlich Statt.

M. R. Heyfelder beschrieb (Schmidt's Jahrb. VIII. S. 125.) eine seltene Missgeburt mit hydrocephalischer Kopfbildung und doppelter Hasenscharte, und fehlenden Nieren, Harnblase, Penis, Hoden, Rectum und After, während das 2½″ lange Scrotum an seinem untern Ende einen warzenförmigen Auswuchs hatte.

Dr. *Arnold* gab (Würt. Corr.-Bl. IV. Nr. 16.) eine Beschreibung einer merkwürdigen Missgeburt, welche in partu gestorben war, und bei der die Extremitäten theilweise fehlen; die Oberarmknochen sind 1 — 2″ lang, zugespitzt, die linke untere ist ½″ lang und zeigt Ober- und Unterschenkel sammt Fuss in 3 Parthien angedeutet, die rechte untere Extremität fehlt gänzlich.

Czermak lieferte (Oestr. Jahrb. VI. 3.) die Beschreibung eines doppelkörperigen Kalbes.

Lichtenstein beschrieb (Zeit. v. Ver. in Preuss. No. 24.) als Trichina spiralis Ocken, einen neu entdeckten Parasit in der Muskelsubstanz des Menschen.

Der Chirurg *Nolte* beobachtete (Zeit. v. Ver. in Preuss. No. 38.) einen merkwürdigen Fall eines grossen, theilweise schon in Fungus haematodes übergegangenen Fungus medullaris in basi cranii, welcher 2 Unzen 5 Drachmen 2 Scrupel wog, und nur das Sehvermögen gestört hatte, ohne örtlichen Schmerz verursacht oder die Gehirnthätigkeit gestört zu haben.

Dr. *Chevalier* theilt (Rust's Mag. Bd. 42. H. 2.) einige wichtige Untersuchungen über Markschwamm mit; er unterscheidet sowohl bei dem Markschwamm mit Kapsel als bei dem kapsellosen und der blossen Infiltration, 3 Perioden. In der ersten Periode zeigt der mit einer Kapsel umgebene Markschwamm gehirnähnliche Windungen, in deren Zwischenräume die Kapsel nicht eindringt, sondern sie blos umgiebt; die Kapsel ist halbdurchsichtig, grau, knorpelartig, und zuweilen schon geborsten. Der kapsellose Markschwamm zeigt in der ersten Periode eine durchsichtigere farblose, fettige Masse, die meist unregelmässig zwischen lockerm Zellgewebe der Muskeln sitzt. Der als Infiltration im Parenchym der Organe sich darstellende Markschwamm ist seltener, erscheint in der Färbung wie das ihn umgebende Parenchym mit weisslichen Streifen vermischt, später graulich und halbdurchsichtig. — Die zweite Periode ist bei allen 3 Arten dieselbe; es ist eine dem Gehirn kleiner Kinder ganz ähnliche Masse, jedoch von geringerer Consistenz mit rosenrothen Stellen, Blutgefässen und hier und da selbst mit coagulirtem Blute. In der 3ten Periode, die ebenfalls allen 3 Arten gleichmässig zukommt, tritt die allgemeine Zerstörung ein. Die Krankheit erscheint in allen Organen, der mit einer Kapsel versehene Markschwamm aber besonders in Organen mit festerer Structur, so im Uterus. Die Krankheit dauert von 18 Monaten bis zu vielen Jahren; die Prognose ist pessima, das Wesen der Krankheit unbekannt, doch ist die Masse schon, weil sie schmerzlos ist, sicher keine wahre Gehirnsubstanz oder Nervenmasse, vielmehr hauptsächlich Eiweissstoff. Der Markschwamm ist eine frische Bildung im Zellgewebe, keine Degeneration, und zieht erst nach und nach die ihn umgebenden Theile in die Zerstörung theils durch Druck, theils durch Corrosion mittelst der ausfliessenden Jauche. Es scheint der Markschwamm oft auf dem Naturbestreben zur Ausscheidung schädlicher Stoffe und Erhaltung des Gleichgewichtes zu beruhen, obwohl das Mittel selbst wieder zum Tode führt. Der Verf. exstirpirte in einem Falle 2 Markschwämme am Halse eines gesunden Mannes, die Heilung schien zu erfolgen, als sich in 8 Tagen Ascites einstellte, der rasch tödtlich endete.

Von Prof. *Burdach's* trefflichem Werk über die Physiologie als Erfahrungswissenschaft, erschien der 5te Band, mit Beiträgen von *R. Wagner* (3 Thlr. 21 Ggr.).

M. R. Carus stellte (Müller's Arch. 1834. H. 6.) die Nothwendigkeit dar, den Begriff des latenten Lebens, als eines gebundenen Zustandes, aus der Physik und Chemie in die Physiologie und Pathologie zu übertragen. Wie es nur ein Leben giebt, so zeigen sich auch die Erscheinungen nur mehr oder minder selbstständig, und selbst die Krankheit als ein organisches Ganze betrachtet, erscheint mehr oder minder individuell geworden, oder latent, und bedarf im letztern Falle oft nur besonderer Verhältnisse, um aus diesem latenten Zustande herauszutreten und so offenbar zu werden. So sind Krankheitsanlagen latente Krankheiten, dasselbe gilt von erblichen Krankheiten, und zeigt sich am deutlichsten bei den Contagien, die zuweilen an fremde Körper gebunden des Luftzutritts etc. bedürfen, um auszubrechen und sich aufs neue auszubreiten.

Prof. *Purkinje* und Dr. *Valentin* gaben in einer Schrift: de phaenomeno generali et fundamentali motus vibratorii continui in membranis cum externis *tum* internis animalium plurimorum et superiorum et inferiorum ordinum obvii (1¼ Thlr.) — ausführliche Nachrichten über die unter dem Namen von Flimmerbewegungen wiederholt beobachteten Erscheinungen. Die Untersuchungen der Verf., welche auch alle bisherigen Thatsachen mittheilen, ergeben, dass diese Flimmerbewegungen von eigenen, theils der Länge nach, theils zirkelförmig gestellten, meist regelmässig sitzenden Wimpern abhängen, deren Bewegung die Erscheinung hervorruft, und die von allem Willen sowohl als selbst gewissermassen vom höhern Leben unabhängig ist, da sie noch längere Zeit nach dem Tode beobachtet wurde. Die Verf. fanden diese Wimper auf der Oberhaut, und auf der Schleimhaut des Nahrungskanals, der Respirationswege und des Genitalsystems, und zwar fast in allen Thierklassen, doch nicht bei Fischen und noch unbestimmt bei Insekten. Die physiologische Bedeutung dieser Erscheinung ist noch nicht aufgeklärt, die Verf. aber verdienen allen Dank für ihre trefflichen und mit grosser Sorgfalt und Genauigkeit angestellten Untersuchungen.

Prof. *Nasse* schliesst (Unters. H. 1.) nach neuen Versuchen über die Pflanzen-Reizbarkeit und die thierische, dass die reizbaren Bewegungstheile der Pflanzen und der Thiere sich in dem, was ihre Reizbarkeit stimmt, sie also zu Bewegungen erregt, sehr ähnlich sind, dass der auf nur eine Stelle treffende Reiz auch bei Pflanzen der Ausbreitung fähig ist und wenn er die rechte Stelle trift, keinen gradweisen Unterschied von der thierischen Reizbarkeit darbietet. Die Bewegungen erfolgen bei Pflanzen und Thieren sowohl von selbst als auf äussere Reizung, und stehen unter denselben Gesetzen, nach welchen sie auf heftigere Reize eher zu Stande kommen aber rascher schwinden, sich aber auf mässige Reize länger erhalten.

Prof. *Choulant*, über die willkürliche Bewegung des Menschen. Eine am 28sten Februar 1835 gehaltene Vorlesung (6 Ggr.).

Prof. *Nasse* glaubt (Rumpfberaubte Köpfe, und enthauptete Rümpfe. Unters. H. 1.), dass die Ansicht von *Wedekind*, nach welcher der vom Rumpf getrennte Kopf sich rasch verbluten müsse, zwar irrig, demnach das Fortbestehen eines gewissen Lebensgrades möglich, aber die bisher zum Beweise einer Fortdauer des psychischen Lebens in dem vom Rumpfe getrennten Kopfe, aufgestellten Beobachtungen nicht hinreichend beweisend sind.

Prof. *Nasse* zeigte in seinen Bemerkungen und Versuchen über die Functionen des Rückenmarks (Unters. H. II.), dass die bisherigen sowohl aus Experimenten als Krankheitsfällen gezogenen Thatsachen keineswegs einen bestimmten Unterschied in der Function der vordern und hintern

Rückenmarksstränge beweisen, und eben so über die Function und Wichtigkeit einzelner Parthien des Rückenmarks noch nichts entschieden ist, und nur soviel mit Gewissheit zu schliessen ist, dass dasselbe als ein ganzes Organ zu betrachten ist, dessen Wirkungssphäre eben in seiner Totalität begründet ist, aber bei verschiedenen Thierklassen verschieden wichtig erscheint. Das Rückenmark hat schwerlich einen direkten Einfluss auf die Erhaltung der Reizbarkeit, wohl aber auf den Kreislauf, die Thätigkeit des Herzens und die Verdauung. Die Theilnahme am Akt des Gebärens ist wahrscheinlich, ihr Grad aber noch nicht ermittelt, dagegen haben Gelähmte häufig Erectionen. Die Wärme ist in vom Rückenmark aus gelähmten Gliedern stets vermindert, und viele Thatsachen am Krankenbette sprechen für den Einfluss des Rückenmarks auf die flüssigen Secretionen, obwohl diess durch Experimente noch nicht nachgewiesen worden; eben so hängt die Ernährung sehr mit dem Rückenmark zusammen. Der plötzliche Tod nach Durchschneidung und Zerstörung des schon getrennten Lendentheils des Rückenmarks hängt von Hemmung des Kreislaufs ab, wie *Le Gallois* richtig folgerte.

Als eine die Stimmorgane betreffende physiologische Bemerkung erzählt Dr. *Brück* (*Casp.* Wochenschr. No. 4.), dass ein Mädchen, welches sich den Sächsischen Dialekt ganz abgewöhnt hatte, nachdem sie heftig erkrankte, denselben wieder sprach, und nach erfolgter Genesung wieder verlor.

Dr. *Philipp* gab (*Casp.* Wochenschr. No. 12. f.) eine kritische Beleuchtung der verschiedenen durch die Auscultation in Bezug auf das Athmen erlangten Zeichen.

Dr. *Kindt* glaubt (*Pfaff's* Mitth. 1835. I.), dass das erste Athmen seinen Grund in reflectirender Function durch Reizung der Oberhaut habe, und diess namentlich für die Fälle von fehlendem Gehirn gelte. Diese Reizung der Haut, um Thätigkeit der Lungen zu bewirken, findet schon an und für sich bei der Geburt Statt, wir ahmen sie aber auch künstlich beim Scheintode durch leichtes Schlagen, Besprengen mit kaltem Wasser u. s. w. nach.

Dr. *Philipp* suchte *Puchelt's* Einwurf gegen *Hope's* Theorie der Herzgeräusche, dass nämlich im eingeschlossenen Fluidum ohne Luft kein Schall möglich, zu widerlegen (*Casp.* Wochenschr. No. 25.).

Dr. *Hofrichter* widerlegt in seinem Aufsatze: über das Aufrechtstehen der Gegenstände und die sensorielle Kraft, das Beziehungsvermögen (v. Gräfe u. v. Walth. Journ. 21. H. 4.) — die Ansicht von *Chaubart* über das Aufrechtstehen der Gesichtsobjekte, und erklärt dieses Phaenomen in dem Beziehungsvermögen des Auges, die Veränderungen nicht auf sich, sondern auf die ausser ihm gelegenen Gegenstände zu deuten. Wirklichkeit und Täuschung unterscheiden sich dann dadurch, dass letztere nicht allen Personen erscheint, die übrigen Sinne sie als solche erkennen lassen, und der wirkliche Gegenstand um so grösser erscheint, je näher er ist, was sich bei der Täuschung gerade umgekehrt verhält.

Dr. *Linke* beobachtete (v. Ammon Zeitschr. IV. 1. 2.) in einem Falle Gesichtstäuschungen nach der Exstirpatio bulbi.

Prof. *Schulz* gab (v. Gräfe u. v. Walth. Jl. XXII. 2.) einen Auszug aus seiner Schrift: de alimentorum concoctione, experimenta nova (s. Uebers. 1834. S. 30.), als Versuche über die Verdauung mit besonderer Rücksicht auf den Zweck der Medizin.

Dr. *Zeppenfeld* berichtete über einen Mann, der mit seinem Sohne an Wiederkauen leidet (*Casp.* Wochenschr. No. 38.).

M. R. Wildberg spricht (dessen Jahrb. I. 1.) über die Unzulässigkeit der Zweifel an der Möglichkeit einer Empfängniss ohne Empfindung von Wollust auf Seiten des Weibes, wofür hinreichende Thatsachen sprechen, denen der Verf. eine Beobachtung beifügt.

M. R. Schneider sah bei einem durch Caries zerstörten Unterkiefer theilweise Wiedererzeugung der Knochen (Beitr. zur path. Anat. *Clar.* u. *Rad.* Beitr. I. H. 2.).

Kneisel beobachtete (Zeit. v. Ver. in Preuss. No. 5.) ein erneutes Zahnen im vorgerückten Alter.

v. Pommer stellte (dessen Zeitschr. I. 1.) zahlreiche Versuche über die künstliche Berauschung Pflanzen- und Fleischfressender Säugethiere, und die physiologischen und pathologisch-toxikologischen Wirkungen derselben an Hunden und Kaninchen an. Die Spirituosa wurden theils in den Magen gegossen, theils in's

Blut injicirt, und die Resultate sind folgende. Spirituosa sind den Säugethieren schädlich und können selbst den Tod herbeiführen, doch hilft sich die Natur durch den Eintritt des Erbrechens, welches aber bei Thieren weniger leicht erfolgt; kalte Umschläge auf den Kopf hindern die Wirkung der Spirituosa, die sich bei Thieren durch direkte Lähmung darstellt, die wie es scheint zuerst das Rückenmark trifft; die Fresslust bleibt den Thieren fast bis zum Tode, der auch in chemischen Vergiftungen mit Spiritus nicht durch organische Destructionen, sondern durch Erschöpfung der Vis vitalis eintritt, und nur im Magen selbst zeigten sich Spuren von Verhärtung und Coagulation. Das Wachsthum leidet nicht direkt, und ein Uebergang von Weingeist in's Blut und Exhalation desselben beim Athmen findet nicht Statt; was wir durch den Geruch bei Säuffern wahrnehmen, sind wohl Weingeisttheilchen, die sich in der Mundhöhle befinden. Injection von Spiritus in's Blut ist schnell tödtlich ohne dass die Blutmasse verändert wird, welche wohl nur Leiter des Giftes zum Nervensystem ist.

Allgemeine Pathologie und Therapie.

Wie immer so haben wir auch diesmal für die **allgemeine Pathologie und Therapie** nur wenig Schriften und Aufsätze zu nennen, was wir bereits früher als in den grossen Schwierigkeiten, die derartige Arbeiten darbieten, begründet, erkannt haben. Sollen die Ideen, auf welche wir bei unsrer Ansicht von den Krankheiten in genere fussen oder die als Normen unsers therapeutischen Handelns dienen, wahren Werth haben, so setzen sie die Benutzung sehr grosser Kenntnisse des Einzelnen voraus, sie erfordern vielfache eigene Erfahrung neben treuer Benutzung des von geistreichen und für die Wissenschaft thätigen Männern Gelieferten; diese Arbeiten sind also jedenfalls nur die Sache weniger, besonders reich begabter Männer. Und so freuen wir uns, diesmal unter dem Wenigen, was dafür erschienen ist, Einiges höchst Werthvolle nennen zu können.

Prof. *Stark* spricht in geistreicher Weise über **Individualität des Krankheits-Processes**, in so fern auch die Krankheit als ein Selbstständiges auftritt, und weist auf die Gegensätze dieses individuellen Zustandes der Krankheit und des Kranken hin, als auf einen für die allgemeine Therapie sehr wichtigen Gegenstand (**Heck.** N. Ann. I. 1.).

Auf *Lobstein's* **Versuch einer neuen Theorie der Krankheiten**, gegründet auf die Anomalie der Nervenkraft, deutsch bearbeitet von Dr. *Neurohr*, machen wir unsere Leser besonders aufmerksam, da der Verf. seinen Gegenstand tief durchdacht hat.

Dr. *Bluff* machte auf die **Ermittelung des Zusammenhangs zwischen den Veränderungen der Atmosphäre und dem Wechsel der Krankheits-Constitution** (Berl. med. Centr.-Zeit. No. 41.) aufmerksam, und findet den Grund, weshalb alle bisherigen Forschungen zu keinem Resultat führten, in der Vernachlässigung genauerer Beobachtung des Wechsels in den elektrischen Verhältnissen der Atmosphäre und in zu geringer Zeit- und Raum-Ausdehnung der Beobachtungen. So blieb der Zusammenhang unbekannt, weil zu viele Mittelglieder in der Kette der Beobachtung fehlten, oder es entstanden voreilige Schlüsse, weil der Fall unbekannt blieb, der diese Schlüsse umstiess. Soll daher jemals aus diesen Forschungen ein für Geschichte der Entstehung der Epidemieen und rationelle Prophylaxis und Therapeutik brauchbares Resultat gefunden werden, so kann es nur geschehen, indem sich alle vereinigen, ihre Beobachtungen mit den verschiedenen, die Verhältnisse der Atmosphäre sicher bestimmenden Instrumenten, unter gleichzeitiger Beachtung des Wechsels der Krankheits-Constitution, in der grösstmöglichsten Raumausdehnung anhaltend fortzusetzen, — und hierzu fordert der Verf. in diesem zur Rede bei der Versammlung der Naturforscher und Aerzte in Bonn bestimmten Aufsatze recht dringend auf.

Daran reihen sich Prof. *Moser's* Untersuchungen über die Sterblichkeit und den Einfluss der Witterung darauf (Zeit. v. Ver. in Preuss. No. 21. 22.), die vorzugsweise zu dem Resultate führten, dass Erhöhung der Wärme über den normalen Zustand im Winter die Sterblichkeit vermindert und im Sommer vermehrt, und ebenfalls zu fernern Forschungen anregen.

Jahn bringt für die von *Hohnbaum* (med. Conv.-Bl. 1831. No. 48.) aufgestellte Idee von Krankheitsnachklängen, — als Rudimenten scheinbar verschwundener Krankheiten, die sich dennoch mit später entstehenden Leiden vereinigen und diesen selbst mehr oder minder einen Theil des Ansehens der ersten Krankheit aufdrücken, — mehrere Beispiele, und zieht selbst die Recidive, die Morbi fientes und theilweise die Metastasen hierher. (Jahn's Versuche. Heft. I.).

Prof. *v. Walther* lieferte (v. Gräfe u. v. Walth. Journ. Bd. 21. H. 1.) einen ausführlichen Aufsatz unter dem Titel: Ideen zu einer Aetiologie der Krankheit. Der Verf. zeigt, dass die Ansichten von *Gaubius*, über Ursache der Krankheit, höchst unbestimmt und verwirrt sind, dass Krankheitsanlage schon Krankheit sei oder von ihr doch nur eine gradweise Verschiedenheit zeige. Da die Gelegenheitsursachen so oft eben die Krankheit nicht erzeugen, deren Entstehung wir ihnen manchmal zur Last legen, so kann in ihnen ebenfalls nicht das Wesentliche der Krankheitsursache liegen. Hierauf stellt *v. Walther* die Idee auf, die Krankheit sei als Reaction der Natur gegen die Culturbestrebungen des Menschen zu betrachten, daher so alt als das Menschengeschlecht selbst, dessen Culturgeschichte mit den ersten Menschen beginnt; hiernach ist die Krankheit jetzt durchaus nicht auf zufälligen Ursachen beruhend, sondern ein zum Ganzen Gehöriges, das in regelmässiger Ordnung erscheint, und sich mit den durch Clima, u. s. w. bedingten kleinen Modificationen stets ziemlich gleich geblieben ist. Ein einmal vorhandener Krankheitsstoff pflanzt sich von Generation zu Generation fort, wenn er auch wohl einmal in einem Individuum schweigt, um im nächsten desto deutlicher zu erscheinen; was wir erbliche Krankheiten, erbliche Disposition nennen, ist nur diess Gesetz. Allein auch die Krankheiten haben ihre Bildungsstufen, und treten mehr oder minder selbstständig auf; je selbstständiger sie sind, desto constanter ist auch ihre Form; sie entwickeln sich in dem Individuum nach bestimmten Gesetzen und der Organismus reagirt gegen sie; endlich bildet sich das Product der Krankheit, und diese 3fache Reihe von Erscheinungen ist meist deutlich wahrnehmbar. Manche Krankheiten sind sich ganz constant geblieben, andere milder oder auch umgekehrt heftiger geworden. So hat die vorhergegangene Krankheits-Constitution in einer Gegend, die vielleicht schon schwach angedeutete künftige Constitution, das Endemische, Epidemische, Einfluss auf die Art der Erscheinung einer Krankheit, und man wird keine Epidemie begreifen, ohne die Vergangenheit gekannt zu haben, und ihre Folgen zu würdigen. Zwischen dieser herrschenden Constitution kann es eine zwischenlaufende geben, die jene mehr oder minder modificirt; ziehen wir hierzu den Einfluss, den jedes Individuum auf die dasselbe befallende Krankheit ausübt, — und dieser Einfluss ist so gross, dass es vielleicht keine zwei ganz gleiche Krankheitsbilder giebt, — so leuchtet die Schwierigkeit der richtigen Auffassung der aetiologischen Momente ein, und wirklich leitet oft das Vorherrschen eines ursachlichen Einflusses unser Handeln. Die Endemieen hängen meist von tellurischen, die Epidemieen von atmosphärischen, die Pandemieen von allgemeinen kosmischen Verhältnissen ab. Der Einfluss der Atmosphäre ist aber sehr gross, und unsere jetzigen Kenntnisse reichen bei weitem nicht hin, die darin möglichen Abweichungen zu unterscheiden; so erkranken zuerst die Pflanzen (Misswachs), dann die Thiere (Epizootieen), endlich die Menschen. Während so Epidemieen, deren heftigere stets nach Europa herübergekommen, nicht hier entstanden sind, ihr Entstehen weiter als im Individuum haben, ist umgekehrt der Grund der meisten Dyskrasieen gerade im Individuum zu suchen, und wer den Keim dazu in sich trägt, wird früh oder spät mehr oder minder heftig davon befallen. Hierauf hat nun die Lebensweise, deren Einzelheiten der Verf. erörtert, den grössten Einfluss, und die fortschreitende Cultur vermehrt auch hier die Entstehung der Krankheit, wie sie ihre erste Ursache ist, und auch wieder die Mittel zur Hebung derselben erforscht. Hierin liegt eben die Bedeutung der Heilkunde im Gesammtgebiete des menschlichen Wirkens.

Prof. *Fuchs* giebt (Heidelb. Ann. X. H. 2.) interessante Bemerkungen über Krankheitsgenius, Krankheitsconstitution und pandemische Krankheiten in ihrem gegenseitigen Verhalten, wodurch diese Begriffe strenger festgestellt und deutlicher werden. Der Genius morborum ist von der Constitutio morborum verschieden; ersterer bildet die Reaction gegen die Krankheit, letztere das Gleichartige der Krankheit selbst; ersterer ist daher Totalausdruck der Lebenskraft ganzer Massen, letzterer bezeichnet das vorwaltende Erkranken bestimmter Systeme und Organe, und ist daher ersterem untergeordnet. Der Genius morborum ist entweder sthenisch oder asthenisch, oder gleichsam die Mitte zwischen beiden haltend, nämlich erethisch; es kann aber jede Krankheitsconstitution unter diesem verschiedenen Genius auftreten, obwohl meist jede Constitutio mit einem bestimmten Genius gepaart erscheint. Der Verf. beschreibt den verschiedenen Genius, von welchem der sthenische gleichsam die erhöhete Thätigkeit aller Systeme mit starker schneller Reaction, das entzündliche Princip, ausdrückt, — während der asthenische umgekehrt das heruntergesunkene Leben aller Organe bezeichnet, — und der erethische mitten zwischen beiden liegt. Diesem 3fach verschiedenen Genius entspricht die 3fache mögliche Behandlungsweise, nämlich die antiphlogistische, erregende und exspectative. Das qualitative Erkranken gehört nun der Constitutio morborum an, die mehr auf äussern Einflüssen, Luft, Gegend, Nahrung, Sitten u. s. w. beruht; so viel primäre Krankheitsprocesse nun diese Constitutio hervorrufen kann, soviel verschiedene Constitutionen giebt es, und ihre Zahl ist nur deshalb nicht so übermässig gross als es a priori scheinen mag, weil nicht alle Krankheiten primär durch äussere Einflüsse hervorgerufen werden. Je nachdem nun jene Einflüsse, welche die Constitutio bedingen, locale sind, heissen die von ihr abhängigen Krankheiten endemische; sind jene Einflüsse in der Zeit wechselnd, so sind es epidemische Krankheiten, und manche Krankheiten gehören beiden an. Die in den verschiedenen Jahreszeiten regelmässig eintretenden Witterungsverhältnisse bilden die Constitutio annua, die, wenn sie lange anhält, zur Constitutio stationaria werden kann; während umgekehrt welcher Wechsel derselben die intercurrirenden Krankheitsconstitutionen zu Stande kommen lässt. So können nun verschiedene Constitutionen, je nach dem Wechsel der Witterung und dem localen Einfluss einer Gegend, zusammen kommen und modificiren sich dann gegenseitig. Den sporadischen Krankheiten als solchen, welche jederzeit an allen Orten auftreten können, stehen die pandemischen Krankheiten als solche gegenüber, die unter gewissen Verhältnissen der Constitutio entstehend ganze Massen befallen. Fast alle endemischen Krankheiten sind zugleich durch die Constitutio morborum modifizirt, und treten in den mannigfaltigsten Arten auf; da nun epidemische Einflüsse rascher und unerwarteter eintreffen, so ist ihre Ausbreitung auch natürlich viel grösser, und durch den Eindruck verschiedenartiger Constitutionen das Erscheinen derselben Epidemie mannigfach modificirt. Die Constitutio stationaria erregt selten Epidemieen, mehr die C. annua; am meisten kommen mit intercurrirender Constitutio morborum Epidemieen vor, von denen nur noch die importirten zu unterscheiden sind. Indessen kann eine durch Contagion übergepflanzte Epidemie die Luftbeschaffenheit so verändern, dass nun an einem andern Orte dieselbe Epidemie autochthon entsteht. — Hiernach sind als epidemische Constitutionen 7 Arten zu unterscheiden: die catarrhalische, — rheumatische, — gastrische, — erysipelatöse, — biliöse, — miasmatische, — nervöse. Als endemische Constitutionen aber sind 4 Arten zu unterscheiden: die miasmatische, — scorbutische, — scrophulöse und lepröse.

M. R. Hohnbaum vertheidigt (*Clar.* u. *Rad.* Beitr. I. H. 2.) die von *Stieglitz* angefochtene Lehre von der Plethora. Die im menschlichen Körper vorhandene Blutmenge zu bestimmen ist sehr schwer, deshalb die abweichenden Meinungen über diesen Punkt; oft werden sehr bedeutende Blutverluste ertragen, ohne dass eine auffallende Störung in der Gesundheit darauf folgt, so kann auch umgekehrt Blutüberfluss, von Plethora vorhanden sein, ohne grosse Nachtheile mit sich zu führen. Die Möglichkeit der Entstehung der Plethora ist aber ex analogia vermehrter anderer Secreta gegeben, der Chylus kann sich vermehren und dadurch mehr Blut bereitet werden; andererseits können Serum und Lymphe ins Blut übergehen (wie der Verf. einen Fall sah, dass Wassersucht durch Nasenbluten geheilt wurde), und so dessen Masse vermehren. Endlich aber wissen wir, dass die Ernährung der Organe durch Attraction des Blutes Statt findet, und auch diese Attraction kann sich vermindern, und so Veranlassung zur Plethora geben; so nehmen z. B. paralytische Extremitäten weniger Blut an, und was hier im Einzelnen der Fall ist, kann auch wohl in den sämmtlichen Organen Statt finden.

Dr. *Eisenmann* (zur Naturgeschichte der Entzündung. v. Gräfe u. v. Walth. Jl. XXI. H. 2.) betrachtet die Entzündung als in der Wallung eines quantitativ und qualitativ veränderten Blutes in den Capillargefässen, vermehrten Andrang zu denselben und Verhinderung der Bewegung in denselben, beruhend, und sucht hiernach die Erscheinungen der Entzündung zu erklären, von denen wir jene der vermehrten Wärme am wenigsten näher zu bestimmen wissen, weil die Wärmeentwickelung im Organismus überhaupt noch nicht erklärt ist. Der Verf. hält sie für Folge einer sich stets neu erzeugenden elektrischen Spannung zwischen den Nerven der Gefässe und den Gefässen selbst. Hierauf baut der Verf. einige pathologische Ansichten, wegen welcher wir, so wie wegen der ausführlichen Kritik der Ansichten anderer Aerzte über Entzündung, auf das Original verweisen müssen.

H. Nasse stellte (Unters. H. I.) verschiedene Beobachtungen über die Wirkung der Entziehung des Nerveneinflusses, besonders auf die Entstehung der Entzündung und die Bildung von deren Ausgängen, zusammen, indem er auch eigene Versuche anstellte. Auch bei vollständiger Trennung aller Nervenverbindungen bleibt bei Fröschen noch auf Augenblicke Bewegungsfähigkeit zurück; der Kreislauf im Capillarsystem der Froschschwimmhaut hört nicht immer sogleich nach Durchschneidung der betreffenden Nerven auf, und beruht auf Muskelcontraction. Mit *Arnemann* fand der Verf., dass die Durchschneidung der Nerven keine Farbenveränderung des aus dem gelähmten Theile zurückfliessenden Blutes verursacht; dagegen fand stets ein Schwinden der Glieder nach dem Durchschneiden der Nerven Statt. Röthe und Wärme hängen bei der Entzündung sehr vom Nerveneinfluss ab, während die Geschwulst grade in den gelähmten Theilen vermehrt erscheint; die Ausschwitzung auf der Wundfläche war nicht in allen Versuchen gleich, und deshalb nicht zu entscheiden, doch im Ganzen an den gelähmten Stellen geringer, die Heilung gelingt gleich rasch, 2mal aber entstand an dem gelähmten Gliede eine Narbe, während die Wunde des andern Fusses glatt heilte, auch die Callusbildung scheint bei durchschnittenen Nerven langsamer vor sich zu gehen.

H. Nasse lieferte (Horn's Arch. 1834, März.) einen ausführlichen Aufsatz über die Entzündung nach ihren anatomischen Ergebnissen, die besonders durch Röthe, Gewichtszunahme, Structurveränderung und abnorme Secretion erscheint. Das Haupt-Resultat geht dahin, dass der erste Anfang der Entzündung, das Stadium des Schmerzes, keine materiellen Veränderungen darbietet; bald nacher bildet sich aber Blutanhäufung in den feinsten Gefässen, wodurch Stockung und Austritt des Blutes in's Zellgewebe entsteht, das sich hier manchmal sehr bald als rothe Puncte zeigt. Zugleich entsteht Ausscheidung von Serum in dem entzündeten Theile, dadurch Anschwellung und Auflockerung, oder Ergiessung, Ausschwitzung, welche letztere die verschiedenen Ausgänge der Entzündung bedingen.

H. Nasse theilte (Unters. H. II.) einen interessanten Aufsatz über die Ausbreitung der Entzündung im menschlichen Körper mit. Die Entzündung gehört keinem einzelnen Gewebe eigenthümlich an, allein sie breitet sich um so leichter aus, je weniger eigenthümliche Substanz das ergriffene Organ besitzt, weshalb das lockere Zellgewebe am meisten zur Ausbreitung der Entzündung geeignet ist; auch die Bewegung eines Organs (Herz, Lunge,) scheint die Verbreitung seiner Entzündung zu befördern, wie sie ihre Heftigkeit steigert; die Inflammation folgt ferner mehr der Continuität der Organe als ihrer Contiguität, und geht leichter zum benachbarten Organe, wenn es zu demselben Apparat gehört. Die Anlage zur Entzündung begünstigt ihre Ausbreitung, die um so mehr zunimmt, jemehr die Entstehung Folge eines innern Zustandes, also die Entzündung eine specifische ist, aber auch um so mehr in einem bestimmten Gewebe bleibt. Es ist zweifelhaft, ob die Entzündung in ihrer Ausbreitung wirklich dem Laufe der Gefässe und Nerven folgt, doch breitet sie sich gern aus dem Parenchym der Organe auf ihre Umhüllung und die zunächst gelegene Schleimhaut aus; endlich hat die Sympathie der Organe und Functionen Einfluss auf die Ausbreitung der Entzündung des Einen auf das Ergriffenwerden des Andern. Entzündungen innerer Häute erzeugen oft gleichartige Leiden auf der Oberhaut, unreine Entzündungen versetzen sich von innen nach aussen.

H. Nasse stellte in seinen Bemerkungen über die Veränderungen, welche die Reizung der Nervenstämme in den von denselben abhängigen Theilen hervorbringt (Unters. H. I.), die einen solchen Nerveneinfluss auf die entfernteren, mit dem verletzten Nerven in Zusammenhang stehenden Organe, beweisenden Thatsachen zusammen.

Dr. *Tott* sucht die bisherige Behauptung der Pathologen, dass auf unvollständige Abschuppung der Haut bei acuten Hautausschlägen derselben, gleich wie, wenn gar keine Desquamation eintritt, Nachkrankheiten erfolgen, durch einen (!) Fall zu widerlegen, in welchem auf ein nicht näher bezeichnetes fieberhaftes Exanthem auch ohne Abschuppung keine Nachkrankheit folgte. (Allgem. med. Zeit. 1834. No. 89.)

Nach den von Prof. *Nasse* an sechs Leichen angestellten Untersuchungen, über die Wärme-Abnahme im Magen von Gestorbenen zur Benutzung derselben für die Diagnosis des Todes (Unters. H. I.), ergiebt sich ein sehr langes Anhalten der innern Lebenswärme, die in einem Falle 15 Stunden nach dem Verscheiden bei einer Zimmertemperatur von 13° noch 24° zeigte, und sich beim Scheintode wohl noch länger in einem dem normalen Grade nahen Verhältnisse erhalten wird.

Auf einen ausführlichen Aufsatz von Dr. *Zanders* (v. Gräfe u. v. Walth. Journ. XXI. H. 2. 3. 4), zur Lehre von den Afterbildungen als Anomalieen der Metamorphose, machen wir unsere Leser besonders aufmerksam, da wir aus dem reichen Material nur eben anführen können, dass der Verf. nachweist, wie allen Afterbildungen keinesweges blos verminderte oder erhöhte Plasticität zum Grunde liegt, sondern diese auch je nach den verschiedenen Organen und Systemen, in denen sie auftritt, eine durch Veränderung in den Functionen qualitative Verschiedenheit darbietet. Die Anwendung dieser Ansicht auf die einzelnen Arten von Pseudoorganisationen ist sehr interessant, und von vielfacher Belehrung.

Jahn beobachtete (Versuche I.) Blatta lapponica als Krankheitsursache, indem die damit verunreinigten Speisen choleraartige Zufälle erregen, und die Thiere bei Kindern in die Genitalien kriechend, Excoriationen u. s. w. hervorbringen.

Dr. *Hacker* macht (Summar. XI. 3.) zur Lehre vom Pulse, aufmerksam, dass man über denselben beim ersten Besuche eines Kranken gar nicht urtheilen könne, und dabei Constitution, Temperament, Alter, Beschäftigung u. s. w. zu berücksichtigen habe, weshalb es am besten sey, wenn man den Puls des nunmehrigen Kranken zur Vergleichung aus seinen gesunden Tagen kenne.

Dr. *Hasse* theilte (Summar. XI. 3. 4.) Bemerkungen über Percussion und Auscultation nach Beobachtungen in Paris mit. Als vollständiges Werk nennen wir

Prof. *Raciborski* neues Handbuch der Auscultation und Percussion, oder Anwendung der Akustik zur

Unterscheidung der Krankheiten. Uebers. mit Anm. von Dr. *Hacker* (1½ Thlr.).

Dr. *Bleifuss* bemerkt (Würt. med. Corr.-Bl. IV. No. 29.) zur Semiotik des Zungenbelegs, dass derselbe sowohl je nach Verschiedenheit der afficirten Unterleibsorgane verschieden sey, als auch die Verstimmungen des Gangliensystems des Unterleibs andeute. Ist der Magen leidend, so ist die Zunge an ihrer Wurzel weiss belegt, ist es die Leber, so ist die Zunge rechts gelb, und bei der Milz links grünlich belegt; sind mehrere Unterleibsorgane zugleich afficirt, so findet sich der Beleg auch auf der ganzen Zunge und wird, je nachdem ein Organ mehr leidet, die entsprechende Färbung zeigen. Bei chronischem Ganglienleiden rühmt der Verf. das Eisen als specifisch.

Von *Hartmann's* Vorlesungen über allgemeine Therapie erschienen 2 Ausgaben von einem praktischen Arzte veranstaltet (allgemeine Therapie. 12 Ggr. — Therapia generalis. 12 Ggr.), die sich besonders als Leitfaden zu Vorlesungen eignen.

Eine 3te Ausgabe ist: *Hartmann*, institutiones medicae Therapiae generalis ed. ac propriis adnotationibus completavit Prof. *Knolz*. (1 Thl.).

v. Sallwürk, Gesundheits-Karten auf die gehofften Tage leichterer Krankenpflege. Bei Gelegenheit der 13ten Versammlung der Naturforscher und Aerzte zu Bonn. (Unbedeutend.) (16 Ggr.).

Specielle Pathologie und Therapie.

Ein seit mehreren Jahren sichtbares Streben zu einer wissenschaftlichen Reform in der Heilkunde, welches der unter dem Schutzmantel eines sogenannten Eklekticismus nur zu offen einhertrabenden Empirie den nöthigen Damm entgegensetzt, ist vorzugsweise von der Würzburger Schule ausgegangen, und die Begründer dieser Richtung verdienen den tiefgefühlten Dank Aller, denen es wirklich um die Wissenschaft Ernst ist. Wenn hier *Schönlein* obenansteht, so ist es um so mehr zu bedauern, dass seine Lehren blos durch Katheder-Vorträge verbreitet wurden, und die längst versprochene Naturgeschichte der Krankheiten nur in den Bücher-Catalogen existirt, bisher aber nicht wirklich im Druck erschien, da wir das Collegienheft eines Schülers nicht als die Idee des Meisters betrachten können. (Vergl. Uebers. 1832. S. 86.). Ihm schliesst sich zunächst *Jahn* an, dessen Streben wir wiederholt lebhaft anerkannt haben, und neuerdings ist es *Eisenmann*, der diesen Weg verfolgt. Sein neuestes Werk über die vegetativen Krankheiten und die entgiftende Heilmethode (2 Thlr. 20 Ggr.) geht von dem richtigen Wunsche aus, die verschiedenen uns durch Physik, Chemie u. s. w. gewordenen Aufklärungen über so mancherlei mit dem Entstehen und der Entwickelung der Krankheiten in Verbindung stehendes, nun auch wirklich in's Leben einzuführen, d. h. für unsere pathologischen Ansichten und therapeutischen Verfahrungsweisen zu benutzen. Dass dabei vielleicht nicht stets die Allen zusagende Erklärung geworden, ist natürliche Folge der Schwierigkeit des Unternehmens, und wie sehr uns das Ganze überzeugt hat, dass *Eisenmann* die wahre Idee der Heilkunst begriffen, so können doch auch wir ihm im Einzelnen nicht stets beistimmen. Durch die Discussion aber ergiebt sich die Wahrheit, und wir müssen dieselbe, da der Raum dazu hier nicht gegeben ist, für einen andern Ort aufsparen; unsere Leser aber verweisen wir mit der Bitte auf das Werk selbst, es wiederholt zu lesen und zu studieren. Es bedarf dieser Aufforderung, und das Werk verdient sie. Um aber unsern Lesern doch in etwas zu zeigen, dass sie hier etwas ganz anders zu erwarten haben, als die gewöhnlichen therapeutischen Werke, die den geebneten Weg nicht verlassen, uns bieten, möge ein Abriss des von *Eisenmann* aufgestellten Systems der Menschenkrankheiten hier folgen, und zum Studium des Werks anregen. Classe I. Krystallisationskrankheiten. 1) Bildungsfehler (Zeugungsfehler, — angeborne - und erworbene Bildungsfehler.); 2) Verletzungen (Fehllagen, — Trennungen.); 3) fremde Körper (von Aussen eingekommen, — im Innern erzeugte.). Classe II. Vegetationskrankheiten. 1) Störungen (Blutkrankheiten, — Nährfehler, — Absonderungsfehler.); 2) Nebensprossen ([Krankheiten mit anatom. Veränderungen in den Organen,] flüchtige Krankheiten, — Kachexieen, — Räuden, — Seuchen.); 3) Paraphyten (dauernde, — zerfliessende.); 4) Parazoën (Infusorien, — Helminthen, — Insekten.). — Toxen, Gifte. — Classe III. Neurosen. 1) Vegetoneurosen; 2) Neurosen (der Empfindungsnerven, — der Bewegungsnerven, — Paraesthesis.); 3) Somatopsychrosen; 4) Psychrosen. — Von den Vegetationskrankheiten (in der angedeuteten Bestimmung) giebt der Verf. im vorliegenden Werke eine vollständige Nosologie, Gnostik und Therapie, die bei vielen Krankheiten eine totale Aenderung des bisher allgemein benutzten Verfahrens herbeizuführen beabsichtigt, und die Therapie einem wirklich wissenschaftlichen Standpunkte auf jeden Fall bedeutend genähert hat.

Eben so wichtig ist auch *Eisenmann's* Werk über die Krankheits-Familie Typhus. (2 Thlr. 16 Ggr.). Wir haben schon (Uebers. v. 1835. S. 159. u. S. 46.) auf die Richtung hingewiesen, welche der Verf. verfolgt, und auch in diesem Werke im Auge behalten hat; ihm sind die Typhen elektro-negative Processe, und er theilt sie in drei Gruppen. I. Peripherische Typhen, wozu der Ophthalmotyphus (ophthalmia aegyptiaca) und der Traumotyphus (gangraena nosocomialis) gehören; II. Typhen der Respirations-

Schleimhaut, wozu Laryngotyphus (Carbunculus anginosus, Garotillo) und Pneumotyphus gehören; III. Typhen der Nutritions-Schleimhaut, wozu Stomatyphus (Fegar), Isthmotyphus (früher mit Laryngotyphus zusammengeworfen,), Ileotyphus (häufig als Abdominaltyphus bezeichnet), Colotyphus (Dysenteria), Puerperotyphus (häufig mit Puerperopyra — über welche Krankheit der Verf. ein eigenes Werk (s. Uebers. v. 1835. S. 159 schrieb, — zusammengeworfen), Typhus petechialis (Febris nosocomialis, Typhus κατ' ἐξοχήν), und Typhus pestis gehören. Wir können natürlich nicht in's Einzelne des Werks eingehen, wollen aber doch die Hauptideen über die Familie der Typhen hervorheben. Das Typhus-Miasma erzeugt eine Veränderung im Blute, welche als Typhuskeim zu bezeichnen ist, und wodurch auf der Schleimhaut die bekannten Exantheme hervorbrechen, die nun die Erzeuger des Typhus-Contags werden, welches wieder durch Aufsaugung in's Blut gelangen kann und dadurch die früher der Krankheit, selbst als wesentlich zugehörigen sogenannten nervösen Erscheinungen bewirkt, die nur als sensitive Reactionen auf das narkotische Prinzip des Typhus-Contags zu betrachten sind. Die Typhen haben im Allgemeinen einen regelmässigen Verlauf mit 7tägiger Periode, und kritischer Entscheidung durch alle Secretionsorgane; ihre Entstehung ist durch Luftfeuchtigkeit, tellurische Exhalationen, Sumpfluft, faulende Thier- und Pflanzenstoffe, Veränderungen der Luftelektricität, oder als Uebergang aus andern Krankheiten gegeben, und sie erzeugen sich dann durch Bildung eines eigenthümlichen Contagiums stets von neuem. Die Disposition zu den Typhen ist sehr verbreitet, doch sind ihnen Männer mehr unterworfen; sie erscheinen auch im Thierreich; die Typhen vertragen sich nicht wohl mit andern Krankheiten, die sie meist verdrängen, oder in ihren Kreis hineinziehen, meist sind sie epidemisch, und scheinen jenseits des Aequators seltner zu werden; sie erscheinen meist unter einem eigenthümlichen Exanthem in Form weisser Bläschen (häufig mit Friesel verwechselt), die mit Gas gefüllt sind, sind häufig mit (Carbunkeln,) Drüsengeschwülsten, und peripherischer Nekrose der Weichtheile (Decubitus) verbunden, und gehen theils in Genesung, theils durch Metastasen in Abscesse, theils in eine Art chronischer Typhus-Seuche, theils in Lähmungen, oder in den Tod über. Letzterer erfolgt entweder gleich Anfangs durch directe Vergiftung, oder während der Eruption und Blüthe durch Lähmung und Brand, oder während der Krisen durch mangelhafte Ausbildung derselben, oder endlich selbst in der Reconvalescenz durch plötzliche Lähmung des Gangliensystems oder vita minima. Die Resultate der Sectionen sind bei den verschiedenen Typhus-Arten verschieden. Die Prognose ist stets misslich. Die Behandlung erfordert prophylaktisch Zerstörung des Typhus-Miasmas, wozu Chlor am dienlichsten, auch Brom- und Jod-Dünste, und Ammoniakgas empfehlenswerth sind; — dann die Desinfection des Kranken selbst durch Carbone, fette Oele, Terebinthinacea, Campherarten, Alkalien, Säuren, Chlor, Jod, Brom (Salzbilder), und elektronegative Metalle. Die Behandlung der Krankheit fordert erregende Mittel, worunter Serpentaria, Arnica, Capsicum annuum, Canthariidin, (Arsenik) besonders zu empfehlen sind. Die Anwendung geschieht durch den Nahrungscanal, die Haut, und die Respirationsorgane, mit Rücksicht auf die topische Anwendung, je nach den einzelnen Arten der Typhen und mit Rücksicht auf den Anfangs meist dynamischen, später adynamischen Charakter der Krankheit. Die Leitung der Krisen und Behandlung der Folgeübel findet nach allgemeinen therapeutischen Principien Statt. — Nach dieser kurzen Darlegung des allgemeinen Theils über die Typhen in genere, dürfen wir unsere Leser dringend für die einzelnen Typhusarten auf das in Rede stehende Werk verweisen, überzeugt, dass sich in jedem Abschnitt Gelegenheit zur Belehrung für jeden findet.

Dr. *Eisenmann* giebt (Berl. med. Centr.-Zeit. No. 28.) eine Selbstanzeige seiner Schriften über Pyra, Typhus und Cholosis, namentlich den Gehalt und nosologischen Standpunkt derselben bezeichnend. Wir verweisen deshalb auf die genannten Werke und die resümirte Inhaltsanzeige derselben. (Uebers. v. 1834. S. 46. S. 159.).

Ferd. Jahn lieferte den ersten Band eines Systems der Physiatrik oder der hippokratischen Medicin (3 Thlr. 4 Ggr.), welcher die Physiologie der Krankheit und des Heilungsprocesses, oder die allgemeine Pathologie und Jatreusiologie enthält. Der Verf. verfolgt hier in geistreicher Ausführung seine Ideen über die Krankheit als einen Pseudoorganismus, als einen Rückschritt auf tiefere Stufen des Lebens, die für ganze Thier- und Pflanzengeschlechter die normale Stufe ihrer Entwickelung sind, und seine schon in dem Werke von der Naturheilkraft entwickelten Gründe für die Heilung aus dem Innern des Organismus selbst, den der Arzt nur zu unterstützen und zu leiten hat. Nach diesen Principien betrachtet der erste Abschnitt Wesen und Form der Krankheit; der zweite die Organisations-Verhältnisse der Krankheit; der dritte die Entstehung derselben, und der vierte die Reactionen wider die Krankheit oder den Heilungsprocess. — Welch eine reiche Masse von Thatsachen und Vergleichungen aus allen Zweigen der Naturwissenschaften der Verf. herbeizog, um seine Ansichten zu beweisen, dürfen wir unsern Lesern nicht erst sagen, da die oben bezeichnete Art der Auffassung der Krankheit als eines Selbstständigen und schon in der Natur als normale Erscheinung Vorhandenen, genaue Bekanntschaft der einzelnen Zweige der Naturwissenschaften fordert, und hier in diesem Werke ist der Vortheil, den eine solche Vereinigung naturgeschichtlicher und ärztlicher Kenntnisse gewährt, auf's deutlichste hervortretend; wir erkennen hier den Faden, der das Ganze an einander hält. Indem wir daher diejenigen, denen es wirklich Ernst um Fortbildung der Wissenschaft ist, und die sich einen höhern Standpunkt zu gewinnen sehnen, eindringlich auf das Studium dieses Werks verweisen, bitten wir den Verf. nicht minder dringend um die versprochene Fortsetzung sowohl der allgemeinen Heilungs- und Heilmittellehre, als auch namentlich der speciellen Pathologie und Therapie, da seine geistvollen Ansichten erst das rechte Leben gewinnen werden, wenn sie allgemeiner in's Leben eingeführt werden können.

Von Prof. *Baumgärtner* erschien der erste Band seines auf physiologische Grundsätze basirten Handbuchs der speciellen Krankheits- und Heilungslehre (3 Thlr. 6 Ggr.), welcher die Fieber, Entzündungen, und die nicht entzündlichen Blutüberfüllungen enthält. Der Verf. unterscheidet alle Krankheiten in 2 Abtheilungen, zu deren erster diejenigen Leiden gehören, bei denen die Nerven, das Blut und überhaupt alle Materien des Körpers in Betracht kommen, und deren zweite die inneren Nervenkrankheiten umfasst. — Zur ersten

Classe rechnet er: Fieber, Entzündungen, nicht entzündliche Blutüberfüllungen, Haemorrhagieen, fehlerhafte Absonderungen, Exanthemata, und krankhafte Ernährung; — zur zweiten: Nervenleiden, Krämpfe und Seelenstörungen. Das Werk liefert dem mit den Krankheiten schon vertrauten Arzte manche neue Ideen, die der Beachtung sehr werth sind, obwohl Manches erst in der vom Verf. versprochenen „allgemeinen Pathologie" (die billig zuerst hätte erscheinen sollen) seine nähere Erklärung finden muss, und erst dann der richtigen Würdigung unterliegen kann.

Der erste Band von *Brandis* Nosologie und Therapie der Kachexieen (2 Thlr. 16 Ggr.) enthält neben dem Allgemeinen, Einleitenden über Kachexieen überhaupt, speciell die Kachexieen des Zellgewebes (Dürrsucht, [Tabes dorsalis, Diabetes, Marasmus senilis, Marcor torridus Galeni], Fettsucht, Anasarca, Emphysema, und die Veränderungen des Hautlebens durch andere Krankheiten) und der Knochen (Rhachitis, Osteosarcosis, Arthrocace, Gicht und Podagra.). Der Verf. hat die Natur fleissig beobachtet und mit treuer Benutzung der vorhandenen literarischen Hülfsmittel, besonders im therapeutischen Theile des Werks, einen höchst schätzenswerthen Beitrag zu der so schwierigen Lehre über die Kachexieen geliefert. Die Begriffsbestimmung der Kachexieen, als Neigung zu regelwidriger Reproduction, möchte nicht allgemein als hinreichend bezeichnend erscheinen.

Zu dem Wichtigsten für die Pathologie und Therapie Erschienenen gehören ferner *Kieser's* klinische Beiträge (Bd. I. — 1 Thlr. 18 Ggr.), welche eine Nachricht über die medic. chir. Klinik und den Krankheits-Charakter Jena's vom Mai 1831 bis Decbr. 1833, — eine Darlegung von *Kieser's* nosologischem System, — Bemerkungen über Spondylarthrocace, — und einen casus inediae mit Daemonomanie enthalten. Zahlreiche Bemerkungen sind bei den einzelnen Krankheiten eingestreut und durch Reflexion zu einem höhern Ganzen verbunden, wie denn *Kieser*, naturphilosophischen Ansichten zum Theil huldigend, die rechte Verbindung zwischen Speculation und Erfahrung zu vermitteln weiss, und in dieser Hinsicht ein ausgezeichnetes Muster ist.

Der erste Band von *Löwenhardt's* diagnostisch-praktischen Abhandlungen aus dem Gebiete der Medicin und Chirurgie, durch Krankheitsfälle erläutert (1 Thlr. 18 Ggr.), enthält, nebst einer ausführlichen Einleitung über Entzündung überhaupt, 3 Abhandlungen, über Lungenentzündung, über die das Scharlach charakterisirenden nervösen Zufälle, und über acute und chronische Entzündung der Eierstöcke. Der Verf. zeigt sich allenthalben als denkender Arzt, dem es nicht genug war, seine Kranken geheilt zu haben, sondern der sich auch über den Gang der Krankheit und sein Verfahren Rechenschaft zu geben suchte. Wenn derselbe auch der Entzündung ein sehr grosses, vielleicht ein zu grosses Feld einräumt, so stimmen wir doch gerne in seine Kritik der Symptomatologie dieser Krankheitsgruppe ein, und finden die gegen die Symptome des Schmerzes und der gehemmten Function bei innern Entzündungen vorgebrachten Einwürfe durchaus begründet, und verweisen unsre Leser dringend auf das Werk.

Das erste Heft der Jahrbücher des ärztlichen Vereins in München (1 Thlr. 12 Ggr.), einer neu entstandenen Zeitschrift, enthält folgende Abhandlungen, deren wichtigere an den betreffenden Orten näher besprochen werden. 1) Geschichte des ärztlichen Vereins zu München von *Ulersberger*. 2) Heilung der Trepanationswunden und Knochenverletzungen von *Weissbrodt*. 3) Jahresbericht über die Abtheilung der syphilitischen Kranken im allgemeinen Krankenhause zu München von *Horner*. 4) Die Molken- und Bade-Anstalt Kreuth in den Jahren 1834 und 1835 von *Krämer*. 5) Ueber die Blutgefässe des Uterus von *Schneider*. 6) Ueber die Grenzen der Staatsgewalt in Bezug auf medicinische Systeme von *Pfeuffer*. 7) 8) Ueber das Bad und die Mineralquelle zu Wiesau von *Fischer* nebst Vorwort von *Gräff*. 9) Eigenthümliches Brustleiden von *Oettinger*. 10) Krankengeschichte eines interessanten als Hydrops saccatus diagnosticirten Falles von *Urban* (ohne Section. Ref.). 11) Ueber die blutstillende Wirkung des Kreosots von *Müller*. 12) Ueber ein Instrument zum Seitensteinschnitt von *Müller*. 13) 14) Ueber die herrschenden Krankheits- und Mortalitäts-Verhältnisse in München von *Horner* und *Sailer*. 15) Ueber das Militair-Krankenhaus in München von *Hartz*. 16) Meteorologische Beobachtungen in München vom 1ten Novbr. 1833 bis 1ten Octobr. 1834 von *Schultes*.

Die das Jahr 1833 umfassenden Auszüge aus den Protokollen der Gesellschaft für Natur- und Heilkunde in Dresden (12 Ggr.) bringen theils naturwissenschaftliche, theils medicinische Aufsätze, von denen einige schon in Zeitschriften erschienen, und auf welche wir daher nur verweisen können.

Robert's nosologisch-therapeutische Aufschlüsse über mehrere der schlimmsten Krankheiten der Menschen (8 Ggr.) enthalten Bemerkungen über Pest, gelbes Fieber, Typhus, Weichselzopf, Lues, Hydrophobie, Phthisis, Diabetes, Tussis convulsiva, Gicht und Haemorrhoiden, — die indessen als blosse Hypothesen, jeder praktischen Beweiskraft ermangelnd, erscheinen.

Von *Jos. Frank's* praxeos medicae universae praecepta erschienen in 2ter Auflage, Partis II, Vol. I. Sect. I. (Doctrina de morbis systematis nervorum in genere et de iis encephali in specie. — 4 Thlr.), Partis III. Vol. I. Sect. I. (Doctrina de morbis cavitatum oris. — 3 Thlr. 18 Ggr.), und Sect. II. (Doctrina de morbis pharyngis, oesophagi et ventriculi. — 3 Thlr. 18 Ggr.).

Von *Raimann's* specieller Pathologie und Therapie erschien eine vom Verfasser selbst in fliessendem Latein veranstaltete Ausgabe: Principia pathologiae ac therapiae specialis medicae, usui academico accommodata; Tomus I. febres, inflammationes et inflorescentias cutaneas laeves, — Tomus II. efflorescentias cutaneas elevatas, cachexias, morbos se — et excretorios atque neuroses complectens. (5 Thlr. 18 Ggr.).

Von *Berends* Handbuch der praktischen Arzneiwissenschaft erschien Band I und II in 2ter Auflage von *M. R. Albers* besorgt. Der erste Band enthält die Semiotik (2½ Thlr.), der zweite die Fieberlehre. (1 Thlr. 18 Ggr.).

Von Prof. *Puchelt's* System der Medicin im Umrisse dargestellt, erschien eine 2te Auflage als allgemeine Gesundheits- Krankheits- und Heilungslehre. (2 Thlr. 16 Ggr.).

Von dem allgeschätzten Handbuch der medicinischen Klinik von Prof. *Naumann*, erschienen die 2te Abtheilung des 4ten Bandes (2½ Thlr.) und der 5te Band (3 Thlr. 8 Ggr.).

Dr. *Behrend* veranstaltete eine Bibliothek von Vorlesungen der vorzüglichsten und berühmtesten Lehrer des Auslandes über Medicin, Chirurgie und Geburtshülfe, welcher alle Theilnahme zu wünschen ist. Es wurden von *Stockes* die Vorlesungen über die Heilung innerer Krankheiten (3 Lieferungen 1 Thlr.), von *Chomel* Vorlesungen über das Typhusfieber (2 Lieferungen 16 Ggr.), und von *Blundell* Vorlesungen über theoretische und praktische Geburtshülfe (2 Lieferungen 16 Ggr.) gegeben, und Vorlesungen von *Guthrie* über Anatomie, Physiologie, Pathologie und Therapie der männlichen Harnwerkzeuge, — von *Magendie* über die physischen Verhältnisse der Gewebe, — von *Bell* über wichtige Punkte der Physiologie, und von *Alibert* über Hautkrankheiten versprochen, denen später noch andere folgen sollen. *Lawrence's* Vorlesungen über Chirurgie und chirurgische Therapeutik wurden bereits 1834 beendet. (3 Theile. 4 Thlr.).

Die von *Kühn* herausgegebene Sammlung auserlesener Abhandlungen zum Gebrauche praktischer Aerzte, wurde bis zum 3ten Stück des 17ten Bandes neuer Folge fortgesetzt. (Jedes Stück 18 Ggr.).

Prof. *Berndt* bemerkt (klinische Mittheilungen. Heft 2. II.) über das Verhalten der Constitutio stationaria gastrica in den letzten 11 Jahren, die aus derselben hervorgegangene verschiedenartige Richtung der Krankheitsbildung im Allgemeinen, und das Abdominalnervenfieber insbesondere, dass aus der vorherrschenden Constitutio biliosa später mehr eine pituitosa und asthenica entstanden sey, auf der das Verschwinden der Wechselfieber (die indessen doch an vielen Stellen noch als herrschende Krankheit auftreten *Ref.*) und das Erscheinen des Typhus abdominalis mit Geschwürbildung im Darmkanal beruhe.

Dr. *Krimer* macht in seinen allgemeinen praktischen Bemerkungen über die herrschenden Krankheiten in Aachen und seiner Umgebung im Laufe des verflossenen Decenniums (Hufel. Journ. 1834. Aug.) aufmerksam, dass, während die Wechselfieber daselbst bis 1824 zu den Seltenheiten gehörten, ihre Ausbreitung anfangs unter verschiedenen Formen von Pneumonie, Apoplexie u. s. w. so sehr zugenommen, dass sie nun zur herrschenden Krankheit geworden. Das Chinin half nicht immer wie der Verf. glaubt, weil es aus zu verschiedenen Chinasorten gewonnen wird; frischer Punsch mit 10 — 20 ganzen Pfefferkörnern kurz vor Eintritt des Anfalls schien am wirksamsten. Der Charakter des Wechselfiebers drückte sich bald allen andern Krankheiten auf, nahm 1829 einen gastrisch-biliösen Charakter an, und ging leicht in Typhus und Encephalitis über, gegen welche Emetica, Campher und Chinin wirksam waren. Im Sommer 1831 erschien ein eigenthümliches Fieber mit Erbrechen, reissenden Schmerzen im Unterleib, Congestionen zum Kopf und Delirien, welchen Erscheinungen nach 2 — 3 Stunden schleimige Durchfälle mit Tenesmus folgten, und damit wechselten. Der Verf. behandelte diese Krankheit als Intermittens larvata nach einem Brechmittel mit Chinin und Opium mit dem besten Erfolge.

Dr. *Kleemann* giebt (Rust's Mag. Bd. 42. H. 2.) eine Darstellung der Entwickelung und Gestaltung der stationären venös-gastrischen Krankheits-Constitution im Hirschberger Kreise, sammt Topographie dieses Kreises. Der inflammatorische Charakter, bis 1825 herrschend, ging in einen gastrisch-biliösen über, der sich dann zum intermittirenden Typus feststellte, und so zur jetzt herrschenden venös-gastrischen Constitution wurde, deren Einfluss auf katarrhalische, rheumathische und exanthematische Krankheiten sehr bedeutend hervortritt.

Reg. Arzt *Speyer* theilt (Hufel. Journ. 1834. Juli.) einige Bemerkungen über den epidemischen Bauchkatarrh (Catarrhus epidemicus intestinorum) zu Hanau im Sommer 1831 mit. Es war diess die Influenza mit vorwaltend erkrankter oberer Parthie des Darmcanals, welche einfach verlief und auf die gewöhnliche Weise behandelt wurde. Interessant ist besonders, dass, als bei bedeutender Lungenaffection Brechweinstein in grosser Dosis gegeben wurde, bei 5 Kranken in der Mund- und Rachenhöhle offenbare Brechweinsteinpusteln erschienen, die Geschwüre mit Schorfen bildeten, welche nach 8 — 10 Tagen ohne Narben zu bilden, abfielen.

Dr. *Cless* gab (Württ. med. Corr.-Bl. 1834. No. 33. 36 — 38.) den fünften Jahresbericht über die Abtheilung der innerlichen und chronischen Ausschlagskranken im Katharinen-Hospital zu Stuttgard vom ersten Juli 1831 bis 30. Juni 1832 (vergl. Uebers. v. 1833. S. 97.) mit genauer Nachweisung der Barometer-, Thermometer- und Witterungs-Verhältnisse. Von 1219 Kranken wurden 1065 geheilt, 19 blieben ungeheilt, 10 waren unheilbar, 44 starben, 81 blieben in Bestand; auf jeden Kranken kamen im Durchschnitt 23, 35 Verpflegungstage. Die Influenza war epidemisch unter den bekannten Erscheinungen, und nach der gewöhnlichen Behandlungsweise. Von 62 Nervenfieberkranken starben 14, und wo Petechien waren (bei 20 Individuen), waren die Augen glänzend geröthet, die Zunge trocken, gerissen, die Haut trocken, brennend heiss. Der Typhus zeigte sich als Typhus cerebralis und Typhus pleuriticus, und die Section zeigte entweder im Gehirn oder den Lungen Blutüberfüllung, bei allen aber (mit einer einzigen Ausnahme) Geschwüre im Ileum und Coecum. Ausserdem zeigten sich Gallenfieber, Brechdurchfälle, Wechselfieber, Pleuritis, Enteritis, Scharlach, Nesselsucht, Pocken und chronische Lungenleiden. Bei letztern war die Erscheinung eines Krystallfriesels, wie er dem Typhus eigenthümlich ist, in dem letzten Stadium der Phthisis um so beachtenswerther, weil auch nervöse Erscheinungen auftraten, die die Krankheit dem typhösen Fieber sehr ähnlich machten. Die Zahl der Krätzkranken war sehr bedeutend, sie wurden erfolgreich mit Schwefelräucherungen behandelt; die Durchschnittszahl der Verpflegungstage betrug 24,8. Gegen Psoriasis wurde Jodschwefel mit Erfolg gegeben. Der Verf. erzählt 2 Fälle von chron. Erbrechen ausführlicher; im ersten Falle brachten Pillen aus Eis, stündlich genommen, Hülfe, nachdem viele Mittel vergeblich versucht worden waren; im zweiten Falle half neben einer Ableitung durch Empl. tart. stib. die Tr. Rhei Darel. zu 3 — 4 Kaffeelöffeln täglich. Ein an Diabetes leidender 42jähriger Mann wurde durch Fleischdiät und Ferrum phosphoricum in steigender Gabe, von 3 Gr. bis zu einem halben Scrupel, 4mal täglich, geheilt. — Ein Fall von Paralysis rheumatica endete tödtlich, und die Section zeigte Blutüberfüllung des Gehirns, Caries der 5 untern Halswirbel und des ersten Rückenwirbels. Zwei Fälle von Colica saturnina wurden schnell geheilt. Als organische Krankheiten kamen Verhärtung des untern Magenmundes, Durchlöcherung des Magens, und Hypertrophie und Erweiterung des Herzens mit Klappenfehlern vor. — Das Delirium tremens behandelt der Verf. mit Erfolg durch Digitalis, doch endete ein Fall innerhalb 3mal 24 Stunden tödtlich; die Section zeigte Blutüberfüllung des Gehirns und missfarbige Stellen in demselben; die Milz war sehr klein, mürbe und blutleer.

M. R. Brüggemann glaubt, dass der Krankheits-Charakter 1832 aus dem intermittirenden in den gastrischen übergegangen und sich jetzt deutlich als solcher manifestire. (Ueber die im Jahre 1832 eingetretene Aenderung der Krankheitsconstitution. Med. Zeit. v. Ver. f. Heilk. in Preuss. 1834. No. 51.). *Ref.* zweifelt, dass diese Aenderung an allen Orten Statt gefunden, da namentlich in Aachen 1835 der intermittirende Charakter noch vorherrschend war.

Dr. *Ebermaier* lieferte (Med. Zeit. v. Ver. f. Heilk. in Preuss. 1834. No. 35.) eine numerische Uebersicht der im Düsseldorfer Max-Joseph-Krankenhause vom 1. Jan. 1832 bis zum 1. Juli 1833 vorgekommenen Krankheitsfälle, nach welcher während dieser Zeit von 530 aufgenommenen Kranken 33 starben; im Ganzen 13622 Verpflegungstage Statt fanden, welche 216 Thlr. 14 Sgr. 2 Pf. kosteten.

Nach der von Prof. *Hornung* (Med. Jahrb. d. Oestr. St. VIII. H. 4.) gelieferten Uebersicht der im Schuljahre 1832 — 1833 in der med. oculist. Abtheilung des St. Johannesspitals an der medic. Klinik zu Salzburg behandelten Kranken (nebst einigen merkwürdigen Fällen), wurden von 686 Individuen 634 geheilt entlassen, und 52 starben. — Bemerkenswerth ist ein Fall von Nervenfieber mit Starrkrampf, bei dem die *Stütz'sche* Methode mit Erfolg angewandt wurde; — eine Luftröhren-Eiterung bei einem

20jährigen Mädchen wurde eine hinzugekommene Phlegmasia alba geheilt.

Nach der von Prof. *Horn* gegebenen Uebersicht der von ihm in den Monaten Juli, Aug. und September 1833 beobachteten wichtigern Krankheitsformen (dessen Arch. 1834. Juni.) war der Krankheitscharakter in dieser Zeit katarrhalisch-gastrisch mit Neigung zum nervösen; es kamen gastrisch-nervöse Fieber, Intermittentes, Masern, Scharlach, zur Ruhr neigende gallig-schleimige Durchfälle und Brechdurchfälle vor. — Der Verf. fügt die Mittheilung einiger wichtigen Fälle hinzu.

Dr. *Streinz* lieferte (Schmidt's Jahrb. V. S. 327.) eine Darstellung des allgemeinen Gesundheitszustandes der Hauptstadt Linz im Jahre 1833, nach welcher der Krankheitscharakter zwischen dem entzündlich-katarrhalischen und entzündlich-rheumatischen wechselte, mit verschiedenem Vorherrschen eines dieser Principien. Die Behandlung war gelinde antiphlogistisch-diaphoretisch. Die epidemisch verbreitete Grippe beschreibt der Verf. nach den bekannten Erscheinungen; zuweilen war förmliche Contagion nicht zu bezweifeln, manchmal jedoch erkrankte nur einer in einer Familie und die unter denselben Verhältnissen und Einflüssen lebenden andern Glieder blieben verschont. Das therapeutische Verfahren war fast indifferent. Gegen zurückbleibenden Husten zeigte sich besonders Pulv. Doveri sehr wirksam. Linz hat auf 22,000 Seelen, 12 Aerzte, 8 Wundärzte, 3 Thierärzte, 5 Apotheken und 36 Hebammen, was allerdings völlig hinreichend erscheint.

Nach den Nachrichten von Dr. *Fraenzel* (*Clar.* und *Rad.* Beitr., I, 3.) über das Militär-Hospital zu Dresden und dessen Leistungen im Jahre 1833, enthält dasselbe 20 Krankenzimmer, in denen 130—140 Kranke aufgenommen werden können. Von den 1833 behandelten 956 Individuen wurden 812 geheilt, 56 als Invaliden entlassen, 24 starben, und 74 blieben in Bestand.

Dr. *von dem Busch* beschreibt (Hufel. Journ. 1834 Juni.) die Influenza zu Bremen im Jahre 1833, nach den bekannten Erscheinungen, aber eine leichtere und schwerere Form nach der Heftigkeit der Erscheinungen unterscheidend.

Die Epidemie begann am 5ten Mai, Anfangs katarrhalisch-rheumatisch, dann mehr gastrisch, und zuweilen mit pleuritischen Affectionen complicirt, durch kritischen Schweiss und Urin sich entscheidend. Mit dem 11ten Juni hörte die Epidemie auf, während wieder mehr Wechselfieber zum Vorschein kamen. Die Behandlung war einfach diaphoretisch derivirend; selten wurden Blutentziehungen nöthig; häufiger wurde ein Brechmittel gegeben, dann Salmiak, Senega, Campher und gegen zurückbleibenden Husten Polygala amara mit Aq. lauro-cerasi oder Acid. hydrocyanicum und Salicin. — Aehnlich beschreibt Dr. *Günther* (ibid.) die Influenza in Cöln im Mai 1833.

Pfaff lieferte (dessen Mitthl. I. 1. 2.) eine kurze Darstellung der im Jahre 1833 in den Herzogthümern Schlesswig und Holstein herrschend gewesenen Krankheits-Constitution und der am meisten verbreiteten Krankheiten, insbesondere der Grippe. Bei inflammatorisch-rheumatisch-katarrhalischer Krankheits-Constitution war die Salubrität im Ganzen günstig, und nur in Altona herrschte die Cholera; ausserdem kamen verbreiteter Scharlach, Masern, Keuchhusten und Angina parotidea vor. Die Grippe erschien im Mai an mehrern sehr entfernt von einander liegenden Orten zu gleicher Zeit, und dauerte bis in den Juli, nur die Marschgegenden blieben frei davon.

Prof. *Berndt* (klinische Mittheilungen. H. 2. I.) lieferte einen allgemeinen Bericht über den Fortgang der medicinischen Klinik zu Greifswalde, nach welchem im Jahre 1833 im Ganzen 1082 Kranke behandelt wurden.

Dr. *Blosfeld* theilte (Hufel. Journ. 1834. Juni.) Einiges über die Witterungs- und Krankheits-Constitution von Riga, und die Influenza im Jahre 1833 mit. Der Krankheitscharakter war vorherrschend gastrisch-inflammatorisch. Im Januar trat die Influenza ein, die sich wenig von einem einfachen Katarrhalfieber unterschied, in derselben Epidemie kein Individuum zweimal befiel, aber Neigung zum Wiederentstehen der Krankheit in neuer Epidemie zurückliess. Wie grössere Kälte im Februar eintrat, liess die Influenza nach, und es traten dagegen mehr Bräune, Maserd und acuter Rheumatismus auf, der im März herrschend wurde. Einige Fälle von Entzündung des Rückenmarks in der Sacralgegend, einige Fälle von Pocken und Scharlach endeten tödtlich. Der gastrische Charakter trat immer mehr hervor, im Mai erschienen gutartige Masern, die selbst mit Scharlach in einem Individuum vorkamen, auch wurde wiederholter Scharlachausbruch beobachtet. Keuchhusten war langdauernd, aber nicht tödtlich, dagegen endeten einige Fälle von Ruhr im Juni tödtlich, gingen im Juli in Durchfälle und bei Kindern in Febris mesaraica über. Jetzt traten auch wieder Wechselfieber ein, aber alle mit gastrischem Charakter, und Anfangs November Cholera nostra. Mit grösserer Kälte im December erschien wieder Scharlach häufiger, zugleich entzündliche Affectionen des Unterleibs und typhöse Fieber. — Der Verf. erzählt einige Fälle, die interessant sind, so eine Harnverhaltung wegen verschlossenem Praeputium, durch die Beschneidung geheilt; — nach einem Nervenfieber fiel mit einem Ohrenausfluss der Incus ohne Nachtheil für's Gehör heraus; — externe Anwendung von Ol. anisi machte graue Haare; — gegen Epilepsie bewährte sich Artemisia; — Tripper und Chanker sind durchaus verschiedene Krankheiten, ersterer bewirkte gestopft, einmal eine Vereiterung der Prostata; — gegen Syphilis ist die *Dzondi'sche* Cur am sichersten, doch kann man die Pillen Abends nehmen lassen; — eine in der Hälfte der Schwangerschaft geheilte syphilitische Person gebar ein Kind, welches nach 3 Wochen syphilitische Halsgeschwüre zeigte; — nach einem aufgebrochenen Bubo kann noch Tripper und secundäre Syphilis folgen.

Dr. *Clarus* gab (*Clar.* und *Rad.* Beitr. I. H. 1.) einen Versuch einer vergleichenden Uebersicht der merkwürdigsten Witterungs- und Krankheits-Ereignisse im Jahre 1833. Der Krankheits-Charakter erschien im Januar rheumatisch-inflammatorisch, sich im Februar und weiter zu wahren Entzündungen der Hals- und Brustorgane steigernd und im April zur Influenza übergehend, nach welcher ein Stillstand fieberhafter Krankheiten eintrat. Dann trat der gastrische Charakter wieder mehr hervor, im Juli zeigten sich häufige Diarrhöen, Ruhr, Cholera und Wechselfieber, und mit dem eintretenden Herbste war der katarrhalische und rheumatisch-inflammatorische Krankheitscharakter stets noch mit dem gastrischen vermischt.

M. R. Heyfelder liefert (Schmidt's Jahrb. VIII. S. 93.) einen ausführlichen Sanitätsbericht über das Fürstenthum Hohenzollern-Sigmaringen während 1833—34. Nach einleitenden Bemerkungen über Lebensart u. s. w. der Bewohner, Topographie der Gegend folgen die Witterungsverhältnisse. Der Krankheits-Charakter war 1833 im Januar infl.-rheumatisch; im Februar mehr infl.-katarrhalisch mit gastrischer Beimischung im März, und so das ganze Jahr mit späterer Hinneigung zum Nervösen bleibend; epidemisch erschienen Scharlach und Masern (zuweilen dasselbe Subject nach einander befallend), Keuchhusten und Grippe; endemisch wird Chlorosis zur Zeit des Eintrittes der Menstruation beobachtet. Die Symptome der Scarlatina waren sehr wechselnd, die Krankheit befiel Kinder und Erwachsene; Brechmittel waren schädlich; einigemale kam Angina, Fieber und scharlachrothe Zunge ohne Exanthem vor, Parotitis war schlimm und ging meist in Abscessbildung über. Gegen *Townsend's* Ansicht, dass Schwefel vor Maseransteckung schütze, wurden Krätzkranke, die Schwefel nahmen, von Masern befallen; Spulwürmer waren bei Scharlach und Masern böse Complication. Die Behandlung war die gewöhnliche, die an Keuchhusten leidenden Kinder genasen meist ohne alle Arznei. Die Grippe hatte nichts Eigenthümliches. — Im Jahre 1834 war der Krankheits-Charakter rheumatisch-katarrhalisch und zum gastrisch-nervösen übergehend; epidemisch kamen Ruhr, Typhus abdominalis, Brechruhr und Keuchhusten vor. Die Ruhr erschien am ausgebreitetsten und offenbar ein Contagium entwickelnd; die Erscheinungen waren die bekannten, aber ein heftiges Herzklopfen um so bemerkenswerther, als die Sectionen dasselbe zuweilen auffallend schlaff und erweicht zeigten; stets fand sich die untere Parthie des Darmcanals bei den Sectionen entzündet, und zuweilen selbst mit Geschwüren besetzt, die gleichzeitigen gastrischen Erscheinungen sind blos als Complicationen zu betrachten, die Behandlung war antiphlogistisch und besänftigend; Calomel in starker Dosis (℈j in einer Dosis täglich) leistete in 3 Fällen treffliche Dienste. Gegen Brechruhr wurde Salzsäure (ʒj auf ℥vj Decoct. Alth.) und nachher Chinin mit

Opium mit Erfolg gegeben. Der Abdominaltyphus entwickelte sich aus der Constitutio diarrhoeica et cholerica, besonders in der ärmern Volksklasse, und bot die bekannten Symptome dar; die Sectionen zeigten eigenthümlich Erweichung der Gehirnsubstanz und der Milz; die Behandlung wurde besonders mit oxygenirter Salzsäure vortheilhaft geleitet. — Unter den chronischen Krankheiten wurde Syphilis selten beobachtet und nach der *Dzondi'schen* oder *Zittmann'schen* Methode behandelt; Tripper wurde durch Diät, Blutentziehungen und Bals. Copaivae (in allen Perioden angewandt) geheilt. Am verbreitetsten war die Krätze, gegen die Schwefelsalben nur unterdrückend nicht heilend wirken, weshalb Schwefelwaschungen vorzuziehen sind. — Auf die dem Aufsatze angehängten gerichtlich-medicinischen Fälle und Mittheilungen können wir blos verweisen, während wir die einzelnen wichtigern Krankheitsfälle an den betreffenden Stellen näher andeuten werden.

Nach der General-Uebersicht des Militär-Krankenstandes in Preussen im Jahre 1834 (Rust's Mag. Bd. 43. H. 3.) wurden im Ganzen 194,059 Kranke behandelt, von denen 185,118 geheilt wurden, 456 invalide resp. vermisst wurden, 2,075 starben, und 6410 in Behandlung blieben. — Es kamen 60 Selbstmorde vor.

Prof. *Kieser* lieferte (Schmidt's Jahrb. 1835. II. S. 198.) einen summarischen Bericht über die Leistungen der medicinisch-chirurgischen und ophthalmologischen Klinik in Jena im Jahre 1834, nach welchem von 1239 behandelten Kranken nur 20 starben. Vom März bis Mai herrschten in Jena rheumatisch-katarrhalische Fieber, die leicht in Hydrops übergingen, übrigens war die Krankheits-Constitution entzündlich. Gegen Syphilis brauchte *Kieser* Sublimat mit dem besten Erfolg, eben so gegen Struma lymphatica Kali hydrojodinicum; ein Bandwurm wurde durch ℥III Extr. filic. aeth. weggetrieben. Bei Entzündungen können nur frühzeitige, nach Massgabe der Heftigkeit der Erscheinungen hinreichend starke Blutentziehungen rasche Hülfe bringen. Der Verf. macht dann auf die Wichtigkeit der Haemorrhoidal-Leiden als Ursachen der verschiedenartigsten Krankheiten aufmerksam, und stellt sie abnormen Menstrual-Leiden in Bezug auf den Einfluss gleich.

Dr. *Rösch* beschrieb die herrschenden Krankheiten in seinem Bezirke (Schwenningen) während des ersten Semesters des Jahres 1834 (Würd. med. Corr.-Bl. 1834. No. 37.). Der rheumatische Krankheitscharakter des Januars complicirte sich im Februar mit gastrischen Erscheinungen, während gleichzeitig der Scharlach sehr verbreitet war: diess dauerte bis zum April, von wo an der gastriche Charakter das Uebergewicht erhielt, und im Juni in Form der Febris nervosa mucosa und lenta auftrat. — Der Verf. beobachtete einen Fall der von *Puchelt* beschriebenen Perityphlitis, der sich durch ein eitriges Sediment im Harn kritisch entschied; ferner rühmt er Ol. jecoris aselli gegen Atrophia infantum, während dieses Mittel ihn gegen Ischias im Stich liess.

Dr. *Eulenberg* beobachtete (bemerkenswerthe Beobachtungen in der Praxis. *Rust's* Mag. Bd. 43. H. 3.) in Wriezen vom April bis Oct. 1834 Epidemieen in folgender Ordnung: Masern, Keuchhusten, Blattern, Bräune und Scharlach, von denen nur die Blattern bösartig waren. Einige Fälle von Variola vera bei Ungeimpften liefen tödtlich ab, andere ebenfalls sehr heftige genasen; der Verf. erzählt einige Fälle. In einem Fall von Angina trat so bedeutende Geschwulst ein, dass der 20jährige Kranke nichts mehr schlingen konnte, die Ernährung durch Klystiere Statt fand und man die Abscesse durch Cataplasmata maturiren musste; der Kranke wurde gerettet.

M. R. Schneider giebt (Schmidt's Jahrb. V. S. 76. und VII. S. 191.) einen medicinisch-klinischen Bericht aus Fulda für die Monate Juli — Decbr. 1834. — Bei grosser Hitze und vielen Gewittern zeigte sich im Juli häufig ein rother Frieselausschlag, dem Psorophthalmie vorherging und der mit heftigem Jucken begleitet war. Er verschwand erst mit dem Nachlass der Hitze, ohne dass eine besondere Kur möglich gewesen wäre. Einzeln kamen Durchfälle und Cholerine vor. Der Verf. behandelte einen Grieskranken mit Pillen aus Bicarb. Sodae und Extr. card. bened. mit Erfolg; nebenbei wurde ein Säuerling und Rettigsaft getrunken. — Im August kamen weniger Kranke vor, einzeln erschienen Ruhr, Cholerine. Den Bandwurm entfernt der Verf. am glücklichsten, wenn er zur Zeit, wenn einzelne Wurmstücke abgehen (was den Wurm als schon erkrankt ansehen lässt), frische Farrnkrautwurzeln zu 8 Pulvern, jedes von einer Drachme, Morgens in 3 Stunden nehmen und nachher 3 mal stündlich 3 Unzen Ol. Ricini nachschlucken lässt. — Der aus Flor. Calendul. off. destillirte Liquor bewährte sich gegen bösartige Geschwüre, Bisswunden und blutige Warzen Säugender. Mit der kältern Witterung im September traten mehr rheumatisch-katarrhalische Leiden auf. Der Verf. behandelte einen Mann, der sich eine Vereiterung des Auges, durch eine in dasselbe gestossene Kornähre, die unberücksichtigt geblieben, zugezogen hatte, es blieb ein Staphylom zurück. — Die wehenbefördernde Kraft des Mutterkorns fand der Verf. ohne Nachtheil für's Kind wiederholt bestätigt. — Vom October bis December war der Krankheits-Charakter wie das ganze Jahr hindurch rheumatisch-katarrhalisch, mit abwechselnd entzündlich-nervösem Charakter und untermischten doch gutartigen Exanthemen, Blattern, Friesel, Scharlach, Krätze. — Der Verf. heilte heftige Krämpfe mit Rückwärtsbeugung des Halses in Folge von Aerger, durch ein scharfes Vesicans in den Nacken, und eine Coxalgie durch anhaltende Anwendung von Ungt. tart. stib. Eine einer Hernie ähnliche Geschwulst bei einem ¼ Jahr alten Knaben schwand nach Einreibungen von Ungt. hydriodat. mit Ol. Menth. pip. — Der Verf. öffnete eine knorpelharte, innen schwach fluctuirende Geschwulst, die seit 4 Wochen mit den verschiedensten Mitteln behandelt worden war, mit einer starken Abscesslanzette und heilte die Wunde nach Ausfluss einer Menge Eiters bald. — Es wurden in der Provinz Fulda 1834 im Ganzen 3549 Individuen geimpft, doch musste die Operation zuweilen häufig wiederholt werden, ehe die Lymphe fasste. — Im Krankenhause wurden 1834 im Ganzen 419 Personen behandelt, von denen 14 als unheilbar zurückgeschickt wurden, und 34 starben.

Prof. Fuchs lieferte (Schmidt's Jahrb. VI. S. 327.) einen Bericht über die Vorgänge an der Poliklinik zu Würzburg im Jahre 1834, mit einigen Bemerkungen über die Krankheits-Constitution dieses Jahres. Aus der numerischen Angabe des Verf. über die einzelnen vorgekommenen Krankheitsarten entnehmen wir blos, dass von 1022 Behandelten, 460 acute, 562 chronische Kranke waren, von denen 782 geheilt, 80 gebessert wurden, 34 an andere Anstalten abgingen, 61 starben und 65 in Behandlung blieben. Der herrschende Krankheits-Charakter war erethisch, die Constitution gastrisch; das erste Jahresdrittel zeigte besonders Lungenentzündungen, rheumatisch-katarrhalische Leiden mit gastrischer Complication, welche im Mai und Januar deutlicher hervortrat, und als Diarrhoea, Cholera nostra, Dyspepsie u. s. w. erschien. Gegen Sept. und Octbr. wurden Katarrhe der Respirationsorgane wieder häufiger und steigerten sich allmählig zu Entzündungen, während bei Kindern Keuchhusten verbreitet vorkam.

Dr. *Rosenthal* theilte (Horn's Arch. 1834, Mai Juni,) seine Bemerkungen über die Salubrität von Güstrow mit, und fügte mehrere Krankengeschichten bei, die wir indessen, da sie keine auffallenden Abweichungen von bereits gemachten Beobachtungen enthalten, nur anführen. Es sind Fälle von Blattern, entzündlichen Brustleiden, Lumbago, wahrscheinlichem Zusammenhang zwischen den Einwirkungen der Mondstrahlen und den Anfällen von Epilepsie, Nasenbluten, Hydrocephalus, Metritis, Urticaria, Essera, Scharlach, Wechselfieber mit Apoplexie, Gallenfieber, Nervenfieber, Myelitis, Croup, Herzerweiterung (?) mit Hydrothorax, Epilepsie und Mania lactea. —

Von Prof. *Reich* erschien eine Abhandlung: das Streckfieber und dessen Behandlung im Umriss dargestellt (10 Ggr.). Der Verf. versteht unter Streckfieber diejenigen fieberhaften Erscheinungen, die mit der Entwickelung des Organismus bis zum 28sten Jahre zusammenhängen, und sehr heftig seyn sollen (?), deren Behandlung indessen eben nur Beobachtung ist, und durch die man sich nicht zu einem eingreifenden Verfahren bewegen lassen soll. — Die Physiologie wird den Verf. mit seiner Behauptung „es trete bei der Respiration kein Sauerstoff zum Blute" gehörig abweisen, da sie jeder reellen Begründung entbehrt, wie denn *Reich* auch zur Zahl derer gehört, die, um originell zu seyn, paradox sind, weshalb wir z. B. nur an die Aderlässe gegen Wechselfieber erinnern.

Dr. *Lorinser* beobachtete (Zeit. v. Ver. in Preuss. No. 10. Epidemieen) im November 1834 in Oppeln ein gastrisch-rheumatisches Fieber epidemisch, welches besonders durch heftigen, kaum bezwingbaren Durchfall ausgezeichnet war, der seinen Grund wohl in Darmgeschwüren hatte. Die 14 Tage bis 3 Wochen anhaltende, sich mit Schweissen entscheidende Krankheit war selten tödtlich, es sey denn durch den entkräftenden Durchfall. Aus katarrhalisch-galligen Durchfällen hervorgegangen, bildete sich die Epidemie zum gastrisch-rheumatischen Nervenfieber, und ging zuletzt wieder in einfache fieberhafte Durchfälle über, bald mehr ganze Familien, bald mehr einzelne Glieder befallend, und ihren Einfluss auf andere Krankheiten äussernd. Die Behandlung war einfach; Brechmittel im Anfange nützten, Opium war schädlich; Potio Riveri, später Salzsäure, waren am passendsten.

Dr. *Kirchner* berichtete (med. Jahrb. d. Oest. St. VI. 4.) über das vom August bis November 1833 zu Salzburg häufig vorgekommene gastrisch-nervöse Fieber, nach seinen Beobachtungen im dortigen Johannis-Spital. Die Erscheinungen waren die bekannten, aber charakteristisch war die kritische Entscheidung durch gegen den 6ten bis 7ten Tag eintretende Furunkeln und Frieselausschlag, während durch Harn- und Haut-Secretion nur unvollkommene Krisen eintraten. Die Sectionen zeigten Blutüberfüllung im Gehirn; die Behandlung erforderte örtliche Blutentziehungen, kalte Umschläge auf den Kopf, warme Fomentationen auf den Unterleib, und Mucilaginosa mit Salmiak. Brechmittel und Abführmittel schadeten nur.

Dr. *Kahleis* beobachtete (Hufel. Journ. 1834. Sept.) die Epidemie einer Febris epigastrico-nervosa, — Febris assodes der Alten, — als Folgekrankheit des heissen Sommers, welche über 200 Personen befiel, aber nur bei einer tödtlich endete. Nach den gewöhnlichen Fiebererscheinungen, welche gleich mit Delirien verbunden waren, zeigte sch schon nach 8 — 16 Stunden grosse Abmattung, und obwohl die Exacerbationen typisch waren, so gewährte doch Chinin keine Hülfe, die vielmehr auf leichte abführende Mittel bald eintrat.

Dr. *Erdmann* theilt einen Fall mit, der die Wirkung krankhafter Galle auf die Eingeweide bei Fiebern darthut (v. Graefe u. v. Walth. Jl. 21. H. 2.). Die Section zeigte nämlich bei einem an Gallenfieber verstorbenen 20jährigen Mädchen in den dünnen Gedärmen Knoten, welche Gallentheile und dadurch verursachte Geschwüre enthielten.

Dr. *Meyerstein* beobachtete bei einem gastrisch-nervösen Fieber eines 8jährigen Knaben Taubheit und Sprachlosigkeit, welche indess auf Arnica und Liq. c. c. succ. verschwanden (*Clar.* und *Rad.* Beitr. I. H. 2.).

Dr. *Hauff* theilt (Heidelb. Annal. Bd. X. H. 2.) die Geschichte eines Nervenfiebers und seiner merkwürdigen Verwandlung mit. Es war diess eine febris nervosa versatilis mit abwechselnder Syncope, Delirien, Manie, Tetanus, und Uebergang in Intermittens nervosa, welche durch starke Dosen Chinin geheilt wurde.

Dr. *Becker* (über Typhus abdominalis. Med. Zeit. v. Ver. f. Heilk. 1834. No. 31.) tritt den Ansichten *Ebermaier's*, über die am besten möglichst passiv einzurichtende Behandlung der Nervenfieber (s. Uebers. v. 1834. S. 51.), nach mehreren Beobachtungen bei. Nach ihm beruht die Krankheit auf der Geschwürbildung im Darmcanal, welche das Gangliensystem (und nur secundär das Gehirn) ergreift, und die Kohle schien dem Verf. deshalb ein passendes Mittel, da ihre Eigenschaft, bösartige Geschwüre zu verbessern, bekannt ist. Ein ausführlich mitgetheilter Fall scheint für die günstige Wirksamkeit zu sprechen; im Anfang bei vorhandenem Erethismus soll man antiphlogistisch und schwächend verfahren, dann meist gegen den 9ten Tag zur Holzkohle übergehen, wenn sich die Zeichen der Darmgeschwüre einstellen. — Auch *Seidlitz* tritt den Ansichten *Ebermaier's* bei, fand aber auch eine Oel-Emulsion sehr wirksam, besonders zur Verminderung des Fieberzustandes, und bei grosser Schwäche, mit etwas Kampher.

Dr. *Ebermaier* sucht das Verhältniss der Nervenfieber zur Darmschleimhaut-Entzündung (*Casp.* Wochenschr. 1834. No. 38 — 40.), aus der Complication des Nervenfiebers mit dem herrschenden gastrischen Krankheits-Charakter zu erklären, wodurch eben mehr oder weniger Congestion zur Darmschleimhaut entstehe, die wieder die so verschiedenen Grade der Affection derselben bedinge, ohne dass indess, eben weil der gastrisch-nervöse Charakter die reine Entzündung ausschliesse, diese Darmaffection als rein entzündlich zu betrachten sey. Hiernach würde nun für die Praxis ein sich zum sogenannten Abdominaltyphus (der mit Ganglientyphus, splanchnischem Fieber, Gastroenteritis identisch ist,) gesellender Durchfall nicht als colliquativ, sondern blos als Folge von Reizung der Darmschleimhaut zu betrachten seyn; keinesweges ist dieser also zu stopfen, und am besten sind gegen diese aphthösen Erscheinungen der Schleimhaut des Darmcanals Säuren, und bei gleichzeitiger Diarrhoe, Plumbum aceticum zu empfehlen.

M. R. Heyfelder beobachtete (Schmidt's Jahrb. VIII. S. 118.) eine eigenthümliche Form von Typhus abdominalis, bei welchem die Section ohne Congestion im Darmcanal oder Entzündung der Drüsen, Geschwüre auf der Blinddarmklappe und in der Nähe derselben, sowie Röthung und Auflockerung der Schleimhaut der Luftröhre und der Bronchien und der Milz zeigte.

Dr. *Tott* widerspricht in seinen Bemerkungen über das Bewusstseyn Typhuskranker im Delirium und Sopor (Allgem. med. Zeit. 1834. No. 89.) der Meinung, die Kranken behielten keine Erinnerung an diese Delirien, und behauptet nach seiner Erfahrung, dass dieselben sich grade umgekehrt aller ihrer Reden u. s. w. deutlich erinnern. Hiernach betrachtet er diese Delirien als Folgen erhöhter Phantasie mit verminderter Willenskraft ihr zu widerstehen (Widerspricht fast allen bisherigen Beobachtungen!! *Ref.*).

Dr. v. *Tilesius* spricht (Allgem. med. Zeit. 1834. No. 55. f.) über die Darmgeschwüre der Intestinaldrüsen, wie sie besonders im epidemischen Faulfieber, bei Masern, Blattern, Darmentzündungen, Ruhren, Cholera, Phthisis tuberculosa, bei scrophulösen

Subjecten verkommen. Diese Geschwüre kommen in den Peyer'schen und Brunner'schen Drüsen vor, sind theils elliptisch (meist auf der Submucosa des Leer- und Hüft-Darms), theils warzenförmig, theils frieselförmig (beide vom Hüftdarm bis zum Colon), und zeigen drei Perioden, Auftreibung, Verschwärung, Vernarbung. Sie gehören nicht zum Wesen des Nervenfiebers, wie *Metonneau* meinte, ihre Heilung geschieht, wenn sie tief gehen, durch Granulation, sonst durch plastische Lymphe.

Prof. *Albers* theilte (Hufel. Journ. Juni), zur Diagnostik der Darmnarben, die von den verschiedenen Beobachtern bemerkten Veränderungen mit, nach welchen nun entweder verschiedenartige Narben anzunehmen sind, oder manche Veränderungen in der Structur der Gedärme für Narben gehalten wurden, die es nicht sind. Im Allgemeinen erscheinen Darmnarben als kleine, unregelmässige, etwas unter dem Niveau der Schleimhaut liegende, harte Stellen ohne Zotten, mit strahlenförmigen Linien, von grösserer Dicke, aber ohne constante Färbung. Aehnlich erscheinen Narben auf Schleimhäuten überhaupt. Der Verf. verspricht in seinem Atlass der pathologischen Anatomie Abbildungen zu geben.

Dr. *Cramer* fand die Narben nach typhösem Fieber bei einem Geheilten, später an Laryngitis Gestorbenen, äusserst dünn, glatt, weissgelb, und allmälig in die gesunden Stellen übergehend (*Casp.* Wochenschr. No. 19.).

Trusen (über den Typhus intestinalis. *Casp.* Wochenschr. No. 22. 23.) fand dagegen die Darmnarben den Narben der Vaccine ähnlich, etwas über die Darmschleimhaut erhoben, länglich, und aus blassrothen Fleischwärzchen bestehend, die netzartig verbunden waren.

Prof. *Berndt* fand bei Vernarbung der Darmgeschwüre (Zeit. v. Ver. in Preuss. No. 10.) stets Defecte der Schleimhaut, begrenzte, angeschwollene, später flache Ränder, und vertiefte Narben. Die Heilung kann übrigens auch selbst dann noch eintreten, wenn viele Geschwüre vorhanden sind.

Dr. *Voigt* erinnert, zu den Wechselfiebern (Summar. XI. 4.), an einen Fall, in welchem das Fieber ohne Frost mit galligem Erbrechen eintrat, an einen andern Fall, in welchem es mit Nesselsucht auftrat, und erzählt, dass ein an Tertiana leidendes, von einem Homöopathen 4 Monate lang erfolglos behandeltes Mädchen, nach einem Brechmittel und 4 Gr. Chinin dauernd geheilt war.

Dr. *Lippert* beschrieb (Summar. X. 6.) einen Fall von hartnäckigem Wechselfieber, dessen Heilung erst durch die Rückkehr des lange unterdrückt gewesenen Haemorrhoidalflusses vollständig erfolgte. Die Krankheit erschien zuerst als Congestion zum Kopfe, war aber bald deutlich typisch, und wurde dann mit Erfolg mit Chinin, China, Serpentaria und Opium behandelt, bis die völlige Heilung mit dem Eintritte eines alle 3 — 6 Wochen wiederkehrenden Haemorrhoidalflusses und eines reichlichen sedimentösen Urins zu Stande kam.

Dr. *Eisenberg* beschreibt einen Fall von unmittelbarem Uebergang einer Meningitis acuta in eine Febris intermittens larvata (*Rust's* Mag. Bd. 42. H. 2.). (Es scheint indessen die Meningitis, welche sehr deutliche Remissionen machte, die schon an Intermissionen gränzten, vielmehr selbst eine Intermittens larvata gewesen zu seyn. *Ref.*).

Dr. *Lippert* beobachtete einen Fall von Complication einer Febris intermittens tertiana mit epileptischen und apoplektischen Anfällen und mit Delirium tremens bei einem 31jährigen, dem Trunke ergebenen Manne (Summar. Bd. X. H. 1.). Der Kranke wurde unter abwechselndem Gebrauch von Opium mit Tart. vitriolatus und Chinin in 13 Tagen hergestellt.

Dr. *Heine* theilte (Zeit. v. Ver. in Preuss. No. 30.) zwei Fälle von seltenen Formen des Wechselfiebers mit, nämlich ein Wechselfieber mit Delirium tremens (durch ausleerende Mittel, und China mit Opium geheilt), und eine Febris intermittens apoplectica (gegen welche ein Emeticum und Chinin mit Opium erfolgreich angewandt wurde), welche letztere da, wo Wechselfieber häufig sind, wohl nicht selten zu nennen ist.

Dr. *Toll* beobachtete einen Fall von Wechselfieber, welches von der Mutter auf den 3/4jährigen Säugling abgeleitet wurde und durch Chin. sulph. in Inf. Valer. gehoben wurde. (Allgem. med. Zeit. 1834. No. 62.)

Dr. *Tschepke* beobachtete (Med. Zeit. v. Ver. f. Heilk. in Preuss. 1834. No. 44.) bei einem 3jährigen Knaben einen, einen um den andern Tag eintretenden heftigen Durchfall, den er als intermittirende Diarrhöe betrachtete, mit Chinin behandelte, und glücklich damit heilte.

Dr. *Simon* jun. sprach über Cephalalgia und Colica intermittens, als oft gefährliche und selbst tödtliche Anomalieen des Wechselfiebers (Zeit. d. Ver. in Preuss. No. 28. 29.).

Dr. *Langenbecker* beobachtete (Med. Zeit. v. Ver. f. Heilk. in Preuss. 1834. No. 44.) eine intermittirende Neurose, welche sich durch ein Gefühl von Kälte, Krampf und Eingeschlafenseyn des rechten Fusses, gleichsam als intermittens topica, kund gab, und durch Chinin geheilt wurde.

Dr. *Richter* erzählt (Zeit. v. Ver. in Preuss. No. 12.) 4 Fälle intermittirender Neuralgieen, welche auf Rheumatismus beruhten, und denen die herrschenden Wechselfieber ihren Typus aufgedrückt hatten. In 2 Fällen half Chinin, in den 2 andern wurde Morphium (Opium mit Chinin) in endermatischer Anwendung mit Erfolg benutzt.

Dr. *Lichtenstädt* beschreibt (Heck. N. Ann. I. 3.), als Wechselfieber unter örtlicher Form, 2 Fälle, in denen ein periodischer Schmerz in der Gegend des obern Augenlids durch Chinin geheilt wurde.

Dr. *Kühlbrand* beobachtete (*Casp.* Wochenschr. No. 25. 26.), als seltene Formen larvirter Wechselfieber, Haemorrhagia pulmonum, Trismus, Amaurosis, Pemphigus, Febris apoplectica, und warnt vor Aderlässen als oftmals schädlich.

Dr. *Voigt* theilt mehrere Beobachtungen von larvirten Wechselfiebern (die neuerdings wieder sehr häufig vorkommen *Ref.*) mit, die als masernartiges Exanthem, heftiger Kreuzschmerz, entzündliches Fieber (Hemitritaeus,) und Krämpfe auftraten. In einem Falle schien der Ekel der Schwangern beim Anblick einer vomirenden Wechselfieberkranken, dem

Foetus nachtheilig geworden zu seyn, denn dieser hatte kurz nach der Geburt Intermittens. Dass Krätze oder Blattern nicht gegen Wechselfieber schützen, zeigten dem Verf. 2 Fälle, in welchen diese Krankheiten zugleich auftraten und nebeneinander verliefen (Summar. X. H. 1. 2.).

Als erste Abtheilung eines 3ten Supplementbandes zu *G. A. Richter's* specieller Therapie, erschien eine vom verstorbenen Prof. *A. G. Richter* (dem Sohne des Göttinger Professors, dessen Vorlesungen in der speciellen Therapie enthalten sind,) nachgelassene und von Dr. *Stannius* zum Druck beförderte Abhandlung über die orientalische Cholera nach fremden und eigenen Ansichten und Erfahrungen monographisch dargestellt (1 Thlr.), welche die Verbreitung der Cholera von Ostindien aus bis nach Frankreich beschreibt, und dabei stets die Contagiosität nachzuweisen bemüht ist.

Dr. *Kubyss*, die Cholera oder Brechruhr in allen ihren Formen, hinsichts ihrer Erkenntniss, erzeugenden Ursachen, contagiösen oder nicht contagiösen Verhältnisse, ihres nächsten Wesens, ihrer Behandlungsart in der ältesten und neueren Zeit, und nach den Resultaten bewährter Erfahrungen durch untrügliche Mittel (1 Thlr. 8 Sgr.).

In *Horn's* Arch. März. finden sich Bemerkungen über die Cholera, aus dem Spanischen übersetzt.

Die fortgesetzte Geschichte der Cholera in Holstein von *Pfaff* (dessen Mittheil. 1835. 3.), enthält den Schluss von dessen Nachrichten über die Verbreitung dieser Krankheit (Vergl. Uebers. 1833. S. 220.).

Dr. *Ellissen* betrachtet, nach seinen praktischen Bemerkungen über die (asiatische) Cholera (Hufel. Journ. 1834. Sept.), diese Krankheit als ein auf dem Wechselfieber-Miasma sehr ähnlicher Ursache beruhendes, jedoch neues, von Cholera nostra wesentlich verschiedenes, nicht contagiöses Leiden, zu dem jedoch eine wenig verbreitete eigenthümliche Anlage nöthig ist. Er unterscheidet 2 Stadien, jenes, in welchem noch Blut-Circulation vorhanden ist, und jenes, in welchem diese schon fehlt, und bildet hiernach auch seine Prognose. Der Verf. wandte im ersten Stadium Blutentziehungen, Emetica, und Pulver mit Bismuth., Opium und Ipecac., neben Reibungen und äusseren Reizmitteln mit so günstigem Erfolge an, dass von 52 Kranken nur 14 starben.

An den Bericht über die Cholera im Reg. Bez. Düsseldorff im Jahre 1832 von *Ebermaier* (s. Uebers. v. 1833. S. 236.), reiht sich der Generalbericht über das Verhalten der Cholera im Reg. Bez. Düsseldorff während des Jahrs 1833 von demselben Verfasser. Von 38 Erkrankten starben 23, meist unter paralytischen Erscheinungen, 2 Kinder unter Symptomen von Hydrocephalus acutus. Erkrankungen unter den Thieren wurden nicht beobachtet, und der Verf. erklärt sich für die Contagiosität des Uebels, obgleich die Einschleppung nicht nachgewiesen werden konnte. (Rust's Mag. 43. II. 3.).

Dr. *Siebergundi* betrachtet (Versuch, die Ursachen und das Wesen der asiatischen Cholera darzustellen. Heidelb. Annal. X. H. 2.), die Cholera, als auf verminderter Elektricität im Organismus und grösserem Verbrauch derselben beruhend; hierdurch entsteht Blutzersetzung und Wasserbildung, dadurch Blutstockung und die heftigen Ausleerungen, indem der Darmcanal die Function der gestörten Hautthätigkeit übernimmt.

Dr. *Billner* beschreibt (Heidelb. Ann. X. H. 2.) den Wiederausbruch der Cholera im Polizeibezirk Josephstadt in Wien 1832. Die Epidemie war der frühern gleich, nur weniger extensiv und intensiv; der Verf. unterscheidet eine erethistische, gastrisch-nervöse, paralytische und spastische Form, und richtete die Behandlung nach allgemeinen therapeutischen Principien. Von 299 Erkrankten starben 178, und 121 genasen; einige Fälle verliefen sehr rasch, in 5 Stunden; Uebergang in Nerven- und Wechselfieber waren nicht selten; Schwäche der Eingeweide, Wassersucht und hektisches Fieber traten ganz als Nachkrankheiten auf.

Nach den Bemerkungen der medicinischen Facultät in Wien, über den während der Cholera-epidemie beobachteten Einfluss der epidemischen Constitution auf Thiere (med. Jahrb. d. Oest. St. VI. H. 4.), zeigte sich dieser Einfluss besonders auf Federvieh, doch auch auf Hunde und Katzen, deren Sectionen ähnliche Erscheinungen wie beim Menschen nachwiesen. Diese Thatsachen sprechen auffallend für die rein miasmatische Ursache der Krankheit.

Dr. *Malin* machte (Berl. med. Centr.-Zeit. 1834. No. 35.) aufmerksam, dass bei der in Cottbus im August 1834 herrschenden Cholera aestiva die heftigsten Erscheinungen auftraten, aber keine pastösen Hautfalten, keine Harnverhaltung, kein Todesfall eintrat, also wesentliche Verschiedenheit zwischen der asiatischen Seuche bestehe. Alkalien bewährten sich; besonders folgende Formel: Rc. Magnes. ust. ℥j. Calcar. subcarb. ℨjβ. Syr. papav. ℨjj. Aq. meliss. ℥iij. Tr. Opii simpl. gtt. XVI — ℈j. M. D. S. Umgeschüttelt alle 2 Stunden einen Esslöffel voll. —

Rabe fand gegen Cholerine das Provenceröl zu einem Esslöffel sehr wirksam; es trat Schweiss ein, worauf die übeln Erscheinungen aufhörten (*Casp.* Wochenschr. 42.).

Von Prof. *Hager* erschien ein Werk über die Entzündungen, für Wundärzte bestimmt (2 Thlr. 18 Ggr.), und mit vielen Krankengeschichten (als Beispielen) versehen. Die Eintheilung ist folgende: 1) nach der Beschaffenheit: I. Phlegmone. A. im Zellgewebe (mit und ohne Zertheilung und Abscessbildung. Geschwüre. Syphilis. Brand.). B. in der Haut. C. in den Schleimhäuten (Tripper. Catarrhus Recti.). D. in den serösen Häuten. E. in den fibrösen Häuten. F. in den Muskeln. G. in den Nerven. H. in den Blutadern. I. in den Schlagadern. K. in den Lymphgefässen. L. in den Drüsen. M. in der Knochenhaut. N. in den Knochen. O. an den Gelenken. II. Rothlauf. III. Verbrennung. IV. Erfrierung. (V. Rheumatische Entzündung und VI. Catarrhalische Entzündung werden blos namentlich mit der Bemerkung, dass sie in medicinischen Werken abgehandelt würden, angeführt.).

Als Resultat eines ausführlichen Aufsatzes von Dr. *Lippich*, über die schmelzende Entzündung der Gehirnhöhlenwände in ihren Beziehungen zu den übrigen phrenitischen Krankheitsformen, namentlich zu der hitzigen Gehirnhöhlenwassersucht (Med. Jahrb. d. Oest. St. VII. 1. 2.), ergiebt sich, dass die vom Verf. in 15 Fällen beobachtete entzündliche, röthliche, breiartige, partielle Erweichung bisher von den Schriftstellern übersehen worden, dass dieselbe nicht stets mit Wasseransammlung verbunden ist, sich aber durch kein pathognomonisches Zeichen von dieser unterscheiden lässt, dieselben Ursachen hat, und im Allgemeinen nur vorherrschende Symptome von Meningitis auf Wasseransammlung und vorherrschende Symptome von Encephalitis auf Erweichung schliessen lassen. Zur Lehre vom Hydrops ventriculorum cerebri sowohl als zur Kenntniss der Gehirnkrankheiten überhaupt, ist dieser Aufsatz von vieler Belehrung, weshalb wir die sich dafür speciell interessirenden Leser dringend auf das Original verweisen.

Lohmeyer erzählte nach Berichten (Zeit. v. Ver. in Preuss. No. 6.) einen Fall von Lungenleiden nach Parotitis bei einem Füselier von scrofulöser Constitution. Die Zertheilung der Parotitis misslang, als sich die Geschwulst plötzlich verminderte und Schleimauswurf aus den Lungen eintrat, welcher durch Senega, Lichen isl. und Acidum phosphoricum geheilt wurde.

Dr. *Brück* beobachtete (*Casp.* Wochenschr. No. 1.) einen Fall von Pneumonia lethargica Hippocratis bei einem 70jährigen Manne, die nach durch Spirituosa vorhergegangener Apoplexia, in 6 Tagen tödtlich endete.

Dr. *Hauff* beobachtete 1825 — 28 viele Fälle von Pleuritis und Pneumonia biliosa (Hufel. Journ. 1834. Oct.), deren erstere er als geringern Grad der Krankheit ansieht. Die Krankheit erscheint als Pleuritis oder Pneumonie mit gastrisch-biliöser Complication, und unterscheidet sich von einfacher Entzündung durch grössere Unruhe und Mattigkeit, weniger harten und schnellen Puls, und grössere Unregelmässigkeit im Gange der Krankheit; ein pustulöses Exanthem um die Mundwinkel erscheint kritisch, eben so starke Schweisse und Darmausleerungen; wird die Krankheit tödtlich, so geschieht es unter Symptomen des Nervenfiebers. Die Prognose ist nicht so günstig als bei der einfachen Entzündung; die Behandlung fordert durchaus Brechmittel, selbst in wiederholter Anwendung, dann Calomel, Opium, Rheum, Salmiak, Campher; mit dem Aderlass muss man vorsichtig seyn. Der Verf. erzählt zwei Fälle, die tödtlich endeten.

Nach dem von den Leibärzten des verst. Kaisers Franz I. ausgestellten Protocoll der Leichenöffnung (med. Jahrb. d. Oest. St. VIII. 3.), ist der Kaiser an einer heftigen Entzündung der Lungen, des Herzens und der grossen Blutgefässe gestorben.

Dr. *Richter* in Düsseldorf beschrieb (med. Zeit. v. Ver. f. Heilk. in Preuss. 1834. No. 46.) einen tödtlichen Fall einer Pericarditis rheumatica, nebst Leichenbefund. Der Herzbeutel war überall entzündet und mit der hintern Wand des Herzens durch eine gallertartige Masse verbunden; die vordere Herzfläche erschien durch eine Menge plastischer Auswüchse als Cor villosum.

Dr. *Bahn* erzählt (Zeit. v. Ver. in Preuss. No. 37.) einen Fall von Phlebitis interna, welcher 4 Tage nach der Entbindung bei einem 20jährigen Mädchen begann, und zunächst als Febris nervosa stupida erschien, sich später deutlicher als Entzündung der Venen des Unterleibs manifestirte, und bei antiphlogistischer Behandlung glücklich geheilt wurde.

Jahn macht (Versuche I.) auf eine Entzündung im Scrotum kleiner Kinder aufmerksam, die leicht die Baucheingeweide in Mitleidenschaft zieht, aber bestimmt vom Scrotum ausgeht, und leicht mit typhösen Erscheinungen endet; Blutegel, Calomel und erweichende Umschläge bewirken meist Heilung, doch entsteht zuweilen längere Zeit anhaltende Hydrocele.

M. R. Heyfelder theilte (Heidelb. Annal. X. H. 3.) einige Bemerkungen über schleichende Pleuritis mit, indem er 3 Fälle erzählt (deren erster auch in Schmidt's Jahrb. VIII. S. 117.), bei welchen in einem Resorption des Eiters, im 2ten Elimination durch die Brustorgane, im 3ten durch die Bronchien Statt fand. Die Kranken zeigten Störung des Allgemeinbefindens, Mattigkeit, Durst, schnellen gespannten Puls, sparsamen hochrothen Harn, Husten und sich täglich mehrende Respirationsbeschwerden; in allen 3 Fällen war die Eiteransammlung links, und die Kranken konnten daher nur links liegen. *Heyfelder* räth, dem Eiter möglichst bald durch Eröffnung der Brustwände einen Ausfluss zu verschaffen, und die gemachte Oeffnung durch Pressschwamm offen zu halten. (Diess wurde von *Krüger-Hansen* bereits früher mit Erfolg ausgeführt. s. dessen Curbilder. p. 110. — *Ref.*).

M. R. Heyfelder beschrieb (Schmidt's Jahrb. VIII. S. 117.) einen Fall von schleichender Pleuritis bei einem 6jährigen Knaben, bei welchem sich der Eiterherd äusserlich zeigte, und dessen Ausgang Genesung auf dem Wege der Elimination (durch das Messer) zwischen der 6ten und 7ten Rippe war.

Dr. *Becker* beleuchtet (Med. Zeit. v. Ver. f. Heilk. in Preuss. 1834. No. 23. f.) die chronische Pleuritis und die darüber bis jetzt herrschend gewesenen Ansichten, mit Hinzufügung von 4 Krankengeschichten, — einer Entleerung durch die Bronchien und Paracentese mit schneller, einen solchen Fall mit langsamer Heilung, einen tödtlichen Fall, und einen glücklich beendeten Fall durch Entleerung durch die Bronchien. — Die Kenntniss der chronischen Pleuritis konnte erst mit der Auscultation und Percussion einige Vervollständigung erlangen, sie beruht auf einer anhaltenden Ergiessung einer serösen oder eiterigen Flüssigkeit in den Sack der Pleura. Die entzündete Fläche und die sich auf ihr bildende Haut sondert strohgelbe, käsige, seröse, flockige, später eiterige Flüssigkeit ab, beengt dadurch die Lunge, und schiebt selbst das Herz auf die Seite. Hierauf sucht die Natur zur Isolirung des Ergossenen einen Balg zu bilden, der aus dem plastischen Stoffe der Flüssigkeit (nicht identisch mit den Flocken,) entsteht, wenn die Resorption nicht die Ergiessung entfernt. Dieser Balg kommt nicht immer zu Stande, und dann bildet eben der Abscess keine streng geschlossene Höhle, es entsteht mehr Ulceration. Endlich sucht die Natur, wenn das Ergossene nicht resorbirt wird, seine Ausstossung, sey es durch die Bronchien, oder durch einen äusserlichen Abscess; im ersten Falle findet man oft blos noch den eingeschrumpften Balg bei einer spätern Section, die Lunge dehnt sich allmälig wieder aus und erhält ihre frühere Stellung wieder, in so fern keine Verwachsungen eingetreten sind. Die als Vomica beschriebene Eiterung in der Lunge findet nicht Statt, was man so nannte, ist Eiter im Pleura-Sack, und das Aufbrechen einer Vomica nur Bestreben der Natur, den Eiter aus diesem Sacke zu entfernen; Eiterung nach Pneumonie bewirkt Auflösung der Lunge und bildet keinen wahren Abscess, die Erweichung von Tuberkeln bringt allein Höhlungen in der Lungensubstanz zu Stande. Nur die akustische Exploration giebt hinreichende Zeichen zur Diagnose; ein matter Ton in der untern Brustgegend, je nach der veränderten Lage des Exsudats verschieden, ohne Respirations-Bronchial-Geräusch oder Crepitation und deutliche Aegophonie (meckernde Stimme), deuten am sichersten darauf hin.

Dr. *Bick* erzählt (Med. Zeit. v. Ver. f. Heilk. in Preuss. 1834. No. 35.) einen Fall von **Heilung einer wässrigen Exsudation nach Pleuritis durch** am 10ten Krankheitstage vorgenommene **Paracentese der Brust.** Der Kranke war nach 8 Wochen völlig hergestellt.

Dr. *Pauli* stellt in seinen **Beobachtungen und Erfahrungen über die Ruhr und das Scharlachfieber (nebst Bemerkungen über das homöopathische Heilverfahren** — worüber weiter unten das Nähere, — 21 Ggr.), welche er epidemisch zu sehen und in bedeutender Anzahl zu behandeln Gelegenheit hatte, die Ansicht auf: Ruhr und Scharlach seyen erysipelatöse Krankheiten, jene ein Erysipelas recti, dieses ein zunächst in den Capillargefässen der Haut befindliches und über die ganze Oberfläche derselben ausgebreitetes Erysipelas; in beiden Krankheiten helfe weder Antiphlogose noch Diaphorese, noch die Anwendung der Narcotica, sondern beide im Allgemeinen selbst der blossen Vis medicatrix heilbar, seyen am besten durch eine leichte antigastrische Methode zu behandeln, während homöopathisch der Mercur für beide Krankheiten als das passendste Mittel erscheine. Krankheits-Symptome, Verlauf des Uebels, Analogie und Sectionsresultate sprechen ganz für diese Ansicht. (Zu der Bemerkung des Verf., dass, wenn Erysipelas und Ruhr zugleich vorkamen, beide gutartig verliefen, fügen wir hinzu, dass auch *Heyfelder* (**Schmidt's** Jahrb. VIII. S. 113.), während herrschendem Scharlach 2 Ruhrkranke mit gleichzeitiger Gesichtsrose und 2 andere mit gleichzeitigem Pemphigus sah, was gewiss für den nahen Zusammenhang und das gemeinschaftliche Grundleiden spricht. Auch v. *Wedekind* erklärte [Nachricht über das französische Kriegshospitalwesen. Bd. I. 1797.] die Ruhr für eine erysipelatöse Entzündung des untern Theils des Darmcanals). Ruhr und Scharlach entstehen epidemisch aus atmosphärischen Einflüssen, aber beide können auf ihrer Höhe contagiös werden, wie diess der Verf. von allen epidemischen Krankheiten glaubt und schon früher (Radius Cholera-Zeitung. I. S. 93.) aufstellte. Die Contagiosität des Scharlachs erscheint indessen sehr beschränkt, und diess hat wohl zur Annahme einer Prophylaxis durch Belladonna verleitet, die dem Verf. Nichts leistete. — Die einzelnen mitgetheilten Krankengeschichten sind concis, nur zuweilen zu kurz; sie können allen denen empfohlen werden, die ihren Beobachtungen stets eine ganze Reihe von Recepten beifügen, wodurch nur Langeweile erzeugt, oder das noch schlimmere und gefährliche gedankenlose Abschreiben herbeigeführt wird. — Das ganze Werkchen aber empfehlen wir sowohl der Wichtigkeit des Gegenstandes als auch der vorurtheilsfreien, nur auf die Sache gerichteten Darstellung wegen unsern Lesern bestens.

Dr. *Leube* (über das Wesen der Ruhr. Würt. Corr.-Bl. IV. No. 23.) betrachtet die Ruhr als acute Haemorrhoiden, bei denen das Venensystem die Entwickelung und Ausscheidung des Krankheitsstoffes übernimmt, und empfiehlt dagegen Abführmittel, Diaphoretica und Opium in grossen Dosen und langen Zwischenräumen; diese Methode bewährte sich in vielen Fällen.

Dr. v. *Hagen* machte auf eine besondere Form des Croup aufmerksam, welche er die torpide nennt, und die ihm unter 40 Fällen von Croup 16 mal vorkam. (Der torpide Croup, die gefahrvollste Art der häutigen Bräune, von Dr. v. *Hagen;* mit Zusätzen und physiologisch-nosologischen Betrachtungen über das Wesen des Torpors, von Dr. *L. Kraus.* [Letztere im Geiste der *Schelling'schen* Schule.] 1 Thlr.). Der Verf. erklärt den Croup für einen bis jetzt noch nicht hinlänglich erkannten, aber auf Torpor des Nervensystems, namentlich in den Lungen, beruhenden Zustand, tritt also in vollen Gegensatz zu der bisher allgemein gültigen Ansicht der entzündlichen Natur des Uebels, und nimmt 4 Formen an: 1) Asthma acutum simplex, 2) A. a. spasmodicum Millari, 3) A. a. irritabile, 4) A. a. torpidum. Indem die

Symptomatologie des Croup kritisch beleuchtet wird, tritt die Unhaltbarkeit der bisherigen Trennung des Millarischen Asthma von selbst hervor, und nach Beseitigung der Ansicht einer entzündlichen Natur des Uebels, durch welche sich auch die Erscheinungen nicht hinlänglich erklären lassen, sucht der Verf. die Symptomatologie des Croup durch Annahme eines Torpors in dem ganzen Nervensystem und vorzugsweise in den Lungen zu entwickeln, und bestimmt hiernach die Indication als hervorzurufende Umstimmung im Nervensystem und Zurückführung der abnormen Reizbarkeit auf den Normalpunkt, demnach Umstimmung der Krankheit per metaschematismum in eine katarrhalische. Hiefür passen nun — wie der Verf. in einer Betrachtung des bisher gegen den Croup gerichteten apparatus medicaminum zeigt, — Schwefelleber, Campher, Senega, Moschus und Kermes minerale, durch welche es ihm gelang, 5 Kranke zu retten, die an torpidem Croup litten. Diese Form erfordert übrigens die anzuwendenden Mittel in viel stärkern Dosen als sie gewöhnlich angewandt werden, und muss man dieselben nach dem jedesmaligen Grade des Torpors einzurichten suchen.

Michaelis theilte (Hufel. Journ. Febr.) die Beobachtung einer häutigen Bräune ohne Husten mit.

Dr. *Lehmann* empfiehlt die Anwendung des heissen Wassers örtlich gegen Croup im Beginn der Krankheit (Med. Zeit. v. Ver. f. Heilk. in Preuss. 1834. No. 40.), indem ein in heisses Wasser getauchter Schwamm auf den Kehlkopf gelegt und so 10 — 20 Minuten fortgefahren wird; tritt in 25 Minuten keine Besserung ein, so ist das Mittel nutzlos. Dr. *Eck* machte in Petersburg die Beobachtung günstiger Wirkungen eines entgegengesetzten Mittels, nämlich kalter Uebergiessungen, und glaubt, dass in beiden Fällen die Wirkung auf ableitender Erregung der Hautnerven beruhe.

Bateman's praktische Darstellung der Hautkrankheiten nach dem System des Dr. *Willan*, enthaltend eine genaue Uebersicht der Symptome und der Behandlungsweise, wurde nach der 7ten Auflage übersetzt von *Calmann*, herausgegeben von Prof. *Blasius* (Mit einer Kupfertafel. 1½ Thlr.).

Zu *Cazenave's* und *Schedel's* praktischer Darstellung der Hautkrankheiten erschienen Nachträge nach der 2ten Auflage des Originals (9 Ggr.).

Das erste Heft eines Werks von Dr. *Oberkampf*, systematische Beschreibung der Hautkrankheiten und ihrer Behandlung (21 Ggr.), ist nur eine Compilation nach *Choulant's* Lehrbuch der speciellen Pathologie und Therapie, die nur zu oft *verbotenus* abgeschrieben ist (Vergl. berl. med. Centr.-Zeit. No. 25.).

Dr. *Nasse* gab (Horn's Arch. 1834. April.) einen Versuch einer praktischen Eintheilung der Hautkrankheiten. Wenn man unter Hautkrankheit jede Abweichung des Hautzustandes, bei welchem die Haut selbst mitwirkt, versteht so ist eine praktische Eintheilung leicht nach den jenen Abweichungen zum Grunde liegenden Krankheitszuständen; jede andere Eintheilung ist nutzlos, die äussere Form des Ausschlags sehr wandelbar, die Anwesenheit des Fiebers sehr wechselnd. Die Hautkrankheiten sind aber theils einfache Functionsstörungen der Haut, theils Functionsstörungen mit Entartung. Die blossen Functionsstörungen treten in 5 Formen auf: 1) Reizzustand, 2) Reizerhöhung, 3) Reizverminderung 4) Plethora, 5) Entzündung. — Die Entartungen sind 3fach: 1) Entartung ohne Veränderung der äussern Gestalt, 2) Entfärbung, 3) Aftergewächse in der Haut. Durch Vereinigung dieser Entartungen mit einer der genannten Functionsstörungen, kommen die verschiedenen Arten von Hautkrankheiten zu Stande. Hiernach ist die Behandlung leicht geordnet.

Dr. *Bluff* spricht (v. Siebold's Jl. XV. 1.) über Nachkrankheiten acuter Ausschlagskrankheiten. Scharlach, Masern, Rötheln und Blattern als Entwickelungskrankheiten betrachtend, glaubt der Verf., dass bei allen Exanthemen die Ablagerung irgend eines Stoffes auf die Haut, welche ein Colatorium und Athmungsorgan sey, Statt finde, dass vielleicht eben die Nichtausscheidung eines dazu bestimmten Stoffes die Entstehung der Hautkrankheiten begründe, und die verschiedenartige Ablagerung ein verschiedenes Exanthem hervorrufe, durch welches ein specifischer Stoff ausgeschieden werde, der bis dahin zur Oekonomie des Organismus nöthig war. Wie nun die vollständige Ausscheidung gehindert wird, so tritt Ablagerung auf andere Organe ein, und von daher Rhachitis, Entzündungen, Nervenleiden, besonders aber hydropische Affectionen. So erzählt der Verf. einen Fall, in welchem ein Kind, mit seinen maserkranken Geschwistern zusammenlebend, nicht deutlich vom Exanthem befallen wurde, sondern nur die Vorboten zeigte, kränkelte, verdriessliche Gemüthsstimmung zeigte und viel weinte, indem sich aus diesem Zustande allmälig Hydrocephalus entwickelte, den der Verf. als vicariirende Ausscheidung für die nicht zum Ausbruch gekommenen Masern betrachtet, und dem keine Encephalitis vorherging.

Jahn weist (Versuche I.) — zur Naturgeschichte der innern Exantheme — durch Aufzählung der vorhandenen Thatsachen, die Existenz der meisten äussern Exantheme auf innern Häuten nach, und erklärt ihr Auftreten durch das Gesetz der Ausbreitung jeder Anfangs örtlichen Krankheit. Die Verschiedenheiten der innern Häute von der Oberhaut bedingen die Differenz der Symptome von den äussern Exanthemen, deren Metastasen meist nur Weiterverbreitung oder Erzeugung des Exanthems auf innern Häuten ist, ohne dass das äussere Exanthem deshalb verschwinden muss. Wie sich aber exanthematisches Fieber ohne äusseres Exanthem in manchen Fällen zeigt, so giebt es auch wohl eine innere exanthematische Krankheit ohne wirklichen Ausbruch des Exanthems, welches ohnehin auf den innern Häuten viel flüchtiger ist, und deshalb nach dem Tode oft nicht wiedergefunden wird.

Dr. *Lieber* beobachtete 2mal Scharlachausschlag auf der Zunge (*Casp.* Wochenschr. Nr. 28.).

Pfaff theilte mehrere Berichte über das in verschiedenen Gegenden der Herzogthümer Schleswig und Holstein im Jahre 1833 herrschend gewesene Scharlachfieber (dessen Mitth. I. H. 9.) mit. Die Krankheit war sehr wechselnd, namentlich das Fieber in verschiedenen Fällen sehr ungleich an Heftigkeit und Charakter, sowohl entzündlich als nervös und selbst faulicht. Eben so verschiedenartig war das Exanthem, welches auch in einigen Fällen bei allen übrigen Symptomen fehlte. Die Krankheit begann meist mit Erbrechen, und war mit gastrischen Erscheinungen begleitet; die Abschuppung trat gegen den 7ten bis 9ten Tag ein, und fehlte selbst gänzlich. Ein gelinde diaphoretisches Verfahren bewiess sich am heilsamsten; Belladonna als Prophylacticum liess im Stich, eben so das Ammon. carb. nach Strahl (s. Uebers. v. 1833. S. 152.). Bei der Abschuppung und kurz nach derselben wurden lauwarme Bäder mit Erfolg gegeben. . . . .

Nach dem Bericht des Dr. *Dührssen* über die Scharlachepidemie im Süderdithmarschen in den Jahren 1833 und 1834 (Pfaff's Mittheil. 1835. H. 3.), zeigte das in allen Modificationen vorkommende Exanthem Anfangs einen entzündlichen oder gastrischen Charakter, wurde aber nicht selten nervös. Die Angina war dabei nicht bedenklich, wohl aber die schon früher eintretenden Gehirnaffectionen, und die dem Scharlachfriesel eigenthümlichen Krämpfe; je kräftiger das Exanthem, desto geringer waren die Halsaffectionen und umgekehrt, und wo Kinder an Scharlach litten, hatten ältere Personen Angina. Die Prognose des Scharlachs war stets dubia, und viele wurden ein Opfer des Exanthems in Folge directer Lähmung des Herzens und Gefässsystems. Die exspectative Methode war die beste; ein zu kräftiges antiphlogistisches Verfahren war schädlich; Brechmittel und Waschungen mit Solut. ammon. carb., und bei nervöser Complication Spir. Mindereri, waren die Hauptmittel, denen zum Schluss ein Gurgelwasser aus Alaun in Inf. salviae folgte. Wo Blutentziehungen passten, machte der Verf. mit sichtbarem Erfolge Scarificationen des Zäpfchens und der Mandeln; stets aber musste für Leibesöffnung gesorgt werden. . . . .

Dr. *Toll* theilt (Horn's Arch. 1834. Juni.) sein Verfahren bei den in seiner Gegend (Ribnitz) vorkommenden Fällen von Pleuritis, Angina, Scharlach und Rötheln mit. Scharlach und Rötheln erschienen dem Verf. nervös, Angina erschien rheumatisch-katarrhalisch, weshalb kein antiphlogistisches Verfahren passte; Salmiak, Tart. stib. refr. d., Inf. Valer., Liq. amm. succ. mit Extr. Hyoscyami und Opium oder Lactucarium waren die Arzneimittel des Verf. Die einzelnen Krankheitsgeschichten sind ohne Interesse.

Dr. *Cohen* beschreibt (*Casp.* Wochenschr. 1834. No. 44. 45.) die höchst interessanten Phantasiegebilde eines noch zurückgetretenem Scharlach in fieberhaftem Delirium befindlichen Kranken. Patient fühlte sich in der höchsten und angenehmsten geistigen Aufregung, die in die höchste Abspannung überging; ein Erysipelas faciei hatte auch die Hirnhäute ergriffen, und später war ein Nervenschlag zu erwarten. Ableitende Mittel und Blutegel bewirkten Nachlass des aufgeregten Zustandes, es trat Schlaf mit Hautausdünstung ein, nach welchem das Exanthem wieder zum Vorschein kam, und der Kranke geheilt wurde, nachdem er Salzbäder und Seebäder zur Nach-Cur gebraucht hatte.

Prof. *Berndt* macht (klinische Mittheil. H. 2. IV. über die wahre Malignität des Scharlachfiebers mit Rücksicht auf die Verschiedenheit der Gehirnaffection bei dieser Krankheit) aufmerksam, dass beim Scharlach sowohl eine wahre entzündliche Affection des Gehirns, als auch ein davon sehr verschiedenes, das Leben des Gehirns selbst ergreifendes Leiden vorkomme, und nur gegen erstere Antiphlogistica Hülfe leisteten, während letzteres als unheilbar erscheine.

Dr. *Hauff* beobachtete (Würt. med. Corr.-Bl. 1834. No. 31.) im April 1834 sehr oft wandernde Gesichtsrose, zuerst eine, dann die andere Gesichtshälfte befallend und so fortschreitend. Die Schmerzen waren heftig, das Fieber bedeutend, selbst mit Delirien verbunden; die Krankheit hatte einen gastrisch-biliösen Charakter; Brechmittel, kühlende Salze und Säuren thaten gute Dienste.

Dr. *Stannius* sah (Beobachtungen über acute Exantheme. *Casp.* Wochenschr. 1834. No. 30.) Scharlach und Varioloiden sich rasch folgen, — frische Narben von Verwundungen oder Blasenpflastern besonders mit Pocken besetzt, — und machte wiederholt die Beobachtung von Pocken auf der Schleimhaut des Mundes und Schlundes. (Vergl. Uebers. v. 1833. S. 141.)

Dr. *Wagner* vindicirt die Rötheln als für sich bestehende und weder mit Scharlach noch mit Masern Verwandtschaft habende Krankheit (Hufel. Journ. 1834. Aug.), ohne indess charakteristische Unterscheidungszeichen, die ohnehin nicht in der Form des Exanthems liegen sollen, beizubringen, und darauf hindeutend, dass den Rötheln nie, den Masern selten, dem Scharlach oft Hautwassersucht folge, und keins dieser Exantheme zweimal befalle (?! *Ref.*).

Die Masernepidemie im Frühjahr 1834 im Süderdithmarschen entstand nach Dr. *Michaelsen* (Pfaff's Mittheil. 1835. H. 3.) bei rheumatisch-katarrhalisch-gastrischer Krankheitsconstitution, nach vorhergegangener sehr stürmischer Witterung und gleichzeitigem epidemischem Keuchhusten. Die Masern befielen vorzugsweise Kinder, doch auch Erwachsene, die die Krankheit noch nicht überstanden hatten, hatten den erwähnten Charakter der herrschenden Constitution, erschienen aber, wo sie am Keuchhusten Leidende befielen, gefährlicher. Masernfieber ohne Exanthem wurde nicht beobachtet, aber das neugeborne Kind einer an Masern leidenden Frau brachte den Ausschlag mit zur Welt. Die Prognose war gut, doch bei den jüngsten Kindern sowohl als den Erwachsenen minder günstig; nach Erkältungen folgten die bekannten Nachkrankheiten, Rheumatismen, Drüsengeschwülste, fliessende Ohren u. s. w. Ein mässiges antiphlogistisch-diaphoretisches Verfahren und gelinde Expectorantia reichten zur Behandlung hin; bei Complication mit Keuchhusten that ein Empl. Tart. stib. auf die Brust gelegt, bis Pusteln erschienen, gute Dienste. Erbrechen und Diarrhoe schienen etwas Kritisches zu haben, und durften nur gemässigt werden.

Dr. *Nicolai* beobachtete Masern ohne Ausschlag (*Casp.* Wochenschr. No. 37.), denen auch eine kleienartige Hautabschuppung folgte.

Die von Prof. *Albers* angestellten Versuche zum Ueberimpfen der Masern nach *Home*, lieferten kein günstiges Resultat, indem das Verfahren nicht gelang (v. Gräfe u. v. Walth. Jl. XXI. H. 4.).

Dr. *Robert* (Mehrere Hautausschläge ihrer Entstehung nach dargestellt. Rust's Mag. Bd. 43. H. 1.) betrachtet die Pocken als auf Ablagerungen des Giftes auf das Epithelium des Oesophagus, des Magens, der Gedärme, und Neurilema der Extremitäten; die Masern als auf Ablagerungen auf die Schleimhäute des Magens, der Bronchien, und die Conjunctiva; die Röthein als auf Ablagerungen in den Gedärmen beruhend. Pemphigus steht mit Nierenleiden, Zona mit Gicht, Urticaria und Eczema mit Pankreasleiden in Zusammenhang.

Petechien zeigen Entmischung des Blutes, Ausscheidung desselben; Aphthen gastrische Dyskrasie. Die Krätze beruht auf Unreinlichkeit und Kachexie, aber nicht auf der Krätzmilbe.

Simon jun. beleuchtete (Zeit. v. Ver. in Preuss. No. 37.) die Frage: haben sich die im 6ten Jahrhundert zuerst im Orient beobachteten und damals, oder wahrscheinlicher durch die Kreuzzüge nach Europa verpflanzten Menschenpocken, je bei uns spontan, aus rein epidemischen Ursachen wiedererzeugt? und beantwortet sie verneinend.

Dr. *Haaßhausen* sah Pocken und Masern in einem Individuum ruhig neben einander verlaufen und sich regelmässig entwickeln (*Casp.* Wochenschr. No. 22.).

Dr. *Hasbach* beobachtete (Hufel. Journ. 1834. Nov.) ächte Menschenblattern bei einem neugebornen Kinde, dessen vaccinirte Mutter einer an Variola leidenden Frau aufgewartet hatte.

Dr. *Fritz* lieferte (Würt. med. Corr.-Blatt 1834. No. 26 — 28.) einen amtlichen Bericht über die Pockenepidemie, welche vom Sept. 1831 bis April 1833 im Oberamtsbezirk Neresheim herrschte. Der Verf. sieht die Entstehung von Varioloiden als auf mehr oder minder erloschener Schutzkraft der Vaccine zu einer Zeit, in welcher epidemische Ursachen der Entstehung einer exanthematischen Krankheit besonders günstig waren, und ohne die Wohlthat der Impfung wohl eine starke Blatternepidemie hervorgerufen hätten, beruhend. Oft ist die Contagiosität unleugbar, oft eben so gewiss fehlend. Die Varioloiden sind durch Impfung modificirte Variolae, und können diese erzeugen, und nur die Impfung giebt in Wiederholung einen sichern Schutz.

Dr. *Tischendorf* theilt (*Clar.* u. *Rad.* Beitr. I. H. 2.) einige interessante Bemerkungen über die Variola, Varioloïs, Vaccinatio und Revaccinatio, mit besonderem Bezug auf die Blatternepidemie, welche in den Jahren 1833 und 1834 in der Stadt Lengefeld im Voigtlande, und dem dazu gehörigen Impfdistricte geherrscht hat, mit. Der Verf. behandelte 125 an Variola, und 96 an Varioloïs Leidende, und unterscheidet von letzterer folgende Arten: Varioloïs variola — Varioloïs vera (*α*, morbillosa, *β*, pemphigoidea,), — Varioloïs varicella (*α*, scarlatinosa, β, miliaria.). Auch kam Blatterfieber ohne Ausschlag vor. Das Varioloid ist dem Verf. eine durch mehr oder minder vollkommene Vaccination mehr oder minder geschwächte Variola, und kam in verschiedenen Zeitperioden nach der Impfung vor, selten ausgebildet bei deutlichen charakteristischen Narben. Kuhpockenimpfungen während die Variola herrschte, gelangen dem Verf. wiederholt, theils zu totaler Schützung, theils zur Umänderung des Giftes und blosser Entstehung eines Varioloids. Die Narbe giebt übrigens kein sicheres Criterium einer guten Impfung, die überhaupt nicht von der Local-Affection, sondern von der allgemeinen Reaction, namentlich dem primären Fieber abhängig ist. —

Mit diesen Ansichten über den Werth der Narbe als diagnostisches Zeichen zur Würdigung der geschehenen Impfung, stimmt die Meinung von Dr. *Steudel* (Ein Paar Worte über den Werth der Untersuchung der Vaccinenarben in Beziehung auf Schutzkraft der vorangegangenen Vaccination, Würt. med. Corr.-Bl. IV. 1.), der die Form der Narbe ohne alle Beweiskraft hält, völlig überein. Deshalb schlägt *Steudel* vor, die Revaccination ohne alle Rücksicht auf die vorhandenen Narben vorzunehmen, wünscht aber auch die Vaccination, zu grösserer Sicherheit des Erfolgs, wenigen Aerzten für grosse Impfdistricte ausschliesslich anvertraut.

Nach den Nachrichten über Menschenblattern im Jahre 1833 und 34 in den Herzogthümern Schleswig und Holstein (Pfaff's Mittheil. 1835. 5.) sind Variolae und Varioloiden durchaus nicht specifisch verschieden, und durch Uebergangsformen mit einander verbunden; die Häufigkeit erneuerter Blatternansteckung nach guter Impfung, zeigt grössere Bösartigkeit der Blattern durch die herrschende Krankheits-Constitution, und fordert zur Revaccination dringend auf. *Ritter* glaubt die Entartung der Vaccine dadurch zu erklären, dass sie sich nur kurze Zeit brauchbar erhält, indem Temperatur, Sonnenlicht u. s. w. den grössten Einfluss darauf ausüben. Man soll die Lymphe von Arm zu Arm nehmen, wenn die Pustel ihre Reife hat, welches je nach der Temperatur zwischen dem 7ten bis 12ten Tage der Fall seyn kann; muss man trockne Lymphe nehmen, so nehme man solche, die zwischen zwei gut verklebten Glasplatten aufbewahrt worden und verdünne sie nicht zu sehr; besser sind noch Glasröhrchen, allein in ihnen bleibt die Lymphe höchstens 2 Tage gut; am besten ist es, möglichst oft direct von Kühen Lymphe zu entnehmen (**Einige Bemerkungen die Ausartung der Vaccine betreffend.** ibid.).

Dr. *Camerer* spricht sich entschieden gegen die Anwendung von **Sperrmaassregeln bei Pockenkranken** aus, weil die Krankheit, wie alle Fieber mit Exanthem, auf Contagium und epidemischen Einflüssen beruhe (Würt. Corr.-Bl. 1834. No. 31.).

Dr. *Schreiber* sah (Zeit. v Ver. in Preuss. No. 20.) ein **gegenseitiges Zurückweichen und Coëxistenz zweier Exantheme in demselben Individuum.** Es brachen nämlich bei einer Person einige Tage nach der Vaccination ächte Menschenblattern aus, nach deren Abtrocknung die Vaccinepusteln erschienen und regelmässig verliefen. Bei einem Krätzigen verschwand der Ausschlag mit dem Eintritt der Masern, und erschien nach beendigten Masern wieder. Dagegen sah Dr. *Behn* Vaccinationspusteln und die Krätze ruhig neben einander verlaufen.

Dr. *Malin* beantwortet die Frage: **wodurch wird hauptsächlich der unglückliche Ausgang bei den natürlichen Pocken bedingt, und wie dürfte ihm zu begegnen seyn?** (Berl. med. Centr.-Zeit. No. 25.) dahin, dass der Tod bei Pockenkrankheit durch Erstickung entstehe, indem die die Hautfunction mit zu übernehmen genöthigte Lunge diese Thätigkeit nicht erfüllen könne. Zur Beschränkung des die Pocken erzeugenden Processes und zur Verminderung ihrer Ausbreitung auf der Haut, verspricht sich nun der Verf. vom frühe angewandten Calomel die trefflichsten Dienste, und fand dasselbe auch bereits bewährt.

Dr. *Oegg* schrieb einen Aufsatz **über Varioloiden und deren Verhältniss zur Schutzpockenimpfung nach neueren Beobachtungen** (Henke's Zeitschr. f. St. A. K. Erg. Heft 20.), der als Replik auf die gegen einen frühern Aufsatz gerichteten Einwürfe von Dr *Albert* dient (s. Uebers. v. 1832. S. 101.). Der Verf. bleibt bei seiner Ansicht, dass Ansteckung mit Variola ein verschiedenartiges Exanthem erzeugen könne, welches auch bei mit Erfolg Geimpften vorkomme, auch die innern Schleimhäute befalle, und gegen welches auch die Revaccination keine völlige Sicherheit gewähre.

Dr. *Lippert* beobachtete (Summar. X. H. 4.) einen zurückgehaltenen Ausbruch der Varioloiden unter choleraartigen und icterischen Zufällen bei einem 32jährigen Manne, der in seiner Jugend die Blattern überstanden hatte, im August 1832, zu einer Zeit, wo man in Leipzig mit Bangigkeit dem nahen Ausbruche der epidemischen Cholera entgegen sah. Das Varioloid trat am 9ten Tage der Krankheit, unter Nachlass aller beunruhigenden Symptome ein, und der Kranke war bald geheilt.

Dr. *Hoppe* fand in der zu Copenhagen herrschenden Pocken-Epidemie (*Casp.* Wochenschr. No. 24.) die Schutzkraft der Vaccine bewährt, jedenfalls die Blatternkrankheit durch sie gemildert, obwohl nach 4 — 5 Jahren neue Receptivität für Pockenkrankheit eintritt. Man soll die Kinder recht früh impfen, und kann aus den Narben keinen Schluss auf Sicherheit gegen neue Pocken ziehen.

Dr. *Krüger* theilt (Pfaff's Mittheil. 1835. H. 3.), nach einer in Flensburg beobachteten Pockenepidemie, etwas über die Vaccination mit, indem er die Schutzkraft derselben vertheidigt, und sogar als gegen Varioloiden ausreichend betrachtet. Die erwähnte Epidemie gehörte zu den milden, und befiel mit 2 Ausnahmen nur unvaccinirte Kinder, und zeigte die gewöhnliche Form und den bekannten Verlauf des Exanthems. Eine 3mal wiederholte Vaccination gelang, während dem die Variolae herrschten, nicht, später aber leicht.

Dr. *Knaffe* gab ausführliche Bemerkungen über die Kuhpockenimpfung und über ihre Beziehung zur Menschenblatter (Med. Jahrb. d. Oest. St. VIII. 3.), nach denen der Verf. den mangelhaften Erfolg der Impfung, der zur unrechten Zeit entnommenen Lymphe zuschreibt, da die Vaccinepustel in der Zeit ihres Verlaufs sehr wechselnd ist; Impfung bei kühler Luft entwickelt sich später, weshalb man die Pusteln zum Weiterimpfen vom 5ten Tage an täglich untersuchen muss, da Impfung mit unreifem und mit überreifem Stoff nicht schützt. Bei Crusta lactea entsteht eine Abweichung in den Impfpusteln, welche daher keine schützende Lymphe enthalten.

Dr. *Carganico* theilt (Med. Zeit. v. Ver. f. Heilk. in Preuss. 1834. No. 42.) seine Beobachtungen von natürlichen Blattern bei Geimpften und Ungeimpften mit, nach welchen über zwanzigmal mehr Ungeimpfte als Geimpfte von natürlichen Blattern befallen wurden, und die Krankheit bei letztern auch stets gutartig verlief. Fast immer waren die Geimpften die zuletzt Befallenen, und Verschleppung der Krankheit war überall leicht nachzuweisen. Dr. *Carganico* machte auch Versuche mit der Impfung von Kühen (ibid. No. 41.), die jedesmal gelangen und von denen weiter geimpft wurde, ohne dass jedoch ein Resultat über grössere Schutzkraft bis dahin entschieden hervorgetreten wäre.

Prof. *Friedreich* bestätigt die Beobachtung *Wenzel's*, dass nach Entstehung von einer einzigen ächten Pustel eine Revaccination im nächsten Jahre gelingt (wurde vom *Ref.* 3mal ohne Erfolg versucht.). Der Verf. hält das Varioloid für Variola auf vaccinirtem Boden, und macht auf die Nachrichten von *Ludwig*, *Schacht*, etc. aufmerksam, indem er zu vergleichenden Beobachtungen auffordert (Ueber Impfung, Revaccination und Pocken. Allgem. med. Zeit. Januar.).

Dr. *Klose* beobachtete in einem Falle eine grosse Heilkraft der Schutzpocken (Med. Zeit. v. Ver. f. Heilk. in Preuss. 1834. No. 51.), indem bei einem 26jährigen bis dahin ungeimpften Manne nach der Vaccination ein eigenthümlicher Ausschlag an den Armen eintrat, der metastatisch die Heilung veralteter scrofulöser cariöser Geschwüre und selbst eines schon begonnenen hektischen Fiebers bewirkte.

Dr. *Steinheim* spricht sich in seinen Bemerkungen über Pocken, Varioloiden, Kuhpocken und Varicellen (*Heck.* Ann. 1834. Aug.) für zahlreiche Impfstiche aus, damit ein Reactionsfieber und kritische Diarrhoe erzeugt werde, für Impfung von Arm zu Arm, und Revaccination nach Abtrocknung der Pusteln von der ersten Impfung, um die allenfalls noch vorhandene Disposition zu tilgen.

Advokat *Bopp* theilte (*Wildberg's* Jahrb. I. 3.) den Antrag des Prof. *Ritgen* zu Giessen auf dem Landtage 1835, wegen Verbesserung der Schutzpockenimpfung, und der gegen die Verbreitung des Menschenblatterngifts zu ergreifenden Maassregeln mit.

Dr. *Schneider* beobachtete (*Casp.* Wochenschr. No. 6.) als ungewöhnliche Reaction der Impfung eines 40-jährigen Mannes, bedeutende Entzündung des rechten Arms, die in tiefe Eiterung überging und des heftigen Fiebers wegen eingreifende antiphlogistische Behandlung erforderte, während die Vaccine am andern Arm normal verlief. *L.* theilte aus Berichten einen Fall von Pseudoerysipelas in Folge der Vaccination eines Recruten mit (Zeit. v. Ver. in Preuss. No. 6.). Auch hier waren auf jedem Arm 10 Impfstiche gemacht worden, und während die Vaccination am linken Arm normal verlief, bildete sich am rechten Arm ein sehr bedeutendes Pseudorerysipel mit dem bedenklichsten Allgemeinleiden, wurde aber glücklich gehoben.

Nach Dr. *Carganico's* Versuchen mit der Impfung von Kühen (Zeit. v. Ver. in Preuss. 1834. No. 40.), gelingt diese Impfung leicht, allein die aus solchen Pusteln entnommene Lymphe zeigt bei der Weiterimpfung durchaus keine Verschiedenheit von der auf gewöhnlichem Wege erhaltenen, weshalb die Frage über den Nutzen solcher Ueberimpfung zweifelhaft bleibt.

Dr. *Albers* in Berlin bemerkte (Med. Zeit. v. Ver. f. Heilk. 1834. No. 53.) natürliche Kuhpocken, die aber bereits in der Abtrocknungsperiode waren, auf einem Gute bei Stralsund. Mehrere Personen, die die Kühe gemolken hatten, wurden angesteckt, obwohl 2 früher geimpft gewesen und ein Mann in seiner Jugend die natürlichen Blattern überstanden hatte.

Zöhrer's Abhandlung über die Einimpfung der Kuhpocken (16 Ggr.) ist angehenden Impfärzten als klare leichtfassliche Darstellung bestens zu empfehlen, ohne dass sie etwas Neues enthielte.

Dr. *Heim* beschrieb (Würt. med. Corr.-Bl. IV. No. 37—39.) die Impfanstalten in London.

Dr. *Tott* spricht sich (über Vaccination, Revaccination und Menschenblattern im Winter 1834. Berl. med. Centr.-Zeit. 1834. No. 29.) für die Revaccination oder erneuerte Impfung aller derer aus, die mit Lymphe geimpft wurden, welche schon 5 Generationen passirt hatte, da er eine solche Lymphe nicht mehr für schützend hält. Auch eine einzige Blatter schützt völlig, wenn sie völlig gute Lymphe enthält, deshalb soll man statt der Revaccination zur ächten Kuhpockenlymphe zurückkehren. Die Absperrung der Kranken, welche an Blattern leiden, gleichviel an welcher Form, da Variolae und Varicellae sich sehr nahe stehen, erscheint dem Verf. durchaus nöthig.

Nach den Nachrichten von Prof. *Heim* über die Revaccination vom Jahre 1834 im königl. Würtemb. Militair (Vergl. Uebers. v. 1834. S. 71.), wurden 3954 Individuen revaccinirt, von denen 1161 vollkommene, 1078 modificirte Kuhpocken zeigten, und bei 1715 kein Erfolg eintrat. Die Revaccination gelang sowohl vom Arme der Kinder als dem der Erwachsenen; schon vor einem Jahre revaccinirte Personen zeigten nun wieder vaccinirt theils modificirte theils nochmals ächte Vaccinepusteln; die Vaccination von Individuen, die in der Jugend ächte Variolae überstanden hatten und deutliche Narben an sich trugen, gelang in vielen Fällen, was der Verf. einem Wiedererwachen der Receptivität für Pockengift zuschreibt. Eine grössere Zahl von Impfstichen, als 6 auf jedem Arme, scheint dem Verf. nicht nöthig, dagegen hält er 3 Stiche auf jedem Arm für zu wenig. Die Revaccination muss übrigens, wenn sie erfolglos gemacht wurde, und wenn nur ein modificirter Erfolg Statt fand, so lange jährlich erneuert werden, bis ächte Vaccinepusteln entstehen, dann schützt sie vor dem Ausbruche der Variola vollkommen, und seit 1827, der Einführung der Revaccination im Würtembergischen Militair, ist kein mit Erfolg revaccinirtes Subject weder von Variola, noch von Varioloid befallen worden (Würt. med. Corr.-Bl. IV. 5. f.).

Die Nachrichten über die Revaccination in der Preussischen Armee (Rust's Mag. Bd. 43. H. 2.) ergeben für 1833 im Ganzen 48478 Revaccinationen, von denen 15269 regelmässig verliefen und 21006 ohne Erfolg blieben. Von diesen Revaccinirten wurden im Laufe des Jahres 20 von Variola, 50 von Varioloid und 54 von Varicellen befallen.

Nach den von *Löhmeyer* (Zeit. v. Ver. in Preuss. No. 19.) mitgetheilten Resultaten der Revaccination in der preuss. Armee im Jahre 1834, war die Revaccination bei mehr als 1/3 der revaccinirten Individuen erfolgreich, und der Nutzen zur Abhaltung der Ansteckung von Menschenpocken unwiderleglich.

Als Bestätigungen der in dem einleitenden Aufsatze über die neuern Forschungen über Variola, Varioloid, Vaccine und Revaccination, gewonnenen Resultate, sind hier noch zu nennen: *Camerer*, summarischer Bericht über eine Blatternkrankheit, welche in letzterer Zeit im Amtsbezirke Langenau geherrscht hat (Würt. Corr.-Bl. IV. 17.); *Camerer*, Ergebnisse meiner Schutzpocken-Impfung im Jahre 1834. (ibid. No. 24.); *Frank*, zur Lehre von den Pocken (*Casp.* Wochenschr. No. 38.); *Steinheim*, Bemerkungen über Pocken, Varioloiden, Kuhpocken und Varicellen Heck. Ann. 1834. Aug.); *Braun*, (über den Stand der Vaccination in Deutschland, das Verhältniss des öffentl. impfenden Arztes zu den Privatärzten, und die beste Form der Geschäftsführung. Henke's Zeitschr. XIV. 4.); *Beck*, (Untersuchung über die spontane und contagiöse Genese der Menschenblattern in medic. - polizeilicher Hinsicht ibid.); *Sachse*, (Fernere Erfahrungen bei Varioloiden. Hufel. Jl. 1834. Novbr.); *Jenniker*, (über Varioloiden und Revaccination. Oestr. Jahrb. VII. 1.); *Fischer*, (die natürlichen Menschenblattern, die Varioloiden und Varicellen. ibid. 3.); *Ebermaier*, (die periodische Erneuerung der Kuhpockenlymphe betreffend. Zeit. v. Ver. in Preuss. No. 10.); *Ollenroth*, (über die Menschenpocken. ibid. No. 17.); *Fischer*, (Untersuchung über die Art, auf welche Impfung gelinderen Verlauf acut-contagiöser Krankheiten bewirkt als zufällige Ansteckung. ibid. No. 24.); *Meyer*, (über die Schutzkraft der Vaccine mit erneutem Impfstoff. ibid. No. 26.); *Klug*, Impfung mit erneuter Kuhpockenlymphe. ibid. No. 25.); *Wittke*, (Ansichten über Vaccination und Revaccination und deren Schutzkraft gegen Menschenpocken. ibid. No. 33.).

Dr. *Schmidt* gab (Jahrb. VII. S. 255.) eine Beschreibung der Impffeder des Dr. *Güntz*, welche der Instrumentenmacher Hornn in Leipzig zu 1 Thlr. 16 Ggr. — 2 Thlr.

liefert. Das Instrument zum Impfen, Scarificiren, Anwenden der Arzneimittel in endermatischer Methode, und tieferen Schnittwunden anwendbar, „ähnelt einem Staarmesser und besteht aus einer Reissfeder, zwischen deren Schnäbeln eine feine Lancette liegt, die sich um die Achse der gewöhnlichen Horizontalschraube bewegt und beliebig entblösst werden kann, an der schneidenden Seite in einen Reisser ausläuft, und am Rücken nur am obern convexen Ende in der Länge einer Linie schneidet."

Eine Nachricht über Haarröhrchen zur Aufbewahrung von Impfstoff, die nach der Angabe von Dr. *Comes* vom Mechanikus Mauch in Cölln (100 zu 15 Sgr.) geliefert werden, findet sich Berl. med. Centr.-Zeit. No. 29., doch wurden diese Röhrchen nicht sehr zweckmässig gefunden.

M. R. Wildberg theilt (Hufel. Journ. 1834. Juni.) einige Beobachtungen über die Eigenthümlichkeiten des Friesels, der Masern, Rötheln, und des Scharlachfiebers mit. Der Friesel ist stets symptomatische Krankheit, meist auf gastrischen Unreinigkeiten beruhend, und der weisse Friesel nicht gefährlicher als der rothe; die häufigen Schweisse von saurem Geruch, das Stechen und Prickeln in der Haut, sind der Krankheit eigenthümlich, und selbst partielle Rücktritte des Exanthems sind gefährlich; in einem vom Verf. erzählten Falle blieb nach zurückgetretenem Friesel am Unterschenkel Anschwellung desselben zurück. Der bereits ausgebrochene Friesel muss diaphoretisch mässig warm behandelt werden, zuweilen sind selbst Roborantia nöthig. — Masern, Rötheln und Scharlach sind sich nahe verwandt, allein es ist wichtig zu unterscheiden, ob das diese Exantheme begleitende Fieber ihnen wesentlich oder zufällig ist, indem man nur im letztern Falle dagegen einschreiten darf. Einen specifischen Maserngeruch fand der Verf. nicht, und die Knötchen finden sich nur im Anfang; zweimal befallen Masern wohl nie, oder eine Eruption war unvollkommen; Rötheln befallen dagegen auch zweimal und beginnen meist im Gesichte, haben auch weniger grosse Abschuppung als der Scharlach, aber grössere als die Masern. Scharlach kommt auch zuweilen sehr partiell vor.

Dr. *Hauff* macht (Würt. med. Corr.-Bl. 1834. No. 30.) auf den Zusammenhang der Bildung des wahren Friesels mit den verschiedenen Zuständen der Sexualorgane des Weibes aufmerksam. Es kommt häufiger bei geschlechtlich entwickelten Frauen, zur Zeit des Wochenbette's u. s. w. vor, und wechselte in einem Falle mit Fluor albus und nervösen Schmerzen der Genitalien ab.

Dr. *Lorinser* berichtet (Zeit. v. Ver. in Preuss. No. 34.), dass im Sommer 1834 im Reg.-Bez. Oppeln 34 Menschen an Milzbrand-Carbunkel erkrankten, von denen 11 starben, und bei allen Genuss des Fleisches oder Berührung der erkrankten Thiere vorhergegangen war, während nicht alle, die sich auf solche Weise der Erkrankung ausgesetzt hatten, wirklich befallen wurden. Je ausgebreiteter der Carbunkel war, um so besser war die Prognose, und wenn sich das Geschwür ausgebildet hatte, hörte der Schmerz auf.

Prof. *Hertwig* berichtet (med. Zeit. v. Ver. f. Heilk. in Preuss. 1834. No. 46. f.) über die Uebertragung thierischer Ansteckungsstoffe auf Menschen. Die angeführten Thatsachen zeigen, dass Rotz, Wurm, Mauke, Räude und Maulweh wirklich übertragen werden können, und fordern also zur Vorsicht beim Vorhandenseyn dieser Krankheiten auf.

Auch in *Casp.* Wochenschr. No. 19 findet sich die Beobachtung einer von einem Pferde auf Menschen übertragenen Räude.

Dr. *Rösch* (Einiges über die Bedeutung der Blutungen. Allgem. med. Zeit. März.) hält die alte Eintheilung der Haemorrhagieen in active und passive, für die Praxis am brauchbarsten; dennoch erfordert die Entscheidung, zu welcher Art ein specieller Fall gehört, oft genug alle Vorsicht. Die Blutungen sind Secretionen und nur die passiven entstehen in Folge von Durchschwitzung des Blutes durch die Gefässwände; man kann sonach Haemorrhagieen haben, wenn ein Organ mehr Blut enthält als es seinem Normalzustand zufolge besitzen sollte; dann wenn die Vitalität des Blutes und der

Organe geschwächt ist; ferner in einem Zustande, der diese beiden Arten verbindet, und endlich Blutungen aus mechanischen Ursachen. Active Haemorrhagieen treten mehr plötzlich ein, sind oft periodisch, kommen selten aus mehreren Organen zugleich, und erscheinen mit erhöhtem Lebensturgor; passive Blutungen dagegen erscheinen ohne Energie des Lebens, werden anhaltend und kommen oft aus mehreren Organen zugleich. — Haemoptoë, Epistaxis, Haemorrhoiden und Metrorrhagieen sind oft activ, — Vomitus cruentus und die Blutungen bei der Ruhr gehören zu den gemischten Haemorrhagieen, — die Blutflüsse aus den Harnwegen sind meist passiv. Bei Metrorrhagieen findet sich oft Plethora und Schwäche des Blutlebens zugleich; Morbus maculosus, obgleich oft passive Blutung, ist doch zuweilen Folge von Plethora. Erbliche Blutungen hängen mit Gicht zusammen, und beruhen auf Schwäche des Blutlebens, in deren Folge endlich die Blutgefässe ihre Energie verlieren und nun ein Durchschwitzen ihres Inhalts gestatten.

Prof. *Friedreich* erzählt als merkwürdigen Fall von Erbkrankheiten (Allgem. med. Zeit. Jan.), dass ein Mann mit 30 Jahren ein grosses Geschwür im Nacken bekam, und im 80sten Jahre an tödtlichem Nasenbluten starb, — und ganz dasselbe bei seinem Sohne Statt fand.

Einen Fall von tödtlichem Nasenbluten bei einem Militair, der von Seiten seiner Mutter zu einer Bluterfamilie gehörte, erzählt *L.* (Zeit. v. Ver. in Preuss. No. 6.). Das Nasenbluten wiederholte sich vom 9ten Mai 1833 an 29mal, und die Erschöpfung ging in ein Nervenfieber über, an dem der Kranke den 27ten Mai starb.

Dr. *Rieken* beschrieb (*Casp.* Wochenschr. No. 1.) eine seltene Form von Blutung aus der Unterlippe bei einer 28jährigen Frau, die an keiner Dyskrasie leidet, und nicht zur Familie von Blutern gehört. Die Blutung erscheint in unregelmässigen Abschnitten aus einem Pünktchen der Oberlippe strahlenförmig, anfangs hellroth, dann tröpfelnd und langsam nachlassend; so fliessen meist 4 — 8 Unzen (einmal über ein Pfund) aus; die Kranke fühlt sich dadurch erleichtert, weshalb bis jetzt kein Heilverfahren dagegen eingeleitet wurde.

Dr. *Eulenberg* beobachtete (Rust's Mag. Bd. 42. H. 3.) eine wiederholte Blutung aus dem Zahnfleische, welche den eilfjährigen Kranken dem Tode durch Blutleere nahe brachte, aber durch Styptica glücklich gehoben wurde. Die Blutung kam aus dem hintersten Backenzahne des Oberkiefers.

Dr. *Bennewitz* erzählte (Zeit. v. Ver. in Preuss. No. 6.). einen merkwürdigen Fall von Haemorrhoea bei einer 28jährigen Wittwe. Auf Morb. macul. Werlhofii folgte Stomacace und zweimal der Eintritt der Menstruation als Metrorrhagie, als es endlich gelang, die Blutungen durch die bekannten Mittel zu stillen. Eine Ursache der Blutungen konnte nicht entdeckt werden (Im letztern Umstande allein kann das Merkwürdige des Falles liegen sollen, anderswo konnte es *Ref.* nicht finden.).

M. R. Brunn beobachtete (Denkwürdigkeiten aus der Praxis, *Casp.* Wochenschr. 1834. No. 50.) einige seltene Blutungen, namentlich eine durch die Section entdeckte Blutung durch das Bauchfell bei einem 50jährigen Haemorrhoidarius und Branntweintrinker; — und eine ebenfalls schnell tödtlich gewordene Blutung durch die Pia mater bei einem 40jährigen Goldschmied, der früher über Kopfschmerz und ein eigenthümliches anhaltendes Knacken im Kopfe geklagt hatte.

Dr. *Kühlbrand* empfiehlt (*Casp.* Wochenschr. 1834. No. 50.) Vorsicht in der Diagnose bei angeblichen Haemorrhoiden, indem in 2 näher erzählten Fällen die Blutungen von Mastdarmpolypen abhingen und nach Entfernung dieser durch Ligatur, von selbst schwanden.

Prof. *Otto* beobachtete (*Casp.* Wochenschr. No. 14.) eine sehr starke Blutung aus einer varicösen Vene des rechten Schenkels bei einer 56jährigen Frau, die sehr an Varices litt.

Sir Henry Halford macht (v. Gräfe u. v. Walth. Journ. XXI. H. 2.) auf eine klimakterische Krankheit aufmerksam, die, zwischen dem 70 — 75sten Jahre eintretend, sich durch Abmagerung, Mattigkeit, rheumatische Kopfschmerzen, Leiden der Verdauung und Oedema pedum charakterisirt, meist aber mit andern Uebeln complicirt erscheint.

M. R. Heyfelder beschrieb einen von Dr. *Weltin* in 5 Wochen durch Adstringentia und Salzsäure geheilten Fall von Stomacace gangraenosa bei einer 32jährigen Frau (Schmidt's Jahrb. VIII. S. 190.).

Dr. *A. L. Richter* knüpft an seine Bemerkungen über den Brand der Kinder (s. Uebers. v. 1834. S. 167.), einige Erörterungen über Aedoeitis gangraenosa puellarum (Heck. N. Ann. I. H. 2.) in Bezug auf die von *Kinder-Wood* mitgetheilten Erfahrungen. Diese dem Wasserkrebs angehörende Krankheit beginnt mit fieberhaften Vorboten, denen Schmerz beim Uriniren folgt, wobei man die Genitalien der 6 Monate bis 10 Jahre alten Kinder entzündet findet. Bald bilden sich aschgraue Flecken oder nach *Kinder-Wood* und *Wiegand* Bläschen, die in zusammenfliessende Geschwüre übergehen und denen schnell brandige Zerstörung und Tod durch Erschöpfung folgt. Wo Heilung eintritt, bildet sich eine Demarcationslinie und unter besserer Eiterung wird der Substanzverlust schnell durch neue Granulation ersetzt; doch folgt gern copiöser Fluor albus. Ursachliche Verhältnisse sind noch nicht ermittelt, da einigemale Pleuritis, Masern, Keuchhusten, Scrofeln und Wasserkrebs vorhergingen, doch auch fehlten. Die Prognose ist ungünstig; wo 17 — 22 Tage vorübergehen, scheint das Uebel auch nachzulassen, doch wurden Rückfälle beobachtet; *Kinder-Wood* heilte von 12 Kinden nur 2, versäumte aber auch die örtliche Behandlung sehr. Die Therapie ist die allgemeine eines gangraenösen Zustandes, und wenn man schon im Stadium der Entzündung hinzukommt, Brechmittel, Abführmittel und Fomentationen; bei der Gangraen Tonica und Mineralsäuren; örtlich glaubt *Richter* den Holzessig empfehlen zu können; vom Kreosot fehlen Erfahrungen.

Dr. *Heine* beschrieb (Zeit. v. Ver. in Preuss. No. 38.) einen Fall von Soor bei einem 6 Wochen alten Kinde, der mit der 3ten Lebenswoche begonnen, tödtlich endete. Der

Verf. hält die seltene Krankheit mit *Billard* für Schleimhautentzündung mit pseudoplastischer Membranbildung; die Ursache der Entstehung war in dem näher beschriebenen Falle nicht zu ermitteln.

Dr. *Oberteuffer* erzählte (Hufel. Journ. 1824. Novbr.) die Geschichte einer seltenen Drüsenkrankheit, welche sich nach zweien erlittenen Ausrottungen auf die Leistendrüsen warf, und mit dem Tode endete. Der früher stets gesunde 53jährige Mann, welcher nie syphilitisch war, bekam plötzlich eine senfkorngrosse Drüsenverhärtung an dem Praeputium, welche bis zur Haselnussgrösse heranwuchs und allen Mitteln trotzend, exstirpirt wurde. Obgleich innerlich Antiscrofulosa lange fortgebraucht wurden, so zeigte sich doch schon noch im folgenden Jahre der Penis steinhart und Uebergang in offenen Krebs befürchtend, wurde die Amputation desselben vorgenommen, und Antiscrofulosa fortgebraucht. Dennoch warf sich die Krankheit auf die Leistendrüsen, und endete unter den fürchterlichsten Desorganisationen tödtlich, indem auch die linke Cruralarterie durchfressen wurde, und die Blutung nicht gestillt werden konnte.

Die von *Schönlein* als acute Scrofeln der Kinder aufgestellte Krankheit erscheint nach *Jahn* (Versuche I.), indem zu einem Wochen lang dauernden, allmälig anhaltend werdenden Fieber bei scrofulösen Kindern zur Zeit des zweiten Zahnausbruchs und bei immer grösser werdender Schwäche, Brust oder Unterleibsleiden tritt, nämlich Kolik, Durchfall mit Verstopfung wechselnd, und andererseits Brustschmerz mit Husten und Gefühl des Erstickens. Die Heilung geschieht durch Haut- oder Harn-Krisen, der Tod tritt unter hydropischen Erscheinungen ein und die Section zeigt Anschwellungen und Degeneration der Brust- und Unterleibsdrüsen. Die Behandlung erfordert Antiphlogistica und Derivantia; Tonica sind schädlich.

Dr. *Carveli*, Beobachtungen über die Heilung der Rhachitis. Aus dem Italienischen von Dr. *Melicher*, herausgegeben von Prof. *Nasse*. (6 Ggr.).

Jahn findet (Versuche I.) seit einigen Jahren in der Gegend von Meiningen die Helminthiasis ungewöhnlich häufig, seit dem Sommer 1834 aber wieder im Abnehmen. Als merkwürdig erzählt Verf. eine Beobachtung von Erbrechen von Ascariden, — einen Fall von Wahnsinn durch Spulwürmer, — einen Fall von Veitstanz durch Spul- und Madenwürmer, bedeutenden Würmerabgang bei einem schon an Marasmus leidenden 76jährigen Manne, mit grosser Besserung des Befindens; — Abortus bei vielen Spulwürmern, — Tetanus und Krämpfe von Würmern.

Als Beitrag zur Pathologie der Zehrkrankheiten erzählt v. *Stosch* (*Casp.* Wochenschr. No. 7.) mehrere Fälle von Hypochondrie, in denen grosse Abmagerung eintrat, die der Verf. durch Annahme einer Ausscheidung unverbrauchter Nahrungsstoffe durch die Leber, wegen vermehrter Resorption des Pfortadersystems zu erklären sucht.

Prof. *Friedreich* fand zur symptomatischen Behandlung der Schwindsucht (Allgem. med. Zeit. No. 1.) die von *Nasse* gerühmten Oel-Einreibungen gegen die colliquativen Schweisse, und das von *Graves* empfohlene Argentum nitricum (täglich 3mal 1 Gr.) gegen colliquative Diarrhoe bewährt.

Dr. *Lippert* beobachtete (Summar. X. 7.) einen Fall von Diabetes mellitus der (durch Liq. ammon. sulph. und Aloë, Rheum, Fel tauri, Extr. Arnicae, neben Einreibungen von Ol. animale Dippelii mit Naphtha längs dem Rückgrat) ziemlich gebessert, in Folge eines Diätfehlers unter paralytischen Erscheinungen tödtlich endete. — Bei dieser Gelegenheit glaubt der Verf. den Tart. stib. als ein den vegetativen Factor kräftig umstimmendes und dadurch auch vielleicht im Diabetes heilkräftiges Mittel empfehlen zu können.

Dr. *Wettin* behandelte einen Fall von Diabetes (*Heyfelder* in Schmidt's Jahrb. VIII. S. 121.), bei welchem täglich 8 — 10 Maass Harn entleert wurden, besonders mit Alaunmolken und animalischer Diät, worauf sich die Menge des Harns auf $1^1/_2$ Maass täglich verminderte.

Dr. *Lehmann* fand in seinen Untersuchungen von diabetischem Harn (Summar. XI. 4.) in mehreren Fällen stets Harnstoff, den andere Beobachter geleugnet haben.

Walther beschrieb (Hufel. Journ. Mai.) eine merkwürdige Dysurie mit tödtlichem Ausgang; ein Beitrag zu den traurigen, nach Jahren hervorbrechenden Wirkungen der blos örtlich und unvollkommen behandelten Syphilis.

Angenstein theilte (Rust's Mag. 44. 2.) eine Beobachtung einer hartnäckigen Harnverhaltung mit, welche durch Entzündung und Vereiterung der Prostata veranlasst wurde.

Sir *Henry Halford* empfiehlt (über die Behandlung der Gicht v. Gräf. u. v. Walth. Journ. XVI. II. 2.) gegen Arthritis Vinum Colchici und extractum aceticum Colchici, neben ausleerenden drastischen Mitteln.

Jahn erzählt (Versuche I.) als auffallende Gichtmetastasen einen Fall, in welchem sich die Gichtanfälle durch freiwillige Geschwürbildung eines Muttermaales enden, obschon der Kranke auch ein Fontanell trägt. In einem andern Falle von Brustwassersucht nach Gicht und Flechten, brachten Vesicatorien, und später Fontanelle an die Flechtenstellen völlige Heilung. Bei einer an Gicht leidenden Frau zeigten sich in der Placenta Kalkconcremente. Auch arthritische Hirntuberkeln hatte der Verf. Gelegenheit zu beobachten; die Kopfgicht alternirt dann mit Gichtschmerzen an andern Theilen, später kommen Krämpfe hinzu, bis zuletzt Seelenstörungen und Lähmungen eintreten und der Tod rasch folgt; die Section zeigt dann die tuberculösen kalkartigen Massen im Gehirn, besonders in der fossa Sylvii und dem Plexus choroideus, doch fand *Jahn* auch einmal einen solchen Tuberkel in der Zirbel bei einem epileptischen Selbstmörder. Auch Flechten als angeboren kamen dem Verf. bei gichtischen Müttern vor, und in 2 Fällen endete ein Gichtanfall durch Lähmung des Nervensystems tödtlich.

Dr. *Reisinger* beschrieb (Med. Jahrb. d. Oest. St. XVI. 1.) die Colica arthritica und den gichtischen Magenschmerz, wie sie im Herbste (Sept. — Decbr.) 1833 zu Freystadt im Mühlkreise und in den umliegenden Gegenden endemisch vorkamen. Die Anfälle, welche Nachts heftiger und länger dauernd waren, waren Minuten — bis Viertelstunden lang, und begannen vom Nabel aus, dem Grimmdarme folgend und sich wohl über den ganzen Unterleib ausbreitend, mit schneidenden, zusammenziehenden Schmerzen; der Unterleib war heiss, doch schmerzlos bei der Berührung, dabei offenbarer Gastricismus, und bei heftigern Graden auch Fieber. Meist gingen rheumatische Affectionen vorher, wie sich denn auch das Uebel nach Witterungsveränderungen verschlimmerte. Warf sich der offenbar vorhandene Gichtstoff auf den Magen, so entstand arthritischer Magenschmerz, welcher Jahre lang anhalten konnte und besonders Weiber über 40 Jahre befiel. Ohne Fieber zeigten sich Stiche im Magen nach dem Rücken hin gehend, und Brennen nach aufwärtssteigend, beides Nachts am meisten, und mit Rheumatismus verbunden. In beiden Krankheiten wandte der Verf. auflösende ausleerende Mittel, Vesicantien und Opium mit Erfolg an.

Dr. *Meyerstein* erzählt (*Clar.* u. *Rad.* n. Beitr. I. H. 2.) einen Fall von tödtlich abgelaufener Hautwassersucht bei einem 44jährigen robusten Manne.

Lohmeyer theilte aus Berichten einen Fall von allgemeiner Wassersucht und Scrotal-Brand nach Wechselfieber mit (Zeit. v. Ver. in Preuss. No. 11.).

Dr. *Theinhard* beschreibt (*Casp.* Wochenschr. 1834. No. 31.) eine merkwürdige und seltene von der Naturheilkraft bewirkte Heilung der Wassersucht einer 30jährigen Frau. Wiederholte Paracentese hatte das Uebel natürlich nicht gehoben, als endlich die Bauchdecken wiederholt einrissen und eine grosse Menge eiteriger Flüssigkeit ausfloss, worauf die Kranke, welche schon hektisches Fieber hatte, genas.

M. R. Cohen fand (*Casp.* Wochenschr. 1834. No. 35.) die von *Wolff* vorgeschlagene Punction bei Anasarca (s. Uebers. v. 1833. S. 298.) bewährt.

Dr. *Aschendorff* beschrieb (Hufel. Journ. 1834. Juli) einen Fall von Hydrops Anasarca, der nach Erkältung bei einem plethorischen 22jährigen Menschen entstanden war, und vorzüglich durch Blutausleerungen geheilt wurde. (Der Kranke hatte aber auch drastische Abführmittel, Nitrum, Scilla, Crem. Tart., Aq. petrosel. und Roob Juniperi erhalten, denen Ref. die Heilung eher als den 9 Aderlässen zuschreiben würde.)

In der Einleitung zur Uebersicht der Leistungen der Medicin im Jahre 1832 nahmen wir Gelegenheit vom Hydrocephalus zu sprechen, und äusserten damals (S. 14.): „auch beim Hydrops ventriculorum cerebri sind verschiedene Krankheiten zusammengeworfen", indem wir auf die Verschiedenheit mancher hier vereinigten Zustände hinweisen. Diesmal freut es uns anzeigen zu können, dass *Jahn* (Versuche I.) nach seinen Beobachtungen aus einer Epidemie des Hydrocephalus, in welcher er 21 Kranke behandelte, von denen 12 starben, mehrere verschiedene Krankheiten unterscheidet, die man bisher unter dem Namen Hydrocephalus zusammenfasste. *Jahn* unterscheidet I. wirkliche parenchymatöse Entzündung des Hirnmarks, welche mit anhaltenden heftigen Fiebererscheinungen auftritt, und nach dem meist schnell eintretenden Tode Blutüberfüllung der Gefässe des Gehirns und der Gehirnsubstanz zeigt, aber kein Blutextravasat oder grössere Wasseransammlung finden lässt, indem vielmehr blos blutiges Wasser aus der Substanz quillt. II. Neurose des Gehirns, sich zu I wie Millarisches Asthma zu Croup verhaltend, und unter leichenhafter Blässe, Unterdrückung der Haut- und Harnabsonderung, Krämpfen paroxysmenweise auftretend und unter Nachlass der Erscheinungen und Uebergang zu warmer feuchter Haut nachlassend; bei der Section fehlen hier Zeichen der Entzündung und es zeigen sich unbedeutende Wasseransammlungen in den verschiedenen Höhlen, die vielleicht als unvollkommene kritische Bestrebungen zu betrachten sind. III. Entzündung der Arachnoidea und Pia mater, die häufigste Quelle des Hydrocephalus und durch die bekannten Beschreibungen des acuten Wasserkopfs charakterisirt. IV. Vermehrte Secretion der Hirnfeuchtigkeit; Betäubung, erweiterte Pupille, Zähneknirschen, Speicheln, Bohren mit den Fingern in Nase und Ohren und mit dem Scheitel in die Kissen, Erbrechen und Verstopfung, taumelnde Bewegung und eigenthümlicher Gesichtsausdruck beginnen mit dem Uebel, ihnen folgt erst später Fieber mit Krämpfen und wenn die Wasseransammlung steigt, Paralyse; die Section zeigt dann starke Wasseranhäufung im Gehirn. V. Chronische gelinde Hirnwassersucht, mit IV in den Erscheinungen ziemlich gleich, nur dass die Symptome und die Entwickelung der Krankheit langsamer vor sich gehen. VI. Hirncongestion, vielleicht kaum von der wirklichen Entzündung zu unterscheiden. VII. Verwechslungen von Hydrocephalus mit Myelitis und andern Rückenmarksleiden. VIII. Exantheme auf den Hirnhäuten. — Nach diesen Andeutungen hoffen wir unsern Lesern Lust zum Lesen der Abhandlung eingeflösst zu haben, und rathen recht dringend dazu.

Prof. *Nasse* theilte (med. Zeit. v. Ver. f. Heilk. in Preuss. 1834. No. 38.) nach den Todtenlisten verschiedener Städte, Nachrichten über das häufige Vorkommen des Hydrops ventriculorum cerebri bei Kindern und dessen grosse Tödtlichkeit mit, nach welchen die Gehirnwassersucht jetzt zu den ausgebreitetsten und schrecklichsten Kinderkrankheiten gezählt werden muss. Der Verf. glaubt, dass Belehrung des Publicums über die Zeichen der beginnenden Krankheit, wann am ersten noch Hülfe möglich, über die Gefährlichkeit des Fallens der Kinder, über die Schädlichkeit der Unterdrückung von Kopfausschlägen, viel nützen werde, und wünscht, dass die Aerzte sich mit den Symptomen, den Behandlungsweisen durch Vesicatorien, mit Chinin, Entleerung der Wasseransammlung, u. s. w. mehr vertraut machen, und überhaupt die Diagnose der Complicationen dieses Uebels näher zu ermitteln suchen mögen. Hierzu möchte selbst eine Preisaufgabe, die auch die ausgezeichnetsten Aerzte in die Schranken zöge, vortheilhaft wirken.

Dr. *Riecke* beobachtete eine seltene Naturhülfe bei einem Hydrocephalus acutus (*Casp.* Wochenschr. 1834. No. 52.), indem ein wiederholter Wasserabfluss aus dem rechten Ohre eintrat, mit welchem auch die durch Arzneimittel hervorgerufene Diurese deutlicher hervortrat. Mit Recht macht der Verf. aufmerksam, dass diess auf Entfernung des Wassers durch Anbohrung des Schädels hinweise und hiervon gewiss noch oft Hülfe zu erwarten sey (Vergl. Uebers. v. 1832. S. 16.).

Die letzte Schrift des bereits verstorbenen Dr. *Krebs* in Buer zu Osnabrück, verbreitet sich über die bisherige Behandlungsweise des sogenannten hitzigen Wasserkopfs und einige ähnliche Hirnaffectionen (15 Ggr.), indem der Verf. bei steter Berücksichtigung der Ursachen dieser Krankheiten, namentlich den so oft gleichzeitigen krankhaften Affectionen des Magens, Congestions- und erethiscke Zustände des Hirns unterscheidet, und für erstere Diuretica und Derivantia, für die zweiten die Krisen unterstützende beruhigende Mittel fordert, dagegen aber die allzu häufige Anwendung der Blutegel, des Calomels und der kalten Umschläge tadelt, und Blutentziehungen nur bei entzündlicher Constitution der Krankheiten zulässig erklärt (Vergl. Uebers. 1832. S. 14.).

Prof. *Albers* macht (v. Gräf. u. Walth. Journ. Bd. 21. H. 4.) in seiner Erinneruug an Aerzte über die Behandlung des acuten Wasserkopfs, aufmerksam, dass er bei wiederholten Sectionen stets Erweichung des Septum pellucidum, des Fornix und der benachbarten Theile fand, und da also wohl keine reine Entzündung vorhanden ist, nur im Anfang antiphlogistisch, später gegen die Erweichung namentlich durch Moschus, Chinin und Schwefelsäure zu wirken anrathen möchte (Vergl. Uebers. v. 1832. S. 15. wo *Ref.* ebenfalls den Hydrocephalus als eine Schwächekrankheit zu betrachten auffordert.).

Dr. *Schneider* theilte (v. Siebold's Jl. XIV. H. 2.) die Beschreibung eines interessanten Wasserkopfes von 18jährigem Alter mit, die um so interessanter ist, als angeborne Gehirnwassersucht meist sehr bald tödtlich endet. Der Kranke ist psychisch nicht so zurückgeblieben als physisch, ist selbst witzig und nachdenkend. Der Körper ist 4 par. Fuss lang, der Kopf hat im Längendurchmesser 18″, im queren 15¾″, und im Umfange 21″ 4‴. Die Kopfknochen sind hart, die Suturen verknöchert, die Haare schwärzlich und dick; das Hinterhaupt ist 10½″ lang, die Schultern aber sind nur 10¼″ breit, eben so beträgt die Trochanterbreite nur 10″. — Der Verf. reiht hieran ähnliche Data früherer Beobachter. — Dr. *Dorfmüller* sah einen ausserordentlich grossen Wasserkopf eines 1½jährigen Knaben nach 5 Jahren durch die Natur geheilt (Ibid.). Die harten Knochen waren gehörig verwachsen, die Geisteskräfte mittelmässig.

Dr. *Stadler* theilte seine Bemerkungen über Unterleibs-Wassersucht zufolge cessirender Menstruation (V. Sieb. Journ. XV. 1.) mit. Wie die Menstruation in gleichem Verhältniss zu ihrem Eintritt steht, so hört diese Secretion nur allmälig auf, und die Natur sucht beim Erlöschen der Function des Uterus gern eine vicariirende Absonderung zu Stande zu bringen, die sich meist als Wasserbildung zeigt. So war es denn auch in einem vom Verf. näher beschriebenen Falle, in welchem durch die Paracentese in 27 Operationen 230 Maass 6 Schoppen Wasser aus der Bauchhöhle entleert worden waren, während die kräftigsten Resolventia und Diuretica den Fortgang des Uebels nicht hindern konnten. Die Section zeigte besonders Entartung des linken Ovarium mit der Tuba Fallopii in eine verschiedenartig rothe Tuberkel-Masse, welche gegen 6 Pfd. Civ.-Gewicht hatte; die Masse war zellig und enthielt eine corrodirende Jauche, deren grösster Theil durch eine am obern Rande befindliche Ruptur in die Bauchhöhle gedrungen war. Der harte Uterus enthielt eine schleimige gallertartige Masse, und mehrere Tuberkeln; die Gallenblase enthielt einen 9¾ Gran schweren Gallenstein. — Der Verf. glaubt, dass die Wasserbildung durch Plethora im Sexualsystem und abnorme Plasticität des Blutes bedingt würde, und vielleicht durch periodische Aderlässe und antiphlogistische Abführmittel zu verhüten war.

Prof. *Otto* erzählt (in seinen klinischen Beobachtungen und Bemerkungen. *Casp.* Wochenschr. No. 10. f.) 2 Fälle von Bauchwassersucht, die durch Pillen aus Ammoniacum, Squilla, Mercur, und ein Linimeni aus Squilla, Colchicum und Digitalis neben der Paracentese geheilt wurden, und eine Beobachtung von tödtlichem Tetanus nach habitueller Epilepsie. — Derselbe hält die zuweilen im letzten Stadium der

Typhus eintretende Salivation für kritisch, — empfiehlt Calomel und Opium in grossen Dosen (Cal. gr X. Opii gr II, Abends beim Schlafengehen,) gegen acuten Rheumatismus, — Kreosot gegen Zahnweh, unreine Geschwüre und flechtenartige Ausschläge — und Valer., Menth. crisp. und Chamomill. im Thée, und Pulver aus Valer., Bellad., Calomel, Bismuth, Castor., gegen chronische Menstrualkolik.

Der Wundarzt *Kaiser* erzählt (Med. Jahrb. d. Oestr. St. VI. 4.) einen Fall, in welchem bei einer 36jährigen Frau ein Hydrops abdominis diffusus binnen 6 Jahren 139mal punctirt, und so jedesmal 40 — 52 Pfd. eiweissähnlicher schleimiger flockiger oder bräunlicher Flüssigkeit entleert wurden. Später bildeten sich Oeffnungen, aus denen das Wasser abfloss, bis die Kranke bei hinzugetretenem Durchfall starb.

Dr. *Tschallener* sah einer wassersüchtigen Schwangern, bei welcher die angewandten Mittel nicht halfen und die schon 8 Kinder todt und wassersüchtig geboren hatte, täglich 8 — 10 Pfd. Wasser aus den scarificirten Schaamlippen fliessen. Nach der Entbindung von einem hydropischen Kinde (im 7ten Monate,) wurde sie durch Diuretica in 14 Tagen hergestellt. (Salzb. med. Zeit. No. 77.)

Dr. *Hacker* beschrieb (Summar. XI. 4.) eine ungeheure Expandation der Vorhaut und des Hodensacks.

Dr. *Hauff* sprach (Würt. Corr.-Bl. IV. No. 33.) über eine eigenthümliche Entartung des Zellgewebes an den untern Extremitäten Hydropischer, namentlich in Bezug auf 2 Kranke, bei denen sich in Folge jener hydropischen Leiden eine lepröse Entartung des Zellgewebes einstellte, obgleich bei keinem eine impetiginöse Dyskrasie vorhanden war. Der Verf. findet zwischen Hydrops und Lepra die Analogie der Zellgewebe-Leidens, und leitet jene Leprose von einem durch Stockung und Erstarrung entstandenen geringen Lebenszustande in den hydropischen Extremitäten her, wodurch die Verflüssigung sistirt, und zu jener Erstarrung nur noch Entzündung, die in Ulceration übergeht, hinzutritt, um die lepröse Entartung zu bilden. Vielleicht liesse sich selbst auf solche Weise die primäre Genesis mancher Krankheiten erklären, die sich jetzt fast nur noch durch Ansteckung weiter verbreiten, obwohl die nähern Ursachen, welche zur Entstehung derselben zusammentreffen mussten, uns wohl grösstentheils unbekannt bleiben werden.

Dr. *Ascherson* theilte (Zeit. v. Ver. in Preuss. No. 28.) eine in 2 Fällen beobachtete merkwürdige Veränderung der Haut nach langwierigen Krankheiten mit, die sich als rothe oder violette Streifen zeigten, und allmälig verschwanden.

Dr. *Bergmeister* beschrieb (Oestr. Jahrb. IX. 2.) einen seltenen Fall von Hautkrankheit: Eine 41jährige, kinderlose, an Desorganisationen des Sexualsystems leidende Frau wurde nämlich (vom Gesicht anfangend,) am ganzen Körper mit feiner weisser haariger 2 — $4\frac{1}{2}$" langer Wolle bedeckt. Die Section der bald gestorbenen Kranken zeigte scirrhöse und tuberculöse Entartungen der Unterleibsorgane, nebst einer kalkigen Masse, die mit der Aorta verwachsen war.

Dr. *Stadler* gab (*Casp.* Wochenschr. No. 18.) Beschreibung und Abbildung einer sarcomatösen Hautentartung am Hodensack, in Folge eines mehrmals eingetretenen Erythema, und dieselbe Entartung an den Füssen, in Folge von Arthritis, und knüpft an diese Beobachtungen einige Bemerkungen über Elephantiasis. Die 11 Pfd. schwere Geschwulst des Hodensacks wurde exstirpirt.

Dr. *Schlesinger* beobachtete (*Casp.* Wochenschr. No. 6.) eine sonderbare Entfärbung der Haut nach Fiebern, indem die ganze rechte Gesichtshälfte papierweiss erschien.

Dr. *Braun* sah nach unterdrückten Fussschweissen Warzen an den Händen entstehen; die Schweisse wurden durch Umschläge mit frischen Erlenblättern wieder hervorgerufen und die Warzen verschwanden (Würt. med. Corr.-Bl. 1834. No. 40.).

Dr. *Ascherson* unterscheidet (*Casp.* Wochenschr. No. 32.) die Warzen in Verruca simplex und composita, erstere ist theils filiformis, Fortsetzung der Haut, oft angeboren, und wenn sie durch Abbindung oder das Messer entfernt worden, nicht wiederkehrend, — theils plana, Wucherung des Rete Malpighi, und nur durch wiederholtes Aetzen zu entfernen. Die Verruca composita ist die häufigste Form, und bildet eine hornartige

Excrescenz, die mit einem Ring umgeben ist. — Die Warzen sind nach dem Verf. als krankhafte Entwickelung des Papillarkörpers der Haut zu betrachten.

Als seltsame Wanderung eines Exanthems erzählt *Jahn* (Versuche Heft I.) einen Fall, in welchem bei einem 30jährigen Manne nach geheiltem Blutbrechen ein Erythem vom rechten Unterschenkel bis zum Hüftgelenk emporstieg und dann über die Gesässmuskeln nach dem linken Schenkel gehend bis zum Kniegelenk herabstieg.

Dr. *Hauff* beobachtete (über Herpes. Hufel. Journ. 1834. Juli.) die verschiedensten Formen von Flechten. Am häufigsten erscheint ein trocknes spitzes Bläschen, welches oft Monate lang unverändert bleibt, sich immer mehr ausdehnt, und in einen dünnen zerreiblichen Schorf übergeht, indem die unterliegende Haut mehlig wird. So verbreitet sich das Uebel immer mehr. Oeffnet man ein Bläschen früh, so findet man einen fleischfarbenen Grund mit einem härtlichen Kern und etwas Serum, der sich nun mit einem Schorf bedeckt. — Diese Art von Flechte liebt behaarte Stellen, kann aber auch den ganzen Körper einnehmen, und entwickelt sich mehr oder weniger schnell, ist aber besonders im Herbst und Winter heftiger und steht mit der Verdauung in innigem Zusammenhange, ist nicht ansteckend aber erblich, und bei Männern heftiger. Das Uebel erscheint unheilbar, doch leisten Waschwasser mit Salzsäure oder Salpetersäure und Salben mit weissem Präcipitat, — zu einer Drachme auf die Unze Fett, — noch das meiste bei gleichzeitigen Holzträuken und strenger Diät.

Dr. *Tischendorff* machte (Summar. XI. 5.) die Beobachtung eines durch leichtsinnige Vertreibung eines herpetischen Hautausschlages entstandenen Psoasabscesses.

Dr. *Stadler* theilte (v. Siebold's Jl. XIV. H. 2.) eine Beobachtung von porrigo larvalis mit, nebst anhänglicher Bemerkung über den Einfluss der acuten Exantheme auf chronische Krankheiten. Das scrofulöse Mädchen wurde von Masern befallen, die nicht zur Abschuppung kamen, und nun warf sich der Scrofelstoff auf die Haut, der Unterleib wurde frei, es entstand dafür porrigo larvalis im Gesicht. Der Verf. gab aromatisch-tonische Mittel als gegen das Grundübel gerichtet mit Plummer'schen Pulvern und Sanir. Cobii und passenden Diät, worauf das Uebel rasch heilte. Bei dieser Gelegenheit spricht derselbe sich dahin aus, dass die acuten Exantheme zur Entwickelung nothwendig, und dennoch die Auffindung von Schutzmitteln gegen dieselben, wie wir eins gegen *Variolae* besitzen, nicht allzuwünschenswerth erscheinen dürfte, da sich hiernach die Zahl der chronischen Krankheiten leicht vermehren dürfte.

Dr. *Ebermaier* bewirkt (*Casp.* Wochenschr. 1834. No. 29) die Heilung des Erbgrindes durch Entfernung der Borken mit Oeleinreibungen, und nachdem nun offene Geschwürstellen entstanden sind, durch fortgesetzte Waschungen mit Kleienwasser, Seifenwasser, Chlorwasser, je nach dem mehr oder minder gereizten Zustand der Geschwüre und gehöriger Regulirung der Diät, — in 4 Wochen bis 3 Monaten, und behandelte so in 6 Jahren 75 Fälle mit dauernder Genesung.

Das so oft besprochene, angenommene, und wieder verworfene Insect der Krätze ist denn nun auch auf's neue mit Bestimmtheit von *Bertucci* nachgewiesen worden. *Raspail's* Naturgeschichte des Insects der Krätze, wurde von Prof. *Kunze* übersetzt (mit 2 Kupfertafeln. 8 Sgr.), und *Albin Gras* zeigte es in Paris mehreren Aerzten, seitdem wurde es auch in Deutschland, namentlich von *Stannius* (Berl. Centr.-Zeit. No. 30.) am Ende der mit eingefallenen Krätzpusteln in Verbindung stehenden gewundenen 5 — 6 Linien langen Gänge aufgefunden (s. auch Zeit. v. Ver. in Preuss. No. 29. das Insect der Krätze.)

Nach den Versuchen, welche mit der *Adolph*'schen und mit der englischen Heilart der Krätze im k. k. allgemeinen Krankenhause zu Wien angestellt wurden, bewährte sich dem Dr. *Rutler* (Oestr. med. Jahrb. VII. H. 4. VIII. H. 3.) die letztere vorzugsweise als schnell und sicher, in einem Zeitraume von einem Tage bis 2 — 3 Wochen das Uebel heilend. Die *Adolph*'sche Methode lässt neben Einreibung einer Salbe aus Bacc. Juniperi, Fol. Lauri, Sulph. und Fett an 3 Tagen, auch innerlich ein Pulver aus Bacc. Juniperi und Fol. Lauri nehmen, und bei strenger Diät den Kranken diese Zeit über in seinen Kleidern bleiben; am 3ten Tage Abends schliesst eine nochmalige Einreibung, ein Dampfbad und ein allgemeines Bad die Cur, deren Zeit zur

Heilung 2 Tage bis 61 Tage forderte, und die in mehreren Fällen 2- und 3mal wiederholt werden musste. Die englische Heilart ist bekannt (s. Uebers. v. 1833. S. 199) und zeigte sich auch in Wien vorzugsweise rasch helfend und wohlfeil.

Dr. *Hacker* findet sich durch 3 von ihm behandelte Fälle zur wiederholten Empfehlung der englischen Heilart der Krätze bewogen (Summar. XI. H. 7.), und bemerkt, dass, wenn die Cur Abends begonnen wird, nur ein Tag zur Heilung nothwendig ist. Es entsteht ein erysipelatöser Zustand, nach dem sich die Haut meist in Lappen abschuppt und die Heilung vollendet ist.

Dr. *Hauff* (über Krätze. Hufel. Journ. 1834. Juli) wendet gegen Krätze, die ihm in den verschiedensten Formen vorkam und von der er den ganzen Körper befallen sah, innerlich Flor. sulph. mit Zucker, und äusserlich die *Jasser*'sche Salbe mit dem besten Erfolg an. Die Krankheit, welche im Herbst und Winter am heftigsten ist, bricht nach dem Schwefel noch stärker hervor, und wird so durch Ueberreizung geheilt.

Die Resultate der vergleichenden Versuche über die Behandlung der Krätze auf homöopathischem und gewöhnlichem Wege durch Kaliseife, welche Dr. *Klein* (Würt. med. Corr.-Bl. IV. No. 14.) mittheilte, zeigen, wie wenig die Homöopathie gegen diesen Ausschlag vermag. Allerdings war aber keine reine homöopathische Behandlung eingeschlagen worden, sondern eine homöopathisch-allopathisch-isopathische, da man neben den homöopathischen Pillen noch Bäder und selbst Krätzstoff innerlich anwandte (vergl. *Kammerer*, ibid. No. 19.).

Dr. *Aschendorff* beobachtete (Hufel. Journ. 1834. Juli.) einen Fall von Pemphigus chronicus bei einem 59jährigen Manne, der mit Gicht im Zusammenhange zu stehen schien und fast 2 Jahre anhielt.

Dr. *Höfling* litt in seiner Jugend an der von *Bird* beschriebenen Calvities circularis (*Casp.* Wochenschr. 1834. No. 43.) und glaubt, dass *Ziehen* an den Haaren mit Schreck und Scham diesen Zustand herbeigeführt habe, der nach Waschen mit Branntwein und Seifenwasser und häufigem Abschneiden der Haare langsam verschwand.

Dr. *Kreisler* und Dr. *Hohlfeld* beobachteten, dass sich bei am Weichselzopf Leidenden, und selbst bei solchen, die erst Vorboten der Krankheit hatten, die Haare eines Gesunden, welche man ihnen die Nacht über auf die Brust legte, wie Weichselzopfhaare verflechten und verwickeln, was als diagnostisches Zeichen zu benutzen ist (Zeit. v. Ver. in Preuss. No. 35.).

Dr. *Schlesinger* sah auf einer Reise in Schlesien bei einer Frau einen Weichselzopf, der auch die Haare der Genitalien und unter den Armen ergriffen hatte, und aus denen sich zur Zeit der Menses Blut ergoss (*Casp.* Wochenschr. No. 6.).

Hübner's Schrift über Erkenntniss und Cur der sogenannten Lithauischen Krankheit (1 Thlr.), ist ausführliche Bearbeitung einer von dem Verf. 1831 erschienenen Dissertation, und sucht besonders den nicht-syphilitischen Ursprung des Uebels, welches vielmehr eine eigenthümliche endemische Kachexie sey, nachzuweisen (Vergl. Uebers. 1833. S. 178.). Der Verf. unterscheidet 3 Stadien; im ersten entsteht Entzündung und Geschwürbildung im Halse und Schlunde, mit Rheumatismus und der Scabies venerea sehr ähnlichem Hautausschlage; diese Geschwüre werden im 2ten Stadium dunkler geröthet und greifen zerstörend um sich, es zeigen sich Ozaena und Warzen am After, Knochenschmerzen und Knochenanschwellungen, welche im 3ten Stadium in Caries oder Nekrose übergehen, und durch hinzutretendes hektisches Fieber tödtlich werden können. Die Behandlung ist von einer syphilitischen durch Mercurialia, Holztränke u. s. w. gar nicht verschieden.

Dr. *Simon* jun. spricht (Med. Zeit. v. Ver. f. Heilk. in Preuss. 1834. No. 49. 50.) seine Meinung über Syphilis congenita dahin aus, dass die Annahme derselben nothwendig zugegeben werden müsse, indem eine syphilitische Dyskrasie sich eben so gut durch den Saamen und das Blut werde mittheilen lassen, als andere erbliche Dyskrasieen, von denen diess allgemein zugegeben wird. Diese Dyskrasie tödtet so oft das Kind vor der Geburt, und wirkt so stark auf dasselbe, dass wie sein Erkranktseyn ebenfalls nicht an örtlichen syphilitischen Symptomen, sondern an einem Allgemeinleiden wahrnehmen, wie denn die Hautzerstörungen unzeitig geborner syphilitischer Kinder wohl schon vor dem Absterben derselben beginnen. Diese Uebertragung syphilitischer Dyskrasie findet auch im Leben des Erwachsenen Statt; deshalb steckten Männer, die keine örtlichen Affectionen mehr hatten, dennoch ihre Frauen an, die örtliche Affection ist bei manchen Menschen sehr gering, dennoch die Dyskrasie vorhanden und dadurch Ansteckung möglich. Die dagegen aufgeführte Ansteckung des Foetus während dem Durchgang durch die Genitalien der inficirten Mutter, scheint viel unwahrscheinlicher, da der mit fettigem Schleim überzogene Kindeskörper keinen rechten Aufnahmeort für das Gift bietet, auch die Krankheit bei ihm nicht in örtlicher Affection, sondern in syphilitischem Allgemeinleiden auftritt. Hierbei kommt es dann in Betracht, ob die Seuche bei beiden Eltern, oder blos beim Vater vorhanden ist, und ob die Krankheit bereits durch arzneiliche Einwirkung gemindert worden. Im letztern Falle, und wenn blos der Vater erkrankt ist, können die gesunden Säfte der Mutter das Gift noch neutralisiren, wenigstens seine Schädlichkeit vermindern. Die Prognose der Syphilis congenita steht in gleichem Verhältnisse zu dem Grade, in welchem das Uebel vorhanden ist. Die Behandlung hat grosse Schwierigkeiten, und geschieht, wo auch die Mutter leidet, durch Behandlung der letztern, deren Milch auf das Kind weiter wirkt; ist aber die Mutter oder Amme gesund, so verschone man sie, erhalte dem Kinde die gesunde nahrhafte Milch, und behandele es direct durch Einreibungen mit Mercurialsalbe; Calomel erregt zu leicht Durchfall, die Räuchercur mit Zinnober ist gefährlich, wo man daher keine Salbeneinreibungen methodisch anwenden kann, wie z. B. bei gleichzeitigem ausgedehntem Hautleiden, möchten noch allmälig und vorsichtig verstärkte Sublimatbäder das meiste leisten. Fast immer wird man aber auch noch später mit einer syphilitischen Kachexie zu thun haben, deren Entfernung sehr schwierig ist, auch wenn keine offenbaren syphilitischen Symptome mehr vorhanden sind.

Dr. *Hauff* theilte (Hufel. Journ. 1834. Juli.) einige Bemerkungen über Syphilis mit. Die Ansteckung kann auf sehr verschiedenen Wegen Statt finden, allein immer liegt das

Gift die Genitalien, und verbreitet sich bei Ansteckung an den Lippen u. s. w. schnell dahin. Die Lippen, die Zunge und die innern Wangen scheinen das Gift leichter aufzunehmen, als der Gaumen und Schlund, und als die Schleimhaut der Nase. Zuweilen tritt das Uebel als einfache leichte Angina auf, und deshalb fordert auch diese schon genaue Untersuchung des Arztes. Die Krankheit bleibt oft Jahre lang örtlich, bei andern Subjecten sind in 4 Monaten schon die Knochen afficirt, dann scheint das Uebel aber nicht mehr ansteckend. Condylomata sind bei Weibern häufiger als bei Männern, welche dagegen mehr oberflächliche Geschwüre am Scrotum u. s. w. bekommen. Syphilis und Tripper sind dem Verf. ganz verschiedene Krankheiten, er sah sie nie zugleich bei einem Subjecte und brauchte für letztere nie Mercurialia. Zur Heilung der Syphilis bedient sich der Verf. des Sublimats innerlich und örtlich, als des am sichersten wirkenden Mercurial-Präparates, obwohl es zuweilen keine dauernde Hülfe bringt; Kindern giebt er Merc. solub. oder Calomel, und in inveterirten Fällen auch 10 — 12 Jahre alten Kindern den Sublimat.

Dr. *Steinberg* beobachtete (Neue Zeitschr. f. Geb. II. H. 1.) in mehreren Fällen Mittheilung des syphilitischen Giftes durch die Milch der Ammen. (Es bleibt indess immer noch zweifelhaft, ob nicht vielleicht an den Brustwarzen syphilitische Schrunden waren, und so die Ansteckung vermittelt wurde, da man so oft syphilitische Mütter ihre Kinder ohne allen Nachtheil stillen sieht. *Ref.*).

Dr. *Horner* unterscheidet venerische und syphilitische Leiden, erstere als Folgen des Excesses in Venere unter besondern Umständen, letztere als Complication dieser und der Lepra betrachtend. Bubonen sind dem Verf. theils sympathisch, theils idiopathisch oder deuteropathisch; die erstern lassen sich leicht resorbiren, die letztern nie, sie sind also zur Eiterung zu bringen, weil dieselbe nicht zu vermeiden ist, und diess geschieht am besten durch trockne erweichende aromatische Umschläge bis zur frühen Oeffnung mit dem Messer. Eben so behandle man die Orchitis und mache zugleich örtliche und allgemeine Blutentziehungen, gebe innerlich Calomel und Cicuta und mache später Einreibungen mit Mercurial- und Jod-Salbe. Gegen sein secundär syphilitisches Leiden nicht der Form den rothen Präcipitat, hier dem Sublimat vor. (Münch. Jahrb. IV. 1).

Jahn (Bemerkungen über die Tripperseuche; Versuche. Heft 1.) hält Tripper und Schanker für verschiedene Aeusserungen derselben Krankheit, und sah mehrmals allgemeine Schankerseuche nach Tripper entstehen; allerdings giebt es aber auch secundäre Symptome des Trippers, die man als Tripperseuche bezeichnen kann, die aber auch wieder, obgleich seltener, aus Schanker entstehen, und die meist Haut- und Drüsensystem befallen und als entzündliche Reizung mit verändeter Secretion, aus welcher Afterbildungen entstehen, auftreten. Diese Tripperseuche entsteht theils durch Fortpflanzung der Krankheit auf die schon pathisch ergriffenen andern Gebilde, theils durch directe Uebertragung des Tripperstoffs nach entfernteren Stellen, und *Eisenmann* und *Ritter* haben die Symptomatologie dieser Seuche näher nachgewiesen, obwohl der Letztere die Beobachtung einzelner Fälle zu allgemein als Regel erhoben hat. Die Diagnose ist aber oft schwierig, und diess um so mehr, als manchmal Gruppen der Symptome der Tripperseuche, manchmal aber auch nur einzelne Symptome derselben auftreten, und keine bestimmte Folge halten; die meisten Arzneimittel lassen uns leider im Stich, doch möchte wohl Iodine am meisten zu empfehlen seyn. Vielleicht ist der Tripper eine Abart der Syphilis bei ihrer Annahme an und für sich, wie die Syphilis diess vom Aussatz ist. Fünf Krankengeschichten erläutern diese Ansichten des geistreichen Verfassers.

Dr. *Droste* hält nach seinen klinischen Wahrnehmungen über Syphilis (Hufel. Journ. 1834. Sept.), Tripper- und Syphilis-Gift für identisch, und nur durch zufällige Umstände bald mehr Tripper bald Syphilis entstehend; nie entsteht demnach bei einem Subjecte aus Tripper Lues universalis und umgekehrt. Der Tripper erfordert in leichten Fällen Mucilaginosa und Oleosa, später Cera flava oder alba mit Campher, zuletzt Cubeben. *Pitschaft's* Mischung (s. Ueber. v. 1833. S. 174.) bewährte sich dem Verf. nicht. — Gegen Syphilis zieht er die *Dzondi*'sche Cur den andern Methoden vor, lässt aber während ihres Gebrauches täglich einen Esslöffel voll Rad. Sarsaparillae als Thee nehmen, und setzt, wenn die Kranken sich den Veränderungen der Temperatur nicht völlig entziehen können, den Pillen Campher oder Guajak zu. Oertlich wendet der Verf. nur dann Einreibungen an, wenn Salivation zu befürchten steht, jedenfalls hält er das Quecksilber für ein gegen Syphilis völlig unentbehrliches Mittel.

Dr. *Simon* jun. theilt (med. Zeit. v. Ver. f. Heilk. in Preuss. 1834. No. 43.) sechs Fälle von Tripper und durch Tripper veranlasster entzündlicher Hodengeschwulst, mit intermittirendem Typus mit, und erklärt sich diese fremdartige aber neuerdings doch häufige Complication, durch eine in vielen Individuen befindliche Neigung zur Intermittens, die durch den neuen Krankheitsstoff geweckt, zum Ausbruch kam und sich so zu diesem gesellte. Es ist daher nicht stets bei typischen Krankheiten von larvirtem Wechselfieber zu reden, vielmehr sind es andere Krankheiten, complicirt mit dem nun zum Ausbruch gekommenen Fieber.

Dr. *Simon* (einige Worte über syphilitische Knochenkrankheiten und Mercurialkrankheit. Zeit. d. Ver. in Preuss. No. 7.) macht aufmerksam, dass man mit Unrecht Knochenschmerzen stets dem Gebrauch des Mercurs gegen Syphilis zuschreibe, und überhaupt die Idee der Mercurialkrankheit zu sehr ausdehne, da das, was man jetzt darunter begreife, vielmehr Product von Mercur und nicht zerstörter Syphilis sey.

Dr. *Bonorden* hält die Entstehung der syphilitischen Knochenkrankheiten (Zeit. v. Ver. in Preuss. No. 40.), welche als anomale Syphilis zu betrachten sind, für Folge eines unpassenden Quecksilbergebrauchs, namentlich des Sublimats, ohne mit *Simon* eine Verbindung von Syphilis und Mercurialleiden dafür zuzugestehn. Der Behandlung der primären Syphilis ohne Mercur redet der Verf. sehr das Wort, und ist von der trefflichen Wirkung überzeugt, wenn man bei Ruhe, Wärme, Diät, täglich 2 — 3 Abführungen bewirkt, und örtlich das Contagium durch Aqu. Calcis, oder Sol. Kali caust. in Umschlägen zerstört.

Dr. *Eichelberg* benutzte den Gebrauch des *Zittmann*'schen Decocts, während des Anfangs der Schwangerschaft (Rust's Mag. Bd. 48. H. 3.), mit Erfolg gegen Herpes faciei miliaris, innerhalb 6 Wochen.

Dr. *Eulenberg* machte in einem Falle von Syphilis Gebrauch von der *Dzondi*'schen Sublimat-Cur im 9ten Monate der Schwangerschaft, ohne Nachtheil für die Mutter. Das Kind starb 3 Wochen nach der Geburt, und Verf. fürchtet einen Rückfall der Mutter (Rust's Mag. 42. H. 3.).

Ein Fall von Heilung der Lues inveterata durch Gold nach *Chrestien's* Methode, bei einem 21jährigen Mädchen, innerhalb 4 Wochen, findet sich in Hufeland's Journ. 1834. Sept.

Die Behandlung der Syphilis ohne Quacksilber zeigte sich nach einer von Dr. *Struve* mitgetheilten Nachricht (Zeit. v. Ver. in Preuss. No. 39.), auch in der Charité zu Berlin vom besten Erfolge.

Dr. *Erdmann* empfiehlt (v. Gräf. u. v. Walth. Journ. Bd. 21. H. 2.) als Vorbauungsmittel gegen venerische Ansteckung Reinigung der Eichel und des Praeputium nach dem Beischlaf mit concentrirter Solut. Sacch. saturni.

Prof. *Albers* knüpft an die Beobachtung zweier Abscesse im Gehirn seine Bemerkungen über Balgbildung in diesem Organe, die von mehreren Schriftstellern, des Mangels an Zellgewebe im Innern des Gehirns wegen, geleugnet worden. Der Verf. weist nach, dass, wie sich in den Höhlen im Gehirn Apoplektischer Zellgewebe findet, dieses auch durch krankhaften Bildungstrieb entstehen und so Säcke für die Abscesse bilden könne. (Horn's Arch. 1834. Sept.).

M. R. Ulrich beschrieb (Zeit. v. Ver. in Preuss. No. 12. 13.) eine seltene Gehirnkrankheit. Es war wahrscheinlich in Folge von Rose, die das Gehirn ergriffen hatte, Entartung der Pyramiden und olivenartigen Körper so wie der Pons Varoli, und wohl später Wasseransammlung im 4ten Ventrikel, Ergiessung von Lymphe über das ganze Gehirn mit grosser Blutanhäufung in demselben eingetreten, wodurch zuerst unwillkürliches Lachen, dann eine allmälig zunehmende und zuletzt vollständige Lähmung aller willkürlichen Theile entstanden war.

Dr. *Fingerhuth* (Bemerkungen über Hypertrophie der Glandula Thymus. *Casp.* Wochenschr. No. 36. 37.) heilte von 5 Fällen von Asthma thymicum einen dauernd durch Calomel, Blutegel an's Manubrium sterni, Einreibungen von hydrojodsaurem Quecksilber und Jodbäder. Die Percussion soll an der Stelle der Drüse einen dumpfen Ton geben, und die Auscultation Mangel des Respirationsgeräusches nachweisen.

Lohmeyer theilte (Zeit. v. Ver. in Preuss. No. 6.) nach Medicinal-Berichten einen Fall von Calculus sublingualis mit, der sich bei einem Manne fand, der an Gaumenentzündung mit heftiger Salivation litt, und bei dem ein haselnussgrosses Concrement aus einer Geschwulst an der Zungenwurzel entfernt wurde.

Dr. *Williams*, die Pathologie und Diagnose der Krankheiten der Brust, erläutert durch eine rationelle Erklärung ihrer physikalischen Zeichen, nebst neuen Untersuchungen über die Töne des Herzens. Aus dem Englischen von Dr. *Velten*. (Mit 2 lith. Tafeln 1 Thlr. 4 Ggr.)

Dr. *Siebert* theilt (Allgem. med. Zeit. Febr.) mit der Beschreibung eines besondern Falles, seine Ansichten über Pyothorax und Pneumatothorax mit. In dem erwähnten Falle wurde bei einem 27jährigen Manne die Paracentese des Empyems wegen gemacht und nach und nach 9 Maass Eiter entleert; später entstand Pneumothorax — mit dem bekannten Tropfenklingen, welches nach dem Verf. von der in der Fistel befindlichen Flüssigkeit herrühren soll, — und der Kranke starb. Der Pneumothorax erscheint nach dem Verf. stets symptomatisch durch Verbindung zwischen dem Sack der Pleura und den Respirationsorganen, oder der äussern Luft nach einer Operation mit Eröffnung des Thorax, auf die indessen nicht stets Pneumothorax folgt. Uebrigens nimmt der Eiter in allen Abscessen nach ihrer Oeffnung eine ungleich schlechtere Beschaffenheit an, als er hatte, so lange die Höhle geschlossen blieb; so verhielt es sich auch in einem Falle, in dem der Verf. einen Congestions-Abscess am Schenkel öffnete.

M. E. Heyfelder beschrieb (Schmidt's Jahrb. VIII. S. 121.) einen von Dr. *Wellin* behandelten Fall von Asthma convulsivum adultorum bei einem 55jährigen Manne, bei welchem die Section die Wände des hypertrophischen (1 Pfd. $10\frac{1}{2}$ Loth schweren) Herzens sehr mürbe zeigte.

Prof. *Rob. Froriep* theilt in Bezug auf die Schwierigkeit der Diagnose des Aneurysma arcus aortae einen Fall mit, in welchem die Section bei einem 40jährigen Manne ein solches Aneurysma von der Grösse einer Faust mit Verschliessung des Stammes der linken Vena jugularis zeigte, während im Leben blos die Symptome eines Catarrhus chronicus vorhanden waren (Med. Zeit. v. Ver. f. Heilk. in Preuss. 1834. No. 30.).

Dr. *Brunne* beobachtete (Summar. X. H. 3.) einen Fall, in welchem ein vor längerer Zeit entstandenes organisches Herzleiden (Verwachsung und Verdickung des Herzbeutels zu Knorpelmasse mit Abscheidung einer fettähnlichen Masse,) die Ursache eines eigenthümlichen mit Tode sich endenden Verlaufs eines gastrisch-rheumatischen Fiebers wurde, dessen Krise nicht zu Stande kommen konnte.

Jahn theilte (Versuche I.) einen Fall von Lungensucht mit einem scheinbaren Herzleiden mit, bei welchem die Section in der Brusthöhle ein Steatom von $3\frac{1}{2}$ Pfund zeigte, welches die Brusteingeweide zusammengedrückt hatte. In einem 2ten Falle umschloss die zu einem blossen Eitersacke gewordene Pleura das Herz, und gab eben so wie in einem 3ten Falle von Cyanosis pulmonalis, Anlass, ein Herzleiden zu vermuthen.

Dr. *Oettinger* beschrieb (eigenthümliches Brustleiden. Münch. Jahrb. I.) einen Fall von Steatom und Enkephaloiden in der Brust.

Dr. *Tott* beschreibt einige Fälle von bedenklichem Brustleiden als Folge des Keuchhustens (Horn's Arch. 1834. Juni.), indem nämlich Blutspeien mit trocknem Husten zurückblieb. Hingegen rühmt der Verf. *Wendt's* Pillen (aus Pulv. Dov. mit Bals. Cop.) oder Opium, welches letztere immer in dieser auf reinem Nervenleiden beruhenden Krankheit das meiste leistet.

Hufeland empfiehlt gegen katarrhalischen und anfangenden phthisischen Husten (dessen Journ. März. Empfehlung eines sehr wirksamen Elixirii anticatarrhalis): Rec. Extr. Card. bened. ʒj, Extr. Dulcamar. ℈j, Aqu. foeniculi ℥j, Aq. laurocerasi ʒj. S. täglich 4mal 60 Tropfen.

Jahn erzählt (Versuche I.) einen Fall von Lungensucht, bei welchem die Section zeigte, dass zwei Eiterhöhlen resorbirt und durch Zwischenlagerung von Zellstoff geschlossen worden waren, also auch in dieser Krankheit die Vis medicatrix naturae noch sehr viel vermag.

Prof. *Friedreich* fand in der Schwindsucht, gegen colliquative Schweisse Oeleinreibungen, gegen colliquative Diarrhoe 3mal täglich einen Gran Lapis infernalis sehr wirksam (Allgem. med. Zeit. Januar.).

M. R. Schneider öffnete wiederholt Lungen-Abscesse mit Erfolg (Beitr. zur pathol. Anat. *Clar.* und *Rad.* Beitr. I. H. 3.). Er entleerte einmal 6 Pfd. Eiter.

Dr. Ramadge, die Lungenschwindsucht ist heilbar, oder Entwickelung des Processes, den Natur und Kunst eingeschlagen haben, um diese Krankheit zu heilen, nebst Empfehlung einer neuen und einfachen Heilmethode. Aus dem Engl. von Dr. *Hohnbaum* (mit 4 Kupfertafeln. 16 Ggr.).

M. R. Brunn (Denkwürdigkeiten aus der Praxis. *Casp.* Wochenschr. 1834. No. 35.) beobachtete zwei Fälle von Ruptur an der Haut, einmal bei einer Schwangern, welcher die Haut in der gespannten linea alba so riss, dass die Ränder 2 daumenbreit aus einander standen und nach der Geburt schnell heilten. Der andere Fall fand bei einem taubstummen Menschen Statt, der an Verstopfung litt, und sich die Ruptur vom rechten Bauchring bis zur Leistengegend durch heftiges Drängen zum Stuhl zugezogen hatte. Der Kranke starb nach 16 Stunden.

Dr. *Rehmann* theilt (Würt. med. Corr.-Bl. VI. No. 51.) einige Beispiele von Durchlöcherung des Magens mit. *Hauff* beschrieb (Würt. Corr.-Bl. IV. No. 21.) einen Fall von Gastrobrosis spontanea.

Dr. *Wolff* fand (Med. Zeit. v. Ver. f. Heilk. in Preussen 1834. No. 52.) einen Fall von Gastrobrosis bei einem eine Stunde nach der Aufnahme in die Charité gestorbenen

26jährigen Mädchen, welches lange am Wechselfieber gelitten hatte. Die Durchlöcherung war Silbergroschen gross und hatte callöse Ränder.

M. R. *Heyfelder* beschrieb (Schmidt's Jahrb. VIII. S. 120.) einen von Dr. *Rahmann* bei einer 59jährigen Frau beobachteten Fall von Gastrodiabrosis, in welchem sich an der Cardia und am Pylorus eine Silbergroschen grosse Durchlöcherung fand.

Dr. *Ebermaier* beschrieb (*Casp.* Wochenschr. No. 11. 12.) einen Fall von freiwilliger Durchlöcherung des Magens und Darmcanals.

Nach Dr. *Tott* kann man aus äusseren scirrhösen Anschwellungen und Verhärtungen auf ähnliche Leiden in der Brust- und Bauchhöhle schliessen. Einige hierfür sprechende Fälle erzählt der Verf. ausführlicher, doch ohne Sectionsberichte (Horn's Arch. 1834. Juni.).

Nagel's Beitrag zur Erkenntniss und Heilung derjenigen Krankheiten des Magens, welche man Magenverhärtung, Magenkrebs und Magenmarkschwamm nennt, nebst einigen Krankengeschichten und deren Epikrisen. (8 Ggr.), empfiehlt sich als praktische Mittheilung zu den genannten Leiden, ohne indess erheblich Neues zu bringen.

Dr. *Cohen* beobachtete einen Scirrhus pylori bei einem 67jährigen Manne, der früher Spirituosa sehr geliebt hatte. Die Scirrhosität war zolldick und die Oeffnung des Pylorus in's Duodenum liess kaum eine feine Taubenfeder durch; die Masse war bereits erweicht, käseartig, gelb, eiterig. Leber und Milz waren ebenfalls breiig aufgelockert. — Bei einem andern 40jährigen Trunkenbolde sah Dr. *Cohen* Scirrhus pancreatis ebenfalls mit gleichzeitiger Erweichung der Leber und Milz (Zwei Fälle von Unterleibsscirrhus mit den Sections-Resultaten. *Casp.* Wochenschr. 1834. No. 40. 41.).

M. R. *Schneider* beobachtete 2mal Dysphagie (Beiträge zur path. Anat. *Clar.* u. *Rad.* Beitr. I. H. 2.), die durch Hungertod endete; einmal war eine gummiartige, das anderemal eine Speckgeschwulst die Ursache der Verschliessung des Oesophagus.

Dr. *Baumbach* bewirkte die Heilung eines Vomitus chronicus bei einem 54jährigen Trunkenbold durch eine Auflösung von Extr. Conii maculati (ʒij) in Aq. laurocerasi (ʒß) in kurzer Zeit vollständig (Hufel. Journ. 1834 Sept.).

M. R. Schneider erzählt (Beitr. zur pathol. Anat. Clar. u. Rad. Beitr. I. H. 2.) mehrere Fälle von Magenleiden; so einen Fall, in welchem der Magen in der Mitte in 2 Theile getheilt war und dort kaum eine Rabenfeder durchgehen liess; einen Fall von Durchlöcherung des Magens über dem Pylorus, und einen zweiten mit gleichzeitiger krebshafter Degeneration.

Dr. *Ebermaier* theilte (Zeit. v. Ver. in Preuss. No. 27.) einen Fall von Ausbrechen lebendiger Larven mit.

M. R. *Heyfelder* beschrieb (Schmidt's Jahrb. VIII. S. 121.) einen von Dr. *Weltin* durch säuerliche Getränke, eröffnende Klystiere und Solventia gebesserten Fall von Melaena bei einem 49jährigen Manne.

Dr. *Kreuzwieser* beobachtete (Hufel. Journ. 1834 Oct.) einen glücklichen Ausgang einer Melaena, die auf Haemorrhoiden beruhte, und mit deren Eintritt eine im linken Hypochondrium befindliche Geschwulst völlig verschwand.

Dr. *Toll* theilt, zur richtigen Würdigung chronischer Unterleibsleiden, (Rust's Mag. Bd. 43. H. 1.), fünf Fälle mit, in denen bereits Leberverhärtungen und ähnliche Desorganisationen von andern Aerzten diagnosticirt worden waren, in welchen indess der Verf. Plethora der Lebergefässe erkannte, und mit einer gegen diesen Zustand gerichteten Behandlung, die bald Haemorrhoidalleiden zum Ausbruch brachte, Hülfe gewährte.

Dr. *Lippert* beobachtete einen apoplektischen Anfall durch gastrische Unreinigkeiten veranlasst (Summar. X. H. 5.), bei einem 30jährigen Manne. Ein kräftiger Aderlass, dem ein Brechmittel folgte, und später auflösende und ausleerende Mittel stellten den Kranken her.

Dr. *Hacker* macht (Summar. XI. H. 6.), als Beitrag zur Lehre von den Ausleerungen, aufmerksam, dass es ein gutes Mittel gegen habituelle Verstopfung sey, sich um eine bestimmte Zeit an diese Entleerung zu gewöhnen, bei der

Stuhlentleerung aber ein heftigeres Pressen zu vermeiden sey, indem diess die Excretion nur unterbreche.

Dr. *Rahn-Escher* erzählte (v. Pomm. Zeitschr. I. 1.) einen Fall von angeborner Geschwulst und Verhärtung der Leber, welche in den 3 ersten Lebensjahren wieder verschwand. Am dritten Tage nach der Geburt trat Icterus ein, der 4 Monate anhielt, dann erschienen Varicellen mit schleimigem Durchfall, hierauf Hautausschläge, denen Pneumonie und Laryngitis folgte, und zuletzt mehrere Wochen lang anhaltende schleimig-gallige Diarrhoe. Die Leberauftreibung war in Folge dieses Krankheitsprocesses gehoben, und der Knabe genas nach einer stärkenden Nachkur.

Dr. *Roesch* (über Icterus; Würt. Corr.-Bl. IV. No. 32.) hält die Gelbsucht als häufig auf Hepatitis chronica beruhend und empfiehlt dann sowohl als bei acuter Leberentzündung, das Quecksilber als das vorzüglichste Mittel, da es antiphlogistisch und auflösend wirke, indem es zugleich die Plasticität des Blutes vermindere, und die Gallenabsonderung befördere. Wo Atonie im Unterleibe die Ursache der Gelbsucht ist, ist Quecksilber natürlich schädlich; beim Icterus aus Ueberfüllung der Lebervenen mit Blut räth der Verf. Blutentziehungen. Icterus e graviditate schwindet mit der Niederkunft; Icterus neonatorum beruht blos auf Erkältung; Icterus e calculis vesicae felleae beobachtete der Verf. nicht.

Dr. *Kühlbrand* erzählt (*Casp.* Wochenschr. 1834. No. 50.) einen Fall von sonderbarer Heilung einer langwierigen Gelbsucht, indem der Kranke wiederholt auf eigene Neigung seinen eigenen frisch gelassenen Harn trank.

Dr. *Wendroth* theilte (Med. Zeit. v. Ver. f. Heilk. in Preuss. 1834. No. 34.) die Heilung eines nach unterdrücktem Kopfausschlage entstandenen Leberabscesses bei einem 3jährigen Knaben mit. Die versuchte Zertheilung gelang nicht, der Abscess musste geöffnet werden, und heilte, da er mit dem Bauchfell verwachsen war, in 4 Wochen.

Krüger-Hansen gab (v. Gräf. u. v. Walth. J. XXII. 4.) einen ausführlichen Aufsatz über Gallenconcremente mit Erzählung eines Falles, in welchem, nachdem ein 29 Gran wiegender Gallenstein mit dem Stuhl abgegangen war, der

Tod durch Berstung der Gallenblase Statt fand. Der Verf. beleuchtet die Ansichten, welche gegenwärtig über Behandlung der Gallensteine herrschen, kritisch, indem er zugleich auf Pneumonia biliosa und entzündliche Krankheiten im Allgemeinen Rücksicht nimmt, und mit bekannter Freimüthigkeit unsere Unkenntniss mancher Krankheitszustände eingesteht, während er, die hohe Antiphlogose verwerfend, wiederholt auffordert, sein Verfahren (Diät, Ruhe, Kühle, Fruchtsäuren in schleimigem Vehikel, Kali-Solutionen, bei Mitleidenschaft des Gallensystems, Rad. Liquirit., Alth. mit Opium und Acet. saturn.) am Krankenbette zu prüfen.

Dr. *Lippert* beobachtete (Summar. X. H. 2.) zwei Fälle von Nierensteinen, in welchen die Steine bis in die Urethra hinter die Fossa navicularis gelangten, und von dort mit einer Pincette langsam herausgezogen wurden.

Dr. *Sibergundi* theilte (Heidelb. Annal. X. H. 2.) die Beobachtung eines Falles von Fluxus coeliacus bedingt durch Desorganisation eines Theils des Dickdarms, nebst beigefügtem Obductionsbericht mit. Der in früher Jugend schnell von einem herpetischen Ausschlag befreite, jetzt 60jährige Mann litt an Hämorrhoiden; es trat Fluxus coeliacus ein, gegen den nur Opium etwas leistete, und der endlich tödtlich endete. Die Section zeigte eine grosse Menge Encephaloiden-Masse im Unterleibe, mit Auflösung der Schleimhaut des Darmcanals in eine gallertartige Masse, und in der Gegend des dritten Wirbels des Heiligenbeins eine von einer Hervorragung eines dornförmigen Fortsatzes herrührende Durchlöcherung des Rectum.

M. H. Bruun (Denkwürdigkeiten aus der Praxis. *Casp.* Wochenschr. 1834. No. 41.) theilt 3 Beobachtungen mit, welche die grosse Plasticität in der Bauchhöhle beweisen. In der ersten hatte ein in die Bauchhöhle gedrungener Ladestock die Gedärme mehrfach verletzt, und man fand dieselben bei der Section am 5ten Tage bereits alle per primam intentionem geschlossen. — Im zweiten Falle drang einem 10jährigen Knaben ein spitzer Pfahl in der linken regio iliaca in den Bauch und in der Lumbalgegend heraus; dennoch war der Knabe ohne besondere Behandlung in 6 Wochen geheilt. — In einem dritten Falle platzte eine in der Bauchhöhle über dem Nabel liegende fluctuirende Geschwulst in Folge eines Falles, wodurch Extravasat in die Bauchhöhle entstand, welches von der Natur aufgesogen wurde.

Der Bericht des Bataillonsarztes *Boberlag* schildert (Med. Zeit. v. Ver. f. Heilk. in Preuss. 1834. No. 49.) einen Fall von merkwürdiger Degeneration im Unterleibe bei einem 31jährigen Manne. Die Symptome im Leben deuteten auf bedeutendes Unterleibsleiden; der Kranke lag zuletzt stets auf der rechten Seite gekrümmt, hatte heftigen Hunger und Durst, hektisches Fieber, Brennen in der Magengegend, häufig Aufgetriebenheit des Leibes und Kolikschmerzen mit Stuhlverstopfung und Haemorrhoidalleiden; doch war der dabei vorkommende Kreuzschmerz ganz besonders heftig und nicht von der Verstopfung abhängend. Die Section zeigte einen von der Wirbelsäule aus entstandenen scirrhösen und carcinomatösen Parasiten vom grössten Umfange, durch den die um die Hälfte ihres Volumens verengte Aorta abdominalis hindurchging. Im Magen war ein Zwei-Groschenstück grosses Loch, welches mit der scirrhösen Entartung communicirte.

Dr. *Eppert* beschrieb (Summar. XI. 3.) einen seltenen Fall von Verwachsung der Unterleibsorgane (in Folge traumatischer Verletzung und schleichender Entzündung), nebst ungewöhnlicher Anfüllung der Gallenblase mit Gallensteinen, deren sich 180 fanden.

Dr. *Mohrg* fand bei einer Markschwammbildung im Pankreas (Casp. Wochenschr. No. 10.), neben der das Unterleibsleiden bezeichnenden erdfahlen Gesichtsfarbe, einen localen Schmerz in der regio hypochondriaca und periodische Salivation als die einzigen nähern Symptome für dieses tiefe Leiden.

Dr. *Michaelis* liefert (v. Gräf. u. v. Walth. J. XXI. 3. nach Dublin Hosp. Rep. 1833.) praktische Bemerkungen über einige Krankheiten des Anus und des Rectum.

Eisenmann's Untersuchungen über die Natur und die Behandlung der Phlegmasia alba (v. Gräf. u. v. Walth. J. XXII. 1. 3.), zeigen zunächst, dass die in einem von *Halford* beobachteten Falle gefundene Langsamkeit des Pulses, wohl von Plethora und Congestionen zum Kopf herrührten, diese aber durch, nach vorhergegangener Venenentzündung entstandene Obliteration der Vena iliaca bedingt waren. Der Verf. zählt nun summarisch die verschiedenen Meinungen über das Wesen der Phlegmasia alba auf, und folgert, dass keine derselben unbedingte und alleinige Richtigkeit habe, vielmehr die Phlegmasie Product verschiedener Krankheiten sey, als Verdickung und Anschwellung des Zellgewebes auftritt, und mit Zertheilung, Oedem, Abscess oder Brand endet. Jene das Uebel bedingenden Krankheiten sind Rheumatismus, Venenentzündung, Intermittens, Pyra, Typhus, Carcinoma, vielleicht auch Haemorrhoiden, und Störungen des Harnsystems. Der Verf. geht diese Arten einzeln durch, und fusst die Therapie der Krankheit auf diese Grundleiden.

Sir. Halford erzählt (v. Gräf. u. v. Walth. Journ. 21. H. 2.) zwei Fälle von Phlegmasia alba dolens bei Männern und erklärt die Krankheit für eine Entzündung der Venen des Beckens. Im ersten der erzählten Fälle zeigte die Section die Vena iliaca externa sinistra mehrere Zoll lang verwachsen, und die Vena iliaca externa dextra verknöchert. Der zweite Fall wurde durch ein antiphlogistisches Verfahren zum Theil geheilt.

Prof. v. *Walther* beschrieb (dessen u. v. Gräf. Journ. XXI. H. 2.) einen Fall von Aushungerung, indem ein 28jähriger, an beginnender erethisch-congestiver Amaurose des rechten und ausgebildeter congestiv-torpider Amaurose des linken Auges leidender Mann, eine sogenannte methodische Fastencur auf den Rath eines Layen begann, und ohne gebessert zu werden, langsam ausserordentlich abmagerte und endlich an Apoplexia nervosa starb. Der Kranke hatte in 47 Tagen keine feste Nahrung und nur 4 Wochen lang klares Wasser, und einmal 4 Tassen Thee mit Zucker ohne Milch, zu sich genommen; sein Gewicht hatte sich von 130 Pfd. auf 97 vermindert, und die Section zeigte vorzüglich nur gänzlichen Fettmangel; Hirn- und Rückenmark waren jedoch nicht geöffnet worden.

M. R. Bruns (Denkwürdigkeiten aus der Praxis *Casp.* Wochenschr. 1834. No. 25.) beobachtete einen Fall von anhaltender Pulslosigkeit bei einem 19jährigen scrofulösen Mädchen, die selbst bei einem Katarrhalfieber unverändert blieb. Die übrigen Functionen sind normal.

Dr. *Mansfeld* erzählte (*Casp.* Wochenschr. No. 13.) zwei Fälle vollkommener Sprachlosigkeit, deren erster nach übermässigem Genuss von Spirituosis; der 2te nach unterdrücktem Kopfausschlag eintrat; der erste Fall heilte in 14 Tagen ohne Arzneimittel, der 2te in 3 Wochen nach Arnica mit Spir. Salis dulcis.

Dr. *Mansfeld* lieferte (*Casp.* Wochenschr. 1834. No. 35. 36.) einen ausführlichen Aufsatz über die Taubstummheit und die Taubstummen, in welchem derselbe nachzuweisen bemüht ist, dass die geistige Entwickelung des Taubstummen durchaus nicht zurückstehe vor der anderer Menschen, dass es vielmehr nur ihrer richtigen Leitung bedürfe, um sie zu tauglichen Staatsbürgern zu machen, diese Leitung aber Sache des Staates sey, und zwar um so mehr, als die Zahl der Taubstummen sehr bedeutend gross ist.

Dr. *Strahl* betrachtet (v. Gräf. u. v. Walth. J. XXII. H. 1.) das Stottern als krampfhafte Nerventhätigkeit der zu den Stimm- und Sprachorganen gehenden Nerven, weshalb es auch bei reizbaren Personen häufiger vorkomme, und manche Menschen nur im Affect befalle, und glaubt demnach, dass die Heilung ihr Augenmerk darauf zu richten habe, dass der Kranke Vertrauen zu sich gewinne und während dem Sprechen seine Aufmerksamkeit noch einem speciellen Gegenstande zuwenden müsse. Hierin ist denn auch der Erfolg der Methode der Mad. *Leigh* (die Zungenspitze schwebend zu erhalten,) begründet.

Auch Dr. *Schmalz* theilte (Chir. und Med. Beitr. I. 4.) einige Bemerkungen über Stammeln und Stottern mit, die sich hieran anreihen.

Dr. *Buhm* erzählt (Zeit. v. Ver. in Preuss. No. 33.) einen Fall von Apoplexia pulmonum bei einem an Hydrothorax leidenden 61jährigen Menschen. Die Section zeigte nach dem durch die Wasseransammlung erfolgten Tode die Stelle, an welcher zwischen der 3ten und 4ten Rippe des rechten Lungenflügels das Extravasat entstanden, aber durch die Bronchien ausgeworfen worden war.

M. K. Hohnbaum macht in seinen Bemerkungen über den Tod im Schlafe (*Casp.* Wochenschr. No. 6.), auf eine Apoplexia cordis aufmerksam, ohne indessen bereits nähere diagnostische Kennzeichen festzustellen.

Jahn (zur Naturgeschichte der Lähmungen überhaupt und der Ganglien- und der Herzapoplexie insbesondere. Versuche H. I.) findet das Wesen der Apoplexie in einer Lähmung des sensibeln Lebens des Gehirns, die sich ausbreitend andere Theile in ihren Kreis zieht, und gegen welche die Natur durch Krämpfe, Fieber u. s. w. reagirt. Die Extravasate im Gehirn sind daher auch häufiger eine Folge der Krankheit, als ihre Ursache, und die Apoplexie bildet ein Krankheitsgeschlecht, welches wir auch in andern Organen des Körpers, als im Gehirn finden. Der Verf. zieht hierher Amaurose, Anosmie, Ageustie, partielle Paralysen, namentlich aber die von *Schönlein* aufgestellte Ganglienapoplexie. Normal ist die Lähmung vorgebildet in den Ruhemomenten der Nerventhätigkeit, und besonders im Schlafe; verlängert sich diese Ruhe durch Hervortreten des normalen Zustandes gegen das allgemeine Gleichgewicht in den Erscheinungen, so ist Lähmung vorhanden. — Die Ganglienapoplexie tritt als Folge organischer Unterleibsleiden oder mechanischer Schädlichkeiten auf, und erscheint unter Blässe des Gesichts, erweiterten Pupillen, Meteorismus, Singultus, Erbrechen, kalten Schweissen, unwillkürlichen Entleerungen der Excremente und kleinem, aussetzendem Pulse, — und geht meist bald in den Tod über, ohne dass die Section eine bestimmte pathologische Veränderung nachweist. Sie bedingt die asiatische Cholera, und ist das Wesen derselben. — Der Herzschlagfluss erscheint als Stillstehn der Herzpalpitationen, Apnöe, Angst, Ohnmacht, Hautkälte, und ist das Ende der organischen Herzkrankheiten, deren Symptome sich damit vermischen. Endlich giebt es selbst eine Apoplexie des Geistes, bei welcher die sensitiven Thätigkeiten plötzlich so erlöschen wie beim Blödsinn nach und nach, wovon der Verf. (ibid.) einen merkwürdigen Fall erzählt.

Dr. *Rösch* erzählte (Würt. Corr.-Bl. IV. No. 16.) zwei Fälle, in denen Asthma periodicum pituitosum auf

Verdauungsschwäche beruhte, und durch Salmiak, Asa foetida, Fel tauri etc. gehoben wurde.

Dr. *Zengerle* wandte (Würt. Corr.-Bl. IV. No. 29.) bei einem heftigen Asthma in Folge einer hartnäckigen Verstopfung, ein Klystier mit 3 Gr. Tart. stib. mit dem besten Erfolge an.

Dr. *Lichtenstädt* empfiehlt in seinen Bemerkungen über Krampfhusten, mit Erzählung eines Falles, besonders das Opium, räth jedoch zur Vorsicht in Bezug auf die Dosis, namentlich bei Kindern und Frauenzimmern, da grosse Dosen allerdings wirksamer gegen den Krampf seyen, allein auch bedenkliche narkotische Erscheinungen hervorrufen können (Heck. neue Ann. I. 3.).

Dr. *Schmidt* erzählte (Zeit. v. Ver. in Preuss. No. 11. 15.) zwei Fälle von Passio iliaca. Im ersten Falle waren klappenähnliche Falten in der Villosa des Darmcanals in Folge chronischer Entzündung entstanden, und verursachten das Uebel; im 2ten Falle waren Verhärtung und Verschwärung der Mucosa des Colons bei grosser Verengerung dieser Darmstelle die Ursache; beide endeten tödtlich, der zweite aus Mangel an Kräften, nachdem die Anwendung der aufsteigenden Douche und des regulinischen Quecksilbers vergeblich versucht worden waren.

Dr. *Hauff* gab (Hufel. Journ. Febr. März.) die Geschichte eines tödtlich abgelaufenen Ileus, nebst einigen Bemerkungen über diese Krankheit und ihre Heilung.

Dr. *Wolff* theilte (Zeit. v. Ver. in Preuss. No. 36.) einen Fall von Ileus aus mechanischer Ursache, der nach Kolikanfällen eingetreten war, mit. Die Section zeigte nämlich 2 Fuss über der Einsenkung des Ileum ins Coecum in ersterm eine sackförmige Ausdehnung der Darmwand, welche in das Ileum mündete, $\frac{1}{2}$ Zoll Durchmesser hatte, und durch ein festes Band an jeder Erweiterung verhindert war.

M. R. Heyfelder berichtet (Schmidt's Jahrb. VIII. S. 122.), dass in 2 Fällen Ischias nervosa Cotunni, nachdem viele andere Mittel ohne Erfolg gebraucht worden waren, durch Morphium in endermatischer Methode angewandt (täglich 2mal $\frac{1}{4}$ Gr. auf die dem Ursprung des Schmerzes entsprechende Stelle des Oberschenkels applicirt,), geheilt wurde.

M. B. Heyfelder fand bei der Section eines 1½ Jahre alten Kindes, das an Rückgratskrümmung gelitten hatte und unter Krämpfen gestorben war (Schmidt's Jahrb. VIII. S. 120.), feste Verwachsung der Dura mater mit dem Schädel, Blutanhäufung in den Cerebralgefässen, hirsekornartige Tuberkeln in der Leber, Verwachsung der Gallenblase mit dem Duodenum und ein sehr verengtes Colon.

Dr. *Krimer* beobachtete in 3 Fällen Hypochondrie und Unterleibsbeschwerden nach unterdrücktem Tripper. Die Erscheinungen deuteten auf Physconia lienis und Stockungen im Pfortadersystem; bei einem Kranken schwanden die Symptome nach neuer Tripperinfection; dem 2ten wurde ein künstlicher Tripper durch mit Trippergift bestrichene Bougies eingeimpft; der 3te Kranke wurde durch Iodine gebessert.

Dr. *Alt* beschreibt einen eigenthümlichen Fall von Hysterismus ex amenorrhoea, bei welchem bis zum Eintritte der Menses Katalepsie, Cardialgie, Nasenbluten, Blutspeien und ein profuser, nach Urin riechender Fussschweiss sich nach einander einstellten (*Heyfelder* in Schmidt's Jahrb. VIII. S. 122.).

Dr. *Zengerle* beobachtete einen Fall von Nymphomanie bei einer 78 Jahre alten Frau (Würt. med. Corr.-Bl. IV. No. 27.).

Wie die Anfänge aller Krankheiten auf Erethismus irgend eines Systems beruhen, und Hypochondrie und Hysterie nur Erethismus des Gangliensystems sind, so giebt es nach *Jahn* auch einen Nervenerethismus der Gefässe (Versuche. I.), der, sich durch locale Pulsationen kundgebend, tiefere Gefässleiden simulirt, wenn er andauernd wird, wie solches in mehreren Fällen beobachtet wurde. Die Unterscheidung solcher Fälle von wirklichen topischen Leiden ist meist schwierig, und nur durch Vergleichung aller Erscheinungen möglich.

Dr. *Dies* theilte (Würt. med. Corr.-Bl. IV. 2.) eine Beobachtung einer durch psychischen Einfluss hervorgerufenen Gesichtsgeschwulst, die von beiden Lippen anfing, mit. Die Mutter sah ihr Kind ein Federmesser durch die Lippen ziehen, und empfand in demselben Augenblicke einen Schmerz in den Lippen, als wenn sie ihr durchschnitten wurden. Es trat Geschwulst bis zum Zerspringen der Oberhaut ein, und die Anschwellung verbreitete sich bis zu den Wangen und Augenlidern. Oertliche Blutentziehungen, Abführmittel und gelinde Diaphoretica stellten die Kranke in 4 Tagen her.

Dr. *Plath* theilt (Heck. Ann. 1834. Juni.) die Beobachtung eines Veitstanzes mit seltenen Erscheinungen bei einem 14jährigen Mädchen mit. Es wurde nämlich ein Klopfen, Kratzen, Scharren (in einem Holzton) bemerkt, das von der Kranken auszugehen schien, dessen Ursache und Entstehung aber nicht näher ermittelt wurde. Zugleich traten Erscheinungen der Clairvoyance hinzu. Die Kranke genas allmälig, indem die Krämpfe nachliessen, als ihre Mutter sich zu ihr ins Bett legte, und man nachher einen jungen Hund zu ihr legte, der abmagerte und starb. Das Leiden wird vom Verf. als Entwickelungskrankheit betrachtet. (Das Reich der Täuschungen ist gross, grösser noch die Sucht nach Wunderbarem *Ref.*).

Jahn erzählte (Versuche. I.) einen höchst interessanten Fall von Veitstanz bei einem 12jährigen Knaben, dessen Ursache nicht zu ermitteln war, und der nach nutzlosem Gebrauche vieler Arzneien durch die Naturheilkraft schwand. Den Veitstanz selbst sucht der Verf. als excessive Thätigkeit des Bewegungstriebes zu erklären, wie denn alle Krankheit auf dem Ueberwiegen einer Thätigkeit und dadurch entstandener Aufhebung des Gleichgewichts beruht.

Dr. *Burdach* beobachtete wieder mehrere Fälle von Kaphanie (*Casp.* Wochenschr. 1834. No. 45.) in Folge des durch Mutterkorn verunreinigten Brodes. Brech- und Abführmittel, Liq. ammon. acet. und Essigwasser bewirkten die Heilung (Vergl. Uebers. 1832. S. 186.).

Dr. *Alt* beobachtete Katalepsie, von Würmern und Gemüthsaffect herrührend, und heilte sie durch Kamillen, Castoreum und Ipecacuanha refr. dosi, nach vorheriger Entfernung der Würmer (*Heyfelder* in Schmidt's Jahrb. VIII. S. 181.).

Prof. *Friedreich* gab (Schmidt's Jahrb. V. S. 89.) eine Zusammenstellung über die neuesten Erfahrungen und Ansichten über die Lokalkrankheiten und die

Wiedererzeugung der Nerven mit Berücksichtigung der Literatur sowohl grösserer Werke als der verschiedenen neuern Journalaufsätze.

Dr. *Kuhn* beobachtete (Summar. X. H. 2.) eine rheumatische Coxalgie bei einem 9jährigen scrofulösen Knaben, die zuerst das linke, dann auch das rechte Hüftgelenk ergriff, und nach einer Abscessbildung im linken Hüftgelenk glücklich heilte.

Scott, über den Gesichtsschmerz und andere Formen der Neuralgie. Aus dem Englischen von Dr. *Hildebrand* (8 Ggr.).

Dr. *Kramer* bewirkte die merkwürdige Heilung einer Epileptischen, deren Uebel durch Schreck entstanden war und bereits 12 Jahre dauerte (Hufel. Journ. 1834. Sept.), durch Ferrum carb. zu ℈j alle 3 Stunden. Nach der 3ten Gabe trat ein sehr heftiger Anfall ein, es trat später Scabies purulenta ein, die allmälig durch Schwefelleberauflösung geheilt wurde, und Patientin, die der Prophylaxis wegen noch ein Fontanell erhielt, war hergestellt.

Dr. *Kratzenstein* sah in einem Falle bei einer gesunden, kurz verheiratheten Frau Epilepsie durch Schwangerschaft erzeugt (*Casp.* Wochenschr. No. 20.), und nach einem Abortus im 3ten Monate wieder verschwinden.

Sir *Henry Halford* unterscheidet (v. Gräf. u. v. Walth. Journ. Bd. XXI. H. 2.) eine mildere und eine heftigere Form des Tic douloureux, und hält das Uebel für fast immer unheilbar, weshalb man besonders die Schmerzen zu lindern suchen muss. Durchschneiden der Nerven hilft selten, meist beruht das Uebel auf Vergrösserung irgend eines Kopfknochens oder Ablagerung von Knochenstoff, der einen Nerven drückt. So war einmal ein Zahn die Ursache, einmal exfoliirte sich ein Knochen in der Highmors Höhle, einmal der Alveolarrand eines Zahns, einmal fand man einen Knochen in der crista galli, einmal Verdickung des Stirnbeins, des ossis ethmoidei und sphenoidei.

Prof. *Otto* beobachtete (*Casp.* Wochenschr. No. 14.) einen Fall von Starrkrampf nach einem Anfalle von habitueller Fallsucht, mit tödtlichem Ausgang bei einem 30jährigen Menschen. Die Section zeigte Blutüberfüllung im Gehirn und Rückenmark, und Erweichung der Substanz.

Dr. *Hansen* theilte (Pfaffs Mittheil. 1835. 3.) eine Geschichte eines schnell verlaufenden Tetanus (der in 24 Stunden tödtlich endete,) in Folge einer scheinbar unbedeutenden Knieverletzung, mit; und *Bluff* erzählte einen solchen Fall in Folge eines eingeheilten Charpiefadens in eine Wunde am Schienbein (Heidelb. Ann. X, 4.).

Dr. *Rösch* erzählt (Beiträge zur Pathologie und Therapie. Würt. med. Corr.-Bl. 1834, No. 34.) einen Fall von Tetanus in Folge einer Lymphdrüsengeschwulst, die wahrscheinlich auf die Nerven drückte, mit rheumatisch-entzündlicher Complication. Aderlass, Calomel, Opium, später Diaphoretica und ein Vesicans, als Ableitung für die Drüsenanschwellung, retteten den 25jährigen Kranken.

Dr. *Neumann* beobachtete (Zeit. v. Ver. in Preuss. No. 3.) einen Fall von idiopathischem Trismus und Tetanus bei einem 26jährigen Manne, der tödtlich endete, und nach den Resultaten der Section als Haematorrhachis mit Verhärtung des Dorsaltheils des Rückenmarks und Erweichung der Cauda equina zu bezeichnen seyn möchte.

Richter beobachtete (Zeit. v. Ver. in Preuss. No. 15.) einen Fall von Trismus und Tetanus in Folge von Entzündung des Rückenmarks.

Dr. *Lohmeyer* berichtet (Zeit. v. Ver. in Preuss. No. 34.) über 2 tödtliche Fälle von Kinnbackenkrampf, deren einer 9 Tage nach Exstirpation eines Brustknotens, der andere bei einem säugenden Kinde, nach Aerger und Erkältung der Mutter, entstanden war.

Dr. *Hacker* erzählt eine Krankheitsentwickelung und endliche Auflösung durch Trunksucht (Sommer. XI. H. 1.). Es folgten sich apoplektische Anfälle, Hydremesis, Haemoptoe, Oedema, Dysurie, Wassersucht, Haemorrhoiden, Erbrechen und Durchfall, bis der Tod durch Schlagfluss der rechten Lunge dem Drama ein Ende machte.

Dr. *Meyerstein* erzählt (*Clar.* u. *Rad.* Beitr. I. H. 2.) einen Fall von Säuferwahnsinn, der wiederholt durch Opium, dann Opium mit Flor. Zinci und Valeriana geheilt wurde, in seiner Wiederkehr aber endlich in Wuth mit Zerstörungstrieb überging, nach welchem Anfalle der Kranke sich eine tödtliche Halswunde beibrachte.

Eine vom Wundarzte *Wiese* herausgegebene Abhandlung über das Delirium tremens (4 Ggr.) erscheint höchst dürftig, und des Verf. Kenntnisse als sehr gering bekundend.

Dr. *Sibergundi* betrachtet (Hufel. Jl. Mai.) das Delirium tremens als eine durch Alcoholisirung des Gehirns und Nervensystems entstandene Exaltation der Sensibilität bei Depression der Irritabilität. So lange noch Aufregung der Irritabilität vorhanden, soll man daher den narkotischen Mitteln Antiphlogistica vorhergehen lassen, gastrische Reize vorher entfernen, und bei vorherrschender Venosität Mineralsäuren und kalte Umschläge auf den Kopf vor den Narcoticis anwenden.

Dr. *Stinking* empfiehlt (Pfaff's Mittheil. 7.) als sichere Behandlungsmethode des Delirium tremens, alle 2 Stunden 6 — 7 Gr. Kali carb. mit 10 Gr. Magn. ust. in schleimigem Vehikel, bis wässrige Stühle eintreten, dann (oder wenn schon Diarrhöe vorhanden war, von Anfang an) blos Kali carb., und wenn die Diarrhöe zu heftig wird, mit 10 Gr. Conch. praep. — Zugleich ein Blasenpflaster in den Nacken, und feste Nahrungsmittel, wenn sich der Appetit einstellt.

Dr. *Schlesinger* will (*Casp.* Wochenschr. No. 8.) Delirium tremens, durch Waschungen mit eau de Cologne hervorgebracht (!), bei einem 23jährigen hysterischen Mädchen beobachtet und durch Opium geheilt haben.

Dr. *Meyerstein* beobachtete (*Clar.* u. *Rad.* Beitr. I. H. 2.) eine unwillkürliche Muskelbewegung aller Glieder, des Gesichts und der Zunge bei einem 13jährigen Mädchen. Ableitende Mittel und Valeriana, später Cupr. sulph. amm. stellten die Kranke her.

An den von *Glett* mitgetheilten Fall eines eigenthümlichen Zitterns der Finger (s. Uebers. 1832. S. 153., ein Zustand, der mit dem Stottern beim Sprechen viel Verwandtschaft hat, *Ref.*), reiht sich eine Beobachtung von *Heyfelder*, über ein eigenthümliches Zittern der Finger der rechten Hand (Zeit. v. Ver. f. Heilk. in Preuss. No. 1.) beim Schreiben bei einem 50jährigen Manne, gegen welches alle bisher angewandten Mittel keine Hülfe brachten. Einen ähnlichen Fall von eigenthümlichem Krampf der Finger beim Schreiben beobachtete *Albers* (ibid. No. 9.), und hält ihn für partiellen Bewegungs- oder Gefühlsschwindel. Ein 2 — 3 Erbsen grosses Fontanell auf die Schulter befreite den Kranken, als aber das Fontanell nach 2 Jahren unvorsichtiger Weise zugeheilt wurde, kehrte das Uebel zurück und war nun nicht mehr zu entfernen. In einem dritten, von *v. Siebold* (ibid. No. 19.) berichteten Falle, in welchem vorzüglich der Daumen zitterte, bediente der Kranke sich mit Erfolg zum Schreiben eines an das zweite Glied des Zeigefingers gesteckten Ringes, welcher nach links und aussen ein Oehr zur Aufnahme der Feder hat.

Lohmeyer theilte (Zeit. v. Ver. in Preuss. No. 5.) einen Fall von Zungenlähmung von organischem Hirnleiden bei einem Musketier mit, der in wenigen Stunden tödtlich endete. Die Section zeigte das Gehirn sehr blutarm, die Medullarsubstanz erweicht, die Dura mater an mehreren Stellen verknöchert, die Medulla oblongata verhärtet, und die Medulla spinalis erweicht.

Dr. *Otto* beobachtete (Casp. Wochenschr. No. 13.) einen Fall von rheumatischer Lähmung der einen (linken) Gesichtshälfte bei einem 25jährigen Manne, welcher durch Diaphoretica und Derivantia völlig geheilt wurde.

Stannius beobachtete (Zeit. v. Ver. in Preuss. No. 19.) in einem Falle von unvollkommner Hemiplegie eine anhaltende Schlafsucht.

Dr. *Hornung* erzählte (Med. Jahrb. d. Oestr. St. VIII. 4.) einen Fall, in welchem nach einer Apoplexia sanguinea zurückgebliebene Hemiplegia durch Torfbäder in 4 Wochen geheilt wurde.

Dr. *H. Wolff* in Frankfurt a. M. erzählt (Casp. Wochenschr. 1834. No. 30.) einen sehr interessanten Fall von Wasserscheu, welche am 55sten Tage nach dem Bisse eines Hundes (dessen Section nichts ergab, was ihn für wuthkrank erklären liess.) ausbrach, obgleich die Wunden dauernd in Eiterung gehalten worden waren. Belladonna bewirkte nur vorübergehende Besserung auf eingetretenen Schweiss.

Dr. *Köchlin* (**über die in unsern Zeiten unter den Füchsen herrschende Krankheit und die Natur und Ursachen der Wuthkrankheit überhaupt.** 6 Ggr.) betrachtet die Hydrophobie als einen Typhus, der das befallene Thier oft schon tödtet, ehe sich ein Contagium entwickelt hat; deshalb werden die Gebissenen oft nicht angesteckt, wenn schon das beissende Thier hydrophobisch war. Der Verf. giebt geschichtliche Nachrichten zur Hydrophobie bei den Füchsen, und empfiehlt zur Behandlung Gebissener künstliche Geschwüre und Diaphoretica neben passender reizloser Diät.

Chirurgie.

Wir haben in diesem Jahre im Gebiete der Chirurgie von selbstständigen Werken nur Fortsetzungen und namentlich Uebersetzungen anzuzeigen; doch sind unter den letztern die Schriften der ausgezeichnetsten Männer dieses Fachs bemerkenswerth.

Zu *Grossheim's* Lehrbuch der operativen Chirurgie (1831.) erschien die Fortsetzung als Lehrbuch der allgemeinen operativen Chirurgie (1 Thlr.), Literatur und Geschichte, Indicationen und Contraindicationen, Verband und Nachbehandlung enthaltend, und in einem Nachtrage die Einbalsamirung beschreibend.

Von *Dupuytren's* klinisch-chirurgischen Vorträgen, bearbeitet von *Bech* und *Leonhardi*, erschien die 2te Abtheilung des 2ten Bandes (1 Thlr. 8 Ggr.), womit das Ganze geschlossen ist (Zwei Bände in 4 Abtheil. 4 Thlr. 20 Ggr.).

Dr. *Kalisch* bearbeitet unter Mitwirkung von *v. Gräfe*, die theoretisch-praktischen Vorlesungen *Dupuytren's* über Verletzungen durch Kriegswaffen. Es erschienen bereits 2 Hefte (à Heft 18 Ggr.).

Von der von Prof. *Textor* besorgten 3ten Auflage von *Boyer's* vollständigem Handbuch der Chirurgie, erschienen die 2te und 3te Lieferung des 1ten Bandes (16 Ggr.), und der 2te Band (1 Thlr.).

Lawrence's Vorlesungen über Chirurgie, bearbeitet von *Behrend*, wurden mit dem 3ten Bande beschlossen (Das Ganze in 6 Lieferungen 4 Thlr.).

Von den von *Rob. Froriep* herausgegebenen chirurgischen Kupfertafeln, enthält das 65ste Heft Tafeln zu

Ranula, Strictura ani, Apparatus lithontripticus und Resectio nervorum; das 66ste Heft Tafeln zu Atresia oris und Staphyloraphia (Jedes Heft ½ Thlr.).

Von einer Sammlung auserlesener praktischer Abhandlungen für Wundärzte erschien das 3te Heft (12 Ggr.).

Dr. *Macher*, Handbuch der gemeinen Chirurgie für Chirurgen-Lehrlinge und Gehilfen (1 Thlr.).

Mallan's praktische Bemerkungen über die Natur und Krankheiten der Zähne. Aus dem Englischen mit Anmerkungen von Dr. *Stilling* (12 Ggr.).

Dr. *Senfftleben* lieferte (v. Gräf. u. v. Walth. Jl. XXI. 3.) das Schema eines nosologischen Systems der Wundarzneikunde, welches die bisher beobachteten, der Chirurgie zufallenden Krankheiten in 10 Classen theilt, und besonders vollständig erscheint.

Krüger-Hansen gab (in seinem Aufsatze über die Therapeutik der Wundärzte v. Gräf. u. v. Walth. Jl. XXII. 2.) eine strenge Kritik über Heft 3 und 4 von *Dieffenbach's* chirurgischen Erfahrungen, und die Operationen einiger Ausländer, indem *Krüger-Hansen* wiederholt auf die Nachtheile einer strengen Antiphlogose namentlich aber allgemeiner und örtlicher Blutentziehungen nach Operationen hinweist.

v. *Gräfe* lieferte (Dessen u. v. Walth. Jl. XXII. 1.) einen Auszug aus dem Berichte über das klinische chirurgisch-augenärztliche Institut der Universität zu Berlin, für das Jahr 1833 (S. Uebers. 1834. S. 114.).

Prof. *Jäger* gab (Schmidt's Jahrb. V. S. 80.) einen Bericht über die chirurgisch-augenärztliche Klinik zu Würzburg im Jahre 1834, nach welchem von 530 Kranken 348 geheilt, 42 gebessert, 19 entlassen, resp. an die med. Abth. überwiesen wurden, 33 starben, und 64 in Behandlung blieben. Ueber die vorgekommenen einzelnen Fälle enthält der Bericht nur numerische Angaben.

Von dem Bericht über das chirurgische und Augenkranken-Klinikum der Universität Heidelberg in den Jahren 1830 bis 1834 von *Chelius* (Heidelb. Annalen.) erschien ein besonderer Abdruck (Mit 4 lith. Tafeln. 20 Ggr.).

Nach Prof. *Benedict* (Rust's Mag. 44. 2. 3.) wurden von 1828 bis 1833 in den chirurgischen Kliniken in Breslau 5712 Kranke behandelt, von denen 2909 Augenkranke waren, deren 252 operirt wurden. Ausserdem kamen 551 schwerere chirurgische Operationen vor. Der Verf. operirte den Steinschnitt 13mal und zwar 9mal mit Erfolg, stets nach der alten Methode; man hat eine beginnende Blasenentzündung rasch durch Blutegel, Breiumschläge und Antiphlogistica zu bekämpfen, wenn sie nicht tödtlich werden soll; Statt der gewöhnlichen Steinzangen nimmt der Verf. starke breite Zangen, gleich denen für Nasenpolype. Von 98 Amputationen nach Scirrhus und Krebs kehrte das Uebel 83mal zurück, 2 Kranke starben noch vor Heilung der Wunde, und bei den 13 Geheilten war wohl Irrthum in der Diagnose, weshalb Verf. die Operation verwirft; als Palliativcur empfiehlt er ein zwischen die Schulterblätter gelegtes, mit Tart. stib. bestreutes Pechpflaster, und auf die krebshaften Stellen Kohlensalbe. Lippenkrebs kehrt stets nach der Operation zurück. Man muss aber vom Scirrhus wohl scrofulöse Knoten unterscheiden, die sehr langsam vorangehen, und am besten unberührt bleiben. Bei Hasenscharten-Operationen bedient *Benedict* sich der umschlungenen Nath mit Desault'schen Nadeln ohne weiteren Verband, und sucht bei doppelter Hasenscharte mit einem Mittelstück dieses zu erhalten; nie ist die Operation vor der 6ten Lebenswoche anzustellen. — Den Milzbrand-Carbunkel behandelt der Verf. gleich örtlich mit einem weissglühend gemachten Eisen, und innerlich mit Valeriana, Serpentaria, u. s. w. Auch Liq. ammon. caust. leistet gute Dienste; dagegen sind Brechmittel und Mineralsäuren schädlich. — Zweimal machte der Verf. die Unterbindung des Nabelbruchs nach *Desault*, räth aber davon ab. — Der Verf. unterscheidet 2 Arten von Lipom, deren erstere locker unter der Fetthaut liegt, die andere damit verwachsen ist; es kamen 35mal Operationen der Rachen- und Nasenpolypen vor, die der Verf. mit einem Seidenfaden zu unterbinden räth; gegen stark blutende Polypen wurde ein glühender Troikar angewandt und nachher Tr. Opii benutzt. Herpes excedens nasi entsteht meist aus katarrhalisch-scrofulöser Entzündung der Nasenknorpel, welche in Verschwärung übergeht und sich bis zum Knochentheil der Nase ausdehnen kann; Sublimatwasser und Aq. nigra merc. halfen nur in weniger entwickelten Fällen; in den heftigern leistete dagegen eine Sublimatpaste mit G. arab. wiederholt aufgestrichen das meiste; Kreosot konnte keine dauernde Hülfe bringen. Die Hemeralopie ist nach dem Verf. eine Amaurosis congestiva. Es kamen 212 Operationen der Cataracta vor, von denen nur 18 erfolglos blieben; die Indication zur Operation bleibt übrigens ziemlich unsicher, oft gelingt sie bei dyskrasischen Subjecten, und dagegen bei gesunden Personen nicht. Ophthalmia neonatorum ging zuweilen in Ophthalmia contagiosa über, und war dann doppelt gefährlich; syphilitische Blennorrhoe kommt nur bei Tripperkranken vor und bildet ein eigenthümliches Leiden, gegen welches besonders wiederholtes Scarificiren der Conjunctiva, Reinlichkeit, Einstreichen von Tr. Opii das meiste leisten.

Einen ausführlichen Aufsatz über die verschiedenen Ansichten zur Behandlung der Verschwärung des Nagelbettes gab Dr. *A. Sachs* (v. Gräf. u. v. Walth. Jl. XXII. H. 1.). Der Verf. selbst will stets diejenigen Theile des Nagels, welche die Geschwüre treffen, entfernt haben, und behandelt dann das offene Geschwür nach seiner Beschaffenheit.

Dr. *Ascherson* beschrieb (Med. Zeit. v. Ver. f. Heilk. in Preuss. 1834. No. 47.) einen Fall von tödtlich gewordener Venenentzündung des rechten Arms nach einer Verwundung am linken Arm. Die Section wies die weitverbreitete Venenentzündung nach und es fragt sich besonders, wie wurde die Entzündung und Eiterbildung vom linken Arm ausgehend zum rechten, ohne Mitleidenschaft der übrigen Organe, möglich?

M. R. Schneider erzählt (Beitr. zur path. Anat. *Clar.* und *Rad.* Beitr. I. H. 2.) einen Fall von Venenleiden, in welchem das Einstechen einer Lancette zum Aderlassen die heftigsten Schmerzen erregte, und die kleine Wunde noch nach 3 Jahren bei geringer Berührung schmerzte, die Vene zur Sehne obliterirt war, und 2 erbsengrosse Sesambeinchen durch Druck schmerzen, nach Einreibungen von Jodine verschwinden aber auch zurückkehren.

Dr. *Bock* beobachtete (Summar. XI. 5.) eine Entzündung der Radial- und Brachial-Arterie mit nachfolgender Entzündung der Vena cephalica und basilica.

Dr. *Joël* beschreibt (Med. Zeit. v. Ver. f. Heilk. in Preuss. 1834. No. 31.) einen interessanten Fall von Verblutung aus der Arteria maxillaris bei einem 4jährigen Mädchen, welches kurz vorher eine Angina parotidea überstanden hatte. Die tödtliche Blutung kam aus einer Oeffnung in der Art. maxillaris interna, deren Zustandekommen unerklärt blieb.

Dr. *Steinberg* beobachtete (Neue Zeitschr. f. Geb. II. H. 1.) einen Fall von Ranula und zu grosser Zunge. Die Ranula wurde leicht auf die gewöhnliche Weise entfernt, das Zungenstück wegzuschneiden wagte der Verf. nicht.

Dr. *Günther* bewirkte die Heilung einer Hodenanschwellung und Verhärtung (Hufel. Jl. 1834. Aug.), gegen welche Jodine nichts half, durch ein Pflaster aus Extr. Hyoscyami, Cicutae, Opii, Empl. Saponat. ā. und innerliche Anwendung von Tart. Dep., Visc. alb. und Rheum, in 8 Tagen.

M. R. Schneider beobachtete (Beitr. zur pathol. Anat. *Clar.* u. *Rad.* Beitr. I. H. 2.), nach einer durch Quetschung entstandenen Hodensackentzündung mit brandiger Zerstörung, eine Regeneration des Hodensacks mit Verengerung, wodurch die Hoden gedrückt wurden.

Dr. *Paetsch* sah einmal Brand in einer untern Extremität (*Casp.* Wochenschr. No. 33.), in Folge eines in Steatoma verwandelten Uterus, der die Unterleibsgefässstämme comprimirend, Entzündung und Verschliessung der Art. iliaca und femoralis dextr. bewirkt hatte.

Prof. *Froriep* erzählt (Med. Zeit. v. Ver. f. Heilk. in Preuss. 1834. No. 28.) 3 Fälle zur Erläuterung der übeln Folgen der Abscesse an der Oberfläche des Halses, und die verschiedene Neigung des Eiters, sich bei acuten Entzündungszuständen nach verschiedenen Stellen hin zu senken. Diese Neigung beruht nämlich auf 5 verschiedenen, durch das Zellgewebe am Halse gebildeten Räumen, a) über dem Sternum, — b) hinter a. — c) von b nach oben gehend, zwischen der Trachea, Gl. thyreoidea und den Halsgefässen, — d) hinter dem Sternocleidomastoideus und der vordern Seite der Scaleni, — e) zwischen den M. scalenis und dem M. Cucullaris.

Dr. *Meyerstein* heilte eine Eiterung der Highmorshöhle (*Clar.* u. *Rad.* Beitr. I. H. 2.), gegen welche verschiedene Injectionen nicht geholfen hatten, durch Einspritzung einer Solutio Cupri sulphurici.

Dr. *Stannius* beschreibt (*Casp.* Wochenschr. 1834. No. 37.) einen Fall von Communication einer durch Caries entstandenen Höhle in den Körpern der Wirbelbeine mit den Bronchien, bei einem 28jährigen scrophulösen Subjecte, welches im Leben mit dem bei Phthisikern gewöhnlichen Auswurf, auch unregelmässige Knochenstückchen expectorirt hatte. Die Section zeigte (neben Vergrösserung der Leber und Milz,) Verwachsung der Lungensubstanz mit den cariösen Körpern des 9ten und 10ten Rückenwirbels, die Bronchialzweige an diesen Stellen erweitert und einige, welche noch Knochenfragmente enthielten, frei mit der Knochenhöhle in Verbindung stehend.

M. R. Schneider erzählt (Beitr. zur path. Anat. *Clar.* u. *Rad.* Beitr. I. H. 2.), dass sich ein Mann einen 1½ Zoll langen Dorn in die Ferse trat, der dort erst nach einem Jahre heftigen Schmerz erregte und hervorgezogen wurde. In einem andern Falle wurde eine in die Wade gedrungene Nähnadel nach 2 Jahren tief unten am Fusse herausgeschnitten. Der Verf. entfernte auch (Schmidt's Jahrb. VII. S. 192.) einem Gardisten eine Nadel aus dem rechten Oberarm, die dort über 7 Wochen gesessen hatte.

Dr. *Cramer* empfiehlt als das beste Mittel bei allen Arten von Verbrennungen, unausgesetzte Umschläge mit lauwarmen Wasser (*Casp.* Wochenschr. No. 31.).

Dr. *Schlesier* glaubt in Rücksicht auf Verbrennungen, dass *Fricke's* Methode, die Brandstellen mit Höllenstein zu betupfen, bis sich ein Schorf gebildet, nur bei leichtern Graden anwendbar sey, und beschreibt einen Fall, der die rasche Wirksamkeit dieser Methode in geringern Fällen beweist. Bei tiefern Verbrennungen soll eine Salbe aus Eigelb mit Ol. Lini oder Ol. Hyoscyami vorzuziehen seyn, und wenn die Granulation die Höhe der Haut erlangt hat, beschleunigt man die Vernarbung durch schwache Sol. von Höllenstein oder Lap. miracul. Ph. Sax. (*Casp.* Wochenschr. No. 5.).

An den von *Klose* erzählten Fall von Verschlingen eines Dreipfennigstücks (s. Uebers. v. 1833. S. 66.) reiht sich ein von *Plieninger* beobachteter Fall eines von einem 4jährigen Knaben verschluckten Taschenmessers (Würt. med. Corr.-Bl. 1834. No. 29.), welches 2 Zoll lang, über 4 Zoll breit, und über 1 Zoll dick war, und welches nach einem Abführmittel mit Ol. Ricini nach 35 Stunden durch den Stuhl abging.

Prof. *Rob. Froriep* theilt (med. Zeit. v. Ver. f. Heilk. in Preuss. 1834. No. 45.), zur Diagnostik äusserer Geschwülste, einen Fall mit, in welchem sich bei einem 15jährigen Menschen an mehreren Stellen des Körpers zwischen den Muskeln Medullarschwämme fanden, die im Leben für Balg- oder Drüsengeschwülste zu halten waren, und in der vorhandenen Menge zeigen, wie wenig man von der Ausrottung einer solchen Geschwulst zu hoffen habe, da sie wahrscheinlich an den verschiedensten Stellen zu gleicher Zeit entstanden waren.

Ueber die Geschwülste im Kehlkopf theilte Prof. *Albers* in Bonn einen Auszug der von ihm veranlassten Dissertation von *Urner:* de tumoribus in cavo laryngis — mit, indem 2 vom Verf. beobachtete Fälle näher mitgetheilt und daran frühere Beobachtungen geknüpft sind. Der Verf. unterscheidet als im Kehlkopf angetroffen: Hydatiden, Balggeschwülste, Polypen, Schwammgeschwulst, Medullarsarcom, angeschwollene Lymphdrüse, Scirrhus und Carcinoma, cartilaginöse Geschwulst, pflanzenartige Geschwulst, und seltene Geschwülste von unbestimmtem Charakter (v. Gräf. u. v. Walth. Journ. XXI. H. 4.).

Dr. *Plieninger* beschrieb (Würt. med. Corr.-Bl. IV. No. 3.) einen Fall von schwieriger Diagnose einer complicirten Hodengeschwulst, welche als örtliche Sarcocele mit einem Abscess in der Scrotalhaut verbunden, erst nach der beendigten Eiterung des letztern mit Sicherheit zu bestimmen war, und dann durch ein Pflaster aus Mercur und Jodine zertheilt wurde.

Als Beitrag zur Behandlung der Verknöcherungen im Muskelfleische (Exercirknochen. Vergl. Uebers. 1832. S. 244.), theilte *Lohmeyer* einen Fall mit, in welchem die Aufsaugung blos durch die Naturheilkraft bei Ruhe und Schonung des Arms, und einen zweiten, in welchem sie beim Gebrauche von Einreibungen mit Ungt. Hydrarg. ciner. und Tr. Jodinae nebst kalter Douche in 4 Wochen zu Stande kam (Zeit. v. Ver. in Preuss. No. 2.).

Dr. *Hildebrand* beschrieb (v. Gräf. u. v. Walth. Jl. XXII. 3.) einen Fall von Verknöcherung der Muskeln nach *Rogers* im amer. Journ. of med. Sc. 1834.

Prof. *Chelius* beobachtete (Heidelb. med. Ann. I. 1.) eine Telangiectasia lipomatodes bei einem übrigens gesunden jungen Menschen, zwischen Daumen und Metacarpus des Zeigefingers rechter Hand zum Handrücken und der Vola manus fortschreitend. Die Haut war dunkelroth, die angeborne allmälig grösser gewordene Geschwulst pulsirte gering, nahm an Volumen zu, wenn der Arm herabhing, und verminderte sich, wenn er in die Höhe gehalten wurde oder man die Arterien des Vorderarms comprimirte. Nach Unterbindung der Art. radialis nahm die Geschwulst bedeutend ab, und war mehrere Jahre nachher noch nicht wieder so bedeutend, dass sie den Kranken (einen Schneider) an der Arbeit gehindert hätte; würde indessen die Geschwulst mehr zunehmen, so wäre auch die Arteria ulnaris zu unterbinden.

Dr. *Behr* gab (Rust's Mag. 44. 2.) die Beschreibung eines sehr grossen Lipoms, und *Hofer* (Würt. Corr.-Bl. IV. No. 18.) die eines Fungus haematodes.

Dr. *Dorfmüller* erzählt einen Fall (v. Siebold's Jl. XIV. H. 2.), in welchem ein nach Unterdrückung der Menstruation auf dem rechten Scheitelbein entstandener grosser Markschwamm (Fungus medullaris, einer 2 geballte Mannshände, der andere Wallnuss — gross) durch Arzneimittel glücklich gehoben wurde, und in 8 Wochen völlige Heilung eintrat.

Prof. *Albers* lieferte eine Uebersetzung von *Carswell's* Abhandlung über den Tuberkel und das Carcinom (v. Gräf. u. v. Walth. Jl. XXI. 1.).

Dr. *Pauli* beschreibt (v. Siebold's Jl. XIV. H. 1.) drei Fälle von Noma, deren 2 tödtlich endeten, obgleich die bisher gerühmtesten Mittel dagegen angewandt wurden, während ein Fall ohne alle Arzneien durch die Naturheilkraft zur Genesung gelangte. In einer Section zeigten sich ausser der örtlichen Zerstörung keine eigentlichen Desorganisationen. Dr. *Dompierre* beobachtete das Uebel zweimal bei Erwachsenen, einmal mit Angina gangraenosa, und *Pauli* reiht daran einen Fall von Geschwüren an den Genitalien eines Mädchens, die, nicht syphilitischen Ursprungs, wohl auch der Noma angehörten. Der Verf. tadelt *Richter's* Eintheilung (s. Uebers. v. 1832, S. 244.), und will besonders den allgemeinen Körperzustand behandelt wissen, da Noma ein meist durch das Zahnen auf die Mundhöhle hingeworfenes tieferes und allgemeines asthenisches Leiden ist, welches nicht ansteckend, aber eben deshalb der Heilung so schwierig ist, weil man beim Eintritt des Uebels in der Mundhöhle schon nicht mehr den Anfang, sondern den Culminationspunkt der Krankheit vor sich hat.

Dr. *Schlesier* bewirkte bei einem 12jährigen Mädchen schnelle und vollkommene Heilung eines Nasenpolypen durch Bepinseln desselben mit Tr. Opii crocata; der Polyp wurde welk, schrumpfte zusammen, und verschwand (*Casp.* Wochenschr. No. 5.).

Aehnlich den von *Herzberg* 1831 erschienenen Tabellen über Fracturen und Luxationen, gab Dr. *Lessing* eine diagnostisch-therapeutische Uebersicht der ganzen Helkologie (12 Ggr.) in 2 Tabellen heraus, die besonders für angehende Aerzte zur leichtern Uebersicht, aber auch für beschäftigte Praktiker zum raschen Nachschlagen brauchbar sind.

Dr. *Richter* theilte (Med. Zeit. v. Ver. f. Heilk. in Preuss. 1834. No. 34.) die Geschichte der Heilung eines Urin-absondernden Geschwürs mit, welches bei einem 53jährigen, bis dahin gesunden Mann an der äussern rechten Wade bei Oedema pedum und hartnäckiger Verstopfung mit Blasenkrampf und Dysurie entstanden war. Das Secret des Geschwürs war dem Geruch und der Farbe nach offenbar Harn, und die Quantität sehr bedeutend. Nach dem Gebrauche des Wiesbadner Wassers, als Trink- und Bade-Cur, genass der Kranke völlig ohne örtliche Behandlung des Geschwürs, welches nur nach der Vernarbung mit Lohbrühe fomentirt wurde, um der Oberhaut grössere Festigkeit zu geben.

Dr. *Siemerling* empfiehlt (Hufel. Journ. 1834. Octbr.), als sichere Behandlungsart chronischer Fussgeschwüre, das Betupfen der Geschwürflächen und ihrer Ränder mit Höllenstein oder bei schlechter Granulation das Auflegen eines mit Tr. Aloës, Tr. Myrrhae ā. ℥ij. Bals. peruv. ℥j — jß getränkten Plumaceau, und Einhüllung der ganzen Stelle mit Pflasterstreifen aus folgender Masse. Unter 1 Loth geschmolzenes weisses Wachs wird ¼ Pfd., mit 4 Loth Mennige vermischten Baumöls gerührt und gekocht, bis ein Tropfen auf Eisen fallend abspringt, und dann 2 ℥ Bals. peruv. hinzugefügt. Das Geschwür reinigt sich und heilt unter Wiederholung dieser Behandlung bald.

Prof. *Hager* schrieb gleichsam als Leitfaden zu Vorlesungen und gedrängte Uebersicht für Studirende und angehende Aerzte, ein Werk über die Brüche und Vorfälle (Mit 2 Tafeln. 2 Thlr.), in welchem die zerstreuten Thatsachen aneinandergereiht und diese Lehre leicht und fasslich vorgetragen ist.

Dieffenbach spricht sich in seinen Bemerkungen aus und über Paris (*Casp.* Wochenschr. 1834. No. 45.), für die baldige Operation eines jeden eingeklemmten Bruchs aus, während *Amussat* jede Hernie durch anhaltende Taxis reponiren zu können behauptete. — Einen Fall von eingeklemmtem Nabelbruch bei einer sehr dicken Frau sah *Dieffenbach* von *Pinel-Grandchamp* mit Erfolg operirt.

Dr. *Mötner* empfiehlt (Würt. Corr.-Bl. IV. No. 39.) die Heilung der Nabelbrüche mittelst einer Aetz-Pelotte, indem die Pelotte mit Ungt. Cantharid. bestrichen aufgelegt wird, auf die verwundete Stelle dann die Pelotte mit Ungt. digestivum bestrichen kommt, und so alle 24 Stunden gewechselt wird. Es entsteht Entzündung des Nabels, und Verwachsung der innern Haut mit dem Nabelringe, wodurch die totale Heilung in 14 Tagen bis 3 Wochen vollendet ist.

Dr. *Dick* machte (Zeit. v. Ver. in Preuss. 1834. No. 52.) die Operation eines eingeklemmten Schenkelbruchs (der rechten Seite) bei einer Schwangern, 9 Tage nach der Incarceration mit Erfolg. Am 6ten Tage nach der Operation zeigte sich Koth in der Wunde, wodurch die Kranke so erschrak, dass sie mit einem 4monatlichen Foetus niederkam; dennoch war sie in 6 Wochen vollkommen geheilt.

Dr. *Veiel* beobachtete (Würt. med. Corr.-Bl. 1834. No. 39.) eine Einklemmung eines Leistenbruchs im innern (hintern) Leistenringe, welche 16 Stunden nach der scheinbaren Reposition tödtlich endete. Die Einklemmung fand nämlich durch die Fascia transversalis Statt, und unter ihr und der Aponeurose des M. rectus abdominis wurde das Darmstück festgehalten.

Nachdem in einem Falle von Ileus durch einen eingeklemmten Leistenbruch, die Herstellung theilweise durch zufällig in den Mastdarm eingespritzte Aq. saturn. herbeigeführt worden war, versuchte Dr. *Neuber* die absichtliche Anwendung von essigsaurem Blei, als eines entzündungswidrigen, kräftig zusammenziehenden Mittels, bei einem eingeklemmten (Leisten-) Bruche eines 40jährigen Mannes; nachdem 6 Unzen Aq. saturn. ins Rectum injicirt worden, hörten die Schmerzen auf, die Hernia trat zurück, und in ½ Stunde Stuhlgang ein. Ein Rückfall wurde in einer Stunde auf gleiche Weise gehoben (Pfaff's Mittheil. 1835. III.).

M. R. Ulrich erzählt einen Fall von innerer Einklemmung einer (2 Fuss langen Dünn-) Darmschlinge, veranlasst durch ein Diverticulum Meckelii, durch die Vasa omphalo-mesenterica gebildet (Med. Zeit. v. Ver. f. Heilk. in Preuss. 1834. No. 32.).

Jahn fand in 3 Fällen die von *Kopp* beschriebene Erweiterung des Mastdarms (Proctaneurysma) der Kinder (Versuche. I.) als Ursache hartnäckiger Verstopfung. Kämpfsche Klystiere mit geringem Zusatz von Aloë, hoben das Uebel, gegen welches viele Mittel ohne Erfolg angewandt worden waren, vollständig.

Gedike empfiehlt (Zeit. v. Ver. in Preuss. No. 32.) Einblasen von Luft, als Heilmittel beim Kothbrechen. Man soll die Luft von Mund zu Mund, oder durch einen mit einem Ventil versehenen Blasbalg einblasen, und das Verfahren bewirkte in einem näher erzählten Falle bei einem 11jährigen Knaben baldige Hülfe.

Dr. *Köhler* fand in 23 Fällen den Gebrauch der Saugpumpe bei eingeklemmten Brüchen (s. Uebers. 1832, S. 269.) bewährt, und empfiehlt diese Behandlungsweise angelegentlichst.

Nach *Jahn* (Versuche. I.) hat man Intussusception der Gedärme bei Kindern zu fürchten, wenn man nach Störungen im chylopoëtischen System von oben herab die Gedärme mit Massen überfüllt fühlen kann, Erbrechen vom Mageninhalt mit Chylus und Faeces eintritt, und per anum nur geringe Quantitäten Darmschleims entleert werden. Wo schon Enteritis, Peritonitis, heftige Krämpfe u. s. w. hinzugetreten, ist die Diagnose kaum festzustellen. Zur Behandlung sind wohl scharfe Klystiere zur Reizung der untern Darmparthie, und innerlich Narcotica zur Beschränkung der Irritation in der invaginirten Stelle, neben Rücksicht auf die Causal-Indication, zu empfehlen.

Dr. *Bannert* beobachtete (Zeit. v. Ver. in Preuss. No. 34.) eine Hernia diaphragmatica, indem der grösste Theil des Magens durch ein in der Nähe des foramen oesophageum im Diaphragma befindliches Loch in die Brusthöhle getreten war, und dort unbeweglich fest sass.

Prof. *Chelius* zieht bei Behandlung der Stricturen des Oesophagus (Heidelb. med. Ann. I. 1.) die andauernde Anwendung der Bougies allen andern Mitteln vor, während man bei scirrhösen Verhärtungen zugleich die passenden innern Mittel gebraucht, obwohl der Erfolg hier sehr ungewiss ist, und fast nur Minderung der Leiden, keine völlige Heilung möglich wird. Bei einfachen Stricturen führt *Chelius* zuerst durch den Mund einfache Bougies ein, in deren Mitte ein Bleidrath steckt, um die beliebige Richtung geben zu können; nach einiger Erweiterung vertritt dann ein Dilatator (ähnlich dem *Ducamp*'schen für Stricturen der Urethra benutzten,) die Stelle der Bougies, und so findet eine allmälige gleichmässige Erweiterung Statt, die *Fletcher's* Methode weit vorzuziehen ist. Einige vom Verf. mitgetheilte Fälle beweisen den Nutzen seines Verfahrens.

Dr. *Cramer* theilte (*Casp.* Wochenschr. No. 18.) einen Fall von glücklicher Heilung einer Luxatio scapulae mit; in 6 Wochen war völlige Vereinigung der getrennten Knochen vorhanden.

Dr. *Grimm* theilte (Zeit. v. Ver. in Preuss. No. 34.) einen Fall von Verrenkung der Kniescheibe nach aussen und oben, mit Zerreissung des Kapselbandes und Einriss des Lig. Patellae mit, bei welcher die Reposition noch 14 Tage nach Entstehung der Luxation mit Erfolg gemacht wurde. In einem zweiten Falle war die Patella mit Ruptur des Kapselbandes um ihre Achse gedreht und nach aussen verrenkt. Bei einem passenden Verbande und der zweckmässigen allgemeinen Behandlung waren beide Kranke in 5 Wochen geheilt.

Zimmermann, Sammlung geprüfter Erfahrungen berühmter Aerzte und Chirurgen neuester Zeit über Bein- und Knochenbrüche. Für angehende Aerzte und Wundärzte (12 Ggr.).

Dr. *Rumpelt* gab (Rust's Mag. Bd. 42. H. 3.) einen ausführlichen Aufsatz über den Ursprung der sogenannten freiwilligen Knochenbrüche, mit Beschreibung eines Falls, in welchem das Schenkelbein 2 mal quer gebrochen war. Es giebt keine eigentlichen freiwilligen Knochenbrüche, indem immer eine, wenn auch geringe äussere Kraft dazu erforderlich ist; das Uebel beruht dann stets auf einer das ganze Knochensystem ergreifenden Diathese, einer chemischen Auflösung in Folge vorhergegangener fehlerhafter Assimilation und Säftebereitung. In den bisher beobachteten Fällen gingen bösartige Drüsenleiden, Scirrhus, Steinkrankheit, vorher, und sowohl das Periosteum als das Knochenmark erscheinen verändert; eben so die Muskelsubstanz. Es geht ein Entzündungsprocess im Periosteum der Mürbigkeit der Knochenmasse vorher, und mit ihr tritt die chemische und organische Entmischung ein, die nicht durch hohes Alter, sondern durch die krankhafte Diathese bedingt ist.

Dr. *Steinrück* erzählt (*Casp.* Wochenschr. No. 16.) zwei Fälle von fremden Körpern in der Luftröhre bei grosser Schlaffheit der Stimmritze, von erblicher Anlage her.

Dr. *Fränzel* in Dresden beobachtete (Zeit. v. Ver. in Preuss. No. 23.) einen Fall, wo ein in früher Jugend in das Ohr gebrachter Kirschkern, unbemerkt darin verweilend, die Ursache eines chronischen Kopfschmerzes war, und nach Entfernung des Kerns Herstellung folgte.

In der Zeit. v. Ver. in Preuss. No. 6. findet sich ein Fall eines 7 Monate langen spurlosen Verweilens eines fremden Körpers (der Spitze einer zufällig eingestochenen hölzernen Spindel) zwischen den Rückenmuskeln.

Dem Dr. *Schmidt* gelang die Heilung einer beträchtlichen Wunde der Zunge (*Casp.* Wochenschr. No. 19.), welche einen Zoll von der Spitze quer so getrennt war, dass nur noch geringer Zusammenhang der beiden Stücke Statt fand, innerhalb 12 Tagen vollständig.

Dr. *Streinz* beobachtete eine Zerstörung beider Augen nebst Zerschmetterung der obern Augenhöhlenränder und der Nasenknochen (Med. Jahrb. d. Oest. St. VII. H. 1.). Der Kranke wurde blind, aber sein Leben doch gerettet.

Dr. *Lesser* beschrieb (v. Gräf. u. v. Walth. Jl. XXII. 3.) einen Fall einer Zerstörung und Absonderung des grössten Theiles der Mandibula durch Caries und Necrosis, nebst Regeneration des Knochens.

Dr. *Carganico* theilte (Zeit. v. Ver. in Preuss. No. 36.)

mehrere Fälle von bedeutenden Gesichtsverletzungen bei Kindern mit, die leicht und glücklich geheilt wurden.

Dr. *Arnold* beschrieb (Würt. med. Corr.-Bl. IV. No. 20.) die glückliche Heilung einer sehr bedeutenden Verwundung der Luftröhre, und gab Mittheilung einiger anderen Fälle von wiederholten Selbstmordversuchen.

Dr. *Hauff* theilte (Würt. med. Corr.-Bl. IV. No. 18.) einige Fälle von bedeutenden Schusswunden mit.

Lohmeyer erzählt (Zeit. v. Ver. in Preuss. No. 2.) einen Fall von tödtlicher Verletzung durch den Schuss einer blind geladenen Pistole. Magen, Leber und Milz waren zerrissen und Blutextravasat mit dem Mageninhalte im Unterleib.

Graff erzählte (Hufel. Journ. Jan.) einen Fall von Nekrose der Schädelknochen mit Entartung der Gehirnsubstanz.

Dr. *Carganico* theilte (Zeit. v. Ver. in Preuss. No. 40.) einen Fall von penetrirender Bauchwunde mit grossem Vorfall des Netzes mit, der sehr schnell geheilt wurde.

Dr. *Steinberg* beobachtete (Neue Zeitschr. f. Geb. II. H. 1.) einen spontanen Knochenbruch. Bei der Geburt bei einem Zwillingsknäbchen, welches durch die Wendung entwickelt worden, fand sich nämlich eine Fractur des rechten Humerus, die indessen bereits nach 8 Tagen geheilt war.

Mangelsdorff erzählte (Casp. Wochenschr. No. 37.) einen Fall von geheilter Fractur eines Augenzahns.

Prof. *R. Froriep* beschrieb (Zeit. v. Ver. in Preuss. No. 4.) einen seltenen Fall von Fractur des zweiten Lendenwirbels, in Folge eines Sturzes aus dem Fenster. Der Kranke starb an einer eingetretene Lähmung, den folgenden Tag nach dem Fall.

Dr. *Fränzel* beschrieb (Zeit. v. Ver. in Preuss. No. 20.) den ziemlich seltenen Fall eines Bruchs des Astragalus.

Dr. *Stromeyer* heilte (Rust's Mag. 49. 1.) eine Ankylose des Kniegelenks durch mechanische Apparate mit wechselnder Extension und Beugung, und gleichzeitiger Einreibung von Kali hydrijod. mit Spir. Saponat.

Dr. *Düsterberg* heilte ein nach einem Bruch des Unterschenkels entstandenes widernatürliches Gelenk am Wadenbeine (*Casp.* Wochenschr. No. 35.).

Dr. *Franke* bewirkte (Summar. X. 1.) durch Wiederbrechen der schlechtverheilten Knochen eines gebrochenen linken Vorderarms, eine gründliche Heilung mit vollständiger günstiger Stellung der Theile.

Dr. *Steinheim* beobachtete (Med. Zeit. v. Ver. f. Heilk. in Preuss. 1834. No. 44.) einen Fall von retardirter Callusbildung bei einem gesunden Manne, nach einem Bruch des Oberschenkels, bei welchem die Vereinigung erst nach 12 Wochen zu Stande kam.

Prof. *Friedreich* beschrieb einen vom Wundarzte *Halbig* beobachteten Fall einer merkwürdigen Verletzung, indem einem Mädchen von 25 Jahren ein Splitter eines Weidenstamms zwischen die Augenlider und in die Augenhöhle gedrungen war, und erst nach 5 Monaten entfernt wurde (Allgem. med. Zeit. Jan.).

Dr. *Heyfelder* erzählt (Med. Zeit. v. Ver. in Preuss. No. 8.) zwei Beispiele von spontaner Ausstossung in die Luftröhre gedrungener fremder Körper nach einem längern Verweilen in derselben. Im ersten Falle wurde ein Knochenstück, welches chronische Tracheitis und Symptome von Chorea hervorgebracht hatte, nach 8 Monaten unter Husten ausgeworfen; im 2ten Falle nach $11\frac{1}{2}$ Jahren ein Stück einer Pfeife, durch welches bereits beginnende Phthisis trachealis entstanden war. In beiden Fällen kehrte die Gesundheit vollständig zurück.

Wagner erzählte (Hufel. Journ. Febr.) ein abermaliges Beispiel, dass die Luftröhre dahin herabgefallene fremde Körper zuweilen lange zu erdulden vermöge; dagegen findet sich in No. 26. der Zeit. v. Ver. in Preuss., auch ein Fall eines schnellen Todes durch einen in die Luftröhre gefallenen Körper.

Dr. *Aggers* erzählt als merkwürdigen Fall von Lebensrettung durch Einspritzung von Brechweinstein-Auflösung in die Venen (Pfaff's Mittheil. I. H. 1.), dass er gegen ein, bei einer Frau mit diverticulis oesophagi, im Schlunde stecken gebliebenes Stück Kartoffel, zweimal Solut. Tart. stib. in die Medianvene und V. ulnaris externa spritzte, und so durch Erbrechen den fremden Körper entfernte.

Prof. *Chelius* machte in 4 Fällen die glückliche Unterbindung der obern Schilddrüsenschlagader bei Struma lymphatica (Heidelb. med. Annal. I. 1.), bei welcher der Verf. diese Behandlung eben so indicirt, und wenn auch langsamer, doch eben so sicher Erleichterung der durch die Struma bedingten Erscheinungen herbeiführend, erklärt, als bei Struma vasculosa.

Dr. *Bamberger* gab (Horn's Arch. 1834. Nov. 1835. März.) einen ausführlichen Aufsatz über die Torsion der Arterien, nach welchem man diese Methode zur Blutstillung bei durchschnittenen, leicht zu fassenden gesunden Arterien mit Erfolg anwenden kann, und sie hierbei grosse Vortheile gewährt, allerdings aber eine gewisse Dexterität erfordert, und deshalb wohl noch nicht diejenige Anwendung gefunden, die sie verdient.

Dr. *Pauli* spricht (v. Siebold's Jl. XV. 1.) über das Feuermaal und die einzig sichere Methode, diese Entstellung zu heilen. Das rothe Maal, Feuermaal, ist eine Telangiectasie, und der Verf. benutzte zur Heilung scharfsinnig das unter Soldaten so häufige Tätowiren; man spannt die Haut straff an, und sticht mit 3 feinen, im Dreieck zusammengewickelten Nadeln, deren Spitzen gleich hoch stehen, und die in eine Mischung von Zinnober und Bleiweiss getaucht werden, in die rothe Hautstelle in halb schiefer Richtung, so dass geringe Blutung entsteht, beschränkt sich Anfangs auf kleinere Stellen, und erneuert das Verfahren nach einigen Tagen. Ausser geringer Anschwellung soll kein Nachtheil zu befürchten seyn.

Dr. *Fricke* erzählt: zur Radicalcur der Varicocele, einen nach seiner Operationsmethode (mittelst Durchziehen eines Fadens durch die erweiterten Stränge der Venen,) glücklich behandelten Fall, und Dr. *Grossheim* hatte in einem weniger hohen Grade des Uebels nur nöthig, eine Vene so zu umgehen, um dauernde Heilung zu bewirken (Med. Zeit. v. Verf. f. Heilk. in Preuss. 1834. No. 33.).

Dr. *Meyerstein* erzählt den Fall der Operation eines Empyems (*Clar.* u. *Rad.* n. B. I. 2.), welche so glücklichen Erfolg hatte, dass auch eine bedeutende Verkrümmung der Wirbelsäule dadurch geheilt wurde.

Dr. *Bluff* lieferte (v. Siebold's Jl. XIV. H. 2.) die neuesten Thatsachen über die Compression beim Brustkrebs (nach *Cayol's* Clinique médicale), die wohl mit Recht die besondere Aufmerksamkeit auf sich zu ziehen verdienen.

Prof. *Koemm* räth (Oestr. Jahrb. IX. 3.) bei Scirrhus und Krebs, wenn das Uebel frisch ist, zur Ausrottung mit dem Messer oder kräftigen Aetzmitteln, und erzählt mehrere Fälle, in denen er ohne Rückfälle das Uebel so hob. Wo indessen schon krebshafte Dyskrasie eingetreten, können nur noch palliative Mittel Anwendung finden.

Dr. *Weissbrodt* glaubt nach zahlreichen Beobachtungen, dass die Knochenerzeugung bei Trepanationswunden nicht von der Dura mater ausgehe, sondern vielmehr von der Substanz der innern Knochentafel, wie auch der Callus bei Knochenbrüchen höchst wahrscheinlich aus den Enden des gebrochenen Knochens und nicht aus der Beinhaut entstehe (Münchner Jahrb. I.).

Prof. *Textor's* Grundzüge zur Lehre der chirurgischen Operationen, die mit bewaffneter Hand unternommen werden (2 Bände mit 7 lith. Tafeln. 2 Thlr.), bilden ein treffliches Handbuch zu Vorlesungen und zum Unterrichte für junge Aerzte, die durch die bändereichen ausführlichen Werke nur verwirrt werden. Der Verf. hat bei lobenswerther Kürze, ohne der Deutlichkeit Nachtheil zu bringen, die meisten Operationen beschrieben, und ist dabei nach den Erfahrungen zu Werke gegangen, die er selbst in einer ausgedehnten langjährigen Praxis zu machen Gelegenheit hatte; so erhält also der Leser neben dem Bekannten auch manches Eigenthümliche, besonders in Beziehung zur Torsion, Herniotomie, Resection und Amputation, worauf wir aufmerksam machen.

Dr. *Michaelis* übersetzte (v. Gräf. u. v. Walth. Journ. XXII. 1. nach Lond. med. Jl. 1833.) einen Aufsatz von *Graves*, über die Anwendung der trocknen Schröpfköpfe.

Dr. *Hoppe*, die Eröffnung der Blutadern, eine vollständige Beschreibung des Aderlasses, nebst den Indicationen für Wundärzte (12 Ggr.).

Dr. *Triebel* empfiehlt als einfaches und sicheres Mittel, den bei den Aderlässen zuweilen mangelnden Blutfluss aus der geöffneten Vene zu befördern (v. Gräf. u. v. Walth. Jl. XXII. H. 1.), die gleichzeitige anfangs feste Compression der Gefässe des andern Arms. Das Verfahren soll auch bei sehr kleinen Venen nützen, um sie deutlicher fühlen zu können, und obwohl weniger gewiss, auch bei der Venaesection am Fusse passen.

Prof. *Schulz* empfiehlt als eine neue Methode, das Blut zu Transfusionen längere Zeit flüssig zu erhalten (Zeit. v. Ver. in Preuss. No. 10.), dasselbe in 8—10" lange Stücke von Därmen frisch geschlachteter Thiere fliessen zu lassen, die an beiden Enden, mit möglichster Vermeidung Luft einzuschliessen, unterbunden werden. Dicke Darmstücke sind am besten dazu, und das Blut bleibt 2 — 3 Stunden lang ohne zu gerinnen.

M. R. Heyfelder berichtet (Schmidt's Jahrb. VIII. S. 122.) über mehrere Operationen und chirurgische Krankheiten, welche 1833 — 34 im Fürstenthum Sigmaringen vorkamen; namentlich über 2 maligen Steinschnitt, — eine glücklich und eine unglücklich abgelaufene Herniotomie, — wiederholte Operation der Hydrocele, — einen Fall von spontaner Ausstossung eines in die Luftröhre gedrungenen fremden Körpers nach einem 12jährigen Verweilen in derselben, — eine Trepanation, nach welcher aus der Schädelöffnung ein Schwammgewächs hervorwucherte, — einen Fall von gänzlicher Durchschneidung der Achillessehne, — einen Fall von Verwundung durch eine Viper mit Erscheinungen von Toxikation, — einen Fall von Lithiasis intestinalis bei einem 23jährigen Menschen, — eine eigenthümliche Schusswunde, bei welcher die Ferse durch Schrotstücke zerstört wurde, dennoch aber der Amputation durch ein streng allgemeines und örtliches Verfahren ausgewichen würde, — Fälle von **Reizhusten und Schwerhörigkeit** in Folge von tief in den Gehörgang eingedrungenen Baumwollpfropfen, — und einen tödtlichen Fall von **Wundstarrkrampf** bei einem 26jährigen Mädchen, 8 Tage nach Exstirpation einer Balggeschwulst aus dem Rücken, — zwei andere solche Fälle nach geringen Verletzungen, die ebenfalls tödtlich endeten, und einen durch Blutentziehungen und grosse Dosen Opium geheilten Fall.

Dr. *Gadermann* beschrieb (v. Gräf. u. v. Walth. Journ. XXII. 4.) eine **merkwürdige Verletzung der Geschlechtstheile mit Abreissung des Saamenstranges.** Der ganze Hodensack, Tunica Dartos, Septum Scroti und der rechte Hode mit dem Saamenstrange waren durch einen wüthenden Stier, der den Mann mit den Hörnern fasste, weggerissen, der linke Hode lag blos, die Harnröhre war bis an die Corpora cavernosa aufgeschlitzt, und die in dieser Region liegenden Gefässe waren alle verletzt. Obgleich Sphacelus eintrat, wurde der Kranke unter passender Behandlung geheilt.

Dr. *Eggert* stellt in seinem Versuch einer Beantwortung der Frage: **Was ist Gehirnerschütterung** (v. Gräf. u. v. Walth. Jl. XXII. 3.), die Ansicht auf, dass die innere Haltung des Gehirns auf der Ausbreitung der Spinnwebehaut, die äussere Haltung auf der Dura mater und den Kopfknochen beruhe, demnach die Aufhebung dieser Haltung oder die Erschütterung, eine Aufhebung der Wirksamkeit dieser Theile voraussetze. Es muss daher die die Kopfknochen treffende Gewalt mit der Exspiration des Respirationsprocesses zusammenfallen, weil das Gehirn sich in diesem Augenblicke den Schädeldecken nähert; die Gewalt trifft den Haltungsapparat in Spannung und daher verbreitet sich die Wirkung auf das Gehirn; wo aber das Gehirn auch überhaupt den Schädeldecken nahe liegt, wie an den Seitentheilen, erregt jede Gewalt, welche auf den Schädel an diesen Stellen einwirkt, die Aufhebung der Haltung des Gehirns, deren Erscheinungen der Verf. neben der anatomischen Nachweisung dieser Verhältnisse des Gehirns zu seinen Häuten und knöchernen Umgebungen angiebt.

Die Frage über die Nothwendigkeit der Trepanation ist immer noch unentschieden; wieviel die klare Ansicht darüber auch durch die treffliche Bearbeitung *Schindler's* (s. Uebers. v. 1832. S. 258.) gewonnen hat; die Einen übertreiben, wie es scheint, die Häufigkeit der Anwendung, die Andern die absolute Verwerfung, jedenfalls haben aber die in neuester Zeit häufiger mitgetheilten Beobachtungen gezeigt, dass manche Fälle, die bisher als dieser Operation zufallend betrachtet wurden, leicht ohne dieselbe gehoben wurden, und dadurch die Anwendung beschränkt, doch kommen auch einzelne das Gegentheil unterstützende Thatsachen vor. Wir erwähnen dieselben kurz als Beiträge zur endlichen definitiven Feststellung der bestimmten Indicationen für die einzelnen Fälle. — So erzählt Dr. *Veiel* 2 Fälle, die die Ansicht, bei allen Schädelbrüchen mit Eindruck zu trepaniren, vertheidigen (Würt. med. Corr.-Bl. 1834. No. 30); Dr. *Ebermaier* beschreibt (Med. Zeit. v. Ver. f. Heilk. in Preuss. 1834. No. 53.) eine Trepanation bei einer 3''' Durchmesser haltenden penetrirenden Verletzung der Schädelknochen durch einen Splitterbruch, der die Nothwendigkeit der Operation (die der Verf. als ein blos örtliches, weder ganz gefahrloses, noch auch so übertrieben nachtheilige Folgen hervorrufendes Verfahren ansieht —) entscheidend beweist. Dagegen beschreibt Dr. *Hofer* (Würt. med. Corr.-Bl. 1834. No. 29. 30.) zwei Fälle von Kopfverletzungen durch Sturz auf denselben, ohne Trepanation geheilt. Dr. *Krimer* beschreibt einen merkwürdigen Bruch der Schädelknochen bei einem Kinde (Hufel. Journ. 1834. Aug.), welcher als Eindruck mit Fractur des rechten Seitenwandbeins erschien und gegen welchen trepanirt wurde, es erschien Hirnschwamm und nach 6 Wochen starb der Kranke plötzlich; die Section zeigte einen Knochenriss des Schädels in seinem ganzen Querdurchmesser durch die Basis cranii gehend, und durch den Schwamm einen Substanzverlust des Gehirns von 2 Unzen, drei Drachmen. — *M. R. Schneider* heilte einen Knaben, der aus dem 3ten Stockwerke mit dem Kopfe auf's Pflaster gefallen war, blos durch kalte Umschläge und Aq. Thedeni (Schmidt's Jahrb. VII. S. 192.). Dr. *Bieske* erzählte (Zeit. v. Ver. in Preuss. No. 1.) 7 Fälle von Hirnschädelverletzungen, welche sämmtlich ohne Trepanation geheilt sind (s. ferner ibid. No. 4. 11.).

Dr. *Dorfmüller* sprach (Heidelb. Ann. X. 4.) von einigen gefährlichen, ohne Trepanation geheilten Kopfwunden, und theilte (ibid.) einen Fall von Kopfverlezzung mit tödtlichem Ausgange mit, der durch die angestellte Trepanation nicht abgehalten werden konnte. Dr. *Bluff* erzählt (ibid.) einen Fall von bedeutender Kopfverletzung ohne Trepanation geheilt. *Kothe* erzählt (Zeit. v. Ver. in Preuss. No. 18.) einen Fall, in welchem eine anscheinend leichte Kopfverletzung nach 5 Jahren den Tod herbeiführte.

Dr. *Ebermaier* spricht sich (Med. Zeit. v. Ver. in Preuss. 1834. No. 53.) über Trepanation dahin aus, dass sie als rein örtliches Mittel nur indicirt seyn könne, wenn die Stelle einer kleinen Blutaustretung bekannt, dagegen schaden müsse, wo der eingewirkten Gewalt zufolge, Gehirnerschütterung und grosses Blutextravasat zu vermuthen seyen. Ein mitgetheilter Fall spricht für den Nutzen der Trepanation auch in einem schon entferntern Zeitpuncte, indem der Verf. überhaupt von zu früher Operation abräth und zunächst die Reaction der Natur abwarten will, da Schädelbrüchen nicht stets gefährliche Zufälle folgen müssen, und die bedeutendsten äussern Verletzungen grade meist die verhältnissmässig am wenigsten bedeutenden Folgen nach sich ziehen.

M. R. Heyfelder theilte (v. Pomm. Zeitschr. I. H. 1.) einen ausführlichen Aufsatz über Zungenkrebs und Exstirpation krebshaft entarteter Zungentheile mit, dem er einige Fälle eigener Beobachtung anreiht. Der Verf. warnt vor allzufrühem und allzuvielem Operiren; ersteres ist nicht stets nöthig, da oft durch Diät, Kleidung u. s. w. wenigstens ein Stillstehen der Krankheit bewirkt werden kann, letzteres ist namentlich beim höhern Grade des Uebels nutzlos, weil die Krankheit wiederkehrt. Die Methode des Verf. beim Zungenkrebs ist die des einfachen Hervorziehens der Zunge durch die mit einem Tuche umwickelte Hand (nachdem zwischen die Kinnladen Korkstücke zum Offenbleiben des Mundes gebracht worden) und des Wegschneidens mit Bistouri oder Scalpell oder Scheere, je nach den Umständen, Stillung der Blutung durch kaltes Wasser, Eis oder Alaunsolution, nöthigenfalls durch Ligatur, und bei verdächtigen Stellen durch Anwendung des Glüheisens. Die Wunde heilt bei ruhigem reizlosem Verhalten bald, und die Sprache leidet selten bedeutend. Von 4 Fällen liess der Verf. einen unoperirt und sah nach passender Diät u. s. w., und Gebrauch des Marienbader Kreuzbrunnens, den Zustand nach 2 Jahren nicht verschlimmert; — ein operirter Fall zeigte nach 14 Tagen Recidiv und endete tödtlich; — ein operirter Fall war in 18 Tagen geheilt, ohne dass der Verf. angeben kann, ob ein Rückfall erfolgte, — und ein Fall blieb wegen zu weit vorgeschrittenem Uebel unoperirt, wurde mit Liq. Hydrarg. nitr. oxyd. und dem Glüheisen behandelt, und endete ebenfalls tödtlich.

Prof. *Koemm* machte (Oestr. med. Jahrb. IX. 3.) die Exstirpation einer scirrhösen Ohrdrüse bei einem 32jährigen Mädchen mit glücklichem Erfolg. Nach fünf Wochen war die Kranke geheilt.

Dr. *Fischer* beschrieb (v. Gräf. u. v. Walth. Jl. XXII. 4.) eine vom Wundarzt *Dethicke* operirte Abbindung einer verhärteten Brust mit glücklichem Erfolg.

Dr. *Hafner* machte bei einem 22jährigen Manne die Exstirpation einer mit der Luftröhre verwachsenen, eine wässrige Flüssigkeit enthaltenden Geschwulst, deren Wände knorpelhart waren, mit günstigem Erfolge (Würt. med. Corr.-Bl. 1834. No. 40.).

Dr. *Truchsess* theilt einige Bemerkungen über eine von der Natur selbst abgestossene Hand nebst einem Theile des Vorderarms (Würt. med. Corr.-Bl. 1834. No. 37.) mit. Bei der an syphilitischer Dyskrasie leidenden 41jährigen Person war eine Art trocknen Brandes des Vorderarms eingetreten, der von der Natur abgestossen wurde, worauf die Heilung mittelst Verband mit Bals. peruv. und Kreosot in 3 Wochen gelang.

Dr. *Lohmeyer* erzählt (Med. Zeit. v. Ver. f. Heilk. in Preuss. 1834. No. 38.) einen Fall von unblutiger Selbstamputation, indem sich nämlich nach einem Sturz vom Pferde in 14 Tagen freiwillig die erste Reihe der Fusswurzelknochen vom Fusse trennte; diese waren durch den Fall in mehrere Stücke zerbrochen worden.

Dr. *Michaelis* beschreibt (nach Revue méd. 1832. in v. Gräf. u. v. Walth. Jl. XXII. 1.) eine von Dr. *Ruger* ausgeführte partielle Amputation des Fusses nach einer eigenthümlichen Methode.

Dr. *Fischer* berichtet (v. Gräf. u. v. Walth. Jl. XXII. 4.) über die fernern und letzten Schicksale des durch die Operation im April 1833 von einem verhärteten Testikel befreiten Militairmusikus Tappe (s. Uebers. 1833. S. 305.). Es trat nach einiger Zeit Unterleibsleiden ein, und der Kranke starb; die Section zeigte Verhärtungen im Unterleib, und liess sonach erkennen, dass vor der Operation schon ein Allgemeinleiden bedeutender Art vorhanden gewesen.

Dr. *Schmalz* beschrieb (Summar. XI. 5.) die Entfernung einer zungenförmigen Geschwulst aus dem Innern des Mundes.

Dem Dr. *Nick* gelang die radicale Heilung eines lymphatischen Kropfes durch Haarseile und Aetzmittel (Würt. med. Corr.-Bl. IV. 15.), dem Dr. *Saurer* die glückliche Heilung eines widernatürlichen Gelenkes am linken Unterschenkel, durch Einziehung eines Haarseils um die Bruchstelle (ibid. No. 26.).

In Bezug auf Balggeschwülste in der Vagina bemerkt *Dieffenbach* (*Casp.* Wochenschr. No. 1.), der sie mehrmals exstirpirte, dass man sie mit elliptischen Einschnitten entfernen müsse, wenn nicht eine Tasche zurückleiben solle, da die Ränder meist früher vernarben als der Grund ausgefüllt ist.

Prof. *Mandt* theilte (Rust's Mag. 42. H. 1.) zwei Fälle glücklich vollbrachter Resection eines Theils des Intestini recti mit; der erste Fall wurde wegen carcinomatöser Entartung des Rectum, der zweite wegen einer Scheiden-Mastdarmfistel operirt.

Dieffenbach beschrieb (*Casp.* Wochenschr. 1834. No. 46.) das *Amussat*'sche Verfahren zur Vereinigung getrennter Darmstücke, welches an Thieren versucht, genügende Resultate lieferte. In das obere Darmstück wird ein entsprechend weiter, aussen mit einer Rinne versehener hölzerner Ring gebracht, und dann das untere Darmstück darüber mit einigen Nadelstichen und einer in die Rinne eindringenden Schnur befestigt; die Darmenden verwachsen und Ligatur und hölzerner Ring gehen mit den Excrementen ab; die Entzündung ist aber so heftig, dass die Operation ohne Modification wohl nicht beim Menschen anwendbar ist.

Dr. *Stilling* beschreibt (Berl. med. Zeit. No. 19. 20.) einen Operationsfall von Croup mit ungünstigem Ausgang, und fügt dazu ein Wort über Tracheotomie im lezten Stadium des Croup. Die Operation fand bei einem 9monatlichen Säugling unter sehr günstigen Umständen Statt; es waren 4 Ringe durchschnitten worden, und nachher wurde eine ziemlich starke Höllenstein-Auflösung eingespritzt. Das Kind starb, nachdem die Respiration ruhiger geworden war, in der folgenden Nacht. *Stilling* hält die Tracheotomie im lezten Stadium des Croup zwar für eine bedeutende, dennoch durch die Dringlichkeit der Umstände und *Trousseau's* Erfahrungen, hinreichend gerechtfertigte Operation, legt aber den grössten Werth auf das Einbringen einer Canüle in die gebildete Oeffnung, um so die Respiration dadurch zu bewirken, und den Kehlkopf als häufigsten Sitz des Uebels, gleichsam ausser Thätigkeit zu stellen. Die Injectionen von Sol. lap. inf. sind ebenfalls räthlich, und ihre Wiederholung richtet sich nach der Heftigkeit der Hustenanfälle, welche sie hervorrufen.

Dr. *Fricke* theilte (*Casp.* Wochenschr. No. 12,) fernere günstige Erfahrungen über die Episiorhaphie (s. Uebers. v. 1833. S. 301.) mit, und bemerkt, dass eine am Perinaeum offenbleibende Stelle nicht schade, vielmehr zum Ausfluss des häufigen Vaginalschleims passe. Die Ligaturfäden sind nach dem 3ten Tage zu entfernen, und die frühzeitige Benutzung des Höllensteins ist empfehlenswerth.

Dr. *Klewitz* erzählt (Zeit. v. Ver. in Preuss. No. 17.) zwei Krankengeschichten zur Lehre vom künstlichen After. Im ersten Falle war der Dickdarm durch Exsudate verstopft, 4 Stunden nach der Geburt trat Erbrechen ein; im 2ten Falle fehlte der Mastdarm und selbst nach 3½ Tagen wurde noch kein Erbrechen bemerkt. An diese Fälle knüpft der Verf. seine Bemerkungen, nach welchen sich keine Normen für das operative Verfahren feststellen lassen, diess vielmehr nach jedem einzelnen Falle zu modificiren ist, obwohl die Bildung des natürlichen Weges zur Entleerung der Faeces bei Mangel des Rectum wohl stets misslingen wird, da die Oeffnung sich stets wieder schliesst, und dem neuen Canal jedenfalls die organische Thätigkeit fehlt.

Dr. *Dorfmüller* operirte eine angeborne fistula ani externa incompleta (v. Siebold's Jl. XIV. H. 2.) bei einem 4 Wochen alten Knaben; bei einfachem Verbande war die Heilung in wenigen Wochen gelungen.

Dr. *Richter* brachte eine Heilung einer Kothfistel in der rechten Lumbargegend (Med. Zeit. v. Ver. f. Heilk. in Preuss. 1834. No. 31.) bei einem sehr heruntergekommenen Subjecte durch passende Lage, einfachen Druckverband und Betupfen der Ränder mit Höllenstein in 10 Wochen völlig zu Stande.

Dr. *Kühnau* operirte einen seltenen Fall von Missbildung der Harnwege bei einem neugebornen Knäbchen (v. Siebold's Jl. XIV. H. 2.) mit günstigem Erfolge. Der Knabe, welcher 3 Tage lang nach seiner Geburt noch nicht urinirt hatte, zeigte am Halse eine faustgrosse gespannte farblose Geschwulst, aus welcher beim Einstich mit einer Lancette Flüssigkeit floss; die Oeffnung schloss sich indess bald, und das Verfahren musste 2mal wiederholt werden. Der Verf. öffnete nun den Sack, setzte ihn in Eiterung und unterband diese 2te Harnblase, in der Ansicht die Ligatur zu entfernen, wenn sich keine normale Urinentleerung einstellen sollte. Diese trat jedoch ein, und die Wunde wurde zugeheilt. Nachdem Dr. *Kühnau* die Meinungen der Anatomen über die Allantois berührt, spricht er seine Ansicht vom vorliegenden Falle dahin aus, dass es eine Hemmungsbildung aus der ersten Zeit des Foetuslebens gewesen, die Allantois sammt Urachus in die Brusthöhle gestiegen, dieser vom Nabel am Sternum heraufgehend, jene am Halse zwischen Kehlkopf und Kopfnicker zu liegen gekommen, und so die die Harnreception übernehmende Geschwulst gebildet worden.

Einen Beitrag zur Grösse der Naturheilkraft und merkwürdigen Bildungstrieb lieferte Dr. *Hübner* durch Mittheilung eines Falles (Zeit. v. Ver. in Preuss. No. 35.), in welchem zwischen dem abgerissenen und nur noch durch die Achillessehne mit dem Unterschenkel zusammenhängenden Fuss, dessen Amputation offenbar indicirt schien, eine Masse ausschwitzte, die die beiden Theile so vereinigte, dass der Kranke mit einem steifen Fuss gehen kann.

Dr. *Eulenburg* machte bei einer 29jährigen Frau die glückliche Exstirpation der scirrhösen Parotis (Rust's Mag. Bd. 42. H. 2.), und vertheidigt überhaupt die Zweckmässigkeit dieser von *Richter* verworfenen Operation, da die befürchtete Verletzung der Arterien durch Geschicklichkeit und Vorsicht zu vermeiden ist, das Durchschneiden der Nerven jedenfalls aber nicht schlimmere Folgen nach sich ziehen kann, als die krebshafte Degeneration der Parotis nothwendig mit sich führt, und der gegebene Fall für die Möglichkeit eines günstigen Erfolges spricht.

Von *Krimer's* Schrift: über die radicale Heilung der Harnröhren-Verengerungen und deren Folgen, nebst kritischen Bemerkungen über *Ducamp's* Heilverfahren gegen dieselben (1828.), erschien eine 2te unveränderte Ausgabe (8 Ggr. Blos ein neues Titelblatt zur ersten Ausgabe!).

v. Waltmann's Werk über die Steinzerbohrung und ihr Verhältniss zum Blasenschnitt (1 Thlr. 4 Ggr.) erhielt 1830 das Accessit der Preisfrage der Göttinger Akademie der Wissenschaften, und liefert neben mehreren Krankengeschichten, eine genaue und kritische Darstellung von *Civiale's* Methode, unter Erwägung ihrer Vor- und Nachtheile, indem der Verf. die Fälle festzustellen sucht, in welchen mehr der Schnitt, oder besser die Lithotritie Anwendung finden werden.

v. Gräfe berichtete (dessen und v. Walth. Jl. XXI. 3.) in einem Sendschreiben an *Le Roy d'Etiolles*, über eine glücklich in Gegenwart vieler Aerzte verrichtete Steinzerhämmerung in der Blase bei einem 65jährigen Manne, nach *Heurteloup's* Methode. Die Zerhämmerung sämmtlicher Steine fand in 5 Sitzungen ohne besondere Schmerzen für den Kranken Statt, und mit dem Harn gingen nachher Steinbrocken und Gries ab. Patient war als völlig geheilt zu betrachten.

Dr. *Fricke* beschrieb (v. Gräf. u. v. Walth. Jl. XXII. 3.) die mit glücklichem Erfolg verrichtete Operation von

Wiederersatz des knorpeligen Theils eines gänzlich zerstörten Septum narium aus der Oberlippe, welche Dr. *Fricke* in Gegenwart v. Gräfe's in Hamburg machte. Der Kranke war in 4 Wochen geheilt.

Von der 3ten Auflage von *Ott's* theoretisch-praktischem Handbuch der chirurgischen Instrumenten- und Verbandlehre erschienen Heft 2, 3, und 4 (jedes à 8 Ggr.), und von den dazu gehörigen Kupfertafeln Heft 1 — 4 (jedes à 8 Ggr. Zusammen 31 Tafeln enthaltend.).

Von *Seerig's* Armamentarium chirurgicum, oder Beschreibung und Abbildung chirurgischer Instrumente älterer und neuerer Zeit, erschienen 5 Hefte (Jedes Heft mit 12 lith. Tafeln. 2½ Thlr. Das Ganze soll 150 Tafeln enthalten und in 1½ Jahren geliefert werden.). Der Verf. giebt gelungene deutlich beschriebene Abbildungen in einer lichtvollen Anordnung, die einen Ueberblick des reichen Gebietes der Instrumentenlehre sowohl, als die leichte Auffindung der einzelnen Formen gewährt, weshalb das Werk vorzügliche Empfehlung verdient.

M. R. Gräfe lieferte (v. Gräf. u. v. Walth. Jl. XXI. H. 3.) eine Beschreibung eines von *Le Roy d'Etiolles* angegebenen Instruments zur Umschlingung der Ligatur tief sitzender und schwer beizukommender Schlund- und Rachenpolypen, welches indessen schwerlich allgemeine Anwendung zulassen möchte, und, wie der Verf. bemerkt, wohl nur bei kleinen Polypen brauchbar erscheint.

Dr. *Blumhardt* gab (Würt. med. Corr.-Bl. IV. No. 34.) eine Beschreibung und Abbildung der Curbeltrephine, eines verbesserten Trepans.

Speyer's Beitrag zur chirurgischen Heilmittellehre und Krankenpflege (8 Ggr.) enthält die Beschreibung und lithographirte Abbildung einer vervollkommneten *Sauter'*schen Schwebe und eines verbesserten Krankenhebers.

Prof. *Seerig* gab (Rust's Mag. Bd. 43. H. 3.) eine Beschreibung und Abbildung einer neuen vielfältig bewährten Klumpfussmaschine, auf welche wir, da die Beschreibung ohne Zeichnung unverständlich ist, blos verweisen können.

Dr. *Hacker* empfiehlt gegen Prolapsus ani ein Pessarium aus Blei (Summar. XII. 8.) in Form eines spitzen Hühnereies, das unten durchlöchert ist, und an den Seitenflächen 2 Haken zur Anlegung einer Binde hat.

Dr. *Hasse* gab (Summar. XI. 2.) einen Bericht über *Bouvier's* orthopädische Anstalt in Paris, nach welchem daselbst ausgezeichnete Heilerfolge erlangt werden.

Dr. *Heine* lieferte (Würt. med. Corr.-Bl. III. No. 39.) eine Nachricht über die Einrichtung der orthopädischen Anstalt zu Canstatt, die diese Anstalt als Muster empfehlen lässt.

Augen- und Gehör-Krankheiten.

Das letzte von dem für die Wissenschaft zu früh verstorbenen Prof. *Dzondi* herausgegebene Werk (die einzig sichere Heilart der contagiösen Augenentzündung und der gefährlichen Blennorrhagie der Neugebornen. 8 Ggr.) enthält Andeutungen über eine der Augenheilkunde höchst nöthige Reform. Wie der Verf. überhaupt auf genauere Beachtung des Verhältnisses der verschiedenen Gewebe zu verschiedenen Krankheiten aufmerksam machte (s. Uebers. v. 1834. S. 8.), so dringt er nämlich auch bei der Augenentzündung auf genauere Berücksichtigung des ergriffenen Gewebes, neben der Causal-Untersuchung. Die einzelnen Systeme des Auges erfordern ihre eigenthümliche Behandlung, die nun nach dem ursachlichen Moment ihre Modification erleidet; so erfordert eine Ophthalmia neonatorum miasmatica kalte Waschungen, während die O. n. scorica warmes Wasser zur Heilung bedarf. — In Bezug auf die contagiöse Augenentzündung unterscheidet der Verf. eine primäre, in der Schleimhaut selbst ihren Sitz habende, und eine secundäre, in deren Umgebung begründete Form, welche letztere wieder sympathisch oder metastatisch ist. Die primäre O. c. erfordert anfangs rasche Unterdrückung und Zertheilung der Entzündung und, wenn die Schleimabsonderung schon eingetreten, Mässigung derselben; die sympathische O. c. eine allgemeine antiphlogistische Behandlung, ohne alle örtlichen Mittel, während man bei der O. c. metastatica die Wiederherstellung der unterdrückten Se- und Excretionen bezwecken muss, ohne örtlicher Mittel zu bedürfen. (Vergl. *Jüngken's* Schrift: über die Augenkrankheit in der belgischen Armee u. s. w. Uebers. v. 1834. S. 140., durch welche *Dzondi's* Abhandlung hervorgerufen wurde.).

Die Monodiplopia (Doppeltsehen mit einem Auge,) beruht nach *Heyfelder* (v. Amm. Zeitschr. IV. 1.) auf Ueberreizung des Auges, und erscheint häufig bei Personen, die viel mit bewaffnetem Auge sehen. Ruhe des Auges, Leibesbewegung, ableitende Fussbäder, bewirken baldige Heilung; in 3 vom Verf. beobachteten Fällen waren Ausschweifungen in Venere und Onanie vorhergegangen.

Eine 1834 in Ehrenbreitstein herrschende Hemeralopia epidemica unter den Mannschaften des preuss. 19ten Infanterie-Regiments, beruhte nach Dr. *Hübner* auf Bergsteigen, grosser Hitze, abwechselndem Eindrucke sehr hellen Lichtes und sehr dunkler Räume, und erschien den Kranken, als zöge sich bei einbrechender Dunkelheit ein Häutchen über die Augen. Ruhe, passende Diät und Umschläge mit kaltem Wasser reichten hin, das Uebel bald zu heben (Med. Zeit. v. Ver. f. Heilk. in Preuss. 1834. No. 43.).

Dr. *Meyer* beobachtete zwei Fälle von Leukose bei einem 7½ jährigen Mädchen und einem 14 Monate alten Knaben, deren beide Geschwister keine Albinos sind. Bei dem an Leukose leidenden Mädchen ist übrigens eine Nacherzeugung des Pigments unverkennbar und die Pupille schon fast kirschbraun (Med. Zeit. v. Ver. f. Heilk. in Preuss. 1834. No. 40.).

Prof. *Blasius* sah eine Ectopia tarsi, als Bildungsfehler der Augenlider (v. Amm. Zeitsch. IV. 1.).

Dr. *Werneck* theilte (v. Amm. Zeitschr. f. d. Ophth. IV. 1.) einige Resultate seiner an verschiedenen Thieren gemachten Experimente über die traumatische Reaction bei Verwundungen der Kapsel und der Linse, nebst Angabe jener Erfahrungen über diese Reaction beim Menschen mit, an die sich *Beyer's* Versuche an Thieraugen über die Verwundbarkeit der Hornhaut (ibid.) reihen.

M. R. Brume beobachtete (Denkwürdigkeiten aus der Praxis. *Casp.* Wochenschr. 1834. No. 41.) eine langwierige Augenentzündung von eigenthümlicher Ursache. Dem Kranken war nämlich eine Waizenähre ins

Auge gekommen, und der Verf. entfernte nach einem halben Jahre ein in der Conjunctiva festsitzendes Waizenkorn.

Dr. *Koch* rühmt Morphium aceticum in rheumatischen Augenentzündungen und bei anfangendem grauem Staar (v. Amm. Zeitschr. IV. 1.) mit G. arab. oder Zucker vermischt, und mit Speichel über den Augenbraunen eingerieben. Morphium sulphuricum schien weniger günstig zu wirken. Bei scrofulöser Affection der Augenlider empfiehlt derselbe Einreibungen von Calomel, und bei Ophthalmia arthritica Einreibungen von Opium, Extr. Aconiti, und Morphium aceticum, neben passender innerlicher Behandlung (ibid.) in gleicher Weise; bei scrofulöser und katarrhalischer Augen- und Augenlider-Entzündung wird blausaures Zinkoxyd (Rec. Zinci cyanici gr. VIII. — ʒj, Laudani ℈j, G. arab. ʒij, Aq. laurocerasi ℥j, Aq. Ceras. nigr. ℥iij.) empfohlen, die Lichtscheu verschwand danach bald, eben so nach rohem Kalbfleisch in federkieldicken Stücken.

Nachdem Dr. *Gescheidt* gegen Ophthalmia scrofuloso-herpetica (v. Amm. Zeitschr. III. H. 3.) die gewöhnlichen Mittel vergebens versucht hatte, leistete ihm Rhus Toxicodendron, welches sich in seiner antiscrofulösen Wirkung der Cicuta, Dulcamara, Jacea u. s. w. nähert, die besten Dienste; zurückbleibende Photophobie und Blepharospasmus wichen dem Strychninum aceticum in endermatischer Methode und steigender Dosis.

Dr. *Arming* betrachtet die Augenentzündungen der Kinder als rheumatisch oder katarrhalisch (Med. Jahrb. d. Oest. St. XVI. 2.) und glaubt, dass auf die Scrofulosis anfangs weniger Rücksicht zu nehmen sey. Gegen die Ophthalmia rheumatica sind gelinde Diaphoretica, Calomel mit Sulph. ant. aur. und ableitende Blasenpflaster und Fussbäder zu empfehlen; die Ophthalmia catarrhalis erfordert örtliche Blutentziehungen, und innerlich auflösende abführende Arzeneien, Wiederherstellung des Nasenausflusses, und bei scharfem Ausfluss aus den Augen ein schleimiges Augenwasser mit Opiumtinctur. In chronischen Fällen sind Ableitungen nöthig. Gegen Ophthalmia scrofulosa halfen lauwarme Salzbäder (auf 2 — 2½ Eimer Wasser 1 — 2 Pfd. Salz) und Jodbäder am meisten.

Dr. *Elsässer* hält (Bericht u. s. w. Schmidt's Jahrb. VII. 321.) die Ophthalmia neonatorum durch besondere atmosphärische Einflüsse bedingt, meist zwischen dem 5ten und 9ten Tage nach der Geburt entstehend, häufig erst ein Auge ergreifend, und 3 — 4 Wochen dauernd. Es entwickelte sich einmal ein wirkliches Contagium, wodurch der Uebergang der einfachen gutartigen Entzündung zur bösartigen vermittelt wurde. Ansteckung durch Fluor albus purulentus der Mutter war in 6 Fällen deutlich. Das Uebel ist zunächst Leiden der Talgdrüsen der Augenlider, und erfordert Abführmittel und örtlich kalte Umschläge bei fleissiger Reinigung des Auges vom Schleim. Blutegel helfen nichts, später sind Eintröpfelungen von Zink-, Sublimat-, oder Chlorkalk-Auflösung sehr hülfreich.

Dr. *Kneschke* beobachtete (Summar. X. H. 1.) eine intermittirende Entzündung der Sclerotica des rechten Auges mit Quotidiantypus, nach einer traumatischen Ursache, während gleichzeitig keine Wechselfieber herrschten. Chinin heilte das Uebel bald.

Dr. *Gescheidt* lieferte (v. Gräf. u. v. Walth. Jl. XXII. 2. 3.) einen ausführlichen Aufsatz über Irideremie, Iridoschisma und Corectopie, in welchem er noch, nach vorhergeschickter Betrachtung der Entwickelung der einzelnen Theile des Auges, die Irideremie als Folge eines Hindernisses des Hervorsprossens der Iris, mit oder ohne Hemmung der Entwickelung des Bulbus (I. cum vel sine microphthalmo), — das Iridoschisma als Folge der Irisbildung bei unvollkommener Schliessung des Choroidealspaltes am Corpus ciliare, — und die Corectopie als Folge eines Fortwachsens der Iris am obern Segment, während sie an der geschlossenen Choroidealspalte stehen bleibt, — betrachtet.

Nach Dr. *Guttentag* und Prof. *v. Ammon* (dessen Zeitschr. III. H. 3.) ist der Sitz des Glaucom's im schwarzen Pigment zu suchen, und die verschiedenartige Färbung desselben, Symptom eines verschiedenen Grades von Entzündung der Augenmembranen.

Dr. *Krimer* will (Hufel. Journ. 1834. Sept.) die Entfernung von Eisensplittern aus den Augen ohne Operation bewirkt haben; indem er das Auge in einer Auflösung von 30 gtt. acid. muriat. mit 2 Drachmen Aq. rosarum und einer Drachme Mucil. Sem. Cydon. bähen liess, und so nach 10 Minuten die Eisensplitter ohne Nachtheil fürs Auge auflöste. (Einen nicht geringen Zweifel werden viele Leser mit dem *Ref.* theilen!!)

Dr. *Kyll* erzählte (v. Amm. Zeitschr. IV. 1.) eine Geschichte einer in Folge von Erweichung eingetretenen freiwilligen Zerreissung der Cornea und Heraustreten der Linse bei einer 62 Jahre alten, an Hydrothorax leidenden Frau.

Dr. *Kneschke* empfiehlt zur Behandlung der Geschwüre und Flecken der Hornhaut (Summar. XII. 2.) den weissen Praecipitat in örtlicher Anwendung. Man nehme 1 — 2 Gr. Praecip., 4 — 6 Gr. Flor. Zinci und eine Drachme Fett, wovon man einmal täglich einen Stecknadelkopf gross ins Auge bringen lässt. Bei blosen Trübungen lässt man die Zinkblumen weg; in jedem Falle bleiben die Augen unverdeckt, höchstens mit einem Augenschirm geschützt, den man am besten aus einem halben Bogen grünem Papier macht.

Dr. *Ryba* theilte (v. Ammon's Zeitschr. III. H. 3.) zwei Fälle von behaarten Muttermälern der Cornea mit, deren zweites nach Entfernung mit dem Messer, noch des Betupfens mit Laud. liq. Sydenh. bedurfte, um dauernd entfernt zu bleiben; in beiden Fällen wurde das Sehvermögen hergestellt.

Dr. *Kneschke* heilte eine durch eine ganz eigene Veranlassung hervorgerufene Wunde der Hornhaut (beim Schnippchenschlagen war der Daumen ins Auge gekommen) des rechten Auges durch behutsames Eintröpfeln eines einfachen schleimigen Augenwassers und stetes Geschlossenseyn des Auges (Summar. XI. 8.).

Genaue anatomische Untersuchungen über Cataracta arthritica, scrofulosa, senilis, nigra, von Dr. *Vernech*, finden sich in v. Ammon's Zeitsch. III. H. 4. Die Dichtigkeit des Staars hängt hiernach von der verschiedenartigen Krankheit der Linsenkapsel ab, die um so weniger absondert, je grösser ihre Stärke geworden, und so umgekehrt, und in deren Metamorphose demnach der Grund der Verschiedenheit zwischen weichem und trockenem Staar zu suchen ist.

Dr. *Schön* beschrieb (v. Amm. Zeitschr. IV. 1.) die Operationsgeschichte einer Cataracta traumatica. Dr. *Zeis* machte (ibid.) die Exstirpation einer Geschwulst in der Orbita durch Spaltung des obern Augenlides; *Stoehr* die Exstirpation des Auges wegen Caries orbitae (ibid.); *Reuss* dieselbe Operation wegen Melanosis bulbi (ibid.).

Dr. *Kriner* beobachtete (Hufel. Journ. 1834. Sept.) einen seltsamen Zufall bei einer Staaroperation, indem die Staarlinse mit dem hervordringenden Humor aqueus verschwand, und sich wahrscheinlich in die hintere Augenkammer gesenkt hatte. Das Sehvermögen blieb hergestellt.

Breschet berichtet (v. Gräf. u. v. Walth. J. XXII. 4.), dass die angeblich ohne operative Eingriffe Statt findende Heilung des grauen Staars zu Paris durch *Lattier de la Roche* nur eine Charlatanerie sey, wie deren in Paris und London so viele vorkommen.

Prof. v. *Ammon* sah guten Erfolg von den vom Prof. *Jäger* in Wien gegen Abdominal-Amaurose empfohlenen Pillen mit Tart. stib. — Rec. Tart. stib. Gr. VI. Castor. sib., Pulv. Fol. Sennae, Rad. Rhei ā ʒj. Extr. Tarax. q. s. ad Massam pil. D. S. täglich 3mal 4 — 6 Stück (v. Ammons Zeitschr. III. H. 4.).

Dr. *Meyerstein* sah (Clar. u. Rad. Beitr. I. H. 2.) zweimal Amaurose in Folge von Abortus mit Metrorrhagie, gegen welche die angewandten Heilmittel unwirksam blieben.

Nach *Romberg's* Untersuchungen über die Lähmung des Antlitznervens durch Krankheit des Felsenbeins (*Casp.* Wochenschr. No. 38.) kehrt die Bewegungsthätigkeit des Nerven von selbst zurück, wenn dessen Verbindung mit dem Gehirn nicht aufgehoben ist.

Lohmeyer theilte nach Berichten (Zeit. v. Ver. in Preuss. No. 3.) einen Fall von Amaurose in Folge von Gehirnerschütterung nach vorhergegangener Operation des grauen Staars durch Extraction mit.

Dr. *Stilling* theilte (v. Amm. Zeitschr. III. H. 3.) einen Fall von Blindheit in Folge einer die Sehnerven comprimirenden Geschwulst mit; es war nämlich in Folge traumatischer Verletzung die Carotis dextra zerrissen und dadurch Bluterguss erfolgt, dessen Coagulum auf der Sella turcica und dem Chiasma nervorum opticorum lagerte.

Dr. *Stilling* gab (Allgem. med. Zeit. Jan.) einige Betrachtungen über die Verpflanzung der Hornhaut, Keratoplastik, und die künstliche Pupillenbildung in der Sclerotica, Sclerektomie, wegen welcher wir blos auf die Schrift desselben Verf. über diese Gegenstände (Uebers. 1834. S. 143.) zu verweisen haben; derselbe fordert nach neuen, theilweise gelungenen Versuchen über Keratoplastik (s. Uebers. v. 1834. S. 143.), zu ferneren Untersuchungen auf (v. Ammon's Zeitschr. III. H. 4.).

Dr. *Salomon* machte mit Erfolg die Exstirpation eines missbildeten (2 Loth schweren) Auges, ohne Verminderung des Sehvermögens des andern Auges, bei einem 3½ Jahre alten Knaben (Casp. Wochenschr. 1834. No. 34.).

Dr. *Rosas* und Dr. *Fruscha* exstirpirten 2 Fälle von Ophthalmomelanose, ohne dass Recidive eintraten (v. Ammon's Zeitschr. III. H. 4.).

Ein Ectropium anguli oculi externi wurde von Prof. v. *Ammon* geheilt durch die Tarsoraphie (dessen Zeitschr. IV. 1.) nach v. *Walther's* Methode.

Prof. v. *Ammon* machte (dessen Zeitschr. IV. 1.) bei einem ¾ Jahre alten Kinde die Exstirpation einer am innern Ende der linken Augenbraune befindlichen, eine Kirsche grossen Teleangiektasie mit günstigem Erfolge, indem er die Blutung durch Kreosotwasser stillte, und die Heilung durch Eiterung nach gelang.

Droste theilte (Heidelb. N. Ann. I. 2.) einen Fall von Entzündung und Vereiterung der Augenlider beider Seiten in einem selten vorkommenden Grade, und Zerstörung des einen Augapfels mit.

Prof. *Dieffenbach* berichtete (Casp. Wochenschr. No. 19) über einen Fall von Blepharoplastik, den er in Paris auf *Lisfranc's* Ersuchen nach seiner Methode glücklich opirte

irte, indem er das zur Bildung des Augenlids benutzte Hautstück durch einen 2ten seitlichen herübergezogenen Lappen ersetzte, und diese Stelle durch Granulation heilte.

Dr. *Michaelis* gab (v. Gräf. u. v. Walth. Jl. XXII. 2.) einige Bemerkungen über Geschwülste in den Augenlidern nach *Carron Duvillard* (Gaz. méd. 1833.).

Dr. *Behre* gab (v. Ammon's Zeitschr. IV. 1.) einige praktische Bemerkungen über die Krankheiten der Thränenorgane.

Aus Militair-Medicinal-Berichten findet sich in der Zeit. v. Ver. in Preuss. No. 6. ein Fall von Epiphora intermittens, die mehrmals anticipirte, nach einem Brechmittel vom Quotidiantypus zum Tertiantypus überging, und nach der Anwendung des Chinins verschwand.

Prof. v. *Ammon* verwirft (dessen Zeitschr. III. H. 4.) bei dyskrasischer Dacryocystitis jedes operative Verfahren, bekämpft mit innerlichen Mitteln die Dyskrasie, und wendet örtlich Monate lang Einreibungen in die Gegend des Thränensacks mit einer Opium-Salbe an. (Rec. Opii puri Gr. I — III, Ungt. Alth. ℥j. S. täglich 2 — 3mal damit eingerieben.)

Dr. *Dann* lieferte (Horn's Arch. 1834. Juni.) eine Skizze einer Geschichte der Ohren-Heilkunde nach 4 Perioden. I. Beginn der Heilkunde bis 1500 nach Chr. In dieser Periode wirkten besonders Galen, Aëtius, Avicenna. II. 1500 bis zu Duverney 1682. Vesal, Eustachius, Fallopia, Koyter, Casseri, Blasius, Seidel, Zachias. III. 1683 bis 1797 Duverney, Schellhammer, Scarpa, Comparetti, Ruysch, Valsalva, Cassebohm, Cotugno, Caldani, Fr. Meckel, Alberti, Gordon, Püschel, Percy, Guyot, Eli, Jasser, Cleland, Wildberg. — IV. 1800 bis jetzt. Cuvier, Sömmering, Jacobson, Arnold, Flourens, Wollaston, Himly, Cooper, Alard, Swan, Saissy, Itard, Rasch, Buchanan, Beck, Wegeler, Schwartz,

Fritz, Thümmel, Kramer — sind die wichtigsten Namen im Gebiete dieses Zweigs der Heilkunde.

Dem *M. R. Heyfelder* erzählte ein Wundarzt in Dijon, dass Schwerhörigkeit oft auf einer in früher Jugend sich bildenden Pseudomembran im innern Gehörgange beruhe, die man mittelst der Pincette entfernen müsse (v. Ammon's Zeitschr. IV. 1.).

Geburtshülfe, Frauenzimmer- und Kinder-Krankheiten.

Wir haben hier ausser dem von *Kilian* begonnenen geburtshülflichen Atlas, der sich an *Weber's* anatomischen Atlas reiht, und von welchem die erste Lieferung erschien (à 4 Thlr. Das Ganze soll mit 4 Lieferungen beendet seyn. *Ref.*), nur Fortsetzungen früherer Werke zu nennen, ausserdem aber auf mehrere wichtige Journal-Aufsätze aufmerksam zu machen.

Zu *Jörg's* Handbuch der Geburtshülfe (3te Aufl. 1833.) erschien ein 2ter Band als Handbuch der speciellen Therapie für Aerzte und Geburtshelfer (2 Thlr. 18 Ggr.).

Von der theoretisch-praktischen Geburtskunde, durch Abbildungen erläutert, welche Prof. *Busch* herausgiebt, erschien die 2te Lieferung (vergl. Uebers. 1834. S. 145.), welche die Schwangerschaftslehre umfasst. (Mit 81 Abbildungen auf 10 Tafeln. $2\frac{1}{2}$ Thlr.)

Ein nach den Vorlesungen von Dr. *Heine* von einem Ungenannten herausgegebener Leitfaden der Entbindungskunst kann höchstens als Uebersicht für Anfänger dienen sollen (16 Ggr.).

Von *Löwenstein's* theoretisch-praktischem Geburtshelfer, oder vollständiger Unterricht der gesammten Geburtshülfe und der Krankheiten der Schwangern, Wöchnerinnen und der neugebornen Kinder, erschien eine 2te Ausgabe in Lieferungen (2 Thlr. 6 Ggr. — Die erste Auflage erschien 1831.).

Eine Schrift von Dr. *Weiss*, die Geburtskunde, mit Einschluss der wichtigsten Krankheiten der Schwangern, der Wöchnerinnen und der neugebornen Kinder (22 Ggr.), ist als Hülfsmittel für Examinanden bestimmt, dafür passend, aber auch ohne allen höhern Werth.

Die von *Calmann* übersetzten Vorlesungen *Blundel's* über theoretische und praktische Geburtshülfe, mit Vorwort von Prof. *Niemeyer* (*Behrend's* Bibliothek I. 2.—3. Lieferungen 16 Ggr.), bilden ein vollständiges Handbuch der Geburtshülfe.

Solayrès de Renhac Abhandlung über die durch die mütterliche Kraft vollendete Geburt, wurde aus dem Lateinischen von Dr. *Werthheim* übersetzt (⅓ Thlr.).

Von den von v. *Siebold* herausgegebenen Abbildungen aus dem Gesammtgebiete der theoretisch-praktischen Geburtshülfe nebst beschreibender Erklärung derselben nach *Moygrier*, erschienen die 6te bis 10te Lieferung in 2ter umgearbeiteter und vermehrter Auflage. (Mit 36 Kupfertafeln 3 Thlr. 8 Ggr.)

Eine referirende Uebersicht der Leistungen sämmtlicher Zeitschriften des In- und Auslandes im Gebiete der Geburtslehre während des Jahres 1830 gab Dr. *Wilde* (Neue Zeitschr. für Geb. II. 3.).

Prof. v. *Siebold* entwickelte (dessen Jl. XIV. 1.) seine Ansichten über den praktischen Unterricht in einer Gebäranstalt. Der Schüler muss hiernach besonders in der geburtshülflichen Exploration geübt werden, die der Verf., so ausgeführt wünscht, dass der Lehrer zuerst die Schwangern untersucht, dann der einzelne Schüler, dessen Angaben nun der Lehrer Schritt vor Schritt berichtigen kann, indem er zugleich die Fähigkeiten der Schüler zu ermessen in Stand gesetzt wird. Das Examen der Schwangern geschieht in Gegenwart aller Schüler, so dass einer das Examen vornimmt, die Data abwechselnd mündlich oder schriftlich referirt, und wo möglich die untersuchte Person auch ferner in näherer Behandlung behält. — Nach den Schwangern sind es die Gebärenden, an denen der praktische Unterricht zu ertheilen ist, und zwar in gleicher Weise wie bei den

Schwangern. Der Schüler gehe aber bei den operativen Eingriffen (deren Unterschied im geburtshülflichen Fache gegen jenen der innern Heilkunde sowohl, als der Chirurgie nachgewiesen wird,) vom Leichten zum Schwerern voran, und werde wo möglich auch in Behandlung normwidriger Fälle geübt, da ihm sonst die Gelegenheit dazu abgehen würde. — Endlich ist auch die Wöchnerinn (und das Kind) Gegenstand des Unterrichts, damit der Schüler das dieser Periode Eigenthümliche vom wirklich Krankhaften unterscheiden lerne, und ehe die Entbundene die Anstalt verlässt, ist sie einer neuen Untersuchung zu unterwerfen, um die für die gerichtliche Medicin so oft nothwendigen Data auffassen zu können. — Dieselbe Anstalt kann übrigens, wie der Verfasser nachweist, zugleich zum Hebammenunterricht dienen, indem der Schwangern ein Candidat und eine Hebammen-Schülerinn vom Anfange bis zum Ende zugetheilt bleibt. Mit Recht wird schliesslich auf die Nothwendigkeit aufmerksam gemacht, den Unterricht möglichst praktisch zu machen, da keine Lehrer des Fachs, sondern tüchtige Geburtshelfer gebildet werden sollen.

Prof. v. *Siebold* lieferte (dessen J. XV. 1.) den ersten Bericht über die in der Königl. Entbindungsanstalt zu Göttingen vorgefallenen Ereignisse vom 14ten April 1833 bis December 1834, nach welchem in dem erwähnten Zeitraume 237 Geburten vorkamen, von denen 215 durch die Natur allein beendet wurden. Zweimal kamen Zwillinge, von den 239 Kindern kamen 166 in erster, 54 in zweiter, 4 in dritter normaler Lage, 5 in unbekannter Kopflage, 4 in Fusslage, 3 in Steisslage, 2 in Schulterlage, 1 in Gesichtslage. — Von 4 Wendungen wurden 2 wegen Querlage, eine wegen Vorfall des Nabelstranges, eine wegen Beckenenge gemacht, und sind näher beschrieben. Es wurden 20 Zangenoperationen gemacht, wegen Wehenschwäche und Wehenmangel, engem Becken, und Syphilis der Genitalien, 18 Kinder wurden dabei am Leben erhalten. Drei Wöchnerinnen starben. Das schwerste Kind wog 10 Pfd., das leichteste 3¾. Ein Kind starb in Folge eines Mangels der Zunge mit Verkleinerung des Unterkiefers; es war in Bezug auf die unentwickelte angewachsene Zunge ein Stehenbleiben auf einem frühern Normalzustande des Foetus vorhanden. Die längste Nabelschnur hatte 52 Zoll, die kürzeste 12 Zoll; 31mal kamen einfache Halsumschlingungen vor; einmal fand sich ein wahrer Knoten in einer 36″ langen Nabelschnur eines lebenden Kindes, und einmal Insertio velamentalis funiculi umbilicalis.

Dr. *G. Adelmann* gab (v. Siebold's Journ. Bd. XIV. H. 1.) einen Bericht über die Gebäranstalt in Fulda während der Jahre 1831 und 1832, nach welchem 115 Personen aufgenommen wurden, und von 116 gebornen Kindern 107 durch die Natur allein, 9 durch Hülfe der Kunst geboren wurden. Es wurden 6 Zangengeburten (2 wegen Beckenenge, 2 wegen Wehenmangel, 1 wegen Schmerzlichkeit der Genitalien durch Syphilis, 1 wegen Eclampsie,) gemacht, eine Wendung wegen vorliegenden Arms, eine Perforation wegen Beckenenge bei todtem Kinde, zwei Zwillingsgeburten, ein Fall von Fleisch-Mola, zwei Selbstwendungen wurden beobachtet; 9 Kinder kamen todt zur Welt. — In einem Falle wurde Dzondi's Cur gegen Syphilis durch die Geburt unterbrochen, aber nach ¼ Jahr kehrten Mutter und Kind syphilitisch ins Spital zurück. Zwei Schwangere hatten ihre Menses. Nach Zangengeburt kam 2mal Rupt. perinaei vor. Es starben nur 2 Wöchnerinnen. Die längste Geburt dauerte 47, die kürzeste 2 Stunden; das schwerste Kind wog 9, das leichteste 5 Pfd., die schwerste Nachgeburt wog 2¾, die leichteste ¾ Pfd., die längste Nabelschnur war 37″, die kleinste 13″ lang; es kamen 29 Umschlingungen vor, von denen 4 doppelt waren, alle waren bei langem Nabelstrang und nur in einem Falle bei einem Nabelstrang von 15″; an einer Nabelschnur von 20″ Zoll war 5″ vom Nabelringe ein wahrer Knoten.

Einen jedoch fast nur summarischen Jahresbericht von der Gebäranstalt in Fulda im Jahre 1833 lieferte *M. R. Adelmann* (v. Siebold's Journ. XIV. H. 3.). Von 40 Geburten waren nur 2 künstliche; 8 Kinder wurden todt geboren, 3 starben nach der Geburt; die Mütter verliessen alle gesund die Anstalt. Das schwerste lebende Kind wog 9 Pfd., das leichteste 4 Pfd.; ein todtgebornes wog 1 Pfd. 30 Loth. Die längste Nabelschnur hatte 23″, die kleinste die Hälfte davon.

Der erste Bericht über die Ereignisse in der Gebäranstalt und in der Hebammenschule des Catharinen-Hospitals zu Stuttgart von Dr. *Elsässer* (Schmidt's Jahrb. VII. S. 194. u. 314.), umfasst den Zeitraum vom 9ten Januar 1828 bis zum 30sten Juni 1833, also $5\frac{1}{2}$ Jahre, in welchem von 580 Schwangern 573 Kinder geboren wurden, und zwar 519 Geburten durch Naturhülfe und 51 durch Kunsthülfe. Nach einer Darstellung der äussern Verhältnisse der Anstalt bestimmt der Verf. die Richtung der Handlungsweise dahin, dass Unterstützung der Naturthätigkeit und möglichste Beförderung einer naturgemässen Geburt, Hauptziel gewesen, und die verhältnissmässig geringe Anzahl von Geburten, welche durch Kunsthülfe beendet wurden, zeigt aufs Beste den erreichten Wunsch. Von dem Mitgetheilten mag als besonders interessant bemerkt werden, dass weder Erst- noch Mehrgeburt, noch Geschlecht des Kindes, noch Umschlingungen der Nabelschnur Einfluss auf die Lage des Kopfs bei der Geburt zeigten. Es kam einmal vollkommene Querlage des Kopfes vor und wurde durch die Zange beendet, doch war das Kind todt; ferner kamen 2 Scheitellagen, 2 Gesichtslagen, 7 Schieflagen des Kopfes, und 9 im Ganzen fehlerhafte Stellungen vor; nur 2 Zwillingsgeburten, 6 Steisslagen, von denen 3 frühzeitig waren. Von 7 Fusslagen, von denen 6 vollkommen und 4 frühzeitig waren, konnte keine der Natur überlassen werden. Es kamen 9 Querlagen und eine Selbstwendung vor, letztere bei einer Schwangerschaft von 290 Tagen, die sogar in einem andern Falle 300 Tage erreichte; es wurden überhaupt 5 Spätgeburten, und 40 Frühgeburten beobachtet, von welchen letztern 3 durch Schreck entstanden. Von 115 Umschlingungen der Nabelschnur waren 27 Fälle mehrfacher Umschlingungen, fast alle mit saftiger langer Schnur; von den 103 Umschlingungen um den Hals waren 33 Kinder scheintodt; davon 9 ohnmächtig, 24 schlagflüssig; nirgend hatte die Umschlingung Eindruck oder Sugillation bewirkt; 7mal war die Nabelschnur zu kurz, 18mal ohne Umschlingung zu lang, einmal 40″ gross. Es kamen 9 Wendungen, 32 Zangengeburten, ein Kaiserschnitt (nach dem Tode der Mutter, jedoch ohne Rettung des Kindes,) vor. In 14 Fällen wurde die Placenta künstlich gelöst, jedesmal mit gutem Erfolge. In der Placenta wurden 2mal Tuberkel, und einmal bei einer Person, die in graviditate viel Sand verschluckte (Pica), kalkartige Knochen, wie Sandkörner und Nadelspitzen, beobachtet; 3mal wurde eine Placenta succenturiata gefunden, einmal theilte sich die Nabelschnur 18'' vom Nabel gabelförmig in zwei, 4'' lange Aeste, die aus den Nabelgefässen mit der Scheide bestanden und in den 1¼ Pfd. schweren Mutterkuchen liefen. Die Erstgeburten waren eben so oft männlich als weiblich; die Durchschnittszahlen des Gewichts ergaben in 100 Fällen als Mittelzahl 6 Pfd. 27, 9 Loth, als Extreme 9 Pfd. und 5 Pfd. 8 Loth, jene der Länge als Mittelzahl 16'', 8, 2''', als Extreme 18'' 4''' und 15'' 4'''. Zwischen Mädchen und Knaben findet kein Unterschied in Bezug auf Maass und Gewicht Statt, aber es ist bemerkenswerth, dass der Nabel beim Neugebornen ziemlich die Mitte des ganzen Körpers darstellt, während dieser beim Erwachsenen auf den Schooshügel fällt. Die Mittelzahl der Pulsschläge ist in den ersten 21 Tagen nach der Geburt nach 70 Beobachtungen 132,95 in der Minute. Der Kindesschleim fehlte eben so oft als er beobachtet wurde, steht aber im Zusammenhange mit der später eintretenden Abschuppung der Haut des Kindes, welche kleienartig oder in Lappen, meist gegen den 6ten bis 10ten Tag eintritt, ohne dass beide Erscheinungen von der Menge des Fruchtwassers abhängig waren, aber doch im Verhältniss zur Zeit des Abfalls der Nabelschnur standen. Neun Fälle von Tetanus neonatorum und 4 Fälle von Blutschlagfluss endeten tödtlich; eben so 2 Fälle von ruhrartigem Durchfall, ein Fall von Krampfhusten und 3 Fälle von Zellgewebsverhärtung. Von 3 Fällen von Kopfblutgeschwulst starb ein Knabe, die zwei andern Kranken wurden durch aromatisch weinige Umschläge geheilt; 10 Fälle von Anschwellung der Brustdrüsen der Kinder waren schnell beseitigt; eben so 2 Fälle von angeborner Hydrocele durch Einreibungen von Ungt. nervinum. Ausserdem kamen breites Zungenbändchen, Hasenscharte mit Wolfsrachen, Spina bifida, Klumpfuss, unvollkommene Hypospadie und Verwachsung von Fingern und Zehen vor. Drei von Puerperalfieber befallene Wöchnerinnen starben; die Section zeigte bei einer derselben Durchlöcherung des Magens, bei der zweiten Zerreissung des Zwerchfells, durch welche ein Theil des Magens in die Brusthöhle gedrungen war. Von 18 Fällen von Peritonitis wurden 2 tödtlich, eben so 2 Fälle von Wassersucht; dagegen wurden heftige Convulsionen einer Primipara glücklich durch Aderlass, kalte Umschläge auf den Kopf und ausleerende Klystiere geheilt. Einmal wurden Pseudocondylomata beobachtet, die durch Resorption von selbst verschwanden.

d'Outrepont lieferte (Neue Zeitschr. f. Geb. H. H. 2.) eine Uebersicht der Vorfälle in der Entbindungsanstalt zu Würzburg im Jahre 1832, nach welcher 180 Geburten vorkamen, von denen 171 ohne Kunsthülfe beendet wurden, 7 Zangengeburten vorkamen, eine Wendung und einmal der Kaiserschnitt nach dem Tode der Mutter gemacht wurde. Es kamen vor 4 Zwillingsgeburten, — eine Selbstwendung, — eine 30″ lange 3mal umschlungene Nabelschnur bei lebendem Kinde, — 4 Fälle von Kindbettfieber, — ein Fall von heftigen Krampfwehen, die durch Castoreum gehoben wurden und nach welchen 24 Stunden nach der Entbindung von einem lebenden Kinde, noch eine Fleischmola geboren wurde, — eine Metrorrhagie durch Placenta praevia, — ein Fall von Convulsionen, der durch die Zangengeburt beendet wurde, — und ein Fall eines ½‴ tiefen Knocheneindrucks am Stirnbeine eines ausgetragenen Kindes, ohne Knochenbruch, welches nach 4 Wochen starb.

Nach der Uebersicht der Vorfälle in der Entbindungsanstalt zu Würzburg im Jahre 1833 von Prof. *d'Outrepont* (Neue Zeitschr. f. Geb. H. H. 2.), kamen daselbst 171 Geburten vor, von denen 5 Frühgeburten waren; 7 Kinder todt, 2 scheintodt geboren wurden, und 10mal Hülfe der Kunst nöthig wurde; 3 Mütter starben, eine an Cerebraltyphus, eine an Lungenlähmung, eine an idiopathischem Kindbettfriesel, den der Verf. sonst nur symptomatisch sah, unter den Symptomen der Lungenlähmung.

Nach dem Bericht über die Vorfälle in der Kreis- und Local-Gebäranstalt in München vom 1. Oct. 1833 bis 1. Oct. 1834. von Dr. *Martin* (Schmidt's Jahrb. VIII. S. 206.) wurden von 553 Geburten 532 durch die Natur allein beendet, 9 Wendungen gemacht, einmal bei einer lebenden Primipara der Kaiserschnitt vorgenommen und ein lebendes Kind entwickelt, die Mutter aber starb nach 5 Tagen. Ausserdem fand eine Perforation und 10mal Zangenentbindung Statt, bei welchen letztern 4 Kinder lebend, 6 todt zur Welt kamen. Derselbe Verf. gab auch (ibid. S. 266.) einen Bericht über die Hebammenschule und die während des lezten Lehrcursus — 1. Aug. bis 3. Dec. 1834. — in der Gebäranstalt zu München beobachteten Vorfälle, auf den wir, als blos numerische Angabe, blos verweisen können.

Dr. *Hüter* lieferte (Schmidt's Jahrb. 1835. II. S. 203.) einen Bericht über die Entbindungsanstalt an der Universität zu Marburg vom 17. Aug. 1833 bis Ende 1834, in welcher Zeit 146 Entbindungen vorkamen. Die Zange wurde 6mal (wegen Wehenmangel, Wehenschwäche, Erschöpfung der Kreissenden, und Kopfgeschwulst des Foetus,) angelegt; die Wendung auf die Füsse einmal wegen Schieflage des Uterus gemacht; einmal wurde auf den Kopf gewendet, eine Selbstwendung kam vor. Das schwerste Kind wog 10¼ Pfd., das leichteste 3¾ Pfd.; in 35 Fällen war die Nabelschnur 1 — 3mal um den Hals des Kindes geschlungen; in 8 Fällen wog die Placenta 2 Pfd., in einem Falle nur ½ Pfd. —

Im 2ten Hefte des 2ten Bandes der neuen Zeitschr. f. Geb. findet sich ein Auszug aus dem Generalbericht des Königl. Preuss. Rheinischen Medicinal-Collegiums über die geburtshülflichen Ereignisse im Jahre 1829, auf den wir, als dem Umfang unseres Werkes fern liegend, blos verweisen können.

Die in v. Siebold's Jl. XIV. H. 1. enthaltenen Mittheilungen aus dem Gebiete der Geburtshülfe, der Frauenzimmer- und Kinderkrankheiten, nach dem General-Bericht des rheinischen Medicinal-Collegii für 1830 und 1831, enthalten einen Fall von Versehen, einen Fall von Amenorrhoea durch Imperforatio hymenis, eine Geburt von Vierlingen, eine Eierstockswassersucht, eine Wassersucht der Gebärmutter, eine Mania puerperalis. — Ein Säugling bekam Variolae aus Ansteckung von Varioloiden; Masern und

Scharlach wurden ohne Exanthem beobachtet, und Keuchhusten und Croup schienen in einigen Fällen contagiös zu seyn.

Die Beiträge aus dem Gebiete der Frauenzimmer- und Kinderkrankheiten, welche Dr. *Töll* (v. Siebold's J. XIV. H. 2.) mittheilte, enthalten 1) den Fall einer Kinnwunde bei einem 1½jährigen Kinde, die sehr schnell bei einfachem Verbande per primam intentionem geheilt wurde; 2) einen Fall von Dysphagie (die auf Syphilis beruhte), der den Tod durch Verhungern drohte, dennoch aber (durch eine antiarthritische und antisyphilitische Behandlung) glücklich beseitigt wurde; 3) Nutzen des Chlors in Form eines Liniments (*Kopp's* bekannte Vorschrift gegen Flechten) bei einem der falschen Krätze ähnlichen Hautausschlage im kindlichen Alter, gegen welchen verschiedene andere Mittel bereits ohne Erfolg gegeben worden; 4) als Beitrag zur dynamischen Geburtshülfe einen Fall, in welchem der Verf. durch Tr. Castorei Abdominalkrämpfe beseitigte, nach denen Wehen eintraten, die die indicirte Zange entbehrlich machten; 5) einige (2) Fälle von hysterischen Affectionen, die sich vornehmlich unter der Form eines kolikartigen Abdominalschmerzes darstellten, deren erster durch ein im Wochenbett eingetretenes Wechselfieber complicirt wurde; 6) einen Fall von nervös — haemorrhoidalischen Affectionen bereits im 12ten Lebensjahre beobachtet und durch die bekannten Mittel geheilt, bei welcher Gelegenheit der Verfasser Haemorrhoiden bereits bei ganz kleinen Kindern beobachtet zu haben versichert; 7) einen Fall von Magen- und Zwerchfellkrampf e metastasi rheumatica bei einer alten Dame, — und endlich 8) ein bedenkliches Brustleiden als Folge eines inveterirten Keuchhustens bei einem Kinde. — (Neben einer ermüdenden Weitschweifigkeit ist die Vielmittelsucht des Verf., die sich in jeder Verordnung kund giebt, zu tadeln. Wer viele Mittel zugleich verordnet, weiss meist von keinem recht, wie es wirkt! *Ref.*)

Die von Dr. *Nevermann* (in v. Siebold's Journ. XV. 1.) mitgetheilten nordischen Beiträge zur Geburtshülfe, Frauenzimmer- und Kinderkrankheiten, bestehen

heit, aus in der Königl. med. Gesellschaft zu Copenhagen gehaltenen Vorträgen, weshalb wir dieselben als dem Auslande angehörend, blos den Ueberschriften nach angeben. — I. Beschwerliche Zwillingsgeburt, plötzlicher Tod der Mutter; von Prof. *Bang*. — II. Unzeitige Geburt im 7ten Monate, placenta praevia, vergeblich versuchte Wendung, ausgezeichneter Nutzen des Secale cornutum; von Prof. *Bang*. — III. Bemerkungen über die Wirksamkeit der Natur in einzelnen beschwerlichen Geburten; von *J. C. Müller*. — IV. Eine Schwangerschaft in der rechten Muttertrompete, beobachtet von Prof. *Drejer*. — V. Beobachtung einer Schwangerschaft ausserhalb der Gebärmutter, welche eine retroversio uteri completa verursachte, von Prof. *Drejer*. — VI. Beobachtung einer Laparotomie wegen eines schon längst verstorbenen Kindes, mit glücklichem Ausgange; vom Districtschirurg *Kjär*. — VII. Zwei Fälle von grosser Blutgeschwulst in den Schaamlippen; von Prof. *Drejer*.

Mit Rücksicht auf die früher von *Rilgen* beschriebenen Faserpusteln des Uterus, hat derselbe neuerdings die aussondernden Wärzchen der Schleimhaut der Scheide und Gebärmutter näher untersucht, und sie häufig auf der Schleimhaut des Muttermundes und der Scheide gefunden, ohne bestimmte Ausführungsgänge zu entdecken; sie vermitteln die Absonderung der Menstruation und des Schleims beim Fluor albus, wohl auch die Absonderung krankhafter Stoffe in diesen Theilen, ohne indess zu diesen Vorgängen unumgänglich nöthig zu seyn, da sie bei manchen Individuen fehlten. Ein Streben der Schleimhaut zu höherer Individualisirung darthuend, sind sie Reflex eines Allgemeinleidens, ohne dass noch speciellere Bestimmung möglich wäre; ihre Wucherung wäre durch örtliche Mittel zu beschränken (Neue Zeitschr. f. Geb. II. H. 3.).

Prof. *Naegele* beschrieb (Heidelb. Ann. X. 3.) eine eigenthümliche Verbildung des Beckens, die bis jetzt 9mal beobachtet wurde, und bei welcher dasselbe schief verschoben ist, die Symphysis dem Mons schräg gegenübersteht, der eine schräge Beckendurchmesser verengt ist, während der andere normal oder selbst erweitert erscheint, die der Schoossbeinfuge gegenüberstehende Hüftkreuzbeinfuge verknöchert und die Kreuzbeinhälfte dieser Seite defect ist. Die Individuen hatten keinen rhachitischen Habitus, doch in einigen der Fälle Verkrümmungen des untern Theils der Wirbelsäule.

A. J. Richter's commentatio de graviditate, ejus vi morborum et profligandorum et provocandorum, nec non de eorum aestimatione et cura (1 Thlr. 3 Gg.), enthält eine fleissige Zusammenstellung des über diesen Gegenstand von verschiedenen Schriftstellern Beobachteten, und ist eine 1826 von der med. Facultät der Universität zu Bonn gekrönte Preisschrift.

Dr. *Tschallener* sah eine Frau, die, seit 2 Jahren an Erbrechen, Convulsionen und Blutsturz leidend, von den beiden lezten Uebeln durch die Schwangerschaft frei wurde, aber in den 4 lezten Monaten derselben keinen Stuhlgang hatte, der sich aber 8 Tage nach der Entbindung von selbst einstellte (Salzb. med. Zeit. No. 77.).

Dr. *Ricker* zeigt (neue Zeitschr. f. Geb. II. H. 1.), dass die bisherige Annahme über das Sinken des Leibes in der Schwangerschaft und die darauf gegründete Zeitrechnung irrig sind. Der Uterus steigt nämlich nie mit seinem Grunde bis zur Herzgrube herauf, er bleibt stets 2—4 Fingerbreit unter derselben, und ist wohl mit dem linken Leberlappen verwechselt worden. Der höchste Stand des Uterus fällt ferner nicht in die 36ste, sondern schon in die 32ste bis 33ste Woche, bleibt dann eine Woche stehen, und senkt sich durch die jetzt stärker eintretende Ausdehnung des untern Segmentes des Uterus, welche schon in der 28sten Woche beginnt. Endlich erscheint der Uterus bei Schwangern, die mehrere Stunden gestanden oder gegangen sind, tiefer, was zu einem Irrthum in der Bestimmung der Nähe der Geburt verleiten kann.

In dem Nachlasse *Heim's* fanden sich mehrere Thatsachen, die für die Möglichkeit einer Empfängniss ohne vollzogenen Beischlaf (*Casp.* Wochenschr. No. 1. f.) sprechen, indem das Hymen unverletzt, und der Saame theils nur zwischen die Genitalien, theils selbst nur auf den Unterleib gekommen war.

M. R. Cohen beschrieb (*Casp.* Wochenschr. 3. 4.) einen Fall von graviditas extrauterina mit Abgang des Kindes per anum nach beinahe 8 Jahren, während welchen die Frau noch zweimal schwanger war und auf natürlichem Wege von gesunden Kindern entbunden wurde. Die per anum abgegangenen Knochen gehörten den verschiedensten Partbieen des Foetus an, und waren mehr oder weniger erhalten.

Dr. *Hirt* theilte (v. Siebold's Jl. XIV. H. 1.) drei wichtige Beobachtungen von Schwangerschaften ausserhalb der Höhle der Gebärmutter mit. Die erste Kranke (Fall einer Schwangerschaft in der linken Muttertrompete), welche früher mit Zwillingen abortirt hatte und nun seit 10 Wochen nicht menstruirt war, klagte nach einer Fahrt auf holprigem Wege über schneidend-drückenden Schmerz in der Kreuz- und Uterus-Gegend, der links gegen das Rectum hin am heftigsten war, der Unterleib war bei der Berührung schmerzhaft, eben so der hintere Theil des Mutterhalses, der Uterus stand etwas tiefer als normal, die Scheide war feucht; der Puls frequent, klein, alles Andere normal. Nach Rückenlage mit erhöhtem Kreuz, Einreibungen von Ol. Hyoscyami in den Unterleib und innerlichem Gebrauche von Nitrum mit Opium besserte sich die Lage des Uterus und die Empfindlichkeit, so wie das Allgemeinbefinden. Es trat Erbrechen ein; Fortsetzung der Einreibungen, Pulv. Doveri mit Nitrum, Aderlass. Die Kranke besserte sich allmälig, als sich am 5ten Tage plötzlich heftiger Schmerz gegen das Rectum hin, Ohnmacht, Angst, Uebelkeit, Würgen und Kälte der Extremitäten einstellte. Man suchte der Indicatio vitalis zu genügen, gab später Calomel, und machte, da ein 2ter Arzt eine Darmentzündung supponirte, einen kleinen Aderlass, allein die Kranke starb am Abende. Die Section zeigte neben Bluterguss im Unterleib, die vom Verf. als wahrscheinlich aufgestellte Diagnose richtig; die geborstene linke Muttertrompete hatte einen Foetus enthalten. — Der zweite Fall betraf eine Schwangerschaft der rechten Muttertrompete bei einer zum 6ten Male Schwangern, die früher leicht geboren hatte, und von einer Retroversio uteri und einer Metrorrhagie geheilt worden war. Die Kranke empfand plötzlich heftigen Schmerz im Unterleib, dem Erbrechen folgte; hierauf kalter Schweiss, Ausdruck eines tiefen Leidens im Gesichte, schneidender Schmerz in der rechten, etwas aufgetriebenen Unterbauchgegend, Empfindlichkeit der portio vaginalis uteri und geringer Blutabgang. Die Behandlung war die einer Infl. Uteri, auf welche indess keine Besserung eintrat, und am Abende desselben Tages starb die Kranke. Die Section zeigte bedeutenden Bluterguss im Unterleib in Folge einer Ruptur der rechten Muttertrompete, in der sich der Rest eines Eies fand. — Der dritte Fall war eine Bauchhöhlenschwangerschaft bei einer 30jährigen Frau, die einmal ein todtes Kind geboren hatte, und bei welcher in Querlage unter dem Nabel der Kopf nach der rechten Seite der Mutter hin, im Unterleib blieb. — Die Folgerungen, welche der Verf. für die Diagnose zieht, ergeben sich aus den mitgetheilten Symptomen; sie sprechen nicht für *Heim's* Symptomatologie. Die beigegebenen Abbildungen erläutern den 1sten und 2ten Fall.

Prof. *Hinterberger* theilte (Oestr. med. Jahrb. VII. 4. VIII. 1.) einige eigene und mehrere fremde Beobachtungen über Schwangerschaft ausser der Gebärmutter mit, namentlich zwei eigene Beobachtungen von durch Haemorrhagie schnell tödtlicher Graviditas ovarialis.

Schmidt erzählte (Zeit. v. Ver. in Preuss. No. 31.) einen Fall von stückweisem Abgang einer todten Frucht durch den After, mit Erhaltung der Mutter.

Dr. *Steinberg* verhinderte eine wiederholt eingetretene Molenschwangerschaft (Neue Zeitschr. f. Geb. II. H. 1.), indem er Mässigung im Coitus anrieth; die Frau wurde nach 10 Monaten von Zwillingen entbunden.

Dr. *Jacobson* beschreibt (Neue Zeitschr. f. Geb. II. H. 1.) einen Fall von Extrauterin-Molenschwangerschaft bei gleichzeitiger Molenschwangerschaft im Uterus. Die 30jährige Person, welche früher zweimal leicht geboren hatte, dann in 9 Jahren nicht wieder schwanger ward, gebar eine Fleischmole ohne Foetus, und 4 Wochen später trat, nachdem zuerst wieder Coitus gepflogen worden, Uebelkeit, Erbrechen, Marmorkälte und nach 14 Stunden der Tod ein. Die

Section zeigte eine mit dem linken Ovarium zusammenhängende, noch Coagulum enthaltende, aber unten eingerissene Geschwulst, aus welcher bedeutender Bluterguss in den Unterleib Statt gefunden hatte. *D'Outrepont* zweifelt, ob diess auch eine Mole oder eine Graviditas ovaria war; vielleicht war es selbst blos Krankheit des Ovariums, da kein Foetus gefunden wurde, obwohl es doch mehr für Molenschwangerschaft spricht. Ausser diesem Falle beobachteten nur *Stein* und *Fürst* noch Extrauterin-Molen. Zugleich kann dieser Fall als Ueberfruchtung angesehen werden. Endlich zeigt *d'Outrepont*, dass die Ursache der Krankheiten des Foetus meist in der Mutter zu suchen ist. Dr. *Toll* beschrieb (ibid.) ebenfalls einen Fall von Molengeburt bei einer 30jährigen Frau, die 2mal glücklich geboren hatte, nebst Bemerkungen über die Molenschwangerschaft, eine Aufzählung ihrer Erscheinungen, Verlauf und Behandlung, indem er die Vergrösserung derselben durch eine schmale Diät und salzige Abführmittel zu verhindern anräth.

Dr. *Mostbett* theilt (v. Siebold's Jl. XIV. H. 1. Mittheilungen aus meinem ärztlichen Tagebuche) die Geburt einer grossen Traubenmole mit, welche er bei einer Frau beobachtete, die zuerst Zwillinge und dann noch 6 Kinder leicht geboren hatte. Es zeigten sich in der vermeintlichen Schwangerschaft abwechselnd die Menses, welcher Zustand von Atonie des Uterus hergeleitet, und dem gemäss, jedoch fast ohne Erfolg behandelt wurde. Der Zustand steigerte sich zur Blutleere, bis die Frau nach der Geburt einer in Stücken abgehenden Mole, deren Gewicht zusammen über $5\frac{1}{2}$ Pfd. betrug, hergestellt wurde.

Dr. *Hirsch* theilte (v. Siebold's Journ. XV. 1.) einen Fall von Zwillingsgeburt mit, bei welcher der eine Zwilling längst abgestorben war. Die Mutter war eine Primipara, und der seit 5 Monaten abgestorbene Foetus zur Mumie eingeschrumpft. Einige Stunden nach Entfernung desselben gebar die Frau einen reifen gesunden Knaben.

Prof. *Fleischmann* erzählt (Henke's Zeitschr. XV. 2.) einige (4) Beobachtungen über vorzeitig geborne Kinder, mit Bezugnahme auf den Termin der Vitalität der Frühgeburten, als Bestätigung des Grundsatzes: dass jede vor Ablauf des 7ten Monats nach der Empfängniss geborne Frucht, wenn sie auch lebend zur Welt kommt und mehrere Stunden und Tage fortlebt, für nicht lebensfähig erklärt werden müsse, weil die Unvollkommenheit der intensiven Ausbildung, selbst bei hinreichender extensiver Ausbildung der Organe, ihr Fortleben unmöglich mache, und dass selbst die wenigsten der mit dem Ende des 7ten Monates gebornen Kinder zum Fortleben geschickt sind.

W. A. Seulen beschreibt einen Fall von frühzeitiger Geburt eines todten Kindes mit einem sehr grossen (mehr als 4 Quart haltenden) Wassersacke, welcher an der Lende desselben befestigt und angewachsen war (neue Zeitschr. f. Geb. II. H. 1.).

Dr. *Adelmann* unterschied durch Application des Hörrohrs (Würt. med. Corr.-Bl. III. No. 38.) den Tod eines während der Entbindung gestorbenen Kindes, und das Leben eines andern, welches man den andern Erscheinungen nach wohl hätte für todt halten können.

Dr. *G. Adelmann's* Mittheilungen und Erfahrungen über die mittelbare Auscultation an Schwangern (v. Siebold's Journ. XIV. H. 2.), dienen als Ergänzungen und Berichtigungen zu *Hohl's* erstem Theile der geburtshülflichen Exploration (s. Uebers. v. 1833. S. 341.). Der Verf. fand den Sitz des Placentargeräusches meist in der linken Seite der Mutter, doch kommt es auch rechts, selbst auf beiden Seiten vor, und fehlt in seltenen Fällen gänzlich; bei vielem Fruchtwasser ist es am deutlichsten. Die Kindesbewegungen sind meist auf der der Placenta entgegengesetzten Seite; die Pulsation der Placenta ist mit dem Pulse der Mutter isochronisch, und das Murmeln, welches bei den Wehen das Placentargeräusch ersetzt, beruht auf der Blutstagnation in der Placenta. Der dikrotirende Puls wird am besten vom Rücken des Kindes vernommen, lässt sich aber meist an verschiedenen Stellen hören, und ist ein sicheres Zeichen der Schwangerschaft, selbst wenn alle anderen Zeichen dagegen sprechen; eine Zwillingsschwangerschaft möchte indess schwer dadurch zu erkennen seyn, eben so schwer eine Steisslage, leichter aber eine Querlage. Der Verf. glaubt folgende Geräusche unterscheidend vernommen zu haben: Pulsation des Herzens und Bewegungen des Foetus, — Placentargeräusch, — Pulsation der Nabelvene (?), — Fluctuation des Fruchtwassers während der Wehe, während der Bewegung des Kindes, und Kollern desselben beim Abfliessen während dem Blasensprunge. — Ein beigefügter Fall zeigt, dass der Verf. aus dem dikrotirenden Pulse, aller Gegenbetheurungen der Untersuchten ungeachtet, mit Recht auf vorhandene Schwangerschaft schloss.

Dr. *Brehme* stellte (Ansichten über den Mechanismus der Entbindung. Allgem. med. Zeit. Juni.) die Ansicht auf, die Placenta löse sich durch Exhalation und Expansion des Uterus, ihre Trennung sey bei Placenta praevia nur dann vorzunehmen, wenn die Entbindung gleich folgen könne. Die Wirkungen der Mutter auf den Foetus sind meist sympathisch, und die Geburt kommt in einzelnen Fällen ohne Mitwirkung der Bauchdecken, blos durch die Expansion des Uterus, welche der Foetus bewirkt, zu Stande.

Die in v. Siebold's Journ. (XV. H. 1.) von *H.* mitgetheilten Geburtsfälle mit unglücklichem Ausgange beleuchten die Frage der Wendung auf einen Fuss; Anwendung der Zange statt Seitwärtsdrehung des Kopfes; Vermeidung der Wendung bei vorgefallener Nabelschnur, die man nach *Frorep* u. s. w. zurückzubringen suchen soll; Collapsus und Tod in Folge eines gegen grosse Aufregung gemachten Aderlasses, dem man Opium folgen liess; unterlassene Wendung bei engem Becken, dessen Enge jedoch zu hoch angeschlagen worden war.

Prof. *Kluge* beobachtete (Zeit. v. Ver. in Preuss. No. 29.) einen Fall von Schwangerschaft bei unverletztem Hymen und ohne vollkommene Beiwohnung, der zur rechten Zeit durch Geburt eines 8 Pfd. schweren und 18½" langen Knaben beendet wurde. — Einen gleichen Fall beschrieb *M. R. Casper* (dessen Wochenschr. No. 29.), in welchem sich die Schwangere aber durch Bleiweiss vergiftete, nachdem sie dadurch auch abortirt hatte.

F. J. Naegele beleuchtete in einer kleinen Schrift (Mogostocia e conglutinatione orificii uteri externi) durch 16 Krankengeschichten die ziemlich seltene einfache Verklebung des äussern Muttermundes durch eine Membran, mag dieselbe nun bei zum erstenmale oder bereits mehrmals schwangeren Personen vorkommen, in so fern sie Hinderniss zur Geburt ist, und behauptet, dass es zur Trennung dieses Gewebes durchaus nicht des Messers, sondern blos eines Fingerdrucks bedürfe.

Dr. *Künsemüller* fand (v. Siebold's Jl. XV. 1.) eine völlige Verschliessung der Vagina durch eine Pseudomembran bei einer Erstgebärenden, wodurch die Geburt verhindert wurde. Der Verf. entfernte die wohl durch Entzündung der grossen Lefzen gegen die Mitte der Schwangerschaft entstandene plastische Ausschwitzung, und holte dann ein lebendes Kind mit der Zange.

M. R. Schneider beobachtete (Beitr. zur path. Anat. *Clar.* u. *Rad.* Beitr. I. H. 2.) eine Atresie des Muttermundes bei einer Person, die schon einmal geboren hatte und etwas roh mit der Zange entbunden werden war, wodurch Entzündung und theilweise Verwachsung entstanden war.

Dr. *Hirt* theilte (v. Siebold's Jl. XIV. H. 2.) den Fall einer Entbindung bei vollkommen verwachsenem Muttermunde mit; die Mutter war bereits einmal durch die Zange entbunden worden, und diessmal öffnete der Verf. die Atresie des Muttermundes mit dem Messer, traf aber zugleich die Eihäute, und entwickelte das lebende Kind mittelst der Zange. Die Kranke hatte in den 12 lezten Wochen ihrer Schwangerschaft ein Brennen und Stechen in den Genitalien empfunden, und einer leichten Entzündung ist daher wohl die Verwachsung zuzuschreiben.

Dr. *Wilde* berichtigte die bisherigen Ansichten zur Lehre von den sogenannten Kindeslagen (Med. Zeit. v. Ver. f. Heilk. in Preuss. 1834. No. 37.), und vereinfachte den Gegenstand bedeutend. Die normalen Stellungen des Kindes (bisher fälschlich Lagen genannt,) sind stets Kopfstellungen, indem sich der Schädel mit dem os bregmatis in den Querdurchmesser des Beckens stellt, die kleine Fontanelle mag nun nach rechts oder links gerichtet seyn. Die abnormen Stellungen zeigen einen andern Rumpftheil als den Kopf im Becken vorliegend, und sind theils günstige, theils ungünstige; zu erstern gehören Steiss- oder Beckenstellungen, mag nun Rücken oder Bauch des Foetus nach vorn gerichtet seyn, — zu den zweiten gehören vorliegende Mitteltheile des Rumpfs, wahre Rumpflagen, die nun wieder Seiten-, Rücken- und Bauchlagen sind, und ebenfalls wieder den Kopf in der rechten oder linken Seite der Mutter zeigen. Hiernach entstehen zwölf Stellungen. — Aber auch der Habitus des Kindes (bisher Stellung genannt,) ist zu berücksichtigen, und kann sowohl der Kopf als die Extremitäten in regelwidriger Haltung gefunden werden. Regelwidrige, gleichsam verfehlte Kopfhaltungen bilden die Stirn- und Gesichtslagen, regelwidrige Haltungen der Extremitäten die vorgefallenen Arme und Füsse, die, je nachdem sie gerade oder in der Biegung vorfallen, vollkommene und unvollkommene Armvorfälle (leztere als vorgefallene Ellenbogen,) und Fussvorfälle (leztere wieder als Knielagen,) darstellen.

Prof. *Ulsamer* lieferte (Neue Zeitschr. f. Geb. II. H. 2.) eine ausführliche Beleuchtung der bisherigen Ansichten und Thatsachen über die Erweichung der Beckensymphysen während der Schwangerschaft und die Trennung derselben bei der Geburt, und zeigt, dass analoge Erscheinungen und Thatsachen bei schweren Geburten oder Anwendung der Zange die Möglichkeit dieser Erweichungen und Trennungen darthun, und grade beim allgemein zu engen Becken und dem durch Osteomalacie verengten Becken zu Stande kommen lassen, weil in diesen Fällen der Druck die Erweiterung der Symphysen möglich macht, die beim rhachitischen Becken keine Dehnung erleiden. Zwei angehängte Fälle, welche (wie diess leider meist der Fall seyn wird, *Ref.*) tödtlich abliefen, zeigten solche Trennung in bedeutendem Maasse und Uebergang der Knorpeltheile in Eiterung.

Marter beobachtete eine Geburt durch das Mittelfleisch (beschrieben von Dr. *Jacobson*), welches bei einer 25jährigen Primipara sehr lang und rigid war; die Führungslinie des Beckens fiel ins Mittelfleisch, welches einriss und durch welches ein todtes Kind sammt der Placenta geboren wurde. Da die vordere Wand des Rectum unverlezt geblieben war, so heilte die Wunde, an der am 14ten Tage drei Hefte angelegt worden waren, endlich gänzlich, und die Frau gebar nachher 3 Kinder auf natürlichem Wege (Neue Zeitschr. f. Geb. II. H. 1.).

Dr. *Elsässer* betrachtete (Henke's Zeitschr. XV. 2.) die Umschlingungen der Nabelschnur um den Hals der Kinder bei der Geburt in forensischer Hinsicht, und zieht nach Vergleichung der hierher gehörigen Thatsachen den Schluss, dass diese Umschlingungen in der Regel keine sichtbaren Spuren, und nur selten Eindrücke oder Streifen, jedoch diese ohne wirkliche Blutunterlaufungen, am Halse der Kinder zurücklassen.

M. R. Heyfelder sah (Med. Zeit. v. Ver. f. Heilk. in Preuss. 1834. No. 32.) eine Schleife in der Nabelschnur eines Kindes, die wohl als Bildungsfehler zu betrachten war, da keine so bedeutende Bewegung des Foetus angenommen werden konnte, als zur Entstehung derselben nothwendig gewesen wäre.

Dr. *Trefurt* spricht über den Vorfall der Nabelschnur (Neue Zeitschr. f. Geb. II. 3.), und indem er die bekannten Ursachen aufzählt, und unvollkommenen und vollkommenen Vorfall unterscheidet, beleuchtet er die Ansichten über Reposition und die Mittel zu derselben bei grössern Vorfällen. Der Verf. verlangt die Reposition, wenn die Geburt noch nicht künstlich beendet werden kann, weil der Vorfall bei frühzeitig abgegangenem Fruchtwasser erfolgte; ist dagegen der Muttermund hinreichend erweitert, so passt bei hochstehendem Kopfe die Wendung auf die Füsse, bei tiefstehendem Kopfe Anlegung der Zange. — Hieran reiht der Verf. die Beschreibung eines seltnern Falles, in welchem die vorgefallene Nabelschnur unbeweglich fest quer über den Kopf des Kindes gespannt war, und der Kopf erst nach durchschnittener Nabelschnur durch die Zange entwickelt werden konnte.

Dr. *Michaelis* theilte in Bezug auf Reposition der Nabelschnur (Pfaff's Mittheil. I.) mit, dass es ihm in 11 Fällen 9mal gelang, lebende Kinder zu erhalten, nur muss man die Nabelschnur vollständig in den obern, nicht contrahirten Theil des Uterus bringen, was am besten mit der Hand geschehen kann.

Der Geburtshelfer *Gent* beobachtete einen Fall von Kopfgeburt mit Vorfall der Nabelschnur durch die Natur allein glücklich beendigt, indem er die Nabelschnur warm lagerte, und da die Pulsation in ihr, obgleich bei jeder Wehe durch den Druck des Kopfs unterbrochen, stets wiederkehrte, ein lebendes Kind innerhalb einer Stunde zur Welt förderte. Der Verf. glaubt, dass diess Verfahren da, wo die Reposition der Nabelschnur nicht gelingt, der Wendung auf die Füsse bei etwas normalem Becken vorzuziehen sey, indem diese Operation für das Kind gefährlich, für die Mutter schmerzlich, und für den Geburtshelfer sehr schwierig ist (Med. Zeit. v. Ver. f. Heilk. in Preuss. 1834. No. 36.).

Dr. *Toll* erzählt (Neue Zeitschr. f. Geb. II. H. 1.) zwei Fälle von Placenta retenta. Im ersten wurden durch Natr. borac. ℈j. Croci gr. III. Ol. Cinnam. gtt. I. Dos. III. zweistündlich ein Pulver, so starke Wehen hervorgerufen, dass die Placenta in 6 Stunden folgte. Im zweiten Falle ging die Placenta erst nach 6 Tagen unter Erscheinungen eines entzündlichen und fauligen Zustandes weg, doch wurde die Mutter geheilt. — Dagegen beobachtete Dr. *Steinberg* (ibid. H. 2.) eine Verblutung einer Entbundenen wegen zurückgebliebener Nachgeburt, die in 4 Stunden den Tod herbeiführte.

Dr. *Kyll* theilt (v. Siebold's Jl. XIV. H. 2.) die Geschichte einer zurückgebliebenen Nachgeburt mit, indem der Uterus sich bald nach der frühzeitigen Niederkunft schloss, und die Placenta theilweise mit den Lochien wegging, theilweise wohl resorbirt wurde, ohne dass dadurch ein von vielen Schriftstellern gefürchteter fauligter Zustand eingetreten wäre, dessen Erscheinen dem Verf. überhaupt mehr durch Metritis und Enteritis, als durch zurückgebliebene Placenta-Reste bedingt, erscheint.

M. R. Frank theilte (Neue Zeitschr. f. Geb. II. H. 2.) eine Beobachtung einer knorpel- und lederartigen Ausartung der Placenta bei einer zum Pietismus geneigten Frau mit. *M. R. Lanz* sah bei einer Spätgeburt von 44 Wochen eine mit Stein und Gries an der Unterfläche besetzte Placenta in einem Falle, in welchem das Fruchtwasser 3 Wochen vor der Entbindung abgeflossen war.

Dr. *Schmidtmüller* beobachtete (Neue Zeitschr. f. Geb. II. H. 2.) einen Fall von Placenta praevia und theilweiser Resorption einer im Uterus zurückgebliebenen Placentahälfte bei einer zum 4tenmale Entbundenen. Die Lochien hatten nur 9 Tage geflossen, und mit ihnen ging wohl ein Theil der Placenta ab, allein die Menge der Lochien war zu gering, als dass damit der ganze Rest der Placenta ausgeführt worden wäre, und ein Theil wurde also wahrscheinlich resorbirt, wie diess auch *d'Outrepont*, *Naegele*, *Osiander* und *Porcher* beobachteten.

Dr. *Steinberg* beobachtete (Neue Zeitschr. f. Geb. II. H. 1.) eine Aufsaugung der Nachgeburt, nach einem Abortus im 5ten Monate; anfangs ging viel Blut weg, dann verkleinerte sich die Placenta, so dass sie nach 3 Wochen verschwunden war.

Dr. *Betschler* theilte (Med. Zeit. v. Ver. f. Heilk. in Preuss. 1834. No. 34. 35.) einen ausführlichen Aufsatz über Eclampsie der Gebärenden und Wöchnerinnen mit. Unter Eclampsie werden allgemeine, rasch verlaufende Krämpfe mit gestörtem Bewusstseyn verstanden, und beruht, obgleich eine reine Nervenkrankheit, auf vermehrter Venosität mit Andrang des Blutes zu Brust und Kopf, entscheidet sich kritisch durch die Haut und den Stublgang, und kann in Typhus oder Gehirnreizung mit Exsudation übergehen, tödtet aber meist durch Apoplexie oder Paralyse. Zur Heilung sind Verminderung der Aufregung des Gefäss- und Nervensystems (Antiphlogistica, Venaesectio, Blutegel, Calomel, Nitrum), — Ableitung von Gehirn und Rückenmark (kalte Umschläge auf den Kopf, reizende Klystiere, Senfteige, Vesicatorien, warme Umschläge auf den Unterleib), — und Zurückhaltung der Geburt, keine Beschleunigung derselben, wie fast alle Schriftsteller annehmen, nöthig. (Die letztere Behauptung erscheint nicht hinreichend erwiesen, da von den vom Verf. erzählten Fällen keiner directen Nachtheil der Entbindung zeigte, und es auch schon früher beobachtet und anerkannt wurde, dass die Entbindung die Entstehung der Eclampsie nicht stets hindere, und die ausgebrochene nicht stets hebe. *Ref.* — Vergl. hier und zur folgenden Abhandlung *Velpeau's* Werk, die Convulsionen in der Schwangerschaft, während und nach der Entbindung. Aus dem Französischen, mit Anmerkungen und Hinzufügung der neuern deutschen Beobachtungen von Dr. *Bluff.* (16 Gr.). — Der Verf. theilt 4 Fälle mit, die glücklich endeten; in einem 5ten tödtlich abgelaufenen Falle zeigten sich die Gefässe des Gehirns von Blut strotzend, und ein Extravasat auf der Basis cranii.

Dr. *Schuster* unterscheidet, unter Mittheilung eines speciellen Falles, die Convulsionen der Gebärenden (Zeit. v. Ver. in Preuss. No. 14.) in schwere und leichte, indem die ersten, als rein primäres Leiden des Gangliensystems, nur den

Uterus in Mitleidenschaft ziehen, während die zweiten, von abnormer Thätigkeit des Uterus ausgehend, das Nervensystem secundär ergreifen. Bei den schweren Convulsionen ist der Eintritt plötzlich vor allen Wehen mit Bewusstlosigkeit, indem der Kopf seitlich verdreht wird, Verzerrungen des Gesichts, und mit dem Ende jeder Wehe Zuckungen der Extremitäten, die zwischen tonischen und clonischen Krämpfen mitten inne stehen, eintreten, wodurch häufig unter nicht mehr fühlbarem Pulse der Uterus mit ergriffen und die Geburt gestört wird. Die leichten Convulsionen, welche sie (?) in die schweren übergehen, treten erst in Mitte oder gegen das Ende der Geburt ein, zeigen keine völlige Bewusstlosigkeit noch Verdrehung des Kopfes, die mit dem Anfange der Wehe eintretenden und mit ihrem Ende aufhörenden Krämpfe der Extremitäten gleichen denen der Epilepsie, der Puls bleibt fühlbar, und die Geburt wird dadurch nicht gestört. Für jene schweren Convulsionen nun verwirft der Verf. die schnelle Entbindung als nutzlos, weil das Uebel nicht vom Uterus ausgeht, und räth dagegen neben Berücksichtigung der Ursachen und antispasmodischer Behandlung nach allgemeinen Principien, besonders zur Anwendung des Morphii acetici in endermatischer Methode, indem man, um rasch zu verfahren, die Haut durch ein in siedendes Wasser getauchtes Eisen wund macht, dann das Mittel applicirt und die leidende Stelle mit einem in Oel getauchten Leinwandstreifen bedeckt.

Dr. *Bluff* theilte (v. Siebold's Journ. XV. 1.) einige Beobachtungen von Eclampsie mit, deren 2 glücklich abliefen, und 3 tödtlich endeten. Der Verf. findet Aehnlichkeit zwischen Eclampsie und Epilepsie, ohne dass beide Krankheiten identisch sind, da eine an Epilepsie leidende Frau in keiner ihrer 6maligen Schwangerschaften von Eclampsie befallen wurde, vielmehr grade in dieser Zeit von der Epilepsie befreit blieb. Plethorische und dennoch nervenschwache Personen sind der Eclampsie am meisten unterworfen, und ein im 6ten oder 7ten Monate der Schwangerschaft anzustellender kleiner Aderlass möchte als revulsivisches Mittel am meisten vorbeugend wirken können.

Dr. *Steinthal* gab (v. Siebold's J. XIV. H. 1.) nach dem Edinb. med. and surg. Journ. ein Beispiel einer Ruptur der Gebärmutter während der Geburt, und vollständige Heilung des dadurch entstandenen innern Abscesses, so dass nach fünfzehn Monaten eine neue Entbindung glücklich von Statten ging.

Wir haben (Uebers. v. 1833. S. 353.) der Operationslehre für Geburtshelfer von Prof. *Kilian* bereits lobend gedacht, als der erste Band erschien, und können den damals ausgesprochenen Beifall, nun uns der zweite Theil vorliegt, nur wiederholen. Das Werk ist als ein in möglichster Vollständigkeit jedem praktischen Geburtshelfer unentbehrliches zu bezeichnen, da bisher keine chirurgische Operationslehre den geburtshülflichen Theil in hinreichender Ausdehnung behandelte, und selbst manche der Chirurgie im Allgemeinen angehörige Operationen für den Geburtshelfer noch eine besondere Seite darbieten, die Prof. *Kilian* überall hervorgehoben hat. Der zweite Theil enthält in 9 Capiteln, die Operation des Dammrisses, — den Catheterismus der weiblichen Blase, — die Eröffnung verschlossener weiblicher Geschlechtstheile, — die Operation der vorgefallenen Gebärmutter, — das Verfahren bei Mutterscheidenvorfällen, — die Operation der Gebärmutterumstülpung, — die Operation der Rückwärtsbeugung des Uterus, — die Operation der Scheidenharnfistel, — die Operation der Scheiden- und Gebärmutter-Polypen, — und die Operation der theilweisen und gänzlichen Ausrottung des Uterus. — Erklärung der Abbildungen, Namen- und Sachregister beschliessen das Ganze. (Beide Bände 7 Thlr. 16 Ggr.)

Dr. *Erpenbeck* berichtet (Neue Zeitschr. f. Geb. Bd. I. H. 3.) über verschiedene neue Instrumente und Verfahrungsarten, namentlich zur Vereinfachung des Apparates und zur Verminderung von Perforation, Kaiserschnitt und der Wendung auf die Füsse, auf welche wir, da die Beschreibung ohne Abbildung undeutlich bleiben würde, nur verweisen können.

Prof. *Betschler* giebt in seiner Abhandlung: de naturae auxilio dystocias e situ infantis vitioso ortas absolvente (18 Ggr.), eine Nachweisung sämmtlicher bis jetzt bekannt gewordener Fälle von sogenannter Selbstwendung, und zeigt die Nothwendigkeit, sich auf diese Naturhülfe nur dann zu beschränken, wenn sie bereits begonnen, im umgekehrten Falle aber die sichere Kunsthülfe in Anwendung zu bringen.

Dr. *Steinberg* beschreibt (Neue Zeitschr. f. Geb. II. H. 2.) eine nöthig gewordene Wendung, wegen der neben dem Kopfe vorgefallenen Hand, da die Zange den Kopf nicht fassen konnte; die Wendung wurde daher, obschon die 2te Geburtsperiode schon eingetreten war, nöthig, und für Mutter und Kind glücklich ausgeführt.

Dr. *Schmidt* machte die Wendung bei Zwillingen (*Casp.* Wochenschr. 1834. No. 38.), deren eines vor 24 Stunden leicht geboren ward, und fand das zweite Zwillingskind durch eine Ruptur des Uterus, welcher von der Scheide abgerissen war, in der Bauchhöhle. Die Mutter starb wenige Augenblicke nachher.

Von Dr. *Reuter* wurde (Heidelb. Ann. X. H. 3.) der Kaiserschnitt bei einer Lebenden, verglichen mit dem Kaiserschnitte bei einer an dem Ende ihrer Schwangerschaft plötzlich Verstorbenen, in Beziehung auf Indication, Prognose und Ausführung desselben, und gezeigt, dass die Operation an der Verstorbenen in allen diesen Beziehungen ungleich misslicher als an der Lebenden sey, indem bei der lebenden Mutter das Leben des Kindes sicherer zu ermitteln und die Contraction des Uterus das beste Mittel gegen der Operation nachfolgende heftige Blutung des Uterus sey, umgekehrt auch die Operation an der Verstorbenen, wenn der Tod der Mutter sicher, kaum mehr ein lebendes Kind zu Tage fördern könne, und wenn die Operation so früh unternommen werde, dass hierzu grosse Hoffnung, der Tod der Mutter ungewiss und durch die Operation sicher herbeigeführt werde. — Ein für das Kind mit glücklichem, für die Mutter aber mit unglücklichem Erfolge verrichteter Kaiserschnitt, — und ein fünf Viertelstunden nach dem Tode, bei einer am Ende ihrer Schwangerschaft plötzlich Verstorbenen, verrichteter Kaiserschnitt, bei welchem nur ein todtes Kind gefunden wurde, — bestätigen diese Ansichten.

M. R. d'Outrepont sprach (Neue Zeitschr. f. Geb. II. H. 2.) über die Pelviotomie mit dem Heine'schen

Osteotom, welches diese Operation, die *Galbiati* an Lebenden machte, sehr erleichtert. Dennoch möchte die bedeutende Verwundung kaum ein günstiges Resultat erwarten lassen.

Dr. *Horlacher* erzählt (Neue Zeitschr. f. Geb. H. II. 2.) die Geschichte einer künstlichen Frühgeburt, welche er in der 32sten Schwangerschaftswoche bei einer Frau machte, die 5mal wegen zu engem Becken todte Kinder geboren hatte. Der Verf. entwickelte ein lebendes Kind, welches erhalten wurde, und rühmt die Operation, welche nie vor der 32sten und nie nach der 36sten Schwangerschaftswoche, so wie nie bei Erstgebärenden gemacht werden sollte, als sehr heilbringend.

Dr. *Mampe* machte 4mal die Operation der künstlichen Frühgeburt (*Casp.* Wochenschr. 1834. No. 49.) wegen früherer todtgeborner Kinder durch zu enges Becken, und erhielt 3 Kinder lebend. Der Verf. brachte einen elastischen Catheter zwischen Chorion und Uterus, wodurch nach 12 — 36 Stunden Wehen eintraten und den Muttermund hinlänglich erweiterten, ehe der Blasensprung Statt fand.

Dr. *Streit* rühmt (v. Siebold's Jl. XIV. H. 1.), als ein bewährtes und zugleich sehr einfaches Heilverfahren bei den sogenannten habituell gewordenen Fehlgeburten, die der Verf. von Schwäche des Uterus herleitet, regelmässige Entleerung des Mastdarms mittelst reizloser Lavements, die aus gekochtem Wasser mit 1 — 2 Esslöffel Lein- oder Baumöl bestehen sollen, und mit denen man 14 Tage vor der Zeit, zu welcher die letzte Fehlgeburt eintrat, beginnt und diess 4 Wochen lang über den andern Tag fortsetzt. Der Verf. erzählt 3 Fälle näher, die die gute Wirkung dieses Verfahrens bestätigen.

Dr. *Stucher* theilte (v. Siebold's Jl. XIV. H. 3.) ein Volksmittel zur Beförderung der Geburt, und einen lebendigen Geburtsstuhl mit. Ersteres ist ein Tassenkopf voll Urin des Mannes der Kreissenden, dem indessen doch Zangenanlegung folgen musste; letzteres ist der Schooss eines starken Mannes. Prof. v. *Siebold* zeigt in einer Nachschrift, dass das erste Mittel schon 1549 von *C. Kanrath* wirklich empfohlen wurde, und der lebendige Geburtsstuhl nach *Metzler* einem Zimmermanne die Idee eines künstlichen gab, der roh genug ausgefallen war.

Matzler, de partu post matris mortem spontaneo (8 Ggr.), enthält eine Nachweisung von 43 dahin gehörigen Fällen, deren 2 der Vater des Verf. beobachtete; in allen Fällen wurden von wirklich todten Müttern todte Kinder geboren, und der Grund des Geburtseintritts wird in der durch die eintretende Fäulniss entstehenden Gasbildung gesucht (findet aber wohl um so weniger darin seinen Grund, als die Ausstossung des Foetus meist viel früher geschieht, als die Entwickelung einer bedeutenden Menge von Gas anzunehmen ist. *Ref.*).

Dr. *Keyler* theilt (Würt. med. Corr.-Bl. 1834. No. 36.), als Beitrag zur Geschichte des Versehens der Schwangern, einen Fall mit, in welchem eine Frau, nachdem sie lebhaft von einem schwarzen Pferde, das auf sie springen wollte, geträumt, ein Kind gebar, dessen linker Fuss, Vulva, rechte Hüfte und beide Hinterbacken bis zum letzten Rückenwirbel und den falschen Rippen, schwarzbraun und struppig mit 1 — 2'' langen röthlichen Haaren besetzt ist.

Dr. *Brefeld* und *M. R. Casper* beobachteten (*Casp.* Wochenschr. No. 38.) übermässigen Speichelfluss in der Schwangerschaft.

M. R. Heyfelder berichtet (Schmidt's Jahrb. VIII. S. 124.) über einige im Fürstenthum Sigmaringen vorgekommene, zur Geburtshülfe gehörige Fälle, namentlich eine Entzündung der Placenta, welcher tödtliches Puerperalfieber folgte, — eine Verletzung des Foetus im Mutterleibe, — eine ungewöhnlich profuse Haemorrhagia vaginae in Folge des ersten Beischlafes, — und 2 Fälle von fressenden Geschwüren am Gebärmuttergrunde, welche beide tödtlich endeten.

Prof. *Hayn* erzählt (Med. Zeit. v. Ver. f. Heilk. in Preuss. 1834. No. 32.) mehrere Beobachtungen über Entzündung der Symphysen des Beckens bei Wöchnerinnen, deren eine in Folge dieses Uebels starb. Da die Geburten nicht schwer waren, so muss eine eigene Disposition zu dieser Krankheit, welche meist die Schoossbeinverbindung trifft, einmal aber auch alle 3 Symphysen befiel, angenommen werden. Die Erscheinungen sind übrigens die eines entzündlichen Schmerzes an den betreffenden Stellen und deren nächsten Umgebungen, und die Behandlung ist örtlich und allgemein antiphlogistisch einzuleiten.

Dr. *Martin* stellt (Neue Zeitschr. f. Geb. II. H. 3.) über Puerperalfieber die Ansicht auf, das Kindbettfieber beruhe auf einer fehlerhaften Absonderung des zur Milchbereitung bestimmten Stoffes, indem dieser bereits im Blute (welches faserstoffhaltiger ist,) vorfindliche Stoff durch unvollkommenen Uebertritt der gesteigerten Reproduction zu den Brüsten, nun vielmehr zu andern Gebilden, namentlich den serösen Schleimhäuten gelangt. Neben Anlage, durch Kummer und Sorge, sind Erkältungen, Gemüthsbewegungen und mechanische Verletzungen die hauptsächlichsten Gelegenheitsursachen. Man kann allenfalls 4 Stadien unterscheiden, jenes der Vorboten, — der Congestion und des Erethismus, — der verkehrten Ablagerung des Milchstoffs, — und den Ausgang; eben so ist eine entzündlich-nervöse, und eine putride Form zu unterscheiden, doch gehen diese in einander über. Ein eigenthümlicher Ausdruck in den Gesichtszügen, tiefe Gemüthsverstimmung und Ermattung, heftiger Schüttelfrost, nie fehlender Durchfall, und die Symptome des Localleidens je nach dem Orte, den die Secretion nun betroffen, bilden die hauptsächlichsten diagnostischen Zeichen. Die Prognose ist bei der entzündlichen Form günstiger, eben so wenn die Ablagerung die Geschlechtstheile trifft, schlimmer wenn sie auf seröse Häute geht; eine eigentliche Krise giebt es nicht, doch war einigemale Epistaxis und Metrorrhagie günstig. Jede der bisherigen Behandlungsweisen ist unzureichend und wird es bleiben, bis wir ein Mittel kennen, die Milchabsonderung direct nach den Brüsten zu ziehen. Drei diesem Aufsatze beigegebene Krankengeschichten und 2 Sectionsberichte, die der Verf. in Wien sammelte, dienen zur Bestätigung der aufgestellten Ansichten.

Dr. *Mombert* erzählte (Mittheilungen aus meinem ärztlichen Tagebuche. v. Siebold's J. XIV. H. 1.)

einen heftigen Anfall von Tobsucht bei einer Wöchnerinn, der 16 Tage nach der Entbindung eintrat, und durch Herstellung des Lochialflusses und der Milchabsonderung unter kühlender Behandlung glücklich geheilt war. In einigen beigefügten Betrachtungen über die sogenannte Mania puerperalis erinnert der Verf., wie schwankend die Diagnose nach den verschiedenen Schriftstellern sey, und verlangt, dass jede mit Entbindung oder Wochenbett und Säugung im Zusammenhange stehende Manie als Puerperal-Manie betrachtet werde, mag nun in Aufregung des Genitalsystems durch zu frühen Coitus, Milchergiessung ins Gehirn, sehr schwere Niederkunft, oder wie es meist der Fall ist, grosse Schwäche im Gehirn - und Nervensystem die Ursache liegen. Nicht immer ist Fieber zugegen, und das vorhandene steht nicht stets in directem Zusammenhange mit der Manie. Die Behandlung geschehe nach allgemein therapeutischen Principien, da bei der bisherigen mangelhaften Kenntniss der Krankheit an und für sich, noch kein Specificum aufgefunden werden konnte, und der von *Berndt* gerühmte Campher von *Neumann* ohne Erfolg gegeben wurde.

Dr. *Trautmann* beobachtete als merkwürdige krankhafte Erscheinung bei dem ersten Eintritte der Katamenien (Summar. X. H. 3.) anhaltendes Niessen, welches nach dem Gebrauch eines Blasenpflasters auf die Brust verschwand. Einige Zeit nachher traten die Menses bei dem 14jährigen Mädchen ein. (*Ref.* findet keinen Zusammenhang zwischen jenem Niessen und der Menstruation.)

Dr. *Steinberg* fand einmal (Neue Zeitschr. f. Geb. II. H. 1.) als organisches Hinderniss des Menstrualflusses etwa $1^1/_2$ Zoll hinter dem Scheideneingange und dem Hymen eine Querhaut, welche er öffnete und so der regelmässig eintretenden Menstruation den Weg bahnte.

M. R. Heyfelder beobachtete (Med. Zeit. v. Ver. f. Heilk. in Preuss. 1834. No. 31.) das Wiedererscheinen der monatlichen Reinigung bei einer 78jährigen Klosterfrau, nachdem dieselbe mit 52 Jahren aufgehört hatte.

Dr. *Braun* beobachtete (Würt. Corr.-Bl. IV. No. 16.) ein 3maliges Wiedererscheinen der Menstruation bei einer 71jährigen Frau, die 5 Kinder gehabt hatte, nachdem die Menses 20 Jahre sistirt hatten.

Dr. *Nolten* behandelte (*Casp.* Wochenschr. No. 38.) einen starken Blutfluss aus der Mutterscheide in Folge eines 18 Jahre dort befindlichen Pessariums, welches man mit der Zange entfernen musste; worauf die Blutung stand.

Dr. *Tott* erzählt (v. Siebold's Jl. XIV. H. 1.) einen Fall von Katamenialfluss auf ungewöhnlichem Wege (Menses devii), indem sich bei einer einige dreissig Jahre alten Tagelöhnerinn ein monatlich eintretender Blutfluss aus einem unterhalb der lezten Rippe der rechten Seite befindlichen habituellen Geschwür einstellte; der dem Menstruationsblut glich, 4 — 5 Tage anhielt, und nach dem dann die Eitersecretion wieder eintrat.

Dr. *Steinberg* stillte einen aus einem Varix in der Mutterscheide gleich nach der Geburt vor Entfernung der Placenta eingetretenen Blutfluss durch mit Essig angefeuchtete Tampons. (Neue Zeitschr. f. Geb. II. H. 1.)

W. A. Seulen theilt (Neue Zeitschr. f. Geb. II. H. 1.) einen Fall von innerem Gebärmutterblutfluss und Geburt eines todten wassersüchtigen Knaben mit abnorm grosser (1 Pfd. 18 Loth. Civ.-Gew. wiegender) Leber mit. Die Mutter concipirte von ihrem gelbsüchtigen und hydropischen Manne, und *Seulen* glaubt diese Krankheiten dem Kinde übertragen; der geöffnete Bauch entleerte 3 Quart Wasser; die von Wasser erweichte und aufgelockerte Nachgeburt wog 5 Pfd. 21 Loth.

Dr. *Jagielski* beobachtete (*Casp.* Wochenschr. 1834. No. 37.) drei Fälle von Blutungen aus der nicht schwangern Gebärmutter, wegen regelwidriger Lage derselben, 1) wegen Schieflage mit dem Grunde nach rechts, — 2) wegen Vorwärtsbeugung und Druck des fundus uteri auf die Blase, — 3) wegen Rückwärtsbeugung des Uterus. Der erste Fall wurde durch Reposition geheilt, diese gelang in den andern Fällen bis jetzt nicht.

Dr. *Tott* erzählt in seinen Bemerkungen über die mit hysterischen Affectionen verbundenen Blutungen aus dem Uterus im Alter der Decrepidität

(v. Siebold's Jl. XIV. H. 1.) 3 Fälle solcher Blutungen. Der Verf. betrachtet das Zustandekommen der Menstruation und ihr Verschwinden sowohl als ihren Typus als in den Gesetzen der weiblichen Organisation begründet, diese aber unter dem Einflusse der Gesetze des Erd- und Himmelslebens. Die Behandlung dieser Blutungen bestand in den mitgetheilten Fällen in gelind erregenden Mitteln (von denen der Verf. so ziemlich alle anwandte, die noch Gäng und Gebe sind, und deren im 2ten Falle über 30 gebraucht wurden!! *Ref.*).

Dr. *Steinberger* schrieb (v. Siebold's Jl. XIV. 3. XV. 1.) ausführlich von den Blutflüssen des Gebärorgans. Die Metrorrhagieen sind theils profuse Menstruation, theils Blutflüsse, die nicht mit der Menstruationszeit zusammenhängen, und die theils in, theils ausser der Schwangerschaft eintreten. Im lezten Falle unterscheidet der Verf. Metrorrhagieen in der ersten, und in der spätern Zeit der Schwangerschaft, sowie Metrorrhagieen während und nach der Entbindung. Die innerlichen Metrorrhagieen bilden einen Anhang, dem die Blutflüsse aus der Mutterscheide folgen. Bei jeder einzelnen Art von Blutfluss aus dem Genitalsystem betrachtet der Verf. die Erscheinungen, die Ursachen, die Prognose und die Behandlung in ziemlicher Vollständigkeit, ohne indess vom Bekannten bemerkenswerth abzuweichen, oder irgend wichtiges Neues zu sagen.

Dr. *Pätsch* berichtet von einer merkwürdigen mehr- (3-) maligen Berstung eines wassersüchtigen Eierstocks (*Casp.* Wochenschr. No. 21.), die tödtlich endete, und deren Ausgang man nach des Verf. Meinung durch wiederholte Punction wohl hätte aufhalten können. Hieran reiht sich ein von Dr. *Stannius* (ibid. No. 22.) erzählter Fall von Eierstockwassersucht mit tödtlichem Ausgange.

Dr. *Truckmüller* erzählt (v. Gräf. u. v. Walth. Jl. XXI. H. 4.), als Beitrag zur Lehre des Hydrops ovarii und seiner radicalen Heilung, einen Fall, in welchem er die Bauchhöhle mit Lap. caust. öffnete, Adhaesiv-Entzündung zwischen dem Peritonaeum und dem Sacke des Eierstocks hervorrief, diesen öffnete und mit einer Spritze entleerte, und durch Adhaesiv-Entzündung Verwachsung seiner Wände hervorrief.

Dr. *Schlesinger* erzählt (*Casp.* Wochenschr. No. 1.), dass als Folge eines Aergers bei einer Stillenden das Kind blind, taub, stumm, und an allen Extremitäten gelähmt wurde, und, ohne dass Besserung eingetreten, bereits 1 Jahr alt ist.

Dr. *Schulz* empfiehlt (Hufel. Journ. Juli.) gegen wunde Brustwarzen Rec.: Mucilag. G. arab. ʒij, Aq. Calcar. ust. ℥vj. M. S. Zum Bestreichen der Warzen. Oder, Rec.: Bals. peruv. ʒß, Sperm. Ceti ʒj, Ol. Amygd. dul. rec. express. ℥iij. M. f. Ungt. S. ut supra.

Dr. *Bürgers* beobachtete (Hufel. Jl. Mai.) eine eigenthümliche periodische Milchsuppression durch jeden Schreck bei einer 29jährigen Frau, an der allein Milch secernirenden linken Brust.

Dr. *Kühlbrand* sah bei einer 20jährigen Frau Milch in den Brüsten bei nicht vorhandener Schwangerschaft, und später bei derselben Person nach Entfernung von Würmern, keine Milch in den Brüsten bei wirklicher Schwangerschaft, und erst nach der Niederkunft Milchabsonderung. (*Casp.* Wochenschr. 1834. No. 51.)

Dr. *v. Stosch* beobachtete (*Casp.* Wochenschr. No. 13.) eine Deviation der Milchabsonderung, als milchartige Lochien und Schweiss der untern Extremitäten.

Jahn behandelte nach einem Puerperalfieber eine 14 Tage lang dauernde Milchmetastase durch die Genitalschleimhaut, mit völliger Genesung der Kranken (Versuche. Heft I.).

Dr. *Mierendorff* sah wüthende Kopfschmerzen in Folge des Stillens einer gesunden Wöchnerinn; die Zufälle schwanden als das Kind eine Amme erhielt. (*Casp.* Wochenschr. No. 20.)

Dr. *Schlesinger* beobachtete als Folgen eines unnatürlichen Coitus, bei welchem ein Ring von Gummi elasticum in der Scheide blieb, fluor albus und Hydrops. Diese Erscheinungen schwanden, als der Verf. nach 3 Monaten den fremden Körper entfernte. (*Casp.* Wochenschr. No. 6.)

Dr. *Steinberg* beobachtete (Neue Zeitschr. f. Geb. II. H. 1.) eine Umstülpung der Gebärmutter nach der Geburt in Folge rascher Entbindung bei einer Mehrgebärenden, und eine Rückwärtsbeugung der Gebärmutter bei einer Nicht-Schwangern in Folge des Hebens einer schweren Last. Beide Kranke wurden bald geheilt.

Dr. *Hauck* theilte einen interessanten Beitrag zur Diagnose der inversio uteri mit (*Casp.* Wochenschr. 1834. No. 43.), welche so leicht mit Polypus uteri zu verwechseln ist, und schon oft damit verwechselt wurde, dass am Ende nur die bei der Ligatur eintretenden convulsivischen Zufälle schliessen lassen, dass man keinen Polyp gefasst. Wieviel indessen die Natur zu ertragen vermöge, zeigt ein beigefügter Fall, in welchem mehrere Aerzte die inversio uteri erkannten, ein anderer aber einen Polypen zu finden wähnte, und wiederholt durch die lebhaftesten Convulsionen genöthigt wurde, die immer wieder angelegte Ligatur zu lösen.

Dr. *Schlesinger* wandte (*Casp.* Wochenschr. No. 7.) gegen einen Prolapsus vaginae Kreosotwasser an, und erhielt Verkleinerung des Vorfalls, musste aber wegen nachtheiliger Wirkung auf die Harnblase vom Fortgebrauche abstehen.

Prof. *Naegele* reiht an bereits früher bekannt gewordene Fälle von Blutgeschwülsten der äussern weiblichen Geschlechtstheile (s. Uebers. 1834. S. 158.) einen von *Vogelmann* bei einer zum 11tenmale niederkommenden Frau beobachteten Fall von Berstung einer Blutgeschwulst der rechten Schaamlefze, — einen von *Waldmann* beobachteten Fall von Berstung einer Blutgeschwulst der linken Schaamlefze während Anwendung der Zange bei einer zum 8tenmale Gebärenden, — und eine von ihm selbst beobachtete Blutgeschwulst der linken Wasserlefze, durch äussere Veranlassung entstanden, bei einer Primipara (Heidelb. Ann. X. 3.).

Dr. *Arning* knüpft an die Operationsgeschichte eines Gebärmutterpolypen praktische Bemerkungen über Gebärmutterpolypen und ihre Entfernung (Med. Jahrb. d. Oestr. St. VIII. 2. 3.), in denen er sich für die Unterbindung ausspricht, weil nur gestielte Polypen abgeschnitten werden können und die Blutung danach oft sehr bedeutend ist, auch der Schnitt noch übrig bleibt, wenn die Entfernung durch die Ligatur misslungen. Die Anlegung der Ligatur soll daher auch dem Schnitt vorhergehen, um die Diagnose zu sichern, und heftiger Blutung vorzubeugen.

Dr. *Veiel* bewirkte die Ausrottung eines Gebärmutterpolypen von ungewöhnlichem Umfange (Würt. med. Corr.-Bl. 1834. No. 34.) bei einem 36jährigen Mädchen durch 4maliges Ausziehen desselben mit glücklichem Erfolge. Die entfernte Masse wog gegen 12 — 13 Pfd.

Dr. *Tschepke* machte, nachdem er früher 2mal Gebärmutterpolypen unterbunden, aber mit manchen unangenehmen Nebenzufällen zu kämpfen hatte, die Exstirpation eines Gebärmutterpolypen nach *v. Siebold's* Methode bei einer 37jährigen Frau mit günstigem Erfolg, und zieht die Exstirpation der Unterbindung vor (Med. Zeit. v. Ver., f. Heilk. in Preuss. 1834. No. 48.).

Dieffenbach theilte (*Casp.* Wochenschr. 1834. No. 49. 50.) seine in Paris gesammelten Beobachtungen über Krankheiten der Gebärmutter mit, beschreibt *Lisfranc's* und *Ricord's* Speculum uteri, die Betupfungen des excoriirten Uterus mit Salpetersäure, und die theilweise Exstirpation des Collum uteri nach *Lisfranc*. Die leztere Operation soll im Ganzen leicht ertragen werden und dauernde Heilung oder doch Stillstehen des Uebels bewirken.

Dr. *Heyfelder* bemerkt (Würt. Corr.-Bl. IV. No. 20.) über das phagadaenische oder fressende Geschwür am Gebärmutterhalse, welches er 2mal zu behandeln Gelegenheit hatte, dass es zu den fast unheilbaren Krankheiten gehört. Injectionen von Decoct. Belladonnae, Kreosotwasser, Alaunauflösung, Chinadecoct, gewährten keine Hülfe, und die Section zeigte in beiden Fällen dunkle körnige Geschwürfläche, und Harnblasenfistel mit leicht zerreissbarer Harnblase. — Ein ähnlicher Fall soll durch Injectionen mit Kreosotwasser geheilt worden seyn.

Dr. *Schäfer* beschreibt (Med. Zeit. v. Ver. f. Heilk. in Preuss. 1834. No. 34.) zwei Fälle von Scirrhus uteri durch Haemorrhoidalleiden bedingt, die unter der bekannten, gegen Krebs gerichteten Behandlung nur schlimmer wurden, während die Behandlung des Haemorrhoidalzustandes die Kranken rettete. Bei dieser Gelegenheit macht der Verf. aufmerksam, wie gefährlich es oft sey, eingreifende

Mittel zu gebrauchen, und wie vielleicht manches Anfangs noch gutartige Leiden dadurch eben zum Scirrhus geworden, und auch *M. R. Kluge* spricht sich in einem Zusatze ganz dahin aus, dass oft eine milde Behandlung, wie er sie seit 20 Jahren mit dem günstigsten Erfolge anwendet, das meiste gegen beginnenden Scirrhus uteri leistet.

Dr. *Krimer* glaubt dass mit Erfolg theilweise exstirpirter Scirrhus uteri nur leichte Verhärtungen gewesen, und bei wahrem Scirrhus oder Carcinoma vielleicht operativ nur von der totalen Exstirpation Hülfe zu hoffen sey. Desto mehr verspricht sich der Verf. durch beharrliches Verfahren anderer Art, und wirklich leistete in einigen Fällen salzsaures Gold durch eine Röhre mit einem Pinsel trocken an die leidende Stelle gebracht, neben abwechselnden Injectionen von Chamillenthee und Aq. laurocerasi theils völlige Heilung, theils Aufenthalt des Uebergangs in Carcinoma. (Einige Worte die Behandlung von Verhärtungen und Scirrhus des Uterus betreffend. Hufel. Journ. 1834. Sept.).

Wendt's, Kinderkrankheiten erschienen in 8ter, mit den Beobachtungen der neuesten Zeit vermehrter Ausgabe und dem Bildnisse des Verfassers (2½ Thlr.).

Ein Auszug aus *Rosshirt's* Schrift: de asphyxia neonatorum (s. Uebers. v. 1834. S. 165.), findet sich in der neuen Zeitschr. f. Geb. II. H. 2. „über den Scheintod neugeborner Kinder."

Aehnlich der von *Mezler* herausgegebenen Sammlung auserlesener Abhandlungen über Kinderkrankheiten (s. Uebers. 1834. S. 164.), deren 4tes Bändchen erschien (16 Ggr.), sind *Rieke's* Analekten über Kinderkrankheiten, von denen 5 Hefte (à 15 Ggr.) ausgegeben wurden. Diese enthalten: (I.) *Tourtual*, Ansichten und Bemerkungen über Kinderkrankheiten und ihre Behandlung.

Jahn, Anwendung der Narcotica bei Kindern. *v. Vogel*, Diagnostik der Kinderkrankheiten. *Mende*, Scheintod der Neugebornen. *v. Ammon*, die Augenentzündung der Neugebornen. — (II.) *Roche*, die Entzündung der Ohrspeicheldrüse. *Jahn*, Rothsucht der Neugebornen. *Martin*, die entzündliche Diathese der Neugebornen. *Berndt*, die Rose der Neugebornen. *Heyfelder*, die Zellgewebeverhärtung der Neugebornen. *Bouillaud*, die Blausucht. *Hufeland*, von den Krankheiten der Neugebornen und der Vorsorge für das Leben und die Gesundheit des Menschen vor der Geburt. *Sablairoles*, das Vorherrschen des Verdauungssystems im Kindesalter. *Dugès*, über das Zahnen. *Naumann*, über Diphtheritis. Miscellen. (III.) *Pieper*, die Physiognomie der Kinder in semiotischer Beziehung. *Schwarz*, die Ohrenentzündung der Kinder. *Burns*, das Erbrechen und die Durchfälle der Kinder. *Guersent*, über den Croup. *Naumann*, über die Aphthen und den Soor. *Doepp*, über einige Krankheiten der Säuglinge. (IV.) *Nagel*, die gallertartige Magenerweichung. *Louis de la Berge*, die Pneumonia lobularis im Kinderspitale zu Paris. *Blache*, der Keuchhusten. *Dubois*, die Kopfblutgeschwulst. *Jahn*, über Scharlach. (V.) *Jörg*, die Atelectasis pulmonum neugeborner Kinder. *Berndt*, die Masern. *Hirsch*, das Asthma thymicum. *Gintrac*, die Unterscheidung des hitzigen Kopffiebers der Kinder von Wurmzufällen. (Einige dieser Abhandlungen sind auch in *Mezler's* Sammlung befindlich. *Ref.*).

Dr. *M. Heine* lieferte (Schmidt's Jahrb. VIII. S. 209.) einen klinischen Bericht aus dem St. Petersburger Kinderhospitale für die Monate Januar bis Mai incl. 1835. Mit Uebergehung der Witterungsverhältnisse bemerken wir, dass der Krankheits-Charakter im Januar und Februar entzündlich-gastrisch war, das Gastrische im März und April vorherrschend wurde und allmälig bis zum Mai zum Nervösen überging; ausserdem herrschten Scharlach, Blattern und Keuchhusten epidemisch. Der Scharlach war entzündlich und erforderte ein antiphlogistisches Verfahren, lauwarme Bäder, und, wenn er mit Delirien auftrat, kalte Uebergiessungen auf den Kopf; einigemale erschien auch Scharlachfieber ohne Exanthem mit lappiger Hautabschuppung, und überhaupt war bei Erwachsenen Angina häufig, als unter den Kindern Scharlach herrschte; nachfolgender Hydrops wich am besten der Senega. Gegen Keuchhusten wurde Asa foetida einigemale mit Vortheil gegeben; gegen Krätze grüne Seife angewandt, — gegen Scrofulosis Aurum muriaticum, — gegen Tinea capitis Chloruretum calcis, — gegen Chorea neben Anthelminthicis flor. Zinci und Blutegel und Schröpfköpfe auf die Wirbelsäule, — gegen verbreitete Brandwunde ein Liniment aus Ol. Lini und Aq. Calcis, — gegen das Jucken der Blattern Ol. camphoratum zum Bestreichen, — gegen Tumor albus Dampfbäder, — gegen Phthisis Phellandrium aquaticum, — gegen Scrofulosis mit Geschwüren und Knochenleiden Jodine, — gegen Urticaria Tartarus tartarisatus anhaltend gegeben, — gegen chronische Diarrhoea sanguinea Ipecacuanha mit Rad. Zingiberis, — mit Erfolg benutzt. Dr. *Arendt* machte eine Lithotomie bei einem 4jährigen Knaben mit Erfolg; einem andern Knaben entfernte man einen bohnengrossen Harnstein aus der Harnröhre. — Gegen chronische Exantheme bewährte sich besonders, namentlich in einem Falle von Porrigo favosa, der fast allen Heilmitteln getrozt hatte, ein Electuarium mundificans von *Himly*. Rec.: Rad. Helenii ℥jβ, Rad. Imperator., Lign. Guajaci, Fol. Sennae ā ℥j, Cort. Lign. Sassafras, Bacc. Juniperi ā. ℥β, Sem. Anisi ℥jj. M. f. Pulv. et cum Mell. desp. Libr. I. Elect. S. Täglich 3 bis 4mal einen Theelöffel voll zu geben, und nöthigenfalls Aethiops antimonialis zuzusetzen. Im Hospital wurden von 273 behandelten Kindern, 186 geheilt, und 28 starben; in der Poliklinik wurden von 80 behandelten Kindern 44 geheilt, und 9 starben. —

Dr. *Schnuhr* erzählt (Med. Zeit. v. Ver. f. Heilk. in Preuss. 1834. No. 32.) einen Fall von Verletzung des Foetus im Mutterleibe. Die schwangere Frau fiel im 8ten Monate auf einen Kübel und empfand lebhafte Schmerzen, nach welchen die Bewegungen des Foetus 8 Tage lang aufhörten; das Kind zeigte bei der Geburt am rechten Stirnbein einen unregelmässigen sternförmigen Eindruck, der sich langsam hob, und nach 3 Monaten geheilt war.

Dr. *Wunderlich* untersuchte (Würt. Corr.-Bl. IV. 8.) die Sterblichkeitsverhältnisse der Kinder unter zwei Jahren in der Parochie Welzheim von den Jahren

1822 bis 1829 incl., in welcher Zeit von 1892 lebend Gebornen in den ersten 2 Lebensjahren 28% starben, die Sterblichkeit also für ganz Würtemberg sich dem Minimum nähert. Die Ursachen werden in Unwissenheit, Unreinlichkeit, zu grosser Hitze in den Wohnstuben im Winter, und den zunehmenden unehelichen Geburten (unter 2006 in 10 Jahren überhaupt Gebornen waren 300 uneheliche, also 1 von 6,68) gesucht. Schwieriger möchte die Abhülfe seyn.

M. R. Hohnbaum beobachtete einen Fall von Verblutung durch die Nabelschnur (Henke's Zeitschr. f. d. St. A. K. Erg. H. 20.), welche 2 Zoll vom Nabelringe unterbunden worden war, ohne dass die erste Schlinge fest genug zugezogen worden; man sollte daher nicht vor dem gänzlichen Aufhören der Pulsation im Nabelstrang unterbinden. Auch Dr. *Reimann* beobachtete einen neuen Fall einer vorgekommenen tödtlichen Verblutung aus der Nabelschnur eines neugebornen Kindes (Horn's Arch. 1834. Juni.), welches man später im Wasser ohne unterbundene Nabelschnur fand. — Dagegen erzählt Dr. *Elsässer* (Schmidt's Jahrb. VII. S. 202.) mehrere Fälle, in denen die Nabelschnur abgerissen und erst ½ bis 2 Stunden nach der Geburt unterbunden wurde, ohne dass Blutung eintrat.

Dr. *Rahn-Escher* betrachtet (v. Pomm. Zeitschr. 4.) die Blutungen aus den ersten Wegen bei Neugebornen als durch Secretion auf dem obern Theil der Dünndarmschleimhaut entstehend, und auf Erschlaffung, namentlich des Unterleibs der Neugebornen beruhend, und empfiehlt dagegen Adstringentia in schleimigem Vehikel.

Dr. *Camerer* bemerkt (Würt. Corr.-Bl. IV. No. 11.) über Blutungen aus den Geschlechtstheilen neugeborner Mädchen mit Beschreibung eines Falls, dass diese Blutungen vielleicht als kritisch zu betrachten seyen, um den gegen das Foetusleben veränderten Blutumlauf auszugleichen.

Dr. *Hacker* beobachtete eine Schleimabsonderung aus den Genitalien bei einem 22monatlichen Kinde (Summar. X. 6.). Einspritzungen mit Milch, nachher mit Aq. Calcis vermischt, heilten das Uebel in einer Woche.

Dr. *Steinberg* beobachtete (Neue Zeitschr. f. Geb. II, H. 1.) einen Fall von Bauchwassersucht neugeborner Kinder; es waren Zwillinge einer zum erstenmale niederkommenden 36jährigen Frau. Beide Kinder waren todt.

M. R. Horn sah in 2 Fällen ein tödtliches Hirnleiden bei Kindern durch Fallen auf den Hinterkopf veranlasst (Med. Zeit. v. Ver. f. Heilk. in Preuss. 1834, No. 40.); in beiden Fällen zeigte die Section Hydrocephalus in den Ventrikeln, mit theilweiser Erweichung des Sept. pellucidum. (Vergl. *Albers* Erinnerung u. s. w.)

Bei Kindern, die im Sommer von Convulsionen befallen werden, räth Dr. *Adelmann* (Allgem. med. Zeit. April.), an unreifes Obst und mitverschluckte Kerne als häufiger Ursache zu denken.

Jahn macht (Versuche I.) auf Odontitis infantum aufmerksam. Die Krankheit erscheint mit Fieber, vermehrter Speichelung, welche ätzend auf die Umgebungen wirkt, Aphthen im Munde, Erbrechen und Durchfall, spärlicher Harnentleerung, und grosser Schmerzhaftigkeit des Zahnfleisches, welches heiss, brennend ist. Löst sich die Krankheit nicht durch Schweiss, Harnabsonderung und tiefen Schlaf, so kann sie selbst tödtlich enden, indem Convulsionen und typhöses Fieber eintreten. Die Behandlung erfordert besonders örtliche Blutentziehungen.

Dr. *Boehr* lässt (Rust's Mag. 42. H. 2.) das Zahnen der Kinder als Krankheit nur gelten, insofern beim Durchbruch der Zähne sowohl eine örtliche als allgemein eine grosse Veränderung im Organismus eintritt, das Zahnfleisch aufschwillt, der Speichel scharf wird, und sowohl dadurch als durch consensuelle Reizung im Darmcanal, Diarrhoe u. s. w. eintreten kann, während die um diese Zeit des Lebens stärker hervortretende Sensibilität leicht Encephalitis hervorrufen kann, der durch Ausschwitzung Hydrocephalus folgt. Das Verfahren muss dabei antiphlogistisch seyn, und man darf sich nicht leicht zu einer erregenden Behandlung bei Kindern verleiten lassen.

Dr. *Arnold* beobachtete einen unter Krämpfen mit Ruhr und Erbrechen eingetretenen ungewöhnlich schnellen

Durchbruch von Milchzähnen (Würt. med. Corr.-Bl. 1834. No. 32.), indem innerhalb 14 Tagen 6 Zähne hervorkamen.

Dr. *Angenstein* erzählte (Zeit. v. Ver. in Preuss. No. 21.) eine Beobachtung einer Zellgewebe-Verhärtung bei einem neugebornen Knaben, die am 8ten Tage nach der Geburt begann, und sich vom Nabel über die Hüftbeine und die untern Extremitäten verbreitete. Eine Ursache war nicht zu ermitteln; Diät der Mutter, Milchbäder, Reinlichkeit und Einreibungen von Ungt. Digitalis über die Geschwulst beseitigten das Uebel bald.

Dr. *Steinberg* heilte (Neue Zeitschr. f. Geb. II. H. 1.) eine Induratio telae cellulosae bei einem 14 Tage alten Kinde, die von einer kleinen Stelle des rechten Schulterblattes angefangen hatte; — nachdem Dampfbäder und Diaphoretica ohne Hülfe gebraucht worden waren, — indem er 2stündlich 1/2 Gr. Calomel nehmen, und die verhärteten Stellen mit Ungt. merc. cin. einreiben liess. Nach 14 Tagen war das Kind geheilt.

Geh. Rath *Kluge* bemerkte (Zeit. v. Ver. in Preuss. No. 30.) als charakteristisch bei der Lungenentzündung der Neugebornen, aschgraue Bleifarbe der kalten Haut durch Uebertritt des venösen Blutes in das arterielle durch das eirunde Loch und den Botall'schen Gang, wodurch auch meist schon Erstickung eintritt, ehe sich die eigentlichen entzündlichen Symptome ausbilden können. Beim Eintritt jener Hautfärbung sind demnach Blutegel und Calomel in Anwendung zu bringen.

Dr. *Elsässer* fand (Bericht u. s. w. Schmidt's Jahrb. VII. 317.) die Gelbsucht der Neugebornen vom Geschlecht und atmosphärischen Einflüssen unabhängig; sie erscheint meist am dritten Tage nach der Geburt, ist vom Rothgelben zum Schwarzgelben steigend, bei Kindern mit blonden Haaren und feiner Haut am deutlichsten, und eben so häufig nach kurz nach der Geburt unterbundener Nabelschnur als in den umgekehrten Fällen. Geschlecht, Menge des Fruchtwassers und Kindesschleims haben keinen Einfluss auf die Entstehung; die Krankheit währt 7 — 14 Tage, während welchen auch die Stühle gelb gefärbt sind, und der Harn häufig safranfarbig ist. Die Krankheit ist als Entwickelungserscheinung zu betrachten, bei welcher die Leber eine bedeutende Rolle spielt, und für die lauwarme Bäder meist hinreichen. Das Wundseyn der Kinder (intertrigo) folgt gerne der Gelbsucht, gegen welches nun ebenfalls Bäder und allenfalls ungesalzene Butter oder Eigelb mit Baumöl anzuwenden sind.

Psychologie.

Wenn wir unter den hier aufzuführenden Werken und Aufsätzen nur wenige Namen treffen, und demnach diess Gebiet wohl weniger allgemein bearbeitet wird, als vielmehr der Gegenstand unausgesetzter Forschung Einzelner ist, so ist es um so erfreulicher, dass wir mehrere ausgezeichnete Werke nennen können, und so die Anstrengungen zu einem Resultate führend finden.

Dr. *Amelung* schilderte in seinen Bemerkungen über die Einrichtung von Irrenanstalten, und über die Behandlung der Irren (Henke's Zeitschr. 1834. III.), eine Irrenanstalt, wie sie seyn sollte, zugleich Heil - und Aufbewahrungsort, mit allen Attributen, und fordert mit Recht, dass ein Arzt die oberste Leitung führe. Der Verf. braucht in seltenen Fällen körperliche Züchtigung mit Erfolg, aber von andern Zwangsmitteln nur Zwangsweste, Zwangsgürtel und Zwangsstuhl; einfache lauwarme Wannenbäder sind bei Melancholischen von Vortheil, Sturzbäder und Strahlbäder leisteten nichts; mehr noch Regenbäder, denen jedoch lauwarme Bäder, in denen man kalte Umschläge oder Blasen mit Eis auf den Kopf legt, vorzuziehen sind. Die baldige Aufnahme Irrer in die Anstalt scheint die Möglichkeit der Heilung sehr zu begünstigen.

Von Dr. *Bird* erschien ein Werk über Einrichtung und Zweck der Krankenhäuser für Geisteskranke und die ärztliche Behandlung überhaupt, wie sie hier seyn muss ($^{7}/_{12}$ Thlr.), welches als erweiterte Ausführung der von demselben Verf. früher (in Henke's Zeitschr. f. d. St. A. K. XVI. Erg. Heft. — s. Uebers. v. 1832. S. 309.)

geäusserten Ideen erscheint, und sich an *Roller's* und *Jacobi's* Schriften über Einrichtung dieser Anstalten anschliesst.

Nowak's Notizen über die Prager Irrenanstalt und die Veränderungen in derselben seit dem Jahre 1830 (16 Ggr.) schliessen sich an *Riedel's* Werk (*Prag's Irrenanstalt.* 1830.) an, und zeigen den guten Geist, der in dieser Anstalt herrscht. Die beigegebenen 5 Krankengeschichten sind sehr interessant, und zeigen die Möglichkeit völliger Heilung, auch bei schon sehr bedeutenden Graden der Verrücktheit.

Eine Nachricht über eine bei Coblenz neu errichtete Irren-Aufbewahrungs-Anstalt zu St. Thomas (Berl. Centr.-Zeit. No. 8.), lässt diese Anstalt und die Einrichtungen sehr zweckmässig erscheinen.

Dr. *Engelken* beschrieb die von ihm geleitete Privat-Irrenanstalt zu Oberneuland bei Bremen (15 Ggr.), und zeigte die Zweckmässigkeit der Einrichtung. Von 426 Irren wurden 230 geheilt, 28 gebessert, 147 ungeheilt entlassen, und 21 starben; auch diess günstige Resultat der vom Verf. angewandten Behandlungsweise spricht sehr für derartige kleinere Anstalten, denen Ref. wiederholt den Vorzug vor grossen Instituten giebt.

Ducpetiaux, Verhältnisse der Irren in Belgien und Vorschläge zur Verbesserung ihres Looses. Aus dem Französischen von Dr. *Canstatt* (6 Ggr.).

Dr. *Tott* gab (Wildberg's Jahrb. I. 2.) eine kurze Beschreibung der beiden Irrenheilanstalten (zu Sachsenberg, und zu Rostock) im Grossherzogthum Mecklenburg-Schwerin, die aber nur das Personal und die Zahl der Kranken angiebt.

Dr. *Zeller* giebt (Würt. med. Corr.-Bl. III.) eine Beschreibung der Irrenheilanstalt Winnenthal in Würtemberg, welche 100 Kranke aufnehmen kann, und recht zweckmässig eingerichtet erscheint.

Lowenhayn beschrieb (Friedr. Arch. 2.) die Irrenanstalten in Holland, und Michaelis (ibid.) die Irrenanstalt der Quäker bei York.

Dr. *Bergmann* referirte (Friedr. Arch. 1834. I.) eine Schilderung von Neu-Bethlem in London. Eine

Darstellung der Irrenanstalt in Hanwell findet sich in Gers. u. Jul. Mag. Mai.

Von Prof. *Ideler* erschien eine interessante Schrift: *Langermann* und *Stahl* als Begründer der Seelenheilkunde dargestellt (12 Ggr.), welche die Verdienste dieser beiden Männer um die Psychiatrik besonders würdigt und hervorhebt.

Damerow gab 2 Serien von Aphorismen über psychische Krankheiten (Zeit. v. Ver. in Preuss. No. 21. 35.), die die wichtigsten Gegenstände der Psychiatrik berühren, auf die wir aber nur aufmerksam machen können, da jede Auswahl hierbei nur subjectiv seyn könnte.

Eben so können wir auf *Weigel's* Aphorismen über Geisteskrankheiten (*Clar.* u. *Rad.* Beitr. I. 3.) blos aufmerksam machen.

Prof. *Grohmann* gab (Allgem. med. Zeit. Jan.) einen Aufsatz: über die vielfache Persönlichkeit der Nichtidentität des Bewusstseyns von philosophischem Standpuncte aus, auf den wir daher blos verweisen. Dasselbe gilt von einem Aufsatze desselben Verf. (ibid. März.), über die psychische Natur in ihrer organischen Hülle.

Von *Kerner's* Blättern aus Prevorst erschien die 6te Sammlung (18 Ggr.).

Der erste Theil von *Ideler's* Grundriss der Seelenheilkunde (4 Thlr. 6 Ggr.), enthält die Ansichten des Verfassers über Leidenschaften und Triebe, deren Abweichungen, und die Mittel, sie zum normalen Typus zurückzuführen. Vom psychischen Standpuncte ausgehend, und dem Somatischen vielleicht zu geringen Werth einräumend, geht die Therapie des Verf. natürlich auf eine mehr moralische Besserung des Menschen hin, als sie eine eigentlich ärztliche ist, und so tritt sie ganz in Gegensatz zu der Theorie der blos somatischen Ursache der Geisteskrankheiten, welche *Amelung*, *Bird*, *Friedreich* u. s. w. vertheidigen. Als Grundriss möchte das Werk zu ausgedehnt seyn, und dem Arzte, der es zum heilenden Zweck liest, weniger genügen, als dem Anthropologen, für den es einen Schatz von Vergleichungen und Ansichten darbietet, die zu den wichtigsten Folgerungen führen.

Von Prof. *Friedreich* erschien eine historisch-kritische Darstellung der Theorieen über das Wesen und den Sitz der psychischen Krankheiten (1 Thlr. 20 Ggr.), in welcher der Verf., der bekanntlich der Ansicht huldigt, dass alle psychischen Krankheiten auf körperlichen Leiden, und namentlich stets auf idiopathischer oder consensueller Krankheit des Gehirns beruhen, zunächst die *Heinroth'*sche Theorie eines rein psychischen Erkrankens, dann aber auch die Meinung derjenigen zu widerlegen sucht, welche zwar im Allgemeinen ebenfalls ein den psychischen Krankheiten zum Grunde liegendes körperliches Leiden angeben, allein doch auch ein primäres Erkranken von der Psyche aus annehmen. (Vergl. *Friedreich* Kritik der *Heinroth'*schen Theorie über das Wesen der psychischen Krankheiten. Allgem. med. Zeit. Mai.). Der Verf. nimmt die Gründe für seine Ansicht: aus den ätiologischen Bedingungen der psychischen Krankheiten, den stets (?) vorhandenen Symptomen somatischer Abnormität, der Dauer psychischer Krankheiten und ihrer Abhängigkeit von kosmischen und tellurischen Verhältnissen, der stets materiellen Krisis (der Verf. nimmt seine früher aufgestellte Ansicht von Krisen auf psychischem Wege zurück;), dem Verschwinden nach Einwirkungen auf die materielle Seite des Organismus, den Heilmethoden und Wirkungsweisen der bisher benutzten Heilmittel, dem Vorkommen eines halbseitigen psychischen Erkrankens (vom Verf. zuerst aufgestellt), der Beziehung der psychischen Krankheiten zu den Temperamenten, der Aehnlichkeit psych. Krankheiten mit andern, offenbar auf körperlichen Ursachen beruhenden Leiden, namentlich dem Rausche und der Vergiftung, und endlich in der Identität zwischen Fieberdelirien und psych. Krankheiten, gleichsam chronischen Delirien, — indem der Verf. den Einwurf der zuweilen vor dem Tode eintretenden Rückkehr der Vernunft, durch Annahme einer durch den Todeskampf veranlassten Verminderung oder Entfernung der materiellen Schädlichkeiten zu heben sucht. — Wir haben nur andeuten können, wie der Verf. seinen Gegenstand von allen Seiten betrachtet und seine Ansicht durch die verschiedensten Thatsachen zu bekräftigen sucht, indem wir die dagegen sprechenden Gründe einem andern Orte vorbehalten müssen, diejenigen Aerzte aber, denen diese Frage von Interesse ist — und wem muss sie es nicht seyn! — auf das auch in seinem Tadel stets mit wissenschaftlichem Anstande geschriebene Werk verweisen.

Die von Dr. *Bird* herausgegebenen Notizen aus dem Gebiete der psychischen Heilkunde (16 Ggr.) reihen sich an die in der berl. Centr.-Zeit. (1834. No. 36. 1835. No. 21. f.) von demselben Verf. gegebenen kurzen Andeutungen zur Psychiatrik, und enthalten verschiedene Aufsätze, theils Ideen Geisteskranker, theils Reflexionen über diese und ihre Krankheit, die der Verf. als durchaus und stets auf einem körperlichen Leiden beruhend darzustellen bemüht ist. Am interessantesten erscheinen der Aufsatz, welcher über den Einfluss des Geschlechtstriebs bei kranken Männern handelt, und nachweist, dass Unterdrückung der Onanie oft die Manie vermehrte; — und jener, welcher die psychische Bedeutung des Hirnorgans in Thatsachen nachzuweisen sucht. — Auch ohne der Grundansicht des Verf. von einer stets somatischen Ursache der Geisteskrankheiten, die noch dazu auch stets im Gehirn zu suchen seyn soll, beizutreten, erkennen wir doch diese Beiträge als sehr werthvoll an, und sehen der Fortsetzung gerne entgegen.

Unter den von *Bird* mitgetheilten Notizen zur Psychiatrik (Berl. med. Centr.-Zeit. 1834. No. 15 flg. 1835. No. 21. flg.) finden wir (No. 15.) die Frage: könnten total veraltete Ansichten und Meinungen jetzt nicht wohl mit verrückten Ideen verwechselt werden? — (No. 33.) Bemerkungen: über gesteigerte Sanguification bei Verrückten; — Ungeneigtheit zu Muskelbewegungen; — Psychische Einflüsse; — über die Erblichkeit der Verrücktheit; — veraltete Ideen sind immer noch keine verrückte Ideen; — körperliches Arbeiten von psychisch Erkrankten; — über ungleiche Dimensionen der Carotiden. — (No. 35.) Zur Lehre von der prävalirenden Venosität; — Einfluss von Fieberzuständen auf Verrückte. — (No. 37.) Ueber Sinnestäuschungen. Ueber psychische Behandlung. — (1835. No. 21.) Witz und Scharfsinn bei

Wahnsinnigen; — Nachrichten eines Kranken über sich selbst; — zur Kenntniss der Behandlung geistig alienirter Menschen, in früherer Zeit; — über das erzwungene Füttern der Geisteskranken. — (No. 23.) Halbwissen in Bezug auf Menschenkenntniss; — die 4 Temperamente. — (No. 24.) Zur Lehre von der psychischen Bedeutung der Organe. —

Der zweite Band der von *Amelung* und *Bird* herausgegebenen Beiträge zur Lehre von den Geisteskrankheiten (1 Thlr. 14 Ggr.) (Vergl. 1832. S. 318. 319.), enthält in der ersten Abtheilung: zur psychiatrischen Klinik von *Amelung*, 20 ausführlich erzählte, meist interessante Krankengeschichten, und in der zweiten Abtheilung: zur Lehre von der psychischen Bedeutung der Organe von *Bird*, 14 Krankengeschichten, 2 Thatsachen und die Geschichte einer Kopfkrankheit. Zu allen diesen Beobachtungen finden sich Bemerkungen, durch welche die Verf. den von ihnen vertheidigten Satz: dass das Gehirn stets der alleinige Sitz der Verrücktheiten sey, indem dessen organische Function aufgehoben, und alle bei Verrücktheiten vorkommenden anderweitigen krankhaften Erscheinungen nur causae remotae der Verrücktheit selbst seyen — zu beweisen suchen. Die grossen Erfahrungen, welche beide Verf. an bedeutenden Irrenheilanstalten zu machen Gelegenheit hatten, werden von denselben bestens benutzt, und wir verweisen unsere Leser, wenn wir auch den Ansichten nicht unbedingt beitreten (s. Uebers. 1832. S. 319.), dringend auf das Werk selbst.

M. R. Bergmann gab (Schmidt's Jahrb. VIII. S. 217.) eine charakteristische Uebersicht der im Jahre 1834 in die Heilanstalt im St. Michaelis Kloster aufgenommenen Seelengestörten in genereller und specieller Beziehung, namentlich in Bezug auf die verschiedenen Stände, Lebensalter, Temperament u. s. w. der Irren; und die eigenthümlichen Formen der Verrücktheit, auf die wir indessen blos hinweisen können, indem wir nur bemerken, dass von 241 Behandelten 44 geheilt, 23 in die Pflegeanstalt entlassen wurden, 2 starben, und 172 in Bestand blieben.

Advokat *Bopp* theilte (Wildberg's Jahrb. I. 3.) Nachrichten von dem Hospitale und Irrenhause Hofheim im Grossherzogthum Hessen in den Jahren 1831 — 1834 mit, die numerische Angaben der behandelten Irren enthalten.

Dr. *Schmid* gab (Friedr. Arch. 1834. H. II.) eine neue Beurtheilung der *Gall*'schen Organenlehre nach *Combe's* System der Phrenologie übersetzt von *Hirschfeld*, worauf wir unsere Leser, als auf eine kritische Relation des gegenwärtigen Standpunctes der Phrenologie in England, mit dem Bemerken verweisen, dass der Verf. den Gegenstand gründlich von deutschen Psychologen untersucht wünscht, da ihm jedenfalls eine tiefe Wahrheit zum Grunde zu liegen scheine.

Dr. *Schäfer* beleuchtete (Friedr. Arch. 3.) *Serveto's* Ansichten über das Wesen und den Sitz der Seele, und über die Verrichtungen einzelner Gehirnorgane.

M. R. Flemming theilt (Med. Zeit. v. Ver. f. Heilk. in Preuss. 1834. No. 40.) einige interessante Bemerkungen über den muthmasslichen Antheil des Gangliensystems an der Erzeugung des Irreseins mit; namentlich sprechen die Verstimmung des Gemeingefühls und der Verdauung, erhöhte Reizbarkeit, Leidenschaftlichkeit, der Torpor in einzelnen Organen, wie sie bei Irren beobachtet werden, so wie das häufige Zusammenfallen des Eintritts der Verrücktheit mit den Evolutionsperioden, und der Einfluss der Wechselfieber auf die Heilung der Geisteskrankheiten, ja selbst die für diese Leiden so passende gelinde antiphlogistische Methode — für einen solchen Zusammenhang, den näher zu erforschen, Aufgabe der pathologischen Anatomie seyn wird.

Dr. *Bird* macht in seinen Bemerkungen über die psychische Bedeutung des Darmcanals (v. Gräf. u. v. Walth. Jl. Bd. 21. H. 2.) aufmerksam, dass sich die Ansicht, pflanzenfressende Säugethiere hätten einen längern Darmcanal als Fleischfresser, nicht immer bewährt, und namentlich der Darmcanal des Kindes viel länger im Verhältniss als der des Erwachsenen ist. Der Verf. theilt dann eine Krankengeschichte eines Blödsinnigen mit, dessen Section einen auffallend langen

Darm zeigte, wie denn *Kennemann* den Darmcanal eines Mörders sehr lang fand, und sucht eine Beziehung zwischen dieser Erscheinung und der Geisteskrankheit aufzufinden.

Dr. *Bird* beleuchtet (v. Gräf. u. v. Walth. Journ. 21. H. 2.) die Frage: welches sind die Gründe, in deren Folge wir einen Wahnsinnigen für dauernd genesen halten können, indem er die Unhaltbarkeit der bisherigen Kriterien darzuthun sucht, und als Bedingungen der Bejahung aufstellt, dass nur längere Zeit fortbestandene Harmonie aller Erscheinungen des Lebens sie zulässig mache. Namentlich soll Ungleichheit in den Circulations-Verhältnissen und dem Zufluss des Blutes zum Kopfe, Rückfälle befürchten lassen, wie denn überhaupt schnelle Heilung die beste Gewähr für deren Dauer giebt, weshalb denn Beseitigung des aufgeregten Zustandes des Gehirns stets die erste Aufgabe ist und nach ihrer Erfüllung erst die Causa remota in nähern Betracht gezogen werden kann.

Jahn gab (Versuche I.) geistreiche Andeutungen über die Prophezeiungen der Sterbenden, die bei Irren manchmal kurz vor dem Tode Statt findende Wiedererhellung der Seele, und einige verwandte Gegenstände, indem er die desfallsigen Thatsachen vergleichend berührt und einige neue hinzufügt. Dem Ganglienleben ist ein Empfinden in die Zukunft gar nicht abzusprechen, wenn es auch beim Menschen weniger als bei den Thieren (Instinct) entwickelt erscheint; wie nun die Reaction des Organismus gegen den Act des Sterbens, bei theilweisem Darniederliegen der höhern Seelenkräfte, Aufregung des Gangliensystems bewirkt, tritt dieses Vorempfinden deutlicher ein. — Eben so kann die Reaction des Organismus vor dem Tode verschiedene Aufsaugungen von Krankheitsstoffen und plastischen Bildungen, die bei vollem Leben Verrücktheit bedingten, hervorrufen, und so kann Wiedererhellung der Seele eintreten.

M. R. Schneider erzählt (Schmidt's Jahrb. VII. S. 191.) ein interessantes Beispiel von Vorahnung des Todes, indem eine alte Frau, die von einem andern Kranken entfernt lag, plötzlich sagte: „Der Grossvater hat es überstanden und mir so eben die Hand mit dem Versprechen gereicht, mich bald abzuholen" — und demselben wirklich nach etwa 24 Stunden in's Jenseits folgte.

Auch *Jahn* tritt der Ansicht bei, wie Unrecht es gewesen, den thierischen Magnetismus keiner fernern Untersuchung unterworfen zu haben, und theilt, indem er dazu auffordert, einen Fall mit, in welchem magnetische Manipulationen wahrscheinlich das Erwachen aus einer Erstarrung bewirkten, und einen 2ten, in welchem bei einem 18jährigen Bauernmädchen freiwillig magnetische Erscheinungen eintraten (Versuche. I.).

Dr. *Heim* theilte einen Fall von Somnambulismus eines 15jährigen Knaben mit, der als ein Gemisch von Wirklichkeit und Betrug erscheint. (Zeit. v. Ver. in Preuss. No. 3.)

Dr. *Hiller* beobachtete eine merkwürdige Gedächtnissschwäche (*Casp.* Wochenschr. No. 36.) nach einem Fieber, indem die Kranke erst nach Rückkehr der physischen Kräfte die Gegenstände mit ihrem Namen bezeichnen konnte.

Dr. *Bluff* vertheidigt (Henke's Zeitschr. XV. 2.) *Esquirol's* Annahme einer Mord-Monomanie, die der Verf. als besondere Art von *Pinel's* Mania sine delirio betrachtet. Die Erscheinungen der Mord-Monomanie stehen mit den Symptomen der Geisteskrankheiten überhaupt nicht in Widerspruch, vielmehr ist überhaupt jeder Wahn nur partiell und einen nach allen Richtungen hin Verrückten giebt es vielleicht gar nicht; das Verbergen dieser einen fixen Idee ist ebenfalls auch bei andern Arten der Verrücktheit beobachtet worden, und das Gefühl von Recht und Unrecht ist keineswegs bei Verrückten gänzlich erloschen, demnach kann auch der an Mord-Monomanie Leidende sein Unrecht einsehen, zumal seine Handlung ohne Grund geschieht. Aehnlich der Mord-Monomanie ist der Brandstiftungstrieb.

M. R. Bergmann theilt (Friedr. Arch. I. 1.) sehr interessante Bemerkungen einer irre gewesenen Person über ihren eigenen geisteskranken Zustand mit, die indessen nur in ihrer Vollständigkeit den vollen Werth behalten, und aus denen wir daher nur das Resultat entnehmen, dass oft Geisteskranken die Erinnerung ihres Zustandes und seines Ganges bleibt, und sich in dem vorliegenden Falle mancherlei Erscheinungen des wirklichen Lebens theils in den Wahn verflochten, theils durch die Phantasie der Kranken so umgeäusserl wurden, dass sie integrirende Theile ihrer irren Ideen und Vorstellungen wurden.

Dr. *Ameluny* gab (Hufel. Journ. 1834. Novbr. Decbr.) zwölf Beobachtungen von im Jahre 1834 im Hospital Hofheim geheilten psychischen Krankheitsfällen mit. Ein Blödsinniger wurde durch beruhigende äusserliche Antiphlogistica, eine Narrheit durch Abführmittel und ein hinzugetretenes Fieber, 6 Fälle von Tobsucht durch Abführmittel, Tr. Strammonii, Pustelsalbe und kalte Umschläge auf den Kopf geheilt. Einmal war das Wiedererscheinen der Menstruation offenbar heilsam, einmal ohne Einfluss auf die psychische Krankheit. Ein Fall von Schwachsinn mit Wuthanfällen schwand nach Abführmitteln und Behandlung des gleichzeitigen Haemorrhoidalzustandes; eine Melancholie mit Tobsucht wurde durch Ol. Crotonis, Kali tart. und Schröpfköpfe geheilt; eine Verrücktheit mit Tobsucht verlor sich nach eingetretenem gastrisch-nervösem Fieber, und eine Phrenitis wurde durch Antiphlogistica geheilt.

Dr. *Belitz* beschrieb (Horn's Arch. 1834. Sept.) einen Fall von Verrücktheit, die temporär beseitigt, durch die Folgen einer Selbstverletzung dauernd geheilt ward.

Dr. *Muhrbeck* heilte eine jedesmal beim Eintritt des Vollmondes sich verschlimmernde *Ecstasis maniaca* eines 15jährigen Knaben durch 8 Tage vor dem Vollmonde gegebenes Chininum sulphuricum. (*Casp.* Wochenschr. No. 20.)

Prof. *Ideler* beschrieb (Zeit. v. Ver. in Preuss. No. 32.) einen interessanten Fall von religiösem Wahnsinn.

Dr. *Düsterberg* beobachtete einen Fall von Wahnsinn nach Unterdrückung der Katamenien. (*Casp.* Wochenschr. No. 35.)

Dr. *Bird* beschreibt (Rust's Mag. 42. H. 2.) eine Beobachtung eines Falls von Wahnsinn nebst Reflectionen über denselben in Beziehung auf das Wesen der psychischen Krankheiten. Der Kranke war früh Branntweintrinker, Soldat, einmal syphilitisch, und später in ausserehelicher Verbindung lebend. Da ihm die Heirath versagt worden, fasste er Hass gegen seine Vorgesetzten, bekam Congestionen zum Kopf, von denen *Bird* glaubt, dass sie selbst

Entzündung der Arterien bewirkten und verfiel dann in Manie. Der Verf. spricht sich bei dieser Gelegenheit besonders gegen die Anwendung stärkender, reizender Mittel in Geisteskrankheiten aus, indem durch sie zu leicht Desorganisationen des Hirns begünstigt werden; muss man stärken, so thut eine passende Diät das Beste.

Dr. *Schlesinger* bemerkte bei einer Wöchnerinn nach heftigem Aerger und Unterdrückung der Lochien und Milchabsonderung am 5ten Tage Mania puerperarum, in welcher die Frau ihr Kind so misshandelte, dass es starb, ohne dass die Mutter, als sie hergestellt war, etwas von dem Vorgegangenen wusste. — In einem andern Falle von Aerger einer Wöchnerinn wurde das ½ Jahr alte Kind plötzlich blind, taub, stumm und an den obern und untern Extremitäten gelähmt, und blieb es auch, ohne dass die Mutter weiter erkrankt wäre. (*Casp.* Wochenschr. No. 6.).

Dr. *Weigel* erzählt (*Clar.* u. *Rad.* Beitr. I. 3.) einen Fall von Melancholie bei einem 58jährigen, durch Armuth, Nahrungssorgen und körperliche Leiden hart bedrängten Menschen, der einen in den Hoden herabgestiegenen doppelten Leistenbruch hatte und sich nach einem misslungenen Versuch, sich zu ertränken, das Scrotum mit den Hoden völlig abschnitt, dennoch bis auf einen gewissen Grad geheilt wurde und in der Irrenanstalt auf Sonnenstein eine Versorgung erhielt.

Dr. *v. Vivenot* sah (*Casp.* Wochenschr. No. 39.) eine von periodischer Metrorrhagie abhängige Melancholia attonita periodica, und erinnert, dass Wechselfieber oft die Form einer andern Krankheit annehmen, an der der Kranke früher litt.

Dr. *Adelmann* sah bei einem 40jährigen Manne Geschwüre am linken Schenkel, als Krise der Geisteszerrüttung (Allgem. med. Zeit. April.).

Ollenroth beschrieb (Zeit. v. Ver. in Preuss. No. 16.) einen Fall von Heilung eines hohen Grades von Blödsinn, durch drohende Gefahr des Feuertodes.

Dr. *Bird* betrachtet die Unterbindung der Carotiden als ein vielleicht wichtiges Heilmittel in gewissen Formen des Wahnsinns (v. Gräf. u. v. Walth. Jl. Bd. 21. H. 3.), namentlich bei zu grossem Lumen der Gefässe des Kopfs. Die Operation kann mit Erfolg gemacht werden, wie diess Thatsachen beweisen, gehört indess gewiss nicht zu den gefahrlosen, und wäre also, wo andere Hülfe zu hoffen steht, noch auszusetzen, wie sie bei organischen Leiden, Erweichung des Gehirns, schon eingetretener Apoplexie und Ergiessungen völlig verwerflich erscheint.

Dr. *Hauff* erzählt (Würt. Corr.-Bl. IV. No. 18.) in seinen Erinnerungen an den Helleborismus der Alten, zwei Fälle von Geisteskrankheiten (nervöses Kopfweh mit steter Angst, — und Monomania daemonica), die durch Helleborus in anhaltendem Gebrauch gebessert wurden; doch wurde der letztere Kranke später als Maniacus ins Irrenhaus gebracht. Das Mittel erregte zu 1 Gr. (bis 24 Gr. täglich steigend) ein sich in der Magengegend verbreitendes Wärmegefühl.

Auch in diesem Jahre gehören im Gebiete der Arzneimittel-Lehre sehr viele Aufsätze den Untersuchungen über das Kreosot, obwohl dasselbe keineswegs den viel zu sanguinisch von ihm gehegten Erwartungen entsprochen hat; wenigstens ist sein Nutzen als Stypticum noch sehr problematisch, und die innere Anwendung meist schädlich; möge sich seine von *Berndt* zuerst gerühmte Heilkraft gegen Diabetes bewähren!

Von Prof. *Geiger* erschien der erste Theil einer Pharmacopoea universalis (3 Thlr.), die Simplicia cruda et praeparata mercabilia enthaltend.

Meyer's Handbuch der Pharmacologie, als Erläuterung aller in der Oesterreichischen Pharmacopöe vom Jahre 1834 enthaltenen Arzneimittel, zum Gebrauche für Aerzte, Wundärzte und Apotheker bearbeitet (1½ Thlr.), empfiehlt sich durch Vollständigkeit bei gedrängter Kürze, bei welcher die Wirkungs- und Anwendungsweise passend am ausführlichsten behandelt worden. Die angehängten 4 Tafeln zeigen das Verhältniss des Quecksilbers, Opiums und Stibiums in componirten Mitteln, die Auflöslichkeit der Salze in Wasser, die Reagentien, und das specifische Gewicht der flüssigen Arzneimittel.

Das von *Sachs* und *Dulk* herausgegebene Handwörterbuch der praktischen Arzneimittellehre erschien in neuer Ausgabe in Lieferungen, deren bereits 14 ausgegeben wurden. (Jede Lieferung 20 Ggr.)

Codex medicamentarius Hamburgensis. Auctoritate collegii sanitatis editus (2½ Thlr.).

Von den von *Guimpel* und v. *Schlechtendal* herausgegebenen Abbildungen und Beschreibung aller in der

Pharmacopoea borussica aufgeführten Gewächse, erschienen Heft 3 — 8 des 8ten Bandes (Jedes Heft mit 6 Kupfertafeln à 12 Ggr.).

Von *Hayne's* Darstellung und Beschreibung der Arzneigewächse, welche in die neue preussische Pharmacopöe aufgenommen sind, erläutert von *Brandt* und *Ratzeburg*, erschien die 17te Lieferung (Mit 10 illum. Kupfertafeln 1 Thlr. 8 Ggr.).

Von Prof. *Kosteletzky's* allgemeiner medicinisch-pharmaceutischer Flora, erschien der 4te Band (1 Thlr. 8 Ggr.).

Prof. *Dierbach* setzte (Heidelb. Annal. X. 3. 4.) seine Nachrichten über die neuesten Entdeckungen in dem Gebiete der Materia medica (vergl. Uebers. 1833. S. 388.), in wissenschaftlicher Anordnung der verschiedenen Ergebnisse deutscher und ausländischer Journale fort.

Hofr. v. *Tilesius* spricht (Berl. med. Centr.-Zeit. No. 1.) über den verschiedenen Arzneivorrath der Aerzte bei der Krankenbehandlung, schliesst sich den Polypharmaceuten an, und macht besonders auf die grössere Heilkraft der unter einem warmen Himmel wachsenden Pflanzen, in specie auf *Rumph's* in Amboina gesammelte Erfahrungen aufmerksam. (Wenn diese grössere Heilkraft auch grossentheils zugegeben werden muss, so hat doch der Gebrauch fremder Arzneimittel durch ihre Theure und ihre häufige Verfälschung auch unverkennbare Nachtheile, und was der Verf. von Volks-Arzneimitteln spricht, passt nicht auf Europa, wenn diese Volks-Arzneimittel ihren Ruf in Amboina erlangten, da das Klima eben nicht blos die Pflanzen, — sondern auch die Menschen und ihre Krankheiten verändert, *Ref.* glaubt daher grade umgekehrt gegen v. *Tilesius*, dass nicht die Menge der Mittel, sondern die geringe Anzahl, aber in genauester Kenntniss, den wahren Arzt charakterisire!)

Dr. *Hauff* bemerkt über Wirkung und Gabe der Arzneistoffe (Würt. med. Corr.-Bl. IV, No. 25.), dass wir durch häufigere Anwendung einfacher Stoffe, die specifisch auf ein gewisses Organ oder System wirkenden Mittel kennen zu lernen trachten müssen, wenn wir auch unbezweifelt jetzt statt dessen in manchen Mischungen solche Mittel kennen. In acuten Krankheiten sind grössere Dosen, in chronischen kleinere Dosen, aber längere Zeit anhaltend, anzuwenden.

Dr. *Hauff* macht (über die gewöhnliche Anwendungsart gewöhnlicher Arzneimittel. Hufel. Journ. 1834. Juli.) auf die Wichtigkeit, die Arzneien in bestimmten Zwischenräumen zu geben, aufmerksam, sowohl in Bezug auf die Heilkraft derselben, als die Erforschung ihrer Wirkungsweise.

Unter der Ueberschrift: Hydrophobie und Haematophobie, macht v. *Tilesius* (Berl. med. Centr.-Zeit. 1834. No. 40.) auf die Scheu vor Laugenbädern und dem Wasser aufmerksam, indem er die guten Wirkungen der erstern zur schnellen Erweichung von Furunkeln, leichtere Reposition der Hernien, gegen Taubheit von Erkältung, Augenentzündung, Angina, heftigen Husten, arthritische und rheumatische Schmerzen, Ischias, Magenkrampf und Hundswuth rühmt, — und von blutigen Schröpfköpfen treffliche Hülfe bei Knochenleiden, Hautentzündungen, Erysipelas, Flechten, — nicht blos als blutentziehend, sondern mehr noch als Gegenreiz wirkend, — sah. Doch soll man keine gewöhnliche Schröpfmaschine nehmen, sondern sich des *Osborn*'schen Polytoms oder einer einfachen Lancette bedienen.

Apotheker *Biltz* beantwortet die Frage: welchen Einfluss hat der Wechsel der Systeme in der Arzneiwissenschaft auf die Ausübung der Pharmacie (8 Ggr.) dahin, dass das Studium und die Anforderung an den Pharmaceuten ungleich grösser geworden, während sein Erwerb sich vermindert habe.

Die von der Göttinger med. Facultät 1833 gegebene Preisaufgabe für die Studirenden, über Nachweisung der den krankhaften Erscheinungen ähnlich wirkenden Arzneimittel, wurde von Dr. *Harnisch* gelöst, dessen Abhandlung: Commentatio medica de remediis nonnullis quorum effectus in sano corpore humano symptomatibus quibusdam morborum similes sunt (1 Thlr.), gekrönt wurde. Der Verf. betrachtet Blausäure, Opium, Hyoscyamus, Belladonna,

Strammonium, Aconitum, Conium, Digitalis, Nux vomica, Nicotiana, Ol. Tereb., Camphor, Cantharides, Senega, Arnica, Ipecacuanha, Veratrum alb., Helleborus niger, Aloë, Rheum, China, Arsenicum album, Cuprum, Mercurius, Sulphur, — und hat die vorhandenen Beobachtungen schön geordnet, indem er die Widersprüche dieser Erfahrungen mit den *Hahnemann*'schen Sätzen der Arzneiwirkungen nachzuweisen sucht, ohne jedoch auf die Ideen der gleichen Wirkungen bei den kleinsten Dosenverhältnissen Rücksicht genommen zu haben.

Dr. *Köchlin* spricht (v. Gräf. u. v. Walth. Jl. XXI. 4.) ausführlich von den Säuren als Heilmitteln im Allgemeinen, und der Salz.- und Salpetersäure insbesondere. Die Wirkung der Säuren, indem sie ihren Sauerstoff an den Organismus abgehen, ist irrig, da auch Säuren die keinen Sauerstoff haben, oxydirend wirken; die Säuren haben das Eigenthümliche, die Arteriellität des Organismus zu steigern, das Venenblut wird gleichsam arteriell und das arterielle Blut zu höherem Leben gehoben, und so der Auflösung und Zersetzung kräftig entgegengewirkt; zugleich vermehren sie die Contraction der Faser durch Steigerung ihrer Intensität; sie bewirken im Nahrungscanal vermehrte Schleimabsonderung, erhöhen die Thätigkeit des Pfortadersystems, während sie die alkalische Natur der Galle vermindern. So sind sie gegen scorbutische Dyskrasieen, Gangrän, gallige Durchfälle, Gelbsucht, und Hypochondrie und Hysterie von Infarctus im Pfortadersystem heilsam, dagegen bei tonischen Krämpfen, Schleimflüssen und krampfhafter Verstopfung contraindicirt. — Mit Wasser verdünnt vermehren sie die Harnsecretion und lösen phosphorsaure Concremente auf, zugleich die Transpiration vermindernd; sie entsprechen der antiphlegistischen, sedativen und roborirenden Methode, je nach dem Grade ihrer Verdünnung angewandt. Different ist indessen die Wirkung der Pflanzen- und der Mineralsäuren; jene enthalten gleiche Theile Radical und verschiedenartige Säuren, diese verschiedene Radicale mit Sauerstoff und Wasserstoff. — Die Salzsäure ist den Spirituosis ähnlich, weniger dauerhaft, und weniger tonisch wirkend als die Schwefelsäure, die mehr ein fixes Reizmittel ist, aber die Gefässthätigkeit mehr herabstimmt; zugleich erhöhet die Salzsäure besonders die Plasticität im Blute, weshalb sie namentlich in Verbindung mit Salpetersäure in innerlicher Anwendung beim Scorbut in Gefängnissen die trefflichsten Dienste leistet, da die Salpetersäure den kräftigsten Einfluss auf das vegetative Leben zeigt, und in Fussbädern angewandt, nicht nur ableitend, sondern die Hautthätigkeit herstellend wirkt.

Dr. *Greiner* lieferte (Allgem. med. Zeit. 1834. No. 91. f.) Bemerkungen über einige Urstoffe, besonders das Carbon und dessen Verhalten zu dem animalisch-organischen Leben im gesunden und kranken Zustande desselben, besonders bei aetherischen und fetten Oelen. Den fetten Oelen ist das Oxygen eigen, den aetherischen das Carbon; eben so dem Kreosot und den organischen Säuren. Das Carbon ergreift das reproductive Nervensystem, obwohl über die Anwendung des reinen Carbons noch nichts Festes ermittelt ist, doch wissen wir, dass Graphit gegen Flechten, vegetabilische Kohle gegen innere und äussere Geschwürbildung; die aetherischen Oele zur Steigerung der Arteriellität der Magennerven, die fetten Oele sammt Schleim und Zucker zur Beruhigung der Irritabilität in ihrem mehr örtlichen Excess; die vegetabilischen Säuren bei Ueberschuss oxydirbarer Stoffe — nützlich sind.

Dr. *Tott* erzählt (Neue Zeitschr. f. Geb. II. H. 1.) einen Fall, in welchem Sabina, Jodine, Aloë u. s. w. keinen Abortus bewirkten, und sucht daraus zu beweisen, dass es keine specifischen Abortivmittel gebe, die dafür angesehenen Mittel vielmehr durch Constitution, Alter, Zeit der Schwangerschaft u. s. w. sehr verschiedene Wirkungen zeigen.

Dr. *Hillmer* rühmt Chinin mit aromatischen Mitteln und Brechweinstein zur Behandlung der Wechselfieber (*Casp.* Wochenschr. No. 39.), als schneller heilend und den Recidiven sicherer vorbeugend, namentlich in folgender Form Rec.: Chin. sulph. gr. XII — XVIII, Tart. stib. gr. j — jß, Pulv. stomach., Sacch. alb. ā. ʒj — jß. M. f. Pulv. Divide in partes sex aeq. D. S. täglich 4mal ein halbes Pulver.

Dr. *Funke* fand Meerrettig (geschabt und zu 3 — 4 Obertassen auf eine Flasche guten rothen Wein, als Meerrettigwein täglich 3 — 4mal ein kleines Glas voll,) zur Verhütung der Wechselfieber-Recidive in vielen Fällen bewährt (Summar. XII. 1.).

Die von *Biermann* empfohlene Rad. aristolochiae rotundae gegen Wechselfieber (s. Uebers. 1834. S. 183.), wurde bei zahlreichen Versuchen in Militair-Spitälern nicht so bewährt gefunden, wie der Verf. es rühmte; das Pulver wurde meist weggebrochen (Zeit. v. Ver. in Preuss. No. 39.).

Dr. *Funke* rühmt (Summar. X. 1.) die ausgezeichnete Wirkung der Wallnussschalen in einem Falle von Quartanfieber, gegen welches fast alle Mittel erfolglos versucht worden waren; der Verf. gab ℥ij Putam. nuc. jugl. auf 6 Unzen Aq. Menthae, und liess das Mittel 14 Tage lang nach dem letzten Anfalle fortgebrauchen. Auch gegen Fluor albus leisteten Einspritzungen eines Decoct. Putam. nuc. jugl. gute Dienste.

Pfeffer in Branntwein ist als ein gefährliches Volksmittel in Wechsefiebern zu betrachten; Dr. *Adelmann* sah (Allgem. med. Zeit. April.) Convulsionen und Bewusstlosigkeit, die 14 Stunden anhielten, darnach eintreten.

Dr. *Salomon* übersetzte *Blom's* medicinische Beobachtungen und Beiträge über die Salicine aus dem Holländischen mit Anmerkungen (12 Ggr.).

Dr. *Spielmann* rechnet das salzsaure Chinin (allgem. med. Zeit. Febr.) nach seinen Beobachtungen zu den tonisch-volatilen Mitteln mit kräftiger diuretischer Kraft, und glaubt es dem Chin. sulph. vorziehen zu müssen. Er wandte es gegen intermittirende und hektische Fieber, periodischen nervösen Rheumatismus, anomale atonische Gicht und Wassersucht mit Erfolg an, und glaubt es selbst gegen Scorbut, Morb. macul. Werlh., Petechialfieber, Stomacace, Scrofeln und Rhachitis empfehlen zu dürfen. Man giebt es zu $\frac{1}{2}$ — 1 — 3 Gr. in Pulver, Pillen oder Auflösung, in Verbindung mit narkotischen, diuretischen und flüchtigen erregenden Mitteln.

Dr. *Kühlbrand* fand (*Casp.* Wochenschr. No. 26.) unter den gewöhnlichen Febrifugis salzsaures und schwefelsaures Chinin gleich wirksam, dagegen Chinoidin in spirituöser Auflösung besonders hülfreich, doch dauerte das Uebel immer

6 Wochen. Zusatz von Tart. stib. zum Chinin zeigte keinen besondern Einfluss.

M. R. Heyfelder rühmt in seinen therapeutischen Notizen (Schmidt's Jahrb. VIII. S. 126.) Chin. sulph. mit Castoreum gegen Algia intermittens, — Secale cornutum als Wehen befördernd bei Atonie, — ein Emeticum gegen Metrorrhagie, — die Moxa auf den Unterleib gegen Leberverhärtung und auf die Wirbelsäule gegen Paralyse nach Scharlach, — *Kluge's* Verfahren, Blutegel zu conserviren (s. Uebers. v. 1833. S. 393.), — Strychnin zu innerlicher Anwendung gegen Paralyse (nach *Lüders*), und eben so Rhus toxicodendron zu $^1/_{12}$ Gr. täglich 2mal, beide in speciell erzählten Fällen. — Dagegen erschienen Carrageen-Moos, — Jodine gegen Mercurialspeichelfluss, — Oleum crotonis in äusserlicher Anwendung, — Tr. Agarici gegen Paralyse und colliquative Schweisse, völlig unwirksam, und das Silicat-Sod selbst gefährlich.

Nach den von Dr. *Schupmann* (in v. Siebold's Journ. XIV. H. 2.) mitgetheilten Erfahrungen über die Anwendung des Secale cornutum bei Blutflüssen, zeigte sich dasselbe in 5 Fällen profuser Menstruation sowohl als einem Falle von Blutharnen e Haemorrhoidibus vesicae, höchst wirksam. Der Verf. gab das Secale zu ℨij — ℥ij auf 5 Unzen Col. im Infusum mit Zusatz eines narkotischen Extractes. —

M. R. Schneider fand die wehentreibende Kraft des Mutterkorns, welches er in grosser Dosis anwandte, ohne Nachtheil für Mutter und Kind, bewährt. (Schmidt's Jahrb. VII. S. 192.). Dasselbe fand *Adelmann*, und obwohl einigemal die Kinder todt waren, so glaubt er dieses doch nicht als Folge des Secale ansehen zu dürfen (v. Siebold's Journ. Bd. XIV. H. 1.).

M. R. Hohnbaum findet (*Casp.* Wochenschr. No. 26.) die Anwendung des Opiums bei Blutbusten indicirt, wenn Lungengeschwüre vorhanden sind, oder das Blutspeien von anhaltendem Reiz zum Husten begleitet ist.

Dr. *Moenig* sah nach 2 Drachmen Tr. Opii, die ein Mann zwischen 50 — 60 Jahren aus Versehen nahm, Erbrechen, Fieber, Schweiss und Betäubung eintreten, allein keine sonstigen Nachtheile (*Casp.* Wochenschr. No. 35.).

Prof. *Berndt* fand nach seinen Versuchen über die Wirksamkeit des Morphii acetici beim Keuchhusten durch die endermatische Methode in Anwendung gebracht (Klinische Mittheil. H. 2. V.), dass es nur da helfe, wo es narkotische Erscheinungen hervorruft, die indessen in 16 Fällen 6mal nach $^1/_4$ — $^1/_2$ Gr. eintraten.

Dr. *Kene* rühmt (Oestr. Jahrb. IX. 3.) die Wirkungen des Morphium aceticum als beruhigend und schmerzlindernd, ohne die Nachtheile des Opiums, und empfiehlt es besonders gegen Cardialgie, Colica saturnina, heftige Schmerzen nach Verwundungen, und als Palliativ-Mittel im 3ten Stadium der Lungenschwindsucht. Man soll $^1/_8$ — $^1/_4$ Gr. ohne Gefahr geben können, und den trefflichsten Erfolg zu erwarten haben.

Dr. *Fleischmann* glaubt nach Versuchen über die schützende Kraft der Belladonna gegen das Scharlachfieber (Hufel. Journ. Juni.), dass die Belladonna allerdings schütze, besonders aber wenn sie einige dem Scharlach ähnliche Symptome hervorrufe, dazu aber in grössern Dosen anzuwenden sey, als man gewöhnlich annehme, und nur wenn jene Symptome eingetreten, der Fortgebrauch während der ganzen Epidemie nicht durchaus nöthig sey; dass aber auch im Falle sie keinen vollständigen Schutz gewähre, dennoch die ihrem Gebrauche folgende Scharlacheruption viel milder verlaufe. (Vergl. Uebers. 1832. S. 24. 99. 106. *Ref.*).

Dr. *Fischer* beobachtete (Zeit. v. Ver. in Preuss. No. 28.) einen Fall von Ergrauen des Haupthaares eines Jünglings während des Gebrauchs der Belladonna.

Hedenus empfahl bei krampfhafter Verengerung des Mastdarms Extractum Belladonnae in Gestalt von Suppositorien angewendet, und nahm eine Drachme Extract zu einem Suppositorium; allein *Voigt* sah schon nach einem Scrupel so heftige narkotische Wirkungen eintreten, dass auf eine Drachme wohl der Tod gefolgt wäre, und warnt daher mit Recht vor zu dreister Anwendung der Narcotica auf das Rectum (Summar. XI. 2.).

Dr. *Biermann* rühmt (Hufel. Journ. 1834. Novbr.) die Blüthenknospen (und das darüber destillirte Wasser) der sauren Aepfel vor dem Aufblühen, und vor oder nach Sonnenuntergang gesammelt, als specifisches Nervinum bei Schwäche aus Erschöpfung.

Dr. *Wolff* berichtet (Med. Zeit. v. Ver. f. Heilk. in Preuss. No. 7.) über die mit dem Extractum papaveris somniferi (indigeni) angestellten Curversuche in der Charité zu Berlin, nach welchen sich höchstens eine sehr ungewisse und vorübergehende Wirkung davon annehmen lässt.

Dr. *Toll* machte (Rust's Mag. Bd. 43. H. 1.) Versuche mit dem Lactucarium anglicanum, und fand es bei Phthisis laryngea pituitosa, periodischem Friesel mit krampfhaftem Zustande des peripherischen Nervensystems, Aufregung des Cerebralsystems beim Nervenfieber heilkräftig; die schlafmachende Wirkung erfolgte nur in einigen Fällen, in andern fehlte sie gänzlich.

Jahn wandte (Versuche I.) das geistige Extract der Brechnuss wiederholt ohne Erfolg an, und sah in 2 Fällen selbst höchst nachtheilige Wirkungen; die Nux vomica scheint überhaupt keine Reizung des Rückenmarks und seiner Nerven, sondern vielmehr Lähmung derselben zu bewirken.

Dr. *Schwarz* empfiehlt (Hufel. Jl. Febr.) als specifisches Mittel gegen den Prolapsus ani das Extr. Nucis vomicae, gern in Verbindung mit Extr. Ratanhiae angewandt. Kindern gebe man von einer Auflösung von 1 — 2 Gr. Ext. Nuc. Vom. in ℥ij Aq. dest., aller 4 Stunden 6 — 12 — 15 Gtt.

Dr. *Wolffsheim* fand Nicotiana (täglich 3—4mal ¼ — 2 Gr. Extr. mit Calomel oder Sulph. aurat.) gegen Stickhusten sehr bewährt. (*Casp.* Wochenschr. No. 37. — *Ref.* kann *Pitschaft's* Formel bestens empfehlen. Rec. Hb. Nicot. gr. II, Tart. stib. gr. I, Sach. alb. ʒij, G. arab. ʒß. M. f. Pulv. Divid. in partes XX. aeq. S. Alle 2 Stunden ein Pulver. — Doch sind narkotische Erscheinungen, die *Wolffsheim* nicht beobachtete, sehr hervorstehend, und offenbar die Wirksamkeit bedingend.)

Dr. *Westrumb* machte (Rust's Mag. 42. H. 3.) in einem Falle die Beobachtung der narkotischen Wirkungen des sogenannten Tabaksöls nach seiner Anwendung auf die Haut gegen einen juckenden Ausschlag. Schwarzer Kaffe beseitigte die Erscheinungen bald.

Dr. Bröch fand nach seinen Versuchen mit dem Veratrin eine Salbe aus Veratrin gegen Wassersucht unwirksam; dagegen in einem Falle von Prosopalgie treffliche Dienste leistend (*Casp.* Wochenschr. No. 2.).

Der frische Saft des Chelidonium majus soll nach Dr. *Jagielsky* (*Casp.* Wochenschr. 1834. No. 35.) gegen Hornhauttrübungen und Warzen zu empfehlen seyn; leistet aber nach der Erfahrung des *Ref.* gegen letztere fast nichts.

Dr. *Schlesier* macht auf die diuretischen Kräfte der Radix vincetoxici (*Casp.* Wochenschr. No. 5.) aufmerksam; er wandte sie mit Rad. Ononidis, Fol. Sennae und Nitrum stets mit Erfolg an, und heilte selbst heftige Fälle von Anasarca und Ascites dadurch in kurzer Zeit.

Apelt, die Arnicatinctur, Anweisung zu ihrer Bereitung und Anwendung bei einer Menge von Krankheiten. Für Jedermann (4 Ggr.). Hieran reiht sich: Uebersicht der merkwürdigsten Eigenschaften der veredelten Wolverlei-Blume, insbesondere als specifisches Praeservativ- und Heilmittel bei den typhoidischen Epidemieen, der Cholera, Pest, gelbem Fieber, u. s. w. Mit Beziehung auf eine 1831 publicirte Abhandlung (16 Ggr. Vergl. Uebers. 1832. S. 183.).

Nach den Bemerkungen über die medicinische Wirkung der Rad. Artemisiae vulg. von Dr. Biermann (Hufel. Journ. 1834. Jul.), ist dieselbe im torpiden Nervenfieber, dem spätern Stadium des Hydrocephalus, und überhaupt da zu empfehlen, wo rein nervöses Gehirnleiden Statt findet.

Die Beobachtungen und Bemerkungen über Abtreibung des Bandwurms mit der Wurzelrinde des Granatbaums, welche Dr. *Jukowsa* (med. Jahrb. d. Oest. St. VII. H. 4.) anstellte, bestätigten die Wirkung dieses Mittels, indessen musste es wiederholt angewandt werden, und wurde einmal im infuso vinoso gegeben. Ein Einfluss des Mondes auf das Gelingen der Cur wurde nicht bemerkt.

Dr. *Meisinger* theilt (Med. Jahrb. d. Oest. St. VI. 4.) fernere Notizen über die Abtreibung des Bandwurms durch die Wurzelrinde des Granatbaums mit, die sich dem Verf. in 4 Fällen als Dec. pun. gran. (℥ij. ad Col. Pfd. j.

in 2 Hälften genommen) sehr wirksam zeigte (Vergl. Uebers. 1833. S. 185. 398.).

Dr. *Voigt* bestätigt (Summar. XI. 3.) die ausgezeichnete Wirkung des Moschus gegen Asthma arthriticum.

Dr. *Trautmann* rühmt (Summar. X. 4.) die Verbindung des Castoreum mit der Valeriana gegen heftige Nachwehen als vom schnellsten und sichersten Erfolge.

Dr. *Malin* bemerkt über den Gebrauch der Flores Benzoës (*Casp.* Wochenschr. No. 35.), dass sie als zwischen Moschus und Campher stehend zu betrachten seyen, specifisch auf die Schleimhaut der Bronchien und den Nervus pneumo-gastricus wirkend, das kräftigste Expectorans bilden, und deshalb zur Ausleerung der Sputa nach Pneumonieen und in chronischen Brustverschleimungen indicirt sind.

Dr. *Hildebrand* rühmt (*Casp.* Wochenschr. 1834. No. 30.) den fortgesetzten Gebrauch von Viscum alb. pulv. gegen Epilepsie; monatlich wird ein halbes Pfund (in Pillenform zu gleichen Dosen täglich,) verbraucht, und so ein Jahr lang fortgefahren. Auch andere Aerzte sahen von diesen Blättern in steigender Dosis (von 2 Scr. zu 2 Unzen pr. d. steigend,) guten Erfolg und dauernde Heilung.

Nach den Beobachtungen des Dr. *Ideler* über den Gebrauch des Indigos als Heilmittel gegen die Epilepsie (Rust's Mag. Bd. 43. H. 3.), welche der Verf. von psychischer Seite als höchste Aufregung des Vorstellungsvermögens und der Bewegung betrachtet, beschwichtigt dieses Mittel die Anfälle so, dass sie seltner eintreten und schwächer werden.

Während *Ideler* (über den Gebrauch des Indigos als Heilmittel gegen Epilepsie. med. Zeit. v. Ver. f. Heilk. in Preuss. 1835. No. 6.) von 26 mit Indigo behandelten Epileptischen 6 völlig heilte, 14 besserte, und nur bei 6 gar keinen Einfluss sah, fand *Strahl* (einige Bemerkungen über die Wirkungen des Indigos in Krampfkrankheiten v. Gräf. u. v. Walth. Journ. XXII. H. 1.) das Mittel in 10 Fällen völlig unwirksam. Nach *Ideler* tritt oft Erbrechen, nachher Durchfall ein, ohne indessen tiefer in den Organismus einzuwirken und die Verdauung anzugreifen; dagegen sah *Strahl* nach dem Gebrauche des Indigo colica renalis, dunkle Färbung des Harns, und nähere Einwirkung auf den Uterus eintreten, indem es ihm gelang, in 2 Fällen Amenorrhoe dadurch zu beseitigen.

Diese Nachrichten über Indigo theilte auch Dr. *Roth*: Beobachtungen über den Indigo als Heilmittel gegen Epilepsie und andere Krankheiten (Heck. N. Ann. I. 1) mit.

Dr. *Neuber* bestätigte die Wirksamkeit der Jodine gegen Mercurialspeichelfluss (Pfaff's Mittheil. I. 3. Vergl. Uebers. 1833. S. 404.) und bediente sich folgender Formel; Rec.: Jod. gr. VI, Alcohol ʒij, Aq. Chamomill. ℥iiβ, Syr. Cort. Aur. ℥β, Laud. liq. Sydenh. ℈j. S. Täglich 4mal einen Esslöffel; zugleich ein Mundwasser aus Alaun, Tr. Opii simpl., Inf. Chinae, Hb. Scordii, Spir. Cochlear. und Mel Salviae.

Eine fernere Bestätigung der Wirksamkeit der Jodine gegen Ptyalismus mercurialis findet sich in der Zeit. v. Ver. f. Heilk. in Preuss. No. 39. Man gab 5 Tropfen pro Dosi, und 20 Tropfen reichten in 36 Stunden zur Heilung hin.

Dr. *Friedrich* fand (Summar. X. 3.) die Jodine gegen Mundfäule in 9 Fällen bewährt; er gab: Rec. Jodinae gr. jβ, Kali hydrijod. gr. III. Aq. Menth. pip. ℥iv. D. S. täglich 2—3mal 1 Thee- bis 1 Esslöffel. Der Appetit steigerte sich und das Uebel verschwand. Auch gegen Leucorrhoea und Gonorrhoea secundaria leistete Jodine in steigender Dosis gute Dienste.

Dr. *Schmalz* empfiehlt Jodine gegen Frostbeulen (Summar. XI. 7.): Rec. Jodinae gr. XII, Kali hydrijod. ℈ij, Medull. oss. ℥ij. S. Salbe, nach welcher die Heilung in einem veralteten Falle in 8 Tagen gelang.

Versuche, welche Prof. *Vrolik* an Thieren mit der direct aus Neapel bezogenen Aqua Binelli anstellte, bestätigten die blutstillende Kraft derselben nicht. Die chemische Untersuchung zeigte die Aq. Binelli aus Wasser, Brandharz, Brandfett, Essigsäure und einem ätherischen Oel zusammengesetzt, und also wahrscheinlich als Product der trocknen Destillation einer vegetabilischen Substanz (v. Gräf. u. v. Walth. Jl. XXII. 4.).

Dr. *Müller* in Stettin stellte Versuche über die blutstillende Kraft der Aqua Binelli und der Aqua destillata secalis cornuti an Thieren an (*Casp.* Wochenschr. 1834. No. 48.), welche für die gleiche Wirksamkeit beider Mittel sprachen.

Dr. *Zum Zobel* versuchte die Anwendung der Aqua Binelli bei Metrorrhagieen zu Einspritzungen (Aq. Binelli ℥v, Decocti Chinae ℥iijβ) mit dem besten Erfolge, namentlich in einem Falle, in welchem alle gerühmten innerlichen und äusserlichen Mittel bereits ohne Nutzen gegeben worden waren.

Dr. *Zobel* machte (Würt. Corr.-Bl. IV. 15.) einmal Anwendung von der Aqua Binelli bei Metrorrhagie, mit glücklichem Erfolg, indem er in 4 Einspritzungen eine halbe Unze auf drei Unzen Decoct. Chinae brauchte.

Dr. *Hacker* bemerkt (Summar. X. 8.), dass es nöthig sey, auch über die Wirkungslosigkeit mancher oft gerühmten Arzneistoffe zu berichten; so zeigten sich sowohl Jod als Kreosot bei 4 an Geschwüren der Mundhöhle leidenden Personen völlig unwirksam, und das Kreosot verschlimmerte selbst den Zustand.

Dr. *B. Müller* fand die blutstillende Wirkung des Kreosots (Münchn. Jahrb. I.) sowohl bei arteriellen als venösen Blutungen in Versuchen mit Thieren bewährt.

Dr. *Bergmann* lieferte eine Monographie über das Kreosot in chemischer, pharmaceutischer und therapeutischer Beziehung ($\frac{1}{2}$ Thlr.), welche die bisher bekannt gewordenen Thatsachen über diesen neuen Arzneistoff vollständig an einander gereiht enthält.

Prof. *Otto* fand den Gebrauch des Kreosots in mehreren Krankheiten (*Casp.* Wochenschr. 1835. No. 16.) bewährt, in denen auch andere Beobachter es empfehlen; so gegen Zahnweh und herpetische Ausschläge. Gegen Krätze leistete es weniger als die gewöhnlichen Salben, gegen Geschwüre nicht soviel als Chlor, und innerlich gegen Phthisis wirkte es offenbar schädlich.

Dr. *Meisinger* spricht sich (Med. Jahrb. d. Oest. St. VI. H. 4.) über die Heilwirkungen des Kreosots dahin aus, dass es gegen Lungensucht und Mundgeschwüre wenig leistete, dagegen Gesichtskrebs besserte, Zahnschmerz von Caries der Zähne linderte, und in längerer Anwendung gegen syphilitische, scrofulöse, cariöse und fistulöse Geschwüre theils pur, theils als Kreosotwasser abwechselnd, treffliche Dienste leistete. So heilte der Verf. ein veraltetes Fussgeschwür in 3 Monaten fast gänzlich.

Wir haben schon der Beobachtung *Berndt's* über die Wirkung des Kreosots gegen Diabetes mellitus Erwähnung gethan (Uebers. v. 1834. S. 195.); der Verf. hat seine Beobachtungen über die honigartige Harnruhr, und Versuche zur Begründung einer radicalen Curmethode derselben, jetzt ausführlicher (Klinische Mittheil. H. 2. VI.) mitgetheilt. Nach 4 Sectionen, die Nieren und Harnleiter stets gesund, dagegen den Magen erweitert, mit aufgelockerter Schleimhaut zeigten, spricht sich Prof. *Berndt* für Emetica, Opium, Morphium, Fel tauri, und Cuprum sulphuricum, zur Umstimmung der Thätigkeit des Magens aus, und bestätigt die Erfahrung über das Kreosot.

Prof. *Chelius* versuchte (Heidelb. med. Ann. I. 1.) das Kreosot gegen Telangiektasieen, jedoch ohne Erfolg, und empfiehlt dagegen mit Vorsicht angewandt den Lapis causticus, den er der Exstirpation vorzieht.

Dr. *Schlesier* fand einmal Kreosot gegen Prolapsus Vaginae hülfreich (*Casp.* Wochenschr. No. 6.).

Gegen veraltete Condylome bewiess sich das Kreosot in örtlicher Anwendung sehr hülfreich (Zeit. v. Ver. in Preuss. No. 39.).

Nach den Resultaten der mit dem Liquor haemostaticus der Apotheker *Hummel* und *Jaenicke* angestellten Curversuche (Med. Zeit. v. Ver. f. Heilk. 1834. No. 44.) in der Charité zu Berlin, ist derselbe in äusserlicher und innerlicher Anwendung sehr unzuverlässig und seine innerliche Anwendung nicht gefahrlos.

Dr. *Stark* wandte den Lapis haematites mit Erfolg gegen Haemorrhagia uteri an (*Casp.* Wochenschr. No. 19.).

Dr. *Schlesinger* spricht (Hufel. Journ. 1834. Novbr.) über die Wirkung der salpetersauren Fussbäder in Krankheiten der Leber, und empfiehlt sie gegen chronische Entzündung und Verhärtung der Leber mit ihren Folgekrankheiten, Kolik, Erbrechen, Gelbsucht, Verstopfung, hektischem Fieber; ferner gegen Asthma abdominale, Hypochondrie und Geisteskrankheiten von Stockungen im Pfortadersystem. Ein näher erzählter Fall von Icterus ex induratione hepatis wurde in 8 Wochen vollkommen geheilt.

Dr. *Schulz* fand (Hufel. Journ. Juli.) gegen syphilitisch-scorbutische Geschwüre Acidum nitricum (3i auf 2 Pfd. Brunnenwasser, später bis zu ℥ß täglich) in einem Decoct von Lign. Guajaci sehr wirksam.

Dr. *Meurer* macht (*Casp.* Wochenschr. No. 18.) auf die Unmöglichkeit der innern Anwendung des Chlors aufmerksam, da dasselbe in Verbindung mit organischen Stoffen, wie man es gewöhnlich verordnet, sogleich zersetzt wird, und blos Salzsäure zurückbleibt. Chlor und Chlorkalk sind übrigens keineswegs gleich, und letzterer ist meist ein unreines Gemenge; will man daher reines Chlor geben, so muss man blos Chlorwasser mehr oder minder verdünnt anwenden, und was man bisher vom Chlor rühmte, gehört der Salzsäure an. Uebrigens behauptet der Verf., dass auch das Chlor, wenn es rein innerlich gegeben werde, sehr nachtheilige Wirkungen zeige.

Dr. *Fröhlich* fand (Med. Jahrb. d. Oest. St. XVI. 1.) den Nutzen des Chlorkalks bei einem Gesichtskrebse, gegen den alle bekannten Mittel ohne Erfolg gegeben worden waren, bewährt; unter Aufschlägen mit Chlorkalk-Solution reinigte sich das Geschwür in 14 Tagen, und war in 4 Wochen dauernd geheilt.

Dr. *Schlüter* wandte in 2 Fällen Chlorkalk örtlich mit dem besten Erfolg gegen Tinea an (*Casp.* Wochenschr. 1834. No. 43.).

Apotheker *Simon* warnt (Berl. med. Centr.-Zeit. No. 34.) vor dem Gebrauch des Salmiaks kurz vor oder nach der Anwendung des Calomels, indem dadurch Sublimat entstehe; eben so zersetzen die Seife und selbst einige Alkalien das Calomel zu Quecksilberoxydul; dagegen ist von Kochsalz und Säuren gar kein Nachtheil zu befürchten. Vegetabilische Extracte welche einen Extractivstoff enthalten und mehr noch die mit Gerbestoff verbundenen, zersetzen den Sublimat, alle bittere

Zusätze zu Sublimat, namentlich auch Succ. liquiritiae, sind demnach verwerflich; am passendsten erscheinen zur Verbindung mit Sublimat das Decoctum altheae, Mucilag. G. arabici, und Zucker, und hieraus bereitete Pillen bleiben auch 6 — 8 Tage lang hinreichend erweicht.

Von Dr. *Rösch* erschien eine Abhandlung über die Arzneikräfte des Salmiaks (8 Ggr.), in welcher der Verf. sowohl die allgemeinen Wirkungen dieses vielbenutzten Mittels auf Gesunde als namentlich die speciellen Krankheiten, in denen es seine Anwendung findet und zu empfehlen ist, ausführlich erläutert.

Fischer's Bekanntmachung eines überaus wichtigen Heilmittels gegen Gicht, gegen die hartnäckigsten Drüsenverhärtungen und chron. Unterleibsübel, welche die weiblichen Brüste, die Bauchspeicheldrüse u. s. w. betreffen (21 Ggr.), ist Empfehlung des vom Verf. schon früher (s. Uebers. 1833. S. 401.) gerühmten Natri carbonici in steigender Dosis, weshalb wir auf jene Stelle verweisen.

Prof. *Otto* macht in seinen Bemerkungen über Guaco (*Casp.* Wochenschr. No. 11.) aufmerksam, dass diese als treffliches Mittel gegen Schlangenbiss bekannte Pflanze, auch gegen Hydrophobie, Gicht, Asthma, Krämpfe, Leberleiden u. s. w. mit Erfolg angewendet werde, und man sich des frisch ausgepressten, mit Cognac oder Rum vermischten Saftes innerlich bediene, und bei Verwundungen auch die örtlichen Stellen mit dem Safte oder den zerquetschten Blättern bedecke, und diess gegen Hydrophobie 40 Tage lang fortsetze. In Hamburg ist die Flasche Guaco-Saft für einen Louisd'or zu haben.

Dr. *Schlesier* rühmt Rad. Vincetoxici (mit Senna und Nitrum) gegen Wassersucht; — Laudanum örtlich gegen Nasenpolypen, — und *Fricke's* Behandlung der Verbrennungen mit Höllenstein (s. oben. — *Casp.* Wochenschr. No. 3.).

Dr. *Schäffer* fand in drei Fällen ausgezeichnete Wirkung der Herba Adianthi aurei gegen Retentio mensium, in denen schon viele andere Mittel ohne Erfolg gegeben worden waren. Es wurde zu einer Unze täglich, mit Milch abgekocht anhaltend gebraucht (*Casp.* Wochenschr. No. 19.).

Dr. *Zangerle* wandte mehrmals Ipecacuanha gegen passive Gebärmutterblutflüsse mit Erfolg an (Würt. Corr.-Bl. IV. No. 29.) schon mit dem eintretenden Ekel liess die Blutung nach, und hörte mit dem Erbrechen völlig auf.

M. K. Cohen fand (*Casp.* Wochenschr. 1834. No. 35.) vom Lichen Carageen nicht mehr Wirksamkeit gegen Schwindsucht u. s. w., als von andern schleimigen Mitteln.

Dr. *Berkun* giebt (Med. Zeit. v. Ver. f. Heilk. in Preuss. 1834. No. 39.) eine neue Empfehlung des Wasserfenchels gegen Lungenschwindsucht, und zwar sowohl gegen Phthisis pituitosa als exulcerata, besonders in Verbindung mit Digitalis oder Hyoscyamus, Anfangs im Infusum und sobald es die Verdauung erlaubt, im Pulver zu ℈ij — ʒj täglich.

Dr. *Kellermann* schliesst nach den im allgemeinen Krankenhause in Wien angestellten Beobachtungen über die Wirksamkeit des Asplenium Scolopendrium in Lungenkrankheiten, dass dieses Mittel gegen Lungentuberkeln und chronischen Husten (täglich ʒβ auf Pfd. I. Col. in 3 Portionen mit lauwarmer Kuhmilch) ausgezeichnete Dienste leiste, und die Phthisis im ersten und 2ten Stadium zu heilen im Stande sey (Med. Jahrb. d. Oest. St. VII. H. 2.).

Dr. *Bertsch* fand (Salzb. med. Zeit. No. 77.) Semen Lycopodii mit G. arab. und Opium gegen krampfhafte Harnverhaltungen in mehreren Fällen bewährt.

Dr. *Dürr* rühmt (Hufel. Journ. Juli.) die gereinigte Thonerde gegen Durchfall und Cholera bei Kindern, als keineswegs durch Kali carb. oder Magnesia carb. ersetzt, giebt aber grössere Dosen (ʒβ — I auf 1 — 1½ ℥ Vehikel, in 24 Stunden) als gewöhnlich üblich.

Dr. *Adelmann* rühmt (Allgem. med. Zeit. April.) die Kraft des Phosphors gegen innern Brand und Lungenlähmung nach Pneumonieen.

Prof. *Otto* empfiehlt in seinen klinischen Beobachtungen und Bemerkungen (*Casp.* Wochenschr. 1835. No. 13.) die Anwendung des Schwefelalkohols gegen Rheumatismen und Gicht; das Mittel wird innerlich und äusserlich angewendet, und erregt vermehrte Hautausdünstung und Diurese, gleichzeitig Congestionen zum Kopf hervorrufend, weshalb es bei Plethora und gleichzeitigem entzündlichem Krankheits-Charakter contraindicirt ist. Vier speciell mitgetheilte Fälle zeigen die schnelle Wirksamkeit gegen fieberhaften Rheumatismus und Ischias.

Dr. *Krimer* fand (Hufel. Journ. 1834. Sept.) ausgezeichnet wohlthätige Wirkungen des Schwefel-Alkohols gegen Erstickung durch Kohlendampf, zu 20 gtt. in einem Theelöffel Zuckerwasser alle 8 — 10 Minuten, und in äusserlicher Anwendung bei kalten Geschwülsten und eingeklemmten Brüchen. Eine Kniegeschwulst wurde dadurch vollständig geheilt, dass man Schwefel-Alkohol auftröpfelte und verdampfen liess.

Von Dr. *Brefeld* erschien eine Monographie über den Stockfisch-Leberthran (1 Thlr. 6 Sgr.), in welcher der Verf. neben physikalisch-chemischer Untersuchung der verschiedenen Sorten von Leberthran die bisherigen Erfahrungen über die Wirksamkeit des Mittels anführt, und seine eigenen zahlreichen Beobachtungen beifügt. Nach einer Analyse von *Marder* enthält der Leberthran grünes und braunes Weichharz, Thierleim, Oelsäure, Margarinsäure, Glycerin und Färbestoff, bei dem hellen und braunen Thran in etwas abweichenden Verhältnissen. Der Verf. schliesst aus seinen Beobachtungen, dass der Leberthran in innerlicher Anwendung das souverainste Mittel gegen chronischen Rheumatismus (und derartige Neuralgieen) und gegen ächte Scrofulosis sey, welche letztere sich stets aus einer besondern Diathesis entwickelt. In dieser Hinsicht hebt der Thran sowohl die Anlage, als das ausgebrochene Uebel, und selbst die höhern Grade, wie Krümmungen der Wirbelsäule von Scrofulosis her, vollkommen, und nützt selbst bei Tumor albus, Gonarthrocace, Paedarthrocace, Atrophia scrofulosa. Dagegen leistete der Leberthran gegen acuten fieberhaften Rheumatismus und gegen exanthematische Krankheiten in innerlicher Anwendung nichts, und erst als der Verf. ihn gegen Tinea capitis, Ophthalmia scrofulosa, und scrofulöse Anschwellungen und Geschwüre auch äusserlich anwandte, vermochte er auch diese Uebel dadurch theils völlig zu heben, theils wenigstens bedeutend zu mildern. —

Ref. empfiehlt diese Schrift als besonders wichtig, indem sie die Wirkungssphäre eines schon längst als Volksmittel heilkräftig erprobten Stoffes näher bestimmt, und auf eine Hülfe aufmerksam macht für diejenigen Fälle, in denen jedes bisherige Verfahren nur zu oft im Stich liess; bemerkt aber, dass Dr. *Heim* im Petersburger Kinderspitale das Mittel gegen Rheumatismus und Coxagra, auch in starker Dosis und anhaltend gebraucht, unwirksam fand. — (s. Schmidt's Jahrb. VIII. S. 213.)

Dr. *Hacker* fand (Summarische Mittheilungen über einige Antarthritica. Summar. X. H. 1.) in 4 Fällen von chronischer Gicht einmal den Leberthran sehr wirksam, dagegen ohne Hülfe bei Ischias. Eine Auflösung von Sublimat (gr. II auf ℥jβ Wasser, mit ℥β Vin. Sem. Colchici, zu 30 — 40 gtt. alle 2 Stunden) ist sehr schmerzstillend bei Gichtanfällen.

Auch Dr. *Richter* fand die Anwendung des Leberthrans in veralteten Hautkrankheiten (Zeit. v. Ver. in Preuss. No. 26.), namentlich gegen Flechten, veraltete Krätze, Furunkelbildung und Balggeschwülste bewährt, und glaubt eine Leberthranseife, als vielleicht noch wirksamer, mit dem innern Gebrauche des Thrans verbunden, empfehlen zu können.

Ueber die Wirkungen des Ol. jec. aselli in Augenkrankheiten vergleiche man *Koch's* Notizen in v. Amm. Zeitschr, IV. 1.

Dr. *Hacker* und Dr. *Adler* fanden *Pitschaft's* Formel mit Terpentin gegen Tripper nicht bewährt (Summar. X. 3. — Vergl. Uebers. v. 1833. S. 174.).

Prof. *Friedreich* wandte (Allgem. med. Zeit. 1835.) die von *Londe* gegen Tripper vorgeschlagenen Klystiere von Copaivabalsam in 3 Fällen mit Erfolg an. Nach 4 Klystieren war dauernde Heilung eingetreten.

Die Schwierigkeit gute Pillenmassen mit Bals. Copaivae zu bilden, wird nach *Simon* gehoben, wenn man etwas Wachs zusetzt; er fand folgende Formeln besonders passend. A. Cerae albae, Bals. Cop. ā ʒj. — B. Cerae alb. ʒj. Bals. Cop. ʒjβ Pulv. Cubeb. v. Rhei ʒj. — C. Cerae alb. ʒj. Bals. Cop. ʒij. Pulv. Cub. v. Rhei ʒij. — D. Cerae alb. ʒj. Bals.

Cop. ℥iij ß. Pulv. Cub. v. Rhei ʒß. — Ex Cerae alb. ʒj. Bals. Cop. ℥iij. Pulv. Cub. v. Rhei ʒ. VI. M. f. Pilulae. (Neue Copaivbalsampillen, mitgetheilt von Dr. *Philipp*. *Casp.* Wochenschr. 1834. No. 38.)

Friedreich fand (Allgem. med. Zeit. Jan.) die von *Londe* empfohlenen Klystiere aus Copaivbalsam beim Tripper bewährt, nach 3 — 4 Lavements trat Heilung ein, weshalb der Verf. zu fernern Versuchen aufmuntert.

Prof. *Otto* fand das Crotonöl in äusserlicher Anwendung als Ableitungsmittel (*Casp.* Wochenschr. 1835. No. 17.) bei weitem weniger wirksam als Ungt. tart. stib., konnte auch nur Bläschen, keine eigentlichen Pusteln damit hervorbringen, und sah nie Wirkung auf den Darmcanal bei dieser Anwendungsweise.

Dr. *Ollenroth* macht in seinen Bemerkungen über den Gebrauch des Crotonöls auf die heftigen Wirkungen aufmerksam, und empfiehlt Vorsicht selbst bei den kleinsten Dosen (Zeit. v. Ver. in Preuss. No. 16.).

Dr. *Cramer* wendet (kleine Beiträge zur medicinischen Erfahrung. *Casp.* Wochenschr. 1834. No. 48.) Croton-Oel in Auflösung an (gr. I. auf ʒj Sacch. alb. und ℥ij Wasser, in 3 Absätzen und Pausen von 8 Minuten zu nehmen,), weil es sich so besser vertheilt, und fand die abführende Wirkung nach einigen Stunden stets bewährt. Dagegen bewirkte es äusserlich eingerieben nur die bekannte Pustelbildung, ohne gegen Heiserkeit oder Rheumatismus Hülfe zu bringen.

Dr. *Romberg* empfiehlt (therap. Mittheil. *Casp.* Wochenschr. No. 15. f.) Ol. Crotonis als Vesicans bei Krankheiten der Stimmorgane, und Prof. *Otto* sah auch auf von den Einreibungen entfernten Stellen Röthung und Blasen danach entstehen (ibid.). *Romberg* klagt über Vernachlässigung des Sprudels zu Carlsbad, — fand Venaesectionen nach Hydrops post. scarlatinam wirksam, — verwirft die Unterscheidung von Hydrops calidus und frigidus, — und rühmt Belladonna mit Chinin gegen Wechselfieber-Recidive.

Auch Dr. *Eck* fand Oel-Emulsionen gegen Typhus abdominalis sehr bewährt (Zeit. v. Ver. in Preuss. No. 39.).

Prof. *Nasse* bestätigte den ihm von Dr. *Spiritus* mitgetheilten Nutzen des Bleizuckers im Fieber mit Darmgeschwüren (Zeit. v. Ver. in Preuss. No. 23.), zur Zeit, wenn die Unterleibsaffection hervortretend wird, täglich 2mal zu $\frac{1}{8}$ — $\frac{1}{4}$ Gr. Anfangs mit Pulv. Doveri, später allein, und bei eintretender Hautkrise mit Campher. *Nasse* liess zugleich Vesicatore auf den Unterleib legen, und gab nachher Inf. Ipecacuanhae oder Mucilaginosa, und heilte so 18 Kranke, *Spiritus* selbst 50.

Dr. *Krimer* rühmt (Hufel. Journ. 1834. Aug.) Essigsaures Blei gegen Haemorrhagieen aller Art; er wandte es gegen Haemoptoe, Metrorrhagie, Epistaxis mit Erfolg an, und erzählt dafür 3 Fälle, in welchen das Mittel Wunder wirkte; man muss es aber in ziemlich starker Dosis geben, und hat keine Nachtheile zu befürchten (Vergl. Uebers. v. 1832. S. 12.). Am besten scheint folgende Mischung: Rec. Opii puri gr. $\frac{3}{4}$, Plumbi acet. puri gr. II, Kali pura acet. gr. III, Sacch. lact. gr. v. M. f. Pulv. Disp. tal. q. v. D. S. Stündlich 1 Pulver trocken in einer wenig erweichten Oblate.

Dr. *Rösch* hält (Beiträge zur Pathologie und Therapie. Würt. med. Corr.-Bl. 1834. No. 39.) das Quecksilber für das souverainste Mittel gegen Icterus, insofern derselbe auf entzündlicher Affection beruht; dagegen ist das Calomel schädlich, wo die Gelbsucht auf allgemeiner Schwäche des Organismus beruht. Gelbsucht durch Graviditas hebt sich durch die Entbindung; gegen Gelbsucht von Uebermaass des Venenblutes im Pfortadersystem, helfen palliativ Blutentziehungen; Gelbsucht der Neugebornen beruht auf Erkältung. Der Verf. erzählt einen tödtlich abgelaufenen Fall von Icterus bei einem 45jährigen Branntweintrinker, bei welchem völlige Auflösung des Blutes eingetreten war, und die Calomel sehr nachtheilig wirkte.

Dr. *Richter* in Wiesbaden giebt (Zeit. v. Ver. in Preuss. No. 13.) mehrere Krankengeschichten als bestätigte Wirkung der allgemeinen Schmierkur gegen veraltete Syphilis. In keinem Falle trat die beim Mercurialgebrauch sonst so lästige und selbst für nöthig gehaltene Salivation ein.

Die von *Ricord* empfohlene Sublimat-Solution (gr. XV. auf ℥j Wasser, zu Umschlägen mittelst Compressen) gegen verhärtete Bubonen wurde mehrfach bewährt gefunden; es entsteht lebhafte Hautentzündung, und die Geschwulst zertheilt sich in 8 — 10 Tagen (Zeit. v. Ver. in Preuss. Nr. 39.).

Dr. *Hobert* rühmt (Oestr. Jahrb. IX. 1.) die Heilkraft des Zittmann'schen Decocts in secundärer Syphilis sowohl als auch bei primären Affectionen. Bei veralteter Syphilis leistete es um so mehr, je weniger das Uebel bereits um sich gegriffen hatte, daher mehr bei syphilitischen Hautleiden als bei Schleimhaut - oder Knochenaffectionen, und besonders je weniger Mercurial-Gebrauch vorhergegangen war. Auch wo nach Quecksilber die Geschwüre ihren Charakter verloren, aber nicht heilten, brachte das Decoct die Heilung zu Stande. Man wählt, je nach den Kräften des Kranken, das mildere oder stärkere Präparat, vermeidet es bei entzündlichen Aufregungen, Phthisis, Bluthusten, hektischem Fieber, verbindet es passend mit Bädern, und bedarf keiner stärkenden Nach-Cur, da die Kräfte sich schon bei fortschreitender Heilung mehren.

Dr. *Hacker* wandte Einreibungen von Ungt. Hydrargyri cinereum nach vorhergeschicktem Aderlass und Blutegeln, mit Erfolg gegen Peritonitis an. Es trat selbst nach dem Gebrauch von 17 Drachmen Ungt. keine Salivation ein (Summar. X. 4.).

Dr. *Zobel* spricht sich (Würt. Corr.-Bl. IV. 15.) über den Gebrauch des Aurum oxymuriaticum dahin aus, dass es zwischen dem Mercur und Arsenik stehend, namentlich gegen scrofulöse Krankheiten, Anschwellungen und Verhärtungen gute Dienste leiste, und wandte es in einem näher beschriebenen Falle von Scrofulosis mit dem besten Erfolg an. Gegen Degeneration des Ovariums wirkte es nur palliativ, und gegen Zungenkrebs nichts.

Dr. *Korting* erzählt (Hufel. Journ. 1834. Jul.) 6 die Wirkung des Cuprum sulphuricum im Croup bestätigende Fälle, in welchen nach dem Erbrechen häutiger Massen die Krankheit als gehoben zu betrachten war.

Dr. *Sicherer* theilt (Würt. med. Corr.-Bl. IV. 1.) einen Beitrag zur Geschichte der Autenrieth'schen Salbe mit, indem er einen Fall erzählt, in welchem nach 6tägiger Einreibung derselben auf das Hinterhaupt bei einem an Ophthalmia scrofulosa leidenden Kinde, ohne vorhergegangene Pustelbildung nach einfacher Intumescenz, brandige Zerstörung der gesammten Weichtheile und eines Theils der Kopfknochen eintrat. — Pusteln an den Genitalien erscheinen nur, wenn die Salbe dahin gelangt.

Dr. *Trautmann* spricht (Summar. X. 6.) über die Anwendung des Brechweins in einigen Kinderkrankheiten, und rühmt denselben namentlich in täglich 2maliger Anwendung von 2 — 3 Tropfen gegen Atrophie, chronische Exantheme, Husten mit Schleimanhäufungen, Keuchhusten und Rhachitis.

Dr. *Krebs* beobachtete (*Clar.* u. *Rad.* Beitr. I. 4.) als böse Folgen nach dem Gebrauche des Brechweinsteins in Salbe, Harnbeschwerden. Man soll daher nur ʒj Tart. stib. auf ℥j Fett nehmen und sobald beim Uriniren Schmerzen eintreten, mit den Einreibungen aufhören, die bei Keuchhusten nach Masern treffliche Dienste leisten.

Dr. *Kneschke* beobachtete (Summar. X. 6.) überraschende Wirkung des Ungt. Autenriethii bei Tinnitus aurium. Das nach einem Schnupfen entstandene Klingen im linken Ohr verschwand mit dem Eintreten der Pusteln nach der Einreibung Autenrieth'scher Salbe auf dem linken processus mastoideus, trat mit dem Vertrocknen der Pusteln wieder ein, und wurde durch einen Monat anhaltende Einreibung dauernd geheilt.

Dr. *Schulz* empfiehlt zu Brechweinsteinsalben Opium zuzusetzen, um die Schmerzen, welche der Tart. stib. erregt, zu vermindern. Als Empl. opiato-stibiatum rühmt derselbe: Rec. Tart. stib., Opii theb. ā ℈j, Empl. adhaesiv. ℥j. M. f. Empl. (Hufel. Journ. Juli.).

Dr. *Cramer* macht in seinen kleinen Beiträgen zur medicinischen Erfahrung (*Casp.* Wochenschr. 1834. No. 42.) wiederholt auf den Nutzen der Einreibungen mit grüner Seife (täglich 4 Loth, bis 1 Pfd. verbraucht ist,) gegen Scabies aufmerksam; die Dauer der Behandlung war im Durchschnitt nur 11 Tage; es entsteht lebhafte Hautentzündung, wonach sich die Haut abschuppt und die Heilung sicher ist.

Als Analogon der Seife gegen Verbrennungen empfiehlt Dr. *Riecke* (Würt. Corr.-Bl. V. No. 4.) Aq. Calcis und Ol. Lini ā. zum Liniment. (Eine längst bekannte Mischung. *Ref.*)

Dr. *Dohrn* fand nach seinen wiederholten Beobachtungen den Nutzen von Räucherungen mit Spec. fum. Pharm. Slev. Holsat., oder auch mit Benzoë im Keuchhusten sehr bedeutend, indem die Hustenanfälle dadurch schnell nachliessen (Pfaff's Mitthl. 1835. H. 1.).

Dr. *Schulz* wandte in einem Falle von Phthisis pulmonalis pituitosa nach Pneumonie, die gegohrne Stutenmilch als Getränk mit dem besten Erfolg an. Man lässt 16 Pfd. Stutenmilch durch Hefen langsam in Gährung übergehen, entfernt die fettigen und käsigen Theile, schüttelt die Flüssigkeit eine Stunde lang, und verwahrt sie in wohlverschlossenen Flaschen an einem kühlen Orte (Hufel. Journ. Juli.).

Dr. *Hacker* fand die Milchcur, durch Beschränkung der Nahrung auf blose Milch, von welcher täglich 2 — 3 Kannen frisch genossen werden, gegen Hals- und Luftröhrenentzündung mit Ulceration, gegen Knochenauftreibungen, und in einem Falle von Pocken sehr wirksam, und bewirkte dadurch völlige Heilung (Summar. XI. 2.).

Dr. *Köhler* räth in seinen Bemerkungen über Blutegel (Zeit. v. Ver. in Preuss. No. 40.) zur Vermehrung der Zucht der Blutegel, wiederholtem Ansetzen derselben Thiere, nachdem sie mit Kochsalz bestreut und einige Zeit in häufig erneuertem frischem Wasser gestanden haben, und wo thunlich zu allgemeinen Blutentziehungen, um der immer zunehmenden Vertheuerung dieser Thiere entgegen zu wirken.

Dr. *Elben* bewirkte die Application von Blutegeln auf bestimmte Puncte (Med. Zeit. v. Ver. f. Heilk. in Preuss. 1834. No. 42.), indem er in ein Löschpapier den Stellen entsprechende Löcher schnitt, es dann befeuchtete und auflegte. Die Blutegel sogen sogleich, als sie die glatte Hautstelle mit dem Kopfe berührten, und als alle saugten, wurde das durch die Feuchtigkeit mürbe Papier behutsam zerrissen und weggenommen.

Dr. *Neuber* empfiehlt (Pfaff's Mittheil. 1835. H. 3.) Bier als Mittel die Blutegel zum Saugen anzuregen, indem man die Blutegel vor dem Anlegen einige Minuten in wenig erwärmtes Bier bringt. (Schweineschmalz an die betreffenden Stellen scheint noch besser zu seyn. *Ref.*).

Zum Formulare sind folgende Schriften und Bemerkungen zu zählen:

Von *Phoebus* Receptirkunst erschien eine 2te Auflage als Handbuch der Arzneiverordnungslehre in 2 Bänden (5 Thlr.), deren erster ausgegeben wurde.

Von *Schmidt's* Repertorium der besten Heilformeln aus der Praxis der berühmtesten Aerzte, Wundärzte, Geburtshelfer, und der berühmtesten klinischen Lehrer Deutschlands und des Auslandes sammt Formulare und Dosenlehre und Anhang über Behandlung der Scheintodten und Vergifteten, erschien eine 2te Auflage (2½ Thlr.).

Dr. *Rinna von Sarenbach* lieferte eine Fortsetzung seines Repertoriums der vorzüglichsten Curarten u. s. w. (s. Uebers. 1833. S. 412.) unter dem Titel: klinisches Jahrbuch des laufenden Jahrzehends, oder Curarten, Heilmittel, Operations-Methoden, welche in der neuesten Zeit angewendet oder empfohlen worden sind, mit Rückblicken auf die ältere und älteste Zeit (2 Thlr.).

Von *Wenzel's* Sammlung auserlesener Recepte der neuesten Zeit, unter Mitwirkung von Prof. *Friedreich*, erschienen das 4te und 5te Bändchen (1 Thlr. 6 Ggr.).

Von *Sosibius* Repertorium der vorzüglichsten Arzneiformeln für die Therapie des Trippers und der Lustseuche u. s. w. erschien eine 2te Ausgabe (1 Thlr.).

Jahn fand in seinen Untersuchungen über die Homöopathie — die der Verf. mit Recht nicht so schroff bei Seite liegen zu lassen ersucht (Versuche. I.) — die Wirksamkeit sehr kleiner Arzneigaben bei manchen Arzneien bewährt, und selbst tiefer eingreifend als grosse Dosen. So heilten 7 Schanker nach täglichem Gebrauch von $^1/_{80}$ Gr. Sublimat, und 13 Kröpfe nach täglichem Gebrauch von $^1/_{80}$ Gr. Jodine; alle Fälle waren aber frische, und in veralteten war das Verfahren fruchtlos, eben so wie mit noch kleineren Dosen. Kleine Gaben aber verdienen oft den Vorzug, weil bei ihrer Anwendung die primären Wirkungen ungetrübter erscheinen.

A. L. Richter's Werk über die endermische Methode, durch eine Reihe von Versuchen in ihrer Wirksamkeit geprüft (21 Ggr.), enthält neben kritischer Darstellung der bisherigen Beobachtungen, die Resultate eigener, an 261 Kranken angestellten Versuche mit verschiedenen Mitteln, in endermischer Anwendung, die diese Anwendungsweise im Ganzen als Bereicherung für die Heilkunde erkennen lassen. Morphium, Strychnin, Extr. Belladonnae, Chinin und Scilla bewährten sich, dasselbe glaubt der Verf. von der Digitalis erwarten zu dürfen; statt Calomel soll man Hydrargyrum oxydulatum benutzen; Chinoidin, Salicin, Piperin, Kermes minerale, Flores Zinci, Tartarus stibiatus, Ol. Crotonis, G. Gutti verdienen keine besondere Berücksichtigung für die endermatische Methode; die Aloë erscheint unwirksam. — Wenn der Verf. beim Strychnin Vorsicht anräth, und zwar namentlich bei Kindern, so muss *Ref.* dasselbe vom Morphium wünschen, da er dasselbe einmal gegen Keuchhusten in endermatischer Methode zwar mit gutem Erfolg gegen die Krankheit anwandte, aber auch sehr heftige und Besorgniss erregende narkotische Zufälle darauf eintreten sah.

Dr. *Hacker* empfiehlt Inf. Sennae zum Kaffeeaufguss, oder St. Germainthee mit Zusatz von Arak oder Madeira, als angenehme sanft purgirende Mittel (Summar. XII. 7.).

M. R. Cohen rühmt als leichtes Abführmittel eine halbe Drachme Fol. Sennae Abends kalt infundiren zu lassen, Morgens zu coliren und mit der Colatur den Kaffee zu bereiten (*Casp.* Wochenschr. 1834. No. 35.).

Dr. *Schulz* empfiehlt als angenehmes **Abführmittel bei sensibeln Personen**, Rec.: Fol. Sennae ʒII — ℥β, inf. c. Aq. Cinnam. simpl. q. s. Col. ℥II. adde Sacch. alb. ℥I, Acid. tartarici, Aeth. acet. ā. gr. XV. S. Stündlich einen Esslöffel. (Hufel. Journ. Juli. — Diess ist fast ganz *Heim's* Mischung, die *Phoebus* in seiner Receptirkunst [erste Aufl.] unter No. 271. mittheilte. *Ref.*)

Swaim's **Panacee**; Belege und Zeugnisse über Gebrauch und Wirkung dieses Geheimmittels in den gefährlichsten chronischen Krankheiten. Aus dem Englischen von Dr. *Weidemann* (1 Thlr. 6 Ggr.).

Eine **Analyse des *Graham*'schen Heilmittels gegen den Krebs**, welches als Geheimmittel theuer verkauft wird, findet sich in der Berl. Centr.-Zeit. No. 30. Die Hauptbestandtheile der Pillen sind Ferrum sulphuricum, Extr. Rhei comp. und Succ. liquirit., — jene des reinigenden Pulvers Ferrum oxydatum phosphoricum, Magnesia und Salzsäure, die Tr. absorbens ist der Tr. ferri acetici aeth. gleich.

Dr. *Meurer* empfiehlt (Summar. XI. 3.) als **zweckmässigste Formel, das Eisen innerlich zu verordnen**, Rec.: Ferri sulphurici cryst. ʒβ. Sacch. alb. ℥β. M. f. Pulv. Divide in partes XII. aeq. S. Pulvis No. I. — Rec.: Natri carb. aciduli ʒβ, Sacch. alb. ℥Iβ. M. f. Pulv. Divide in partes XII aeq. D. S. Pulvis. No. II. Man nimmt von No. I und II ein Pulver und löst jedes in einem Glase Wasser, mischt dann die Auflösungen und trinkt sie während des Aufbrausens. Man erhält 1 Gr. Ferr. carb. in kohlensaurem Wasser mit etwas Natrum sulph. und Natr. carb. — Jedenfalls ein wohlfeileres und besseres Präparat als die versandten eisenhaltigen Wässer.

Martens empfiehlt (Summar. XII. 2.) als **passendste Formel zur Reichung des Quecksilberchlorids**, um jeder Zersetzung zu entgehen, Rec.: Merc. subl. corr. gr. III, solve in Aeth. vitr. ℈j, adde Rad. Alth. pulv. ℈j. tere usque ad sicc. et admisce Sacch. alb. pulv. ʒβ, g. arab. pulv. ℈β M. f. c. Aq. dest. suff. qt. massa.

Prof. *Kluge* empfiehlt (Zeit. v. Ver. in Preuss. No. 9.) den **Chlorkalk zum Toilettengebrauche** nach den in Frankreich bekannten Mischungen, zur Verbesserung übeln

Geruchs aus dem Munde und den Zähnen, und zur Reinigung letzterer. I. *Deschamp's* Chlorkalkkügelchen: Chlorkalk ʒII, Zucker ℥VIII, Stärke ℥I, Tragant ʒI, Carmin gr. III; Kügelchen von 3 Gran. — II. *Deschamp's* Chlorkalk-Zahnpulver: Chlorkalk Gr. XII, Corallen ℥I, Ol. Caryophyll. Gtt. II. — III. *Chevallier's* Chlorkalk-Mundwasser: Chlorkalk ʒIII, Wasser und Alkohol ā ℥III, Ol. Rosar. Gtt. IV; zu einem Theelöffel unter ein Glas Wasser. Letztere Vorschrift ist sicherer so zu bereiten, dass man eine Drachme frischen Chlorkalk in 6 Pfd. Aq. dest. unter gelindem Reiben löst, 8 Unzen Alkohol hinzufügt und diess nachdem es an einem kühlen Orte 24 Stunden gestanden, filtrirt, und in wohlverschlossenen Gläsern aufbewahrt.

Dr. *Rave* rühmt Inf. Sabinae mit Elix. acid. Hall. gegen übermässige Menstruation (*Casp.* Wochenschr. No. 35.).

Dr. *Dorfmüller* behandelte (v. Siebold's Jl. XIV. H. 2.) einen Fall von Brechen in der Schwangerschaft glücklich mit folgenden Tropfen, die auch gegen Hysterie wirksam sind; Rec.: Pot. Riverii, Aq. meliss. ā. ʒIII, Aeth. acet., Tr. Opii Ecc. ā. ℈I. Syr. pap. rhoead. ʒI. Alle 1½ Stunden 40 Gtt. in Wasser; zugleich Rec.: Ungt. Alth., Ol. Hyoscyami inf. ā. ʒIII, Bals. Vit. Hofm. ʒß; Tr. Opii Ecc. ʒß. täglich 3mal Magen-, Leber- und Milzgegend sanft damit einzureiben.

Dr. *Schulz* empfiehlt (Hufel. Journ. Juli.) gegen nervösen Schwindel, Kopfweh, Hysterie u. s. w. Rec.: Tr. Val. simpl., Mixt. sulph. acid. ā. ʒI. S. Alle 2 Stunden 10 — 20 Gtt. in Zuckerwasser.

Hufeland rühmt (dessen Journ. Jan.) die Paratinctur (Paraguay-Tinctur *Ref.*) als ein schnelles Beruhigungs-Mittel der Zahnschmerzen, gleichviel woher sie entstanden sind. (Die Bereitung des Paraguay-Roux ist jetzt bekannt gemacht worden; Rec.: Rad. Anthem. pyrethr., Fol. et Flor. Jnulae bifr., ā. p. I. Flor. Spilanthi oleracei pts. IV. Alcoholis 33°. pts. VIII. M. Digere per 14 Dies. Filtra et serva vase bene clauso. — *Ref.*).

Da sich die Opiumtincturen schlecht mit Fettigkeiten mischen, so empfiehlt Dr. *Neuber* (Pfaff's Mittheil. 1835.

H. 3.) ein Mohnsaftöl, durch Digestion von einer Unze Opium mit 16 Unzen Ol. Hyoscyami infusum.

Prof. *Friedreich* fand (allgem. med. Zeit. 1835.) in zwei Fällen, in denen die Haare nach einem Nervenfieber, und nach dem Wochenbette ausgefallen waren, folgende Pommade als haarwuchsförderndes Mittel, Rec.: Chinae ℥I, Ol. amygdal. ℥II. Medull. oss. bov. ℥VI. M. (*Ref.* fand die Formel No. 297 in *Phoebus* specieller Receptirkunst oftmals bewährt.).

Dr. *Schulz* fand Spiritus saponis in Einreibungen, und *von Gescher's* Salbe (Rec.: Hydrarg. oxydat. rubri ℈β, Hydrarg. mur. corros., Natri muriat. ā ℈I, Cerae alb. ℥I, Tereb. venet. ℈VI, Butyr. insuls. ℥X. M. f. Ungt.) gegen Flechten sehr wirksam (Hufel. Journ. Juli.).

M. R. Cohen fand *Pittschaft's* Pulvis antepilepticus (s. Uebers. v. 1833. S. 102.) in mehreren Fällen bewährt (*Casp.* Wochenschr. No. 13.).

Dr. *Neuber* empfiehlt (Pfaff's Mittheil. 1835. H. 3.) statt des gebräuchlichen Rosenhonigs einen Salbeihonig (Inf. Salviae ex ℥II ad Col. ℥VIII. Mellis ℥VIII.) zu contrahirenden Mundwässern.

M. R. Kluge bedient sich seit 10 Jahren nach der Angabe von *Schulz* verfertigter Pflasterröhren zur Herausleitung von Flüssigkeiten aus Körperhöhlen (Med. Zeit. v. Ver. f. Heilk. in Preuss. 1834. No. 48.); es wird eine mit Oel bestrichene Stricknadel mit auf Leinwand aufgestrichenem Heftpflaster mehrmals umrollt, und dann die Nadel herausgezogen. Diese Röhren eignen sich besonders zur Herausleitung sulziger und citeriger Flüssigkeiten, und sind namentlich beim Empyema anzuwenden.

---

v. Bulmerincq's Beiträge zur ärztlichen Behandlung mittelst des mineralischen Magnetismus (mit Vorrede von *Steffens*. 10 Ggr.) geben das dem Verf. eigenthümliche Verfahren der Anwendung des mineralischen Magnets zu Strichen über Stirne, Nasenrücken, Gesicht abwärts, mit 6 Zoll langem, 7 L. breitem, und $2\frac{1}{4}$ L. dickem Stabe, bei genau nach Norden oder Süden (oder bei danach eintretendem Uebelbefinden umgekehrt) gerichtetem Körper. Die Behandlung soll sich gegen rheumatische und arthritische Leiden, Ischias, Verstopfung, Erbrechen der Schwangern, Metrorrhagie, Schwerhörigkeit und Zahnweh ohne Caries hülfreich zeigen. (Vergl. die Versuche von *Barth* und deren Resultat mitgetheilt von *Wolff*. Med. Zeit. v. Ver. f. Heilk. in Preuss. No. 9. s. unten.).

Klinkhardt, der Magnet. Eine Erklärung der merkwürdigsten Erscheinungen des mineralischen Magnetismus (8 Ggr.).

Dr. *Knauer* theilt (Hufel. Journ. 1834. Juli.) die merkwürdige Wirkung des mineralischen Magnets auf krankhafte Nervenzustände, nebst einem seltenen Sectionsbefund mit. Die an einem Prolapsus uteri leidende Frau wurde zur Zeit des Aufhörens der Menstruation von klonischen Krämpfen befallen, die später mit Eintritt von fliessenden Haemorrhoiden theilweise aufhörten. Nach einer Leberentzündung und heftigem Husten zeigte sich später Magenkrampf mit Erbrechen und vielen Blähungen. Die Kranke wurde bald als an Unterleibs-Desorganisationen leidend, bald als reine Nervenkranke behandelt. Der Magnet zeigte sich an den krampfhaften Stellen des Unterleibs haftend, den Schmerz vermindernd, und die Stellen röthend; der Verf. glaubt selbst am Halse, nachdem jene Röthe verschwunden, den Verlauf der Nerven gesehen zu haben. Die Kranke starb endlich unter Blutbrechen, blutigen Stühlen, Tetanus und Trismus. Die Section zeigte theilweise Erweiterungen und Zusammenschnürungen der Gedärme, Verwachsungen des Magens mit der Hydatiden enthaltenden Leber, Bluterguss im theilweise scirrhösen Magen, und einen Polypen darin, und das Pankreas scirrhös. — (Das früher angenommene reine Nervenleiden ward also nur zu deutlich widerlegt. *Ref.*)

J. J. Sachs gab (Berl. med. Zeit. No. 3.) eine Einladung zur Würdigung des künstlichen Magnetismus als Heilmittel, bei Gelegenheit der Anwesenheit eines Hr. *Barth* in Berlin, dessen Versuche in der Charité indessen nur ein ganz unerhebliches Resultat lieferten (Med. Zeit. v. Ver. f. Heilk. in Preuss. No. 9.).

Auch Dr. *Schmidt* gab (Hufel. Journ. 1834. Sept.) einige Worte über die Wirksamkeit und Anwendungsart des künstlichen Magnets als Heilmittel, die sich für dieses Mittel günstig aussprechen.

Nach den Versuchen, welche Prof. *Wolff* mit der Anwendung des mineralischen Magnetismus bei innerlich Kranken in der Charité zu Berlin anstellte (Zeit. v. Ver. in Preuss. No. 9.), waren die allgemeinen Wirkungen höchst unbedeutend, die örtlichen theils schmerzlindernd, theils in gelähmten Theilen grössere Beweglichkeit hervorrufend, aber schnell vorübergehend. Die bei 18 Kranken angestellten Beobachtungen hatten für die Kranken durchaus kein bemerkenswerthes Resultat. Eine Anweisung zur Verfertigung künstlicher Magnete theilte Dr. *Becker* (Hufel. Journ. Jan.) mit.

Dr. *Becker* bemerkt zur magnetischen Praxis (Hufel. Journ. Mai.), dass der Magnet sich als Heilmittel gegen Nervenleiden bewähren werde, die speciellen Fälle zu seiner Benutzung aber noch zu ermitteln seyen. Der Verf. wendet jetzt besonders die anhaltende Application der Magnete auf die leidenden Theile an, weil man dazu die Kranken unterrichten kann, und erfreut sich günstiger Erfolge. Auch Dr. *Krügelstein* sah Neurosen durch die Anwendung des Magnets gebessert (ibid.) und selbst in 3 Fällen Hernien dadurch geheilt werden, indem Zusammenziehungen der die Bauchspalte bildenden Theile dadurch hervorgerufen wurden. Indessen räth der Verf. bei Nervenleiden die Cur durch andere Mittel zu unterstützen und zu denselben überzugehen, wenn Besserung eingetreten.

Dr. *Schröder* lieferte (Hufel. Journ. 1834. Aug.) eine ausführliche Nachricht über den Galvanismus in Beziehung auf seine chemischen, pharmaceutischen und Uebertragungswirkungen im Organismus. Der Verf. versuchte die Thatsache, dass der Galvanismus Arzneistoffe zersetze, dadurch in die Praxis einzuführen, dass er nun durch Galvanismus mittelst einer bis zur Spitze isolirten Nadel, Arzneistoffe in verschiedene Theile des Körpers zu bringen suchte. (Diese Idee ist beachtenswerth, indessen ohne vorhergegangene zahlreiche Versuche an Thieren, die approximativ auf die durch diese Anwendungsweise gewiss zu erwartende Modificationen der Wirkungen der einzelnen Arzneistoffe und ihrer Bestandtheile leiten, einstweilen blos theoretischer Beurtheilung fähig. *Ref.*)

Nachdem ein neuer Bericht der franz. Akademie sich für die Existenz des thierischen Magnetismus ausspricht, erkennt auch *Hufeland* ihn nun an (Hufel. Journ. 1834. Juli); freilich etwas spät!

Zur Toxicologie gehören:

Winkler's sämmtliche Giftgewächse Deutschlands dargestellt und beschrieben, mit Vorrede von Prof. *Schwägrichen*, erschienen in 2ter Auflage. (Mit 100 ill. Kupfertafeln, in 10 Lieferungen 6 Thlr. — Der Text allein 16 Ggr.).

Krebs theilte einige Nachrichten über das Pfeilgift der Buschmanns-Hottentotten (Heck. Ann. 1834. Octbr.) mit.

Dr. *Adelmann* beobachtete (Allgem. med. Zeit. April.) eine Halsentzündung von den Dämpfen der Seifensiederlauge.

M. R. Casper erzählt (Wochenschr. 1834. No. 35.), dass ein von Kohlendampf Scheintodter, der wieder zum Leben gebracht worden, alles um ihn her Vorgegangene gehört zu haben behauptete, und macht dadurch auf die Frage aufmerksam, in wie fern auch beim wirklichen Tode ein allmäliges Erlöschen der Sinne Statt findet.

Dr. *Tott* fand in einem Fall von Vergiftung durch Chlorgas das Einziehen von Schwefelwasserstoffgas durch die Nase höchst wirksam. Eine Vergiftung durch Schwefelsäure wurde durch anhaltenden Gebrauch von Oelemulsion mit Magnesia und örtlichen Blutentziehungen gegen die eingetretene Halsentzündung gehoben (Vergiftungen durch Chlorgas und Schwefelsäure. Allgem. med. Zeit. 1834. No. 90.)

Dr. *Graff* beschrieb (Hufel. Journ. 1834. Aug. f.) einen Fall, in welchem der Tod durch Verbrennung und Kohlendunst bei 3 Kindern eintrat. Das jüngste 2jährige Kind erstickte im Kohlendampf, bei den beiden ältern von $5^1/_2$ und 3 Jahren waren im Leben noch heftige Verbrennungen hinzugekommen; dass diese Verbrennungen noch im Leben Statt gefunden, zeigten die in ihrer Umgebung vorhandenen, mit rother Basis versehenen Brandblasen und der Uebergang der verkohlten Stellen zum Gesunden durch einen rothen Streifen, Erscheinungen die bei Verbrennungen nach dem Tode nicht beobachtet werden.

Dr. *Sibergundi* theilt eine Beobachtung eines Falls von Vergiftung durch einen Schlangenbiss (Heidelb. Ann. X. H. 3.) mit, den eine Frau am dritten Fingergelenk des Ringfingers erlitt. Es entstad bedeutende Anschwellung, die sich bis zur Achsel und Brust der afficirten Seite mittheilte. Resolvirende Umschläge mit Essig, innerlich China mit Spir. Minderei, später Roborantia und Diuretica stellten die Kranke her. — Diese Vergiftung scheint zuvörderst das Nervensystem ergriffen zu haben, später wurde das Blut zersetzt.

Dr. *Lorinser* erzählt Fälle (Zeit. v. Ver. in Preuss. No. 35.), in denen Ammonium gegen Schlangenbiss schnelle Hülfe leistete, und empfiehlt das Mittel in vorkommenden Fällen.

Dr. *Fingerhuth* fand als giftiges Princip im Fleischpökel (*Casp.* Wochenschr. No. 27.) Blausäure.

Dr. *Bodenmüller* empfiehlt (Würt. Corr.-Bl. III. No. 38.) gegen Vergiftungszufälle mittelst sauer gewordener Leberwürste, als deren lästigste Erscheinungen Schwindel und erschwertes Schlingen angegeben werden, die Schwefelleber (Rec.: Hepat. sulph. ʒβ — II, Tart. dep. ʒβ — Iβ, inf. Aq. f. suff. q. ad. Col. ℥IV. S. Stündlich 1—2 Esslöffel), nachdem ein Emeticum vorhergegangen. Bei eintretender Verstopfung passen Bittersalz und Essig - oder Seifenklystiere, und gegen den Schwindel kalte Umschläge auf den Kopf.

Dr. *Paulus* theilt (Heidelb. Jahrb. X. H. 3.) als neuen Beitrag zur Geschichte der Vergiftung durch verdorbene Wurstmasse, die Vergiftungsgeschichte von 7 Personen mit. Das Gift, dessen Entstehung und chemische Verhältnisse unbekannt sind, scheint in den feinsten Nervenenden einen Krampf hervorzurufen; leichte Abführmittel, lauwarme Bäder, vegetabilische Nahrungsmittel, Obst, Wein und Belladonna scheinen die passendsten Mittel dagegen.

M. R. Wildberg theilte (dessen Jahrb. I. 1.) einen merkwürdigen Fall einer zufälligen Vergiftung durch den Genuss saurer Milch mit, bei welchem auch die Priorität des Todes zur Sprache kam. Die Milch enthielt Arsenik, welcher wohl zufällig hineinkam; die Priorität des Todes wurde nach den allgemeinen Grundsätzen dahin entschieden, dass die Frau zuerst gestorben sey, zumal sich bei ihr noch 12 Gr. Arsenik fanden, während die Leiche des Mannes nur 8 Gr. enthielt.

Dr. *Röhrer* beobachtete (med. Jahrb. d. Oest. St. Bd. VII. H. 1.) eine Vergiftung dreier Kinder durch Stechapfelsaamen. Die Erscheinungen waren ganz die der Toxication durch Narcotica und die Congestionen zum Gehirn besonders vorwaltend. Kalte Umschläge auf den Kopf, Emetica, Abführmittel, später Essigklystiere und Kaffee retteten die Kinder. — In einem von Dr. *Scheltze* beobachteten Falle von Vergiftung durch Stechapfelsaamen eines 60jährigen Mannes und der etwas jüngern Frau, waren die Erscheinungen dieselben; die Frau starb, der Mann wurde nach dem Gebrauch von Emeticis und Ol. Ricini gerettet (*Casp.* Wochenschr. 1834. No. 45.).

Dr. *Lippich* sah (med. Jahrb. d. Oest. St. VII. H. 4.) einen Fall von Vergiftung durch warzige Wolfsmilch, Euphorbia verrucosa, welche einer Epileptischen von einer Bekannten angerathen worden. Die Erscheinungen waren ganz die nach Toxication mit scharfen Giften gewöhnlichen; im Magen fand sich Bluterguss.

Dr. *Biermann* beobachtete (Hufel. Journ. Jan.) als Wirkung einer zu grossen Gabe der Tinctura seminum Colchici autumnalis, von welcher ein Arthriticus in einer Stunde 50 Tropfen genommen hatte, neben den gewöhnlichen narcotischen Erscheinungen, die lange anhielten, eine physische Schärfung des Sehvermögens. (*Ref.* erfreute sich der herrlichsten Wirkungen der Tr. Sem. Colchici bei einer Ischias, die ihn selbst nach einer Erkältung befallen, und bereits mehreren andern innern und äussern Mitteln widerstanden hatte; allein es ist grosse Vorsicht nöthig, da kleine Dosen wenig nützen und grosse leicht gefährlich werden. So trat auf eine Dosis von 30 Tropfen heftige Zusammenschnürung im Halse, Trockenheit im Munde, Metallgeschmack, Unbeweglichkeit der Zunge ein, nach heftigen Lichtfunken vor den Augen verdunkelten sich diese, und dieser Zustand dauerte über 1/4 Stunde, nach welcher Schlaf und mit dem Erwachen völlige Herstellung eintrat.).

Dr. *Bennewitz* beobachtete (Med. Zeit. v. Ver. f. Heilk. in Preuss. 1834. No. 52.) eine Vergiftung durch Semina Cataputiae minoris, die als Abführmittel gegeben werden. Zwei Kinder, die viele Körner verschluckt hatten, bekamen Erbrechen, Durchfall, erweiterte Pupille, stieren Blick, Kälte und Erstarrung. Der Puls war klein, wurde aber später voll und fieberhaft. Nach Potio Riveri und Essigwaschungen trat Schlaf und Diaphorese ein, und die Kranken erwachten geheilt.

Eine Vergiftung durch Taumellolch bei 74 Personen (*Casp.* Wochenschr. No. 38.) zeigte alle narcotischen Erscheinungen bei Erwachsenen stärker als bei Kindern, doch wurden alle durch Inf. Chamomill. und Absynthii schnell geheilt.

Dr. *Bodenmüller* beobachtete (Würt. Corr.-Bl. IV. 22.) einen Fall von Vergiftung durch kohlensaures Blei, indem ein Kind Kremserweiss gegessen hatte, aber durch schwefelsaures Natrum glücklich bald geheilt wurde.

Dr. *Cramer* fand bei 10 Kaninchen das von *Berthold* und *Bunsen* (s. Uebers. 1834. S. 203.) gegen Arsenikvergiftung empfohlene Eisenoxydhydrat nicht bewährt (*Casp.* Wochenschr. No. 39.).

Den Leichenbefund nach Arsenik-Vergiftungen betreffend, fand *Ebermaier* (Zeit. v. Ver. in Preuss. No. 16.) bei einer am 8ten Januar beerdigten Leiche, am 13ten December neben Spuren heftiger Magen- und Darmentzündung jene schon 1803 von *Welper* entdeckte mumienartige Veränderung, welche wohl als charakteristisch zu betrachten seyn möchte.

Der grosse Reichthum Deutschlands an Mineralquellen macht die hierher gehörige Literatur stets ziemlich bedeutend; wir haben für 1835 zu nennen:

Dr. *Dietrich*, Taschenbuch der Frühlings- und Sommercuren, oder Anweisung, wie man dieselben mit Erfolg gebrauchen und seine Gesundheit dadurch erhalten und befestigen kann (1/2 Thlr.).

Von Prof. *v. Ammon's* Brunnendiätetik, oder Anweisung zum zweckmässigen Gebrauche der natürlichen und künstlichen Gesundbrunnen und Mineralbäder Deutschlands erschien die 3te Ausgabe (5/6 Thlr.).

Gutmann beschrieb ein vereinfachtes Regen- und Sturzbad (6 Ggr.).

Dr. *Kreuth* lieferte (Münchner Jahrb. I.) eine Nachricht über die Molken- und Badeanstalt Kreuth in den Jahren 1833 und 1834.

Nach *Brück's* Mittheilung (in *Casp.* Wochenschr. 1834. No. 50.) war auch im Sommer 1834 Driburg sehr von Curgästen besucht.

Dr. *Brück* erinnert, dass Driburg besonders gegen Abdominalleiden, welche auf Depotenzirung des Gangliensystems beruhen, höchst wirksam sey, und bei Steinbildung durch den Gebrauch des Herster Wassers noch bedeutend verstärkt werde (Ein Wort über Driburg im Sommer des Jahrs 1834. *Casp.* Wochenschr. 1834. No. 42.).

Dr. *Heidenreich* beschrieb die Eisenquellen bei Steben (9 Gr.) und sucht eine günstigere Meinung von den dortigen Anstalten zu erwecken. Die Quellen sollen besonders gegen Blutmangel, Nervenleiden, Muskelschwäche und Atonie der Membranen zu empfehlen seyn.

Hofr. Menke machte in einer kleinen Schrift auf die Heilkräfte des Pyrmonter Stahlwassers, des versendeten sowohl, wie des an der Quelle getrunkenen, aufmerksam, und empfiehlt es gegen die Krankheiten, in welchen Stahlwässer indicirt sind, als besonders kräftig (12 Ggr.).

Dr. *Harnier* (einige Worte über das kohlensaure Gasbad zu Pyrmont. *Casp.* Wochenschr. 1834. No. 34.) glaubt, dass das jetzt in Pyrmont eingerichtete Bad von kohlensaurem Gas gegen Unfruchtbarkeit bei sparsamer Menstruation, beginnendem Scirrhus uteri, Taubheit und Prosopalgie sehr hülfreich seyn wird, und zwar um so mehr, da in diesen Leiden das kohlensaure Eisen ja manchmal Nutzen gewährt.

In einem Sendschreiben an *v. Gräfe* berichtet *M. R. Krüger* über die neue Füllungsart des Pyrmonter Brunnens (v. Gräf. u. v. Walth. Journ. Bd. XXI. H. 2.), indem nämlich die früher häufige Fällung des Eisens beim versendeten Pyrmonter Wasser jetzt dadurch gehoben ist, dass der zwischen Wasser und Korkstöpsel befindliche Raum nicht mit atmosphärischer Luft, sondern mit kohlensaurem Gas gefüllt ist.

Dr. *v. Vivenot* empfiehlt (*Casp.* Wochenschr. No. 39.) den Gleichenberger Säuerling in Steyermark, bei Krankheiten, die Säuerlinge erfordern, aber keine Gefässaufregung ertragen, weil die genannte Quelle ganz frei von Eisen ist.

Dr. *Born* fand die günstige Wirkung des Wildunger Brunnens (*Casp.* Wochenschr. 1834. No. 42.) in einem Falle bewährt, in welchem Gicht und Nierensteine 14 Jahre lang alternirt hatten, und nach dem Gebrauch des Wildunger Wassers grösstentheils verschwanden.

Eine Beschreibung der Mineralquellen bei Wildungen von *Dreves* und *Wiggers* (16 Ggr.) enthält neben geognostischer Beschreibung der Gegend eine neue Analyse des versandten Wassers, welches besonders reich an Kohlensäure ist.

Dr. *Lerch* gab eine Beschreibung des Giesshübler Sauerbrunnens in Böhmen (4 Gr.), welcher sich dem Selterser Wasser sehr nähert.

Das Gasteiner Bad ist bei gesunkener Vitalität des Nervensystems und der Vitalität überhaupt, und zur Vermittelung einer gehörigen Krisis durch Haut oder Nieren passend, und wird durch die klimatischen Wirkungen zur Erregung grösserer Thätigkeit in den Lungen kräftig unterstützt (*Clar.* u. *Rad.* Beitr. I. H. 3.).

Nachrichten über die Heilwirkungen der Gasteiner Quellen finden sich von *Werneck* und *M.* in *Clar.* u. *Rad.* Beitr. I. 4. enthalten, aber nichts auffallendes Neues.

Dr. *Conrath* rühmt (*Casp.* Wochenschr. No. 25.) das kohlensaure Gas- und Schlammbad zu Franzensbad gegen Gicht, Rheumatismus, Amenorrhoe, und chronische Geschwüre; das Schlammbad aber besonders gegen Scrofeln, Rhachitis, Paralysen und chronische Exanthemata.

Dr. *Dietrich* beschrieb den Kanizer Brunnen bei Partenkirchen nebst seinen Umgebungen (20 Ggr.), und rühmt denselben gegen Rheumatismus, Gicht, veraltete Geschwüre, Flechten, Mercurialleiden, sowohl innerlich als äusserlich angewandt. Plethora, organische Fehler und Wassersucht contraindiciren den Gebrauch.

Dr. *Fischer* schrieb Einiges über das Bad und die Mineralquellen zu Wiesau, nebst einem Vorworte von Dr. *Gräff* (Münch. Jahrb. I.).

Müller, Taschenbuch für Schlesische Bade- und Brunnengäste, oder kurze Beschreibung aller in Schlesien, der Grafschaft Glatz und dem Preussischen Antheil der Lausitz befindlichen Mineralbrunnen und Badeanstalten, der Breslauer Dampfbäder, so wie des Gräfenberger kalten Wasserbades u. s. w. In alphabetischer Ordnung (1 Thlr.).

M. R. Wendt theilte (Rust's Mag. 41. 1.) einige Nachrichten über die in den Schlesischen und Glätzischen Bergen liegenden Heilquellen mit.

Dr. *Rau* beschreibt (Berl. med. Centr.-Zeit. 1834. No. 14.) die Heilquellen zu Altwasser in Schlesien in ihrem jetzigen Zustande. Diese sehr besuchte Quelle ist gegen allgemeine Schwächezustände, Magenleiden, Infarctus, Haemorrhoiden, Leiden des Uterus, passive Haemorrhagieen, chronische Nervenleiden mit Erethismus, Hautschwäche und chronische Exantheme zu empfehlen. Ausführlicher schrieb

Dr. *Rau* eine mediciniach-physikalische Abhandlung über die Heilquellen zu Altwasser in Schlesien, nebst einer kurzen Beschreibung des Ortes und der Umgegend (18 Ggr.).

Zemplin's Beschreibung der Brunnen- und Molkenanstalt zu Salzbrunn erschien in 3ter Auflage (Bd. I. 12 Ggr.).

Nach *Löwig's* chemischer Untersuchung des Mineralwassers zu Seewen im Canton Schwyz (v. Pomm. Zeitschr. I. 3.), gehört die dortige Quelle zu den kräftigsten Stahlwässern, und ist dem Franzensbrunnen bei Eger fast gleich zu stellen (Besonderer Abdruck 4 Ggr.).

Dr. *Müller*, Beschreibung des Gesundbrunnens zu Teinach. (Mit 5 Lithographieen 8 Ggr.).

Mysisovics lieferte (Oestr. Jahrb. VI. 4.) med. praktische Notizen über die Wirkungen des Szliatscher Bades; Dr. *Faber* (Würt. med. Corr.-Bl. IV. No. 35.) Bemerkungen über das Bad zu Mergentheim im Sommer 1834; Dr. *Sigwart* über die Heilquellen zu Kanstadt (ibid. No. 37.) und Dr. *Ritter* über die Karlsquelle zu Niedernau (ibid. No. 40.).

Held, Blick auf Carlsbad. Sendschreiben an *de Carro* mit dessen Bemerkungen (6 Ggr.).

Ryba, Karlsbad und seine Mineralquellen, erschien in 2ter Auflage (1 Thlr. 16 Ggr.).

Von Dr. *Schmelkes* erschien eine physikalisch-medicinische Darstellung des Teplitzer Kohlenmineralmoors und dessen Anwendung zu Bädern (10 Ggr.), nach welcher die Mineralmoorbäder hautreizend und erweichend und auflösend für die Drüsen und das gesammte *Lymph*system wirken, zugleich aber auch Nerven- und Muskelsystem stärken, und also mit Recht als Bereicherung des Heilapparates zu betrachten sind.

Zitterland's Werk über Aachens heisse Quellen, für Aerzte und Brunnengäste ($1^1/_3$ Thlr.), ist Aerzten zur genauern Kenntniss dieser kräftigsten Mineralwässer, und Brunnengästen zu erfolgreicher Benutzung derselben, bestens zu empfehlen.

Wundarzt *Arming* beschrieb die Jod- und Lithion-haltige Salzquelle zu Hall bei Kremsmünster in Oberösterreich, welche als Bad und Trinkbrunnen benutzt wird (20 Ggr.).

Dr. *Göz* beschrieb Ischl und seine Soolenbäder vom Jahre 1826 bis incl. 1833 (16 Ggr.).

Dr. *Schlesinger* sah (*Casp.* Wochenschr. No. 6.) Warzen nach dem Gebrauche des Seebades von Swinemünde in kurzer Zeit völlig verschwunden.

M. R. Clarus rühmt (Dessen Beitr. I. 4.) Seebäder gegen rheumatisch-catarrhalische und scrofulöse Leiden, organische Unterleibskrankheiten, Krämpfe, Torpor und Lähmung.

Gegen Hautkrankheiten war keine Hülfe dadurch bemerklich, und gegen Brustübel wirkten sie nachtheilig. Näher bezeichnet werden Cuxhaven, Norderney, Wangeroge, Föhr, Helgoland. — Auch das Wellenbad der Saale zu Kösen bei Naumburg soll gegen Nervenschwäche und schlaffe Hautthätigkeit zu empfehlen seyn.

Der erste Band der medicinischen Beobachtungen und Bemerkungen von *R. Sachse*, verbreitet sich über Bäder, besonders in Beziehung auf die Seebäder bei Doberan (1 Thlr. 14 Ggr.) und liefert einen sehr schätzenswerthen Beitrag zur Kenntniss der Wirkungsweise der Bäder und ihrer Anwendbarkeit. Der Verf. stellt die natürlichen Quellen den künstlichen nicht nur, wie es natürlich ist, weit vor, sondern zeigt, dass die letztern gar keinen Vergleich mit den erstern aushalten können, insofern einmal der Gehalt der Quellen überhaupt nicht stets derselbe ist, andererseits die Chemie sich noch nicht an die Behauptung wagen darf, die chemischen Verhältnisse der Mineralquellen vollständig ermittelt zu haben und ihre Nachahmung verwirklichen zu können. Das Bad wirkt sowohl durch Einführung von Stoffen in den Organismus, als auch durch Auflösung und Ausführung darin vorhandener krankhafter Ablagerungen. So dringen auch Salztheile in den Körper ein, und können wohlthätige Veränderungen bewirken, wie denn überhaupt der zuweilen scheinbar nicht indicirte Gebrauch der Seebäder dennoch treffliche Hülfe leistete, und dagegen bei der wahrscheinlichsten guten Einwirkung nach den vorhandenen Erscheinungen, dennoch der Erfolg den Erwartungen nicht entsprach. Der Verf. vertheidigt die Ostseebäder gegen die mancherlei gegen sie gerichteten Angriffe (vergl. Uebers. von 1832. S. 356. 1833. S. 420. 1834. S. 210.), und giebt genaue Nachrichten von der Wirkungsweise, Anwendungsart und den Indicationen der Seebäder überhaupt, so wie der Einrichtungen zu Doberan insbesondere.

Hieran reihen sich die Bemerkungen über den Einfluss der Witterung auf den menschlichen Organismus überhaupt, und insbesondere auf die Anwendung der Seebäder in Doberan von Dr. *Becker* (— 16 Ggr.) — und die Mittheilungen aus der Erfahrung über die Wirkung und Anwendung der Soolbäder, insbesondere zu Salzbrunnen von Dr. *Möller* (1 Thlr. 8 Ggr.).

Dr. *Barries*, praktischer Wegweiser zum zweckmässigsten Gebrauch der russischen Dampfbäder im Alexanderbade in Hamburg (16 Ggr.).

Dr. *Vetter* schrieb eine Abhandlung über den Gebrauch und die Wirkungen künstlicher und natürlicher Mineralbrunnen (5/8 Thlr.), die zur Empfehlung der künstlichen Mineralwässer dient. Wenn der Verf. indessen ihre Wirkung der der natürlichen Mineralwässer selbst vorzieht, so zeigt er nur, dass ihm die praktische Erfahrung über die herrlichen Kräfte der natürlichen Thermen abgeht, und bei aller Achtung und Anerkennung des Nutzens der künstlichen Mineralwässer, behaupten wir doch dreist, dass sie den natürlichen noch unendlich nachstehen, abgesehen selbst davon, dass Mineralwässer, wie z. B. Aachen und Burtscheid sie darbietet, gar nicht künstlich zu bilden sind.

Horn rühmt (Zeit. v. Ver. in Preuss. No. 8.) die heilsame Wirkung des künstlichen Carlsbader Brunnens.

Seltmann gab (Zeit. v. Ver. in Preuss. No. 8.) eine Notiz über die Berliner Anstalt für künstliche Mineralwässer.

Diätetik und populäre Medicin.

Troz der grossen Menge hierher gehöriger Schriften können wir uns begnügen, der Vollständigkeit wegen blos die Titel anzugeben, denn ausser der für populäre Medicin und Diätetik zweckmässigen Zeitschrift von *Fleck* (die indessen natürlich dem Arzte nur Bekanntes bringt,) — einer Uebersetzung des guten Werks von *Reveillé-Parise*, — *v. Vering's* Pastoral-Medicin, — *Brüggemann's* Gesundheitslehre, — und der 2ten Ausgabe eines brauchbaren Werkchens von *v. Ammon*, — wäre es für die Heilkunst sowohl als für die Kranken ohne Nachtheil, ja vielleicht selbst besser gewesen, wenn alles Uebrige ungedruckt geblieben.

Fleck's Gesundheitstempel der Deutschen, eine Quartalschrift zur Erhaltung und Beförderung der Gesundheit des Leibes und der Seele (4 Hefte. 2 Thlr.), ist zu empfehlen, da der Verf. die Grenze dessen, was in solche Blätter gehört, beobachtet. Dasselbe gilt von *Philippson's* Hygiëa, Blätter für Freunde der Gesundheit und des Familienglücks (12 Hefte 3 Thlr.).

Kalisch, Lebenskunst für geistig beschäftigte Menschen, oder Untersuchungen über den gesunden und kranken Zustand, so wie über die in beiden zweckmässigste Lebens- und Behandlungsweise der Gelehrten, Künstler, Staatsmänner und Aller, die geistig wirken. Nach dem Französischen des *Reveillé-Parise* bearbeitet (1 Thlr. 8 Ggr.).

M. R. Brüggemann, Gesundheitslehre; von dem Baue und dem Leben des menschlichen Körpers und der Erhaltung seiner Gesundheit, in Vorträgen an Gebildete, für Jedermann fasslich dargestellt. Bd. I. Physiologische Vorlesungen (1 Thlr. 18 Ggr.).

Von *Vering's* Handbuch der Pastoral-Medicin erschien eine 2te Ausgabe (1 Thlr.).

Dr. *Strahl*, der Mensch nach seiner leiblichen und geistigen Natur, im gesunden wie im kranken Zustande (2 Lieferungen mit 4 lith. Tafeln 1 Thlr.).

Rubemferé, der Weg zu einem hohen Lebensalter und die wahre Heilkunde ohne Arzt. Zweite Ausgabe (21 Ggr.).

Gesundheitslehre für Volksschulen (6 Ggr.).

Röver, medicinisches Taschenbuch auf dem Lande. 4te Auflage (16 Ggr.).

Allgemeiner medicinischer Rathgeber für Jedermann. Heft 1 — 6 (12 Ggr.).

Von *Linke's* Hausarzt erschien die 2te Lieferung des ersten Bandes, welcher die Diätetik enthält (5 Ggr.).

Morisoniana, oder allgemeiner Rathgeber des brittischen Gesundheits-Collegiums. Eine Sammlung der Werke des Hr. *Morison* des Hygëisten, enthaltend: über den Ursprung des Lebens und die wahre Ursache der Krankheiten; — Wichtige Nachricht an die Welt; — Schreiben über die Cholera morbus in Indien; — Antilanzette, u. s. w. nach der 3ten engl. Aufl. übersetzt von Prof. *Tollhausen* (2½ Thlr.).

Dr. *Gedike* berichtete (Zeit. v. Ver. in Preuss. No. 31.) über die bei der Charité-Heilanstalt bestehende Krankenwärterschule, die im besten Gedeihen ist.

Dr. *Bodenmüller*, der Krankenkoch (12 Ggr.).

Dr. *Erdmann* erinnert (v. Gräf. u. v. Walth. Journ. 21. H. 2.), dass er mehrere Nahrungsmittel aus dem Pflanzenreiche, wie Möhren, Rettig u. s. w., am besten roh auf einem Reibeisen verkleinert und mit Oel und Essig als Salat geniesst, da durch das Kochen die wirksamen wohlschmeckenden Theile verloren gehen.

Dr. *Günther* über nachtheilige Umänderungen und Verfälschungen des Mehls, Brods, der Milch u. s. w. für Jedermann (8 Ggr.).

Dr. *Weitenweber*, der arabische Kaffee in naturhistorischer, diätetischer und medicinischer Hinsicht geschildert (16 Ggr.).

Dr. *Bodenmüller*, der Schlaf und die Erfordernisse zur Erzielung eines gesunden und naturgemässen Schlafes (15 Ggr.).

Dzondi, die Augenheilkunde für Jedermann, welche lehrt, die Gesundheit der Augen zu erhalten und die Krankheiten derselben bald und sicher zu heilen (1 Thlr.).

Martiny, die Influenza oder Grippe, eine contagiös-epidemische Krankheit u. s. w. für Aerzte und Laien (6 Ggr.).

Sichere Anleitung, sich von Rheumatismus, Haemorrhoiden, Gicht, Kolik, Krämpfen, Convulsionen, Flechten und den Krankheiten des Magens zu befreien. 8te Aufl. (9 Ggr.).

Lutheritz, des Magnetiseurs Meissner's Heilvermögen gegen gichtische und rheumatische Krankheiten, zur Belehrung des Publicums dargestellt und Leidenden und Kranken empfohlen, so wie durch Bemerkungen über die Heilkraft des Lebensmagnetismus überhaupt, bestätigt (9 Ggr. — Gehört zu den bessern populär-medicinischen Schriften.)

Die Heilung der Flechten, oder die neuesten und bewährtesten Heilmittel und Curmethoden gegen diesen lästigen Ausschlag. Zur Selbstbelehrung und Selbsthülfe (1 — 10 Ggr.).

Dr. *Andresse*, der ärztliche Rathgeber in heimlichen Krankheiten, mit besonderer Berücksichtigung der Behandlung ohne Mercur (18 Ggr.).

Wahnmier, die galanten Krankheiten mit ihren Vorboten, Kennzeichen und Folgen, ihre Heilart und die Vorsichtsmaasregeln, um sich vor Ansteckung zu schützen (4 Ggr.).

Dr. *Herrmann*, über die Mercurialkrankheiten, oder die schrecklichen Folgen, welche ein unzweckmässiger und zu lange fortgesetzter Gebrauch des Quecksilbers bei venerischen Krankheiten nach sich ziehen kann. Zur Warnung und Belehrung für Alle, die vom Quecksilber Gebrauch machen müssen (6 Ggr.).

van Brughem, über das, vorzugsweise durch unmässigen Genuss spirituöser Getränke entstandene, schreckliche Selbstverbrennen des menschlichen Körpers. Liebhabern geistiger Getränke zur Warnung (8 Ggr.).

Die Gesundheitslehre des Mundes. Aus dem Franz. von *Hildebrand* (12 Ggr.).

Tischer, Heil- und Verhaltungsregeln für Brustkranke, oder gründliche Darstellung der wichtigsten Krankheiten der Athmungswerkzeuge (1 Thlr.).

Der Hausarzt für Brustkranke, oder med. Noth- und Hülfsbüchlein für an Schwindsucht u. s. w. leidende und diejenigen, welche sich dagegen sicher verwahren wollen (10 Ggr.).

Dr. *Nonne*, vollständige Abhandlung über die in unsern Tagen so häufigen Verschleimungen der Brust und des Magens. 3te Auflage. Nebst Anhang: einige Worte über die mögliche Heilung der Lungensucht (6 Ggr.).

Dr. *Andresse*, gemeinnütziger Rathgeber für diejenigen, welche an Verschleimung leiden (8 Ggr.).

Die bewährtesten Mittel gegen alle Fehler des Magens und der Verdauung, wie auch gegen Schnupfen, Brustverschleimung, Bluthusten, Urinbeschwerden, u. s. w. nebst Hufeland's Haus- und Reise-Apotheke. 5te Auflage (10 Ggr.).

Dr. *Abicht*, die zweckmässigsten Mittel für diejenigen Personen, welche am Bandwurm leiden. Nebst einer Anleitung über die Cur der Wurmkrankheiten im Allgemeinen (12 Ggr.).

Dr. *Dietrich*, praktische Abhandlung über den Bandwurm und andere Würmer in den Eingeweiden menschlicher Körper, oder allgemeinfassliche Anweisung, die davon herrührenden Krankheiten zu erkennen, ihnen vorzubeugen, und sie in den meisten Fällen sicher zu heilen. (Mit einer Kupfertafel 12 Ggr.).

Die Verunstaltungen des männlichen und weiblichen Körpers, und ihre sichere gründliche Heilung (12 Ggr.).

Lepelletier, die Haemorrhoiden und der Vorfall des Mastdarms. Uebersetzt von Dr. *Martiny*, mit Zusätzen (18 Ggr.).

Dr. *Tumhew*, die Krankheiten des Gehörs u. s. w. für Aerzte und Nichtärzte (14 Ggr.).

Gall populäre Anleitung über die wichtigsten Gegenstände der Zahnheilkunde. (Mit 2 lith. Tafeln 1 Thlr.)

Die Kunst, gesunde Zähne bis in's höchste Alter zu erhalten u. s. w. (10 Ggr.).

Deslandes, von der Onanie und den übrigen Verirrungen des Geschlechtstriebes. Aus dem Französischen von Dr. *Schenck* (1½ Thlr.).

Doussin-Dubreuil, Briefe über die Gefahren der Selbstbefleckung, nebst Rathschlägen in Bezug auf die Behandlung der daraus entspringenden Krankheiten (12 Ggr.).

Rubempré, Geheimnisse der Zeugung, oder die Kunst nach Willkühr Knaben oder Mädchen u. s. w. zu erzeugen. 4te Auflage (21 Ggr.).

Von *Eisenhuth's* Anweisung zum leichten und glücklichen Gebären, für Schwangere u. s. w. erschien eine 2te wohlfeile Ausgabe (16 Ggr.).

Wagner, der Lebensretter, oder wie könnten viele scheintodt geborne Kinder, erdrückte Säuglinge, schwer niedergekommene Mütter u. s. w. am Leben erhalten werden (12 Ggr.).

Von *v. Ammon's* Schrift: die ersten Mutterpflichten und die erste Kinderpflege, zur Belehrung junger Frauen und Mütter dargestellt, erschien die 2te Ausgabe (1 Thlr.).

Dr. *Kiesmann* macht in seinen Bemerkungen und Andeutungen die physische Erziehung der Jugend betreffend (Rust's Mag. Bd. 42. H. 2.), auf die Nothwendigkeit einer geregeltern physischen Erziehung aufmerksam, indem er die bekannten Schädlichkeiten, — unpassende Nahrung, verdorbene Luft in den Kinderstuben, u. s. w. — aufzählt, und von Seiten des Staates desfalsige Gesetze verlangt, namentlich aber die Unbestimmtheit der dahin gehörigen Verordnungen des preussischen Landrechts rügt.

Die Kunst, das neugeborne Kind zu pflegen u. s. w. (5 Ggr.).

Dr. *Herting*, die Kinderkrankheiten und ihre diätetisch-medicinische Behandlung (18 Ggr.).

Dr. *Herting*, nothwendige Anweisung für zartfühlende und besorgte Mütter u. s. w. zur diätetischen Pflege neugeborner Kinder bis zur Zeit ihrer Mannbarkeit (12 Ggr.).

Dr. *Andresse*, über das schwere Zahnen der Kinder. Ein dringender Rath an Mütter und Alle, welche sich mit der Pflege der Kinder beschäftigen (10 Ggr.).

Der kleine Mediciner, oder Rathgeber in der Kinderstube; 51 erprobte Mittel für Wöchnerinnen und Mütter (6 Ggr.).

Von *Oertel's* allerneuesten Wassercuren erschienen Heft 14 und 15 (à 6 Ggr.); und von demselben Verf. der neue Wartburg-Kampf zwischen Medicaster und Doctor Aquarius (2 Ggr.), und kurzer Bericht von den zeitherigen Wassercuren an Menschen und Vieh u. s. w. (8 Ggr.).

Die Wasserheilkunde, oder pharmacologisch-therapeutische Darstellung des kalten und erwärmten Wassers und der sämmtlichen Mineralwässer, mit besonderer Rücksicht der Karlsbader Thermalquellen, von Dr. *Hawaczek* (1 Thlr.). Enthält eine kurze und brauchbare, doch keineswegs vollständige Darstellung der Mineralwässer in 7 Classen, nämlich: Eisenwässer, Schwefelwässer, Alkalische Wässer, Bittersalzwässer, Glaubersalzwässer, Kochsalzwässer und Säuerlinge.

Dr. *Schulze*, die heilsamen Wirkungen des kalten Wassers, und wie dasselbe in den mannigfachen Krankheitszuständen als das sicherste und wohlfeilste Heilmittel anzuwenden ist (8 Ggr.).

Dr. *Kurtz*, über den Werth der Heilmethode mit kaltem Wasser und ihr Verhältniss zur Homoeopathie und Allopathie, nebst Vergleichung der Verfahrungsart des Prof. *Oertel* mit der des Vincenz Priessnitz. Für Jedermann (12 Ggr.).

Herrmann, neueste Erfahrungen über die Heilkraft des kalten Wassers u. s. w. (12 Ggr.).

Von *Brand's* Wassercuren des Vincenz Priessnitz erschien eine 2te Auflage (6 Ggr.).

Dr. *Riller* die Wassercur für geschwächte Männer und Jünglinge, oder das Brunnenwasser und kalte Flussbad als Heil- und Stärkungsmittel geschwächter Manneskraft und daraus entstehender Krankheiten und Uebel. Als Anhang die gründliche Heilung der Haemorrhoiden mit kaltem Wasser (12 Ggr.). Von demselben Verf. erschien in 2ter Auflage: Die Wunder des kalten Wassers in seiner Heilkraft bei vielen Krankheiten. Für Nichtärzte (12 Ggr.).

Homoeopathie.

So oft wir auch einen Rückblick auf die Homoeopathie und den von ihr verfolgten Weg thun, stets finden wir sie an Terrain verlierend; ihre eifrigsten Anhänger werden nach und nach kälter und die neuesten Jünger kehren ihr den Rücken, sobald sie den Betrug merken, und diess tritt meist sehr bald ein. So haben wir gesehen, wie *Kretschmar* (Uebers. 1834. S. 222.), *Mor. Müller* und *Rummel*, obgleich Homoeopathen, dennoch die Grundsätze *Hahnemann's* mit scharfer Kritik beleuchteten und theilweise gänzlich verwarfen; und so finden wir 1835 *Friedheim*, nach eigenen Beobachtungen unter den Augen homoeopathischer Aerzte, zur alten Schule zurückgekehrt. Die Angriffe der Allopathen aber erneuern sich anhaltend, sey es mit wissenschaftlichem Ernst, wie durch *Stieglitz*, *Gmelin* u. s. w., oder mit der bittersten Satyre, wie besonders durch *Simon* jun. So flieht denn der neue Reformator in die Arme der Layen, und die Zahl der populären Schriften über Homoeopathie nimmt reissend zu; finden wir doch selbst Volksblätter für homoeopathisches Heilverfahren von *Wahrhold*, Deutschlands Nichtärzten gewidmet (2 Hefte 18 Ggr.), anzuzeigen!

Dr. *Mühlenthor* beschrieb mit kritischer Würdigung das Leben und Streben Samuel Hahnemann's, des Erfinders und Begründers der homoeopathischen Irrlehre (6 Ggr.).

Von *Hahnemann's* Werk über die chronischen Krankheiten, ihre eigenthümliche Natur und homoeopathische Heilung erschien der erste und 2te Theil in 2ter Auflage (3 Thlr.).

Rau, über den Werth des homoeopathischen Heilverfahrens. Zweite Auflage (1 Thlr. 8 Ggr.).

Von *Griesselich's* kleinen Fresco-Gemälden aus den Arcaden der Heilkunst, erschien die 3te Wand (1 Thlr.).

Von *Kretschmar's* Streitfragen aus dem Gebiete der Homoeopathie, erschien eine neue Folge, unter dem Titel: Allopathie und Homoeopathie Hand in Hand (8 Ggr.).

Homoeopathisches Krankenexamen, besonders für jene, die anfangen, sich mit der Homoeopathie zu beschäftigen, und für Kranke, die von ihrem Arzte entfernt leben (6 Ggr.).

Weben, die homoeopathischen Arzneien in Hauptsymptomengruppen. 2te Auflage (1½ Thlr.).

Von den praktischen Beiträgen im Gebiete der Homoeopathie, von den Mitgliedern des Lausitzisch-Schlesischen Vereins homoeopathischer Aerzte herausgegeben, und redigirt von Dr. *Thorer*, erschien der 2te Band (1 Thlr.).

Dr. *F. Hartmann* gab im 2ten Hefte seiner praktischen Erfahrungen im Gebiete der Homoeopathie (16 Ggr.): Beiträge zur angewandten Pharmakodynamik, nämlich über die Anwendung der Arzneien Aconitum Napellus, Bryonia alba und Mercurius in Krankheiten, nach homoeopathischen Grundsätzen aus der Erfahrung gezogen (Heft I erschien 1828.).

Von *v. Boenninghausen's* systematisch-alphabetischem Repertorium der homoeopathischen Arzneien erschien der 2te Theil (2 Thlr. 8 Ggr.), die nicht - antipsorischen Mittel enthaltend.

Von *Jahr's* Handbuch der Hauptanzeigen für die richtige Wahl der homoeopathischen Heilmittel, erschien eine 2te, durchaus umgearbeitete Auflage (4 Thlr.).

Dr. *Rückert's* Systematische Darstellung aller bis jetzt gekannten homoeopathischen Arzneien, in ihren reinen Wirkungen auf den gesunden menschlichen Körper, erschien in 2ter Auflage. (2 Bände, 8 Thlr. Die erste Auflage erschien 1831.). Eben so eine 2te Auflage von dessen kurzer Uebersicht der Wirkungen homoeopathischer Arzneien auf den menschlichen Körper, mit Hinweisung auf deren Anwendung in verschiedenen Krankheitsformen. (2 Bände 4 Thlr. Die erste Auflage erschien 1832.).

Von *Winkler's* Arzneigewächsen der homoeopathischen Heilkunst, erschienen Lieferung 6 — 13 (9 Thlr. 8 Ggr. Mit 84 ill. Kupfertafeln,), womit das Werk geschlossen ist. Die Beschreibung wird für sich à 1 Thlr. 16 Ggr. gegeben.

Dr. *Hofbauer*, homoeopathisches Heilverfahren in chirurgischen Krankheitsfällen. Nebst den reinen Arzneiwirkungen eines neuen wichtigen Antipsoricums (1½ Thlr.).

Dr. *Hofbauer's* homoeopathisches Heilverfahren in chirurgischen Krankheiten, 2ter Theil (18 Ggr.), enthält: das Molybdaen und die Verbena in ihren reinen Arzneiwirkungen, nebst praktischen Bemerkungen über Bismuthum, Strontiana und Pulsatilla.

Griesselich, der Sachsenspiegel. Freimüthige Worte über die Medicin des Herrn Ritter *Sachs* in Koenigsberg und *Hahnemann's*. Nebst einem Sendschreiben an *Sachs*. (18 Ggr. Replik auf *Sachs's* Werk gegen *Kopp*. s. Uebers. 1834. S. 221.).

Dr. *Wolfring*, Kritik der Schrift „die Allopathie und Homoeopathie verglichen in ihren Principien von Prof. *Eschenmayer*", in kurzen Umrissen gezeichnet (10 Ggr.).

Schreiben an den Hr. Dr. *G. R. Francia* über den in der alten friedlichen Stadt Nürnberg zwischen den Allopathen und Homoeopathen neuerdings ausgebrochenen Kampf auf Tod und Leben und dessen auffallende und niederschlagende Folgen (4 Ggr.).

Stieglitz's Werk über die Homoeopathie (1 Thlr. 4 Ggr.), enthält eine scharfe Kritik der 4 *Hahnemann'*schen Hauptsätze, — Behandlung der Symptome, similia similibus, möglichst kleine potenzirte Gabe, Lehre von den chronischen Krankheiten, — die zu der Ueberzeugung führt, dass die homoeopathischen Arzneien nie Krankheiten heilen, aber durch Verlust der Zeit grossen Schaden verursachen können. Der Verf. glaubt, dass dasjenige, was die Homoeopathie der Allopathie nutzen könne, letzterer längst bekannt sey, und daher von der Homoeopathie durchaus Nichts auf die Allopathie zu übertragen und von dieser zu benutzen sey, und diess weder in theoretischer noch in praktischer Hinsicht; nur das Eine möchte einzugestehen seyn: dass kein ärztliches System der Diät eine so richtige Befolgung von Seiten des Kranken verschaffen konnte, als es der Homoeopathie möglich wurde.

Prof. *Gmelin* lieferte eine gründliche Kritik der Principien der Homoeopathie (1 Thlr.).

Dr. *Endres* zeigt in seinen kritischen Bemerkungen über den gegenwärtigen Zustand der Homoeopathie (6 Ggr.), den er als den des Experiments betrachtet, klare Ideen; mögen seine Hoffnungen in Bezug auf eine höhere Tendenz, die sich die Homoeopathie stellen muss, in Erfüllung gehen, und möge der Verf. sein grösseres Werk über die Krankheiten, aus welchem die vorliegende Abhandlung einen Auszug giebt, ganz bekannt machen.

Wahrheid weisst in einer kleinen Schrift (Auch etwas über die Homoeopathie. 6 Ggr.) nach, dass die Heilerfolge der neuen Lehre auf dem Glauben des Kranken, der Diät, und der Abhaltung von Schädlichkeiten und Störung der Naturheilkraft beruhen. Dr. *Reuter* suchte den Verf. in einem Sendschreiben (4 Ggr.) zu widerlegen, indem er dem Verf. den Mangel praktischer Kenntnisse in der Homoeopathie vorwirft; dagegen rügte nun Dr. *Lochner* in seiner Entgegnung (die Homoeopathie in ihrer Nichtigkeit dargestellt. — Anhang: vorläufiges Resultat des am 19ten Februar angestellten Versuchs mit einem Decilliontel-Gran Kochsalz. — 6 Ggr.) wieder die bekannten Mängel der Homoeopathie, und *Selbrig* jun. gab ein Sendschreiben an den lieben Himmel, als Kritik von *Reuter's* Schrift (6 Ggr.).

Zu den eine dereinstige Vereinigung der Homoeopathie und Allopathie vermittelnden Aerzten gehört auch *Pauli*, der sich in seinen Bemerkungen über das homoeopathische Heilverfahren (Beobachtungen über die Ruhr, u. s. w. s. oben.) als Eklektiker zeigt, das Princip „Similia similibus" in seinem Werthe anerkennt, ohne die Schwächen der neuen Lehre zu verkennen. Möchten alle Aerzte mit ihm sagen (S. 115.): „ich verschmähe jede unbedingte Partheigängerei, und kann daher weder ausschliesslich Homoeopath, noch

Allopath seyn; ich bin *Arzt*, und glaube mich berufen, die Mittel zu ergreifen, welche Rettung bieten!“

Friedheim's Erfahrungen über Homoeopathie unter den Augen homoeopathischer Aerzte gesammelt (12 Ggr.), zeigen, wie derselbe Verf. bereits in einem Aufsatze in *Casp.* Wochenschr. No. 8. f. (homoeopathisches Treiben nach eigener Beobachtung beleuchtet) trefflich nachweiss, dass bei der Mehrzahl sogenannter Heilungen durch Homoeopathie, entweder absichtlicher Betrug oder Selbsttäuschung Statt findet; sie bewähren aber auch die alte Erfahrung, wieviel die Naturheilkraft bei geregelter Diät vermag. Für diejenigen, denen Zahlen besonders beweisend sind, möge bemerkt werden, dass von 37 Kranken 3 starben, 28 ohne allen Erfolg behandelt wurden, und die 6 Genesenen keine homoeopathischen Mittel, sondern, wie in den Versuchen, welche *Trousseau* und *Guersent* in Paris anstellten, nur Scheinpülverchen erhielten!

Dr. *Erdmann* sah (v. Gräf. u. v. Walth. B. 21. H. 2.) ähnlich wie früher unter Brownianern, neuerdings einen Fall von Apoplexie unter homoeopathischer Behandlung!

Messerschmidt, die Homoeopathie als eigenthümliche specifische Heilmethode in ihrem richtigen Verhältniss zur rationellen Heilkunst dargestellt und durch Erfahrung erläutert (Hufel. Journ. 1834. Decbr.).

Wie die Engländer über Homoeopathie denken, zeigt *M. R. Hohnbaum* (in *Casp.* Wochenschr. 1834. No. 37. in einem Auszuge aus einer engl. Zeitschr.): das Urtheil der Engländer über Homoeopathie.

Dr. *Möhry* theilt (*Casp.* Wochenschr. No. 20.) einige Nachrichten über die Homoeopathie und die Medicin überhaupt in Paris mit, die manches Interessante bringen, und namentlich darthun, dass es mit der Diagnostik der Franzosen besser, als mit ihrer Therapie steht. (Vielleicht zum Nutzen der Wissenschaft, gewiss zum Nachtheil der Kranken. *Ref.*).

Simon jun. führt fort *Hahnemann's* Lehre und Jünger mit bitterer Satyre zu geisseln; die 2te Abtheilung des 3ten Theils seines Werks über die unsterbliche Narrheit

Samuelis Hahnemanni Pseudomessiae medici scabiosi κατ' ἐξοχὴν Ἀγύρτου, enthält kritische Betrachtungen über Herrn Hofrath *Kopp's* Erfahrungen über Homoeopathie (s. Uebers. 1832. S. 373. — 1 Thlr.).

Dr. *Lilienhain*, ein auf homoeopathische Heilversuche gegründetes Urtheil über Homoeopathie. Für Aerzte und Nichtärzte (8 Ggr.).

Dr. *Lobethal*, die Homoeopathie in ihrem Ursprunge, ihrer Entwickelung und ihrem Werthe betrachtet; zur Belehrung gebildeter Laien (10 Ggr.).

Die Cholera mit dem besten Erfolg bekämpft durch die homoeopathische Curart. Nach Auszügen aus den Schriften von *Hahnemann*, u. s. w. (9 Ggr.).

Dr. *Cobret*, vollständige homoeopathische Selbsthülfe, oder Reise- und Hausdoctor für alle diejenigen, welche sich durch Hülfe der Homoeopathie gesund machen wollen (15 Ggr.).

Dr. *Metz*, der homoeopathische Hausarzt für Stadt und Land. Ein unentbehrlicher Wegweiser zur Selbsthülfe (!) in allen vorkommenden Krankheitsfällen, nebst einer ausführlichen Angabe der homoeopathischen Lebensweise in schnellen wie in langwierigen Krankheiten (12 Ggr.).

Dr. *Biermann* beantwortet (Henke's Zeitschr. f. d. St. 20. Erg.) die Frage: soll der Staat die Ausübung der homoeopathischen Heilmethode überhaupt zulassen, oder ausschliessen? dahin, dass die neue Methode, jedes wissenschaftlichen Fundaments ermangelnd und nur zur Quacksalberei führend, gänzlich zu verbieten sey (Vergl. Uebers. 1833. S. 436.).

Dr. *Fielitz*, Materialien zu einer künftigen allgemeinen Medicinal-Verfassung für Homoeopathie. Mit Vorwort von Dr. *Schweikert* (8 Ggr.).

Stackelroth, Randglosse zu der in neuerer Zeit hier und da in Anregung gebrachten politischen und rechtlichen Beurtheilung der homoeopathischen Heilkunst in Vergleichung mit aller andern medicinischen Kunstausübung (Henke's Zeitschr. XV. 1.).

Staatsarzneikunde.

Von Henke's Lehrbuch der gerichtlichen Medicin erschien die 8te Auflage (2 Thlr.).

Von *Krombholz* erschien das 2te Heft seiner Auswahl gerichtlich-medicinischer Untersuchungen und Gutachten (1 Thlr. 20 Ggr.), welches sehr interessante Fälle enthält.

Nicolai's Grundriss der Sanitätspolizei mit besonderer Beziehung auf den preussischen Staat (3 Thlr. 8 Ggr.), enthält in ziemlicher Ausführlichkeit Alles die Sanitätspolizei betreffende, und handelt namentlich über Giftgewächse, schädliche Thiere, Koch- und Essgeschirre, schädliche Färbestoffe, Einfluss der Luft, Einrichtung gesunder Wohnungen, Erziehung und ihr Einfluss auf Bevölkerung, Sittlichkeit, schädliche Kleidungen, zufällige Gefahren für Gesundheit und Leben, Aberglauben, Sorge für Sterbende und Verhütung des Lebendigbegrabens. — Ein folgender Theil soll die Medicinalpolizei enthalten.

Dr. *Tott* gab (Wildberg's Jahrb. I. 1.) eine Darstellung der Medicinal-Verfassung des Grossherzogthums Mecklenburg-Schwerin nebst vorausgeschickter kurzer Geschichte derselben von ihrer Entstehung an. Die älteste Medicinal-Verfassung entstand 1683, die 2te 1751, die neueste wurde 1830 publicirt. Eine Medicinal-Commission zu Rostok leitet das Ganze, unter ihr stehen die Physiker, Aerzte, Wund-, Zahn-, Augen-Aerzte u. s. w. ähnlich wie in Preussen; als Medicinal-Anstalten sind die Universität zu Rostok, die Thierarzneischule zu Schwerin, 2 Hebammeninstitute, und die Seebäder zu Doberan, die Soolbäden zu Sülz, mehrere Dampfbade-Anstalten, die salinische Eisenquelle zu Goldberg, die muriatische Stahlquelle zu Rostok, und die Irrenheilanstalt Sachsenberg zu nennen.

Hofrath *Dornblüth* gab eine Darstellung der Medicinal- und Sanitäts-Anstalten für den Civil- und Militair-Stand im Grossherzogthum Mecklenburg-Schwerin ($3\frac{1}{2}$ Thlr.).

Die Mittheilungen und Auszüge aus *v. Wedekind's* vaterländischen Berichten für Hessen, in Wildberg's Jahrb. I. 3., betreffen das Zucht- und Besserungshaus zu Marienschloss, und das Armenwesen in Mainz.

M. R. Wildberg spricht (dessen Jahrb. I. 1.) über die Bildung angehender Aerzte zum Staatsdienste von Seiten der gesammten Staatsarzneiwissenschaft betrachtet, nachdem er denselben Gegenstand bereits früher (Magaz. I.) in Bezug auf gerichtliche Medicin erörtert hatte. Der Verf. verlangt neben vollständigen Vorträgen über die Staatsarzneiwissenschaft auf den Universitäten, noch eigene praktische Bildungsanstalten, die unter einem Professor stehen sollen, der zugleich ein Physikat verwaltet. Indem der Verf. sich über die in dieser Hinsicht an der Universität zu Berlin getroffenen Anstalten (s. Uebers. 1833. S. 444.) freut, tadelt er es, dass auch Juristen dort Theil nehmen sollen, indem hierunter der ärztliche Theil nur verlieren könne.

Wagner gab den ersten Jahresbericht über die praktische Unterrichtsanstalt für die Staatsarzneikunde an der Königl. Friedr.-Wilh.-Universität zu Berlin, von Ostern 1833 — 1834 (12 Ggr.), der die passende Leitung dieser höchst zweckmässigen und so nothwendigen Anstalt, der wir schon beim Beginn den besten Fortgang wünschten (s. Uebers. 1833. S. 444.), bekundet.

Prof. *Bernt* lieferte (Oestr. Jahrb. VII. 3. 4. VIII. 1. 2.) eine Uebersicht der vom 1. Sept. 1825, bis ult. Aug. 1826 auf der praktisch-gerichtlich-medicinischen Unterrichtsanstalt vorgenommenen Leichenuntersuchungen.

M. R. Wildberg sucht in einigen Worten zur Beantwortung der Frage: woher kommt es, dass in so vielen Ländern die medicinische Polizei so schlecht verwaltet wird, und wie ist eine bessere Verwaltung derselben auf eine leichte Weise zu erreichen? (dessen Mag. I. 1.) nachzuweisen, dass die Stellung der Medicinal-Collegien und Physiker eine unpassende sey, ersteren die Medicinalpolizei gänzlich übertragen werden müsse, und jedem Polizeicollegium ein Physicus zuzugeben sey.

Dr. *Sundheim*, Geschichte der Gesetzgebung über das Apothekerwesen in Deutschland, und der Verhandlungen in dem Grossherzogthum Hessen über das Selbstausgeben homoeopathischer Heilmittel durch Aerzte (20 Ggr.).

Als gerechte Erinnerungen von Seiten der polizeilichen Arzneiwissenschaft gegen die Verschiedenheiten der vielen Pharmacopoeen Deutschlands (Vergl. Uebers. 1832. S. 42. 1833. S. 387. 1834. S. 12.), macht *M. R. Wildberg* (dessen Jahrb. I. 2.) auf die Menge entbehrlicher Stoffe aufmerksam, die manche Pharmacopoe enthält, ferner auf die Verschiedenheit der Benennungen und Bereitung der Präparate, und auf die Verschiedenheit der Maasse und Gewichte. — Die erneuerten Betrachtungen desselben Verfassers (ibid. 3.) über die Verschiedenheiten der Pharmacopoeen Deutschlands, betreffen die Einführung neuer Pharmacopoeen, mit Bezug auf den Unterschied der Pharm. Boruss. von 1828 und der neuen Pharmacop. Hannov.

M. R. Heyfelder theilte (Wildberg's Jahrb. I. 3.) die am 4ten Mai 1835 publicirte allgemeine Apotheker-Ordnung für das Fürstenthum Hohenzollern-Sigmaringen, mit der Verordnung, den Verkauf giftartiger Substanzen von Kaufleuten und Krämern betreffend, mit.

Dr. *Malin* wünscht den Apothekern den uneingeschränkten Verkauf aller concentrirten Säuren verboten, da hierdurch in einer Fieber-Epidemie grosser Schaden angerichtet wurde (*Casp.* Wochenschr. No. 31.).

Dr. *Natorp* erzählt (*Casp.* Wochenschr. 1833. No. 3.), dass ein Mittel gegen Wanzen Salivation veranlasste, indem es lebendiges Quecksilber enthielt, welches sich durch das Bestreichen der Wände an den Thüren mit Kalk in Verbindung gebracht, vom Fett schied, und so verdünstete. Als der Kalk wieder verhärtete, hörte die Verdunstung und ihre Folge auf; ein Beweis, wie vorsichtig man mit diesen Mitteln umgehen muss.

In seinen Vorschlägen und Wünschen, die Verbesserung und Vervollkommnung der öffentlichen Listen der Geborenen und Gestorbenen betreffend, fordert *M. R. Wildberg* (dessen Jahrb. I. 3.) in solchen Listen Angabe der Einwohnerzahl, der Ehen, des Heilpersonals, der Geburten (lebend —, todt — geboren, — ehelich, unehelich, — männlich, weiblich, — Zwillinge, Drillinge u. s. w.), der Gestorbenen (Lebensalter, Geschlecht, Monat des Jahrs, natürlicher Tod und zwar an schnell verlaufenden oder chronischen Krankheiten, und mit oder ohne ärztliche Behandlung, — gewaltsamer Tod mit specieller Angabe der verschiedenen Arten.).

M. R. Wildberg beantwortet (dessen Jahrb. I. 3.) die Frage: welches Verfahren muss in gut polizirten Staaten von den Apothekern in Hinsicht aller eingegangenen und bereits dispensirten Recepte gefordert werden? dahin, dass in den Apotheken ein Receptbuch gehalten werden müsse, in das alle Recepte mit der Taxe einzutragen seyen, während die Originale auch als Quittung der Zahlung remittirt würden. Hierdurch würde der Staat über unbefugtes Receptschreiben, Ueberschreitung der Taxe, Nachlässigkeiten der Aerzte u. s. w. leichter in's Reine kommen, — dem Arzte wäre die Revision seiner frühern Verordnungen leichter, — und der Apotheker hätte stets die Rechtfertigung für seine Arbeiten in Händen.

Der zweite Band von *Casper's* Beiträgen zur medicinischen Statistik und Staatsarzneikunde (1 Thlr. 18 Ggr. Der erste 1825 erschienene Band 1 Thlr. 6 Ggr.) betrachtet die wahrscheinliche Lebensdauer des Menschen in den verschiedenen körperlichen und geselligen Verhältnissen nach ihren Bedingungen und Hemmnissen. Der

Verf. dieser sehr verdienstlichen und gewiss höchst mühseligen Arbeit erlangte die Resultate, dass das weibliche Geschlecht sich einer längern Lebensdauer erfreut, dagegen das höchste Alter nur bei Männern vorkommt; die Entwickelungsjahre sind für das weibliche Geschlecht gefährlich, dagegen die klimakterischen in Bezug auf Alter ohne Bedeutung; die todtgebornen Kinder sind häufiger Knaben als Mädchen; der Ehestand verlängert das Leben (s. auch des Verf. Aufsatz über den Einfluss des ehelichen Standes auf die Lebensdauer des Menschen. Dessen Wochenschr. No. 17.), und die Lebensdauer der Menschen hat im Allgemeinen eher zu, als abgenommen (S. auch des Verf. Aufsatz: hat die Lebensdauer der Menschen gegen ehemals zugenommen? Dessen Wochenschr. No. 34.). Nach den einzelnen Ständen ordnet sich die Lebensdauer folgendermaassen: Theologen, Landleute, Forstleute, Militair, Beamte, Aerzte, Künstler, so dass den Theologen die längste Lebensdauer beschieden ist; doch konnte das Verhältniss bei Handwerkern aus Mangel an Thatsachen nicht ermittelt werden. Endlich erreichen doppelt soviel Reiche das natürliche Lebensziel als Arme, wofür die Erklärung jedem von selbst leicht wird. Wir müssen uns mit Angabe dieser Hauptresultate begnügen, dürfen dem Leser aber im Werke eine Menge anderer schäzbarer und interessanter Data versprechen.

Ein Aufsatz von *Bickes:* über die Bewegung der Bevölkerung von Paris in den 14 Jahren von 1818 bis 1831 (Henke's Zeitschr. f. d. St. 1834. Heft I.), kann nachträglich blos erwähnt werden, da die Zahlenverhältnisse keinen Auszug gestatten.

Bickes theilte ferner (Henke's Zeitschr. f. d. St. XIV. 4.) Nachrichten über die Bewegung der Bevölkerung des Grossherzogthums Mecklenburg-Schwerin und der Herzogth. Schleswig-Holstein, während eines 45jährigen Zeitraums, von 1785 — 1831, mit.

M. R. Wildberg hält passenden Unterricht in dem, was zur Erhaltung der Gesundheit dient, für etwas, was in den Schullehrer-Seminarien für ein wesentliches Bedürfniss gehalten werden muss, und wünscht ein hiefür passendes Buch in jeder Landschule niedergelegt (Dessen Jahrb. I. 2.).

Die Erinnerung des *M. R. Wildberg* (dessen Jahrb. I. 1.) an einige Gegenstände der medicinischen Polizei, welche ungeachtet ihrer Wichtigkeit für Gesundheit und Leben der Landeseinwohner, doch an manchen Orten ganz unberücksichtigt gelassen werden, betrifft die sogenannten Polterabende vor Hochzeiten, die Unreinlichkeit an Spaziergängen und öffentlichen Plätzen und Strassen, gefährliche Kinderspiele (wie Ballenwerfen, Bogenschiessen u. s. w.), das unvorsichtige Baden und Eislaufen, fehlende Aufsicht auf Müssiggänger, unverheirathete Mädchen, fehlende Sorge wegen guten Biers, Branntweins und Fleisch, und an manchen Orten mangelnde Controlle der Apotheken.

Starke, freimüthige Worte über das Gesundheitswohl des Staatsbürger im Allgemeinen, besonders aber über die diätetischen Verhältnisse der Kinder bei deren Erziehung u. s. w., so wie über den diätetischen Gebrauch des gewöhnlichen kalten und des kohlensauren Wassers (12 Ggr.).

M. R. Wildberg spricht (dessen Jahrb. I. 2.) über die landesherrlich besoldeten Physikern obliegenden Pflichten in Hinsicht dessen, was bei der Behandlung der auf landesherrliche Unterstützung Anspruch habenden Kranken in den Domainen erforderlich ist, um Pflichtwidrigkeiten der Aerzte und Anmassungen der Kranken vorzubeugen; bringt indess nur Bekanntes.

Dr. *Voigt* theilte (Summar. X. 5.) über die Glaubwürdigkeit ärztlicher Zeugnisse 2 Fälle mit, in denen sich sehr schnell eine Deformität des Brustkastens bildete, die den phthisischen Habitus, der vorher völlig fehlte, nicht verkennen liess. In diesen Fällen würde ein vor jener Periode ausgestelltes Zeugniss nachher unrichtig geworden seyn, wie es im ersten Falle wirklich Statt fand.

Pfeuffer's Entwurf zu einem Unterstützungs-Verein für die Wittwen der Aerzte, erschien aus Henke's Zeitschr. in besonderem Abdruck (2 Ggr.).

M. R. Schlegel gab (Rust's Mag. 43. 2.) Beiträge zur Begründung einer angemessenen sanitätspolizeilichen Behandlung der ansteckenden Krankheiten, auf die wir blos verweisen können.

M. R. Wildberg vertritt (dessen Jahrb. I. 2.) die Nothwendigkeit ernster landesherrlicher Verfügungen in Hinsicht der von Menschen, welche an einer ansteckenden Krankheit leiden oder verstorben sind, gebrauchten Wäsche, Kleidungsstükken, Betten, u. dgl., indem er die Vernichtung dieser Gegenstände bei polizeilicher Strafe angeordnet wünscht.

Dr. *Fischer* stellte zur Beantwortung der Frage: ist von der Leiche eines an contagiöser Krankheit Gestorbenen Ansteckung zu besorgen? (Rust's Mag. Bd. 43. H. 1.) alle bisherigen Thatsachen zusammen, und folgert aus dem Resultate, dass die Nichtansteckung durch Leichen durchaus nicht erwiesen sey, dass die Sanitätspolizei bei Leichen an contagiösen Krankheiten Verstorbener alle Maassregeln, wie wenn Ansteckung dadurch zu befürchten sey, zu treffen habe. (Diese Folgerung erscheint unlogisch; der Verf. argumentirt: weil man nicht nachweisen kann, dass diese Leichen unschädlich sind, so muss man sie für schädlich halten, — während die richtige Folgerung doch wäre: weil man ihre Schädlichkeit nicht bestimmt nachweisen kann, so muss man sie für unschädlich halten. Wozu sollte es führen, wenn man gegen alle Dinge, deren Unschädlichkeit wir nicht nachweisen können, Vorsichtsmaassregeln ergreifen wollte ? ! *Ref.*).

Dr. *Bluff* theilte (Henke's Zeitschr. f. d. St. XIV. 3.) Bemerkungen zu einem Aufsatze des *M. R. Wildberg* (Kurze Betrachtung über die öffentliche Versorge der med. Polizei im Allgemeinen bei drohenden und bereits herrschenden Seuchen der Menschen. — S. Uebers. 1832. S. 452.) mit, in welchen die der Erfahrung offenbar überall widersprechenden Behauptungen widerlegt werden.

M. R. Wildberg verlangt (dessen Jahrb. I. 3.), als bei Errichtung neuer Begräbnisshöfe zu nehmende Rücksichten, dass dieselben auf Thon - oder Dammerde angelegt werden, hoch und frei liegen, sich in der Grösse nach der Bevölkerung richten, ein Leichen- und Beinhaus enthalten sollen, die Vegetation auf denselben befördert werde, die Todten in der Reihenfolge alle in Särgen von weichem Holze beerdigt werden, keine Gewölbe erlaubt werden sollen, die Monumente und Inschriften vorher von einer Behörde zu genehmigen seyen, ein Leichenbuch gehalten werden soll, und die Leichen zum Begräbnissort gefahren werden.

Dr. *Hoffmann* gab eine skizzirte Geschichte und Beschreibung des Friedhofes zu Frankfurt a/M. (12 Ggr.), welche diese Einrichtung als musterhaft zur Nachahmung empfehlen lässt.

Prof. *Radius* beschrieb (*Clar.* u. *Rad.* Beitr. I. H. 3.) den Weckapparat im Leichenhause zu Leipzig, der sehr zweckmässig erscheint, indessen bis dahin noch nicht zur Benutzung kam, weil seit 1834 kein Todter zum Leichenhause gebracht wurde.

Als Obductionsberichte über Todesfälle durch Verletzungen, Vergiftungen u. s. w. finden sich im Jahre 1835 folgende mitgetheilt, die wir nur anführen, um der Vollständigkeit zu genügen und specielles Nachlesen zu erleichtern, da dieselben meist nur geringes wissenschaftliches Interesse darbieten. *Wildberg*, Obductionsbericht und Gutachten einen im Walde gefundenen Menschen betreffend, welcher eine tödtliche Verletzung am Stirnbeine hatte (dessen Jahrb. I. 1.). *Wildberg*, Obductionsbericht und Gutachten über einen durch einen Schlag an den Kopf getödteten Mann (ibid.). Besichtigung einer erhängt gefundenen Frau nebst Gutachten von Dr. *Ayrer* (ibid.). *Wildberg*, Obductionsbericht und Gutachten über einen im Wasser gefundenen Menschen, welcher eine Verletzung am Hinterkopfe hatte (ibid.). *Tschopke*, Obductionsbericht über einen durch eine Schusswunde getödteten im Wasser gefundenen Mann (Wildberg's Jahrb. I. 2.). *Wildberg*, Obductionsbericht über einen todt gefundenen Menschen, nebst Gutachten über den von selbst erfolgten Tod desselben durch Uebermaass im Genusse von Branntwein (ibid.). *Wildberg*, Bericht über die Obduction eines ermordeten zweijährigen Mädchens und Gutachten über den Seelenzustand ihrer Mutter, welche den Mord verübt hatte (ibid. Die Mutter litt an Mord-Monomanie.). — *Wildberg*, Visum repertum über einen durch einen Schlag an den Kopf verletzten und am neunten Tage danach verstorbenen Menschen (ibid.). *Wildberg*, Obductionsbericht und Gutachten einen auf der Landstrasse durch eine Magenverletzung ermordet gefundenen Mann betreffend (ibid.). *Wildberg*, Obductionsbericht und Gutachten über einen, nach einem von einer Hacke empfangenen Schlage auf den Kopf, verstorbenen jungen Menschen von 17 Jahren. (Dessen Jahrb. I. 3.) *Wildberg*, Obductionsbericht und Gutachten über einen durch eine Stichwunde getödteten Schuhmachergesellen. (Das Herz war verwundet, und der Tod sogleich eingetreten. ibid.) *Wildberg*, Obductionsbericht über eine im Schwefeldampfe erstickte Frau nebst Gutachten (ibid.). *Wildberg*, Obductionsbericht und Gutachten über eine im Bette todtgefundene Frau, bei welcher der (nicht bestätigte) Verdacht einer geschehenen Vergiftung entstanden war (ibid. Der Tod war durch Apoplexie erfolgt.). *Wildberg*, Obductionsbericht und Gutachten über eine erhängt gefundene alte Frau (ibid.). *Wildberg*, Gutachten, ob die bei einem Bedienten 16 Wochen nach einer von seinem Herrn erlittenen Misshandlung sich zu erkennen gegebene Lungenschwindsucht von einer Misshandlung abgeleitet werden müsse, oder von andern Ursachen entstanden seyn könne (ibid. Als durch die Misshandlung entstanden, beantwortet.). *Vezin*, Gutachten, über die Todesart eines neugebornen Kindes bei einer Criminaluntersuchung wegen Kindermord, in der Revisionsinstanz abgegeben (ibid.). *Beck*, Gutachten über eine am 7ten Tage tödtlich gewordene Lungenwunde (ibid.). *Hohnbaum*, Sectionsbericht und Gutachten über ein todtgefundenes Kind (ibid.). *Hermes*, Gutachten über eine Kopfverletzung (ibid.). *Hermes*, Gutachten über die zweifelhafte Todesart eines nach früher zugefügten Verletzungen Verstorbenen (ibid.). *Thorer*, sehr merkwürdige Kopfverletzung (mit Schädeleindruck), durch Schmucker'sche Fomente und Antiphlogistica geheilt. — *Casp.* Wochenschr. No. 36.). *Wagner*, Otterbissvergiftung durch äusserliche einfache Behandlung beseitigt (Heck. Ann. 1834. Aug.). *Haltig*, Fall einer merkwürdigen Verletzung (Allgem. med. Zeit. Jan.). *Hauff*, merkwürdiger Sectionsbefund in dem Leichname einer Selbstmörderinn (Heidelb. N. Ann. I. 2.). *Schneider*, Vergiftung bei 7 Kühen durch Herbstzeitlose (Henke's Zeitschr. XIV. 4.). *Sattlerreuther*, tödtlich abgelaufene Kopfverletzung gerichtsärztlich untersucht und begutachtet (ibid.). *Droste*, Actenextract in Untersuchungssachen wider den Doppelmörder Thierarzt J. R. W. (ibid.). *Heyfelder*, Beispiele von Selbstmord, aus amtl. Berichten (ibid.). *Heyfelder*, über eine individuell tödtliche Kopfverletzung (ibid.). *Wittke*, Gutachten über einen im Walde todtgefundenen Mann (ibid. XV. 1.). *Wittke*, Gutachten über einen angeblich gemisshandelten und bald darauf verstorbenen Schulknaben (ibid.). *König*, Vergiftung durch blaues Färbewasser (ibid.). *Braun*, Vergiftung durch Datura Strammonium (ibid.). *Hofer*, gewaltsamer Mord eines 17jährigen Mädchens nach fruchtlos versuchter Nothzucht (ibid.). *Wittke*, Gutachten über ein todtgefundenes Kind, und dessen vom Schlagflusse gelähmte Mutter (ibid. XV. 2.). Gerichtlich-med. Gutachten über eine Brustverletzung (Horn's Arch. 1834. Sept.). Gutachten über eine tödtliche Kopf- und Halsverletzung (ibid. Nov.). Gutachten über eine tödtliche Brustverletzung (ibid.). Ger.-med. Gutachten über eine tödtliche Herzverlezzung (ibid.). *Wagner*, ger.-med. Gutachten über ein neugebornes Kind (ibid. 1835. Jan.). Ger.-med. Gutachten über eine tödtliche Kopfverletzung (ibid. März.). *Wagner*, ger.-med. Gutachten über die Todesursache eines Kindes, und die bei demselben

Statt gefundene ärztliche Behandlung (ibid.). *Wagner*, ger.-med. Gutachten über ein todtgefundenes neugebornes Kind (ibid.). *Strahl*, Obductionsprotokoll und Gutachten über ein heimlich geborenes und muthmasslich getödtetes Kind. (Rust's Mag. 42. 3.). *Blumenhagen*, gutachtlicher Bericht den plötzlichen Todesfall der Johanne B. aus A. betreffend (ibid. 43. 1.). *Voigt*, Gutachten über die Angabe eines Ehemanns, dass er von seiner Frau syphilitisch geworden sey (Summar. XI. 8.). *Heyfelder*, Obductionsbefund bei einem Selbstmörder (Zeit. v. Ver. in Preuss. No. 7.). *Arnold*, bemerkenswerther Sectionsbefund in der Leiche eines 11 Wochen alten Kindes (Würt. med. Corr.-Bl. IV. No. 22.).

Dr. *Bluff* zeigte (Henke's Zeitschr. XV. 2.), dass Todtenscheine beim gegenwärtigen Standpuncte der Wissenschaft kaum mit Ueberzeugung vor Ablauf der gesetzlichen Zeit ausgestellt werden können, da alle Zeichen des Todes, einzeln stehend, unzuverlässig sind, und nur ihr Zusammentreffen das Urtheil feststellen lässt, diess Zusammentreffen aber höchst selten vor Ablauf von 72 Stunden Statt findet. Mit Recht sollten daher alle Todtenscheine verweigert werden, und vielleicht wäre diess der beste Weg, die Errichtung von Leichenhäusern zu Wege zu bringen, da der Reiche zur Erbauung derselben eher beitragen wird, wenn er die Todten, deren er sich gewöhnlich sehr schnell zu entledigen sucht, dadurch um so rascher weggebracht sieht.

Eine in *Henke's* Zeitschr. f. d. St. 20 Erg. Heft. mitgetheilte Normalinstruction für Leichenschauer im Königreiche Würtemberg, erfüllt die an solche Verordnungen zu stellende Aufgabe sehr vollständig, und kann als Muster dienen.

M. R. Wildberg spricht (dessen Jahrb. I. 1.) über die Nachtheile der zu häufigen Unterlassung der Sectionen bei gerichtlich-medicinischen Untersuchungen, da die äussere Ansicht der Leiche fast nie Gewissheit über die Todesart geben kann.

Dr. *Tott* machte (Berl. med. Centr.-Zeit. 1834. No. 50.) auf einen Abänderung verdienenden Punct in der

Mecklenburg-Schwerin'schen Medicinal-Gesetzgebung aufmerksam, indem dort die Sectionen und Legal-Inspectionen zur Ersparung von Reisekosten bei grösserer Entfernung vom Wohnorte des Physikus, auch von jeder andern Medicinalperson vorgenommen werden können, und der Verf. diese Functionen als dem Physikus allein zukommend und von ihm allein genügend auszuführen, vindicirt.

Dr. *Schneider's* Versuch einer Erläuterung der Fragen, welche nach bernerischen Gesetzen dem Arzte bei gerichtlichen Obductionen vorgelegt werden (6 Ggr.), ist ohne allgemeines Interesse.

M. R. Wildberg beleuchtet die Erforderlichkeit der Bestimmung der Verhältnisse des Zusammenhangs der an einem Leichname angetroffenen Verletzung mit dem erfolgten Tode zur vollständigen Entwickelung des Thatbestandes (dessen Jahrb. I. 3.).

Von *Orfila's* und *Lesueur's* Handbuche zum Gebrauche bei gerichtlichen Ausgrabungen und Aufhebungen menschlicher Leichname jeden Alters in freier Luft, aus dem Wasser, den Abtrittsgruben und Düngerstätten; aus dem Franz. mit Zusätzen und Noten von Dr. *Güntz*, erschien der 2te Theil (Mit 4 illum. Kupfertafeln. 2 Thlr.).

Dr. *Langen* beantwortet (med. Jahrb. d. Oest. St. Bd. VI. H. 4.) die Frage: was hat der Gerichtsarzt bei vorkommenden Tödtungen nach dem österreichischen Strafgesetzbuche zu erheben und zu begutachten? dahin, dass die Geistesfreiheit oder Krankheit des Subjects, das Leben des Objects zur Zeit der gegen dasselbe gerichteten Handlung oder Unterlassung, und die hieraus hervorgegangene mittelbare oder unmittelbare Tödtlichkeit zu bestimmen seyen.

M. R. Wildberg giebt als Zeichen der Todesart des Verdurstens (dessen Jahrb. I. 3.) schnelle fäulige Auflösung, scorbutische Geschwüre, Magen- und Darmentzündung, leere zusammengezogene Harnblase, kleine mit dicker Galle gefüllte Gallenblase, mit trocknen Faeces gefülltes Rectum, dickes schwarzes Blut im Herzen und den Gefässen des Kopfes, an.

Die Frage über die Todesart der Ertrunkenen beantwortet *Wildberg* (dessen Jahrb. I. 2.) nach den Erfahrungen, welche bisher gemacht wurden, dahin, dass der Tod bei Ertrunkenen durch Apoplexia sanguinea, durch Erstickung, durch beide zugleich, und endlich in seltnern Fällen durch Apoplexia nervosa eintreten kann. Die Entscheidung, welche dieser Todesarten Statt gefunden, muss auf die Ergebnisse der Section fussen, da die allgemeinen Erscheinungen an der Leiche den Tod im Wasser, aber nicht die Todesart bestimmen lassen.

Dr. *Blumhardt* theilte (Würt. Corr.-Bl. IV. No. 1.) einen durch die Gegenwart von Steinchen in den Respirationsorganen merkwürdigen Fall eines Ertrunkenen mit, durch den es festgestellt wird, dass Schiefer, Steinchen u. s. w. in den Brónchien und den Lungen ohne schäumende Flüssigkeit vorkommen, und den Ertrunkenen als lebend ins Wasser gekommen ansehen lassen.

Dr. *Roth* fand selbst Steine in der Luftröhre eines Ertrunkenen. (Zeit. v. Ver. in Preuss. No. 30.).

Dr. *Ebermaier* erzählt (*Casp.* Wochenschr. 1834. No. 46.) zur Würdigung der Blutaustretungen am Halse bei Erhängten und Erstickten, zwei Fälle, welche beweisen, dass solche Blutaustretungen den Verdacht erlittener Gewaltthätigkeit nicht stets rechtfertigen.

Ein im Würt. med. Corr.-Bl. 1834. No. 40. befindlicher Auszug aus dem Inspections- und Obductionsberichte über einen Verhafteten, welcher sich selbst erhängt hatte, zeigt, dass der Tod bei Erhängten auch durch Apoplexie, nicht durch Erstickung eintreten könne. Merkwürdig war noch, dass man die Vena cava inf. leer fand, sich im rechten Vorhofe und Ventrikel ziemlich viel Blut befand, und die Harnblase noch halb voll war.

Dr. *Behr* erzählt (*Casp.* Wochenschr. 1834. No. 10.) einen Fall von selbstbewirkter Erdrosselung ohne Erhängung, indem ein Mädchen ein doppelt um den Hals gelegtes Tuch bei Krampfanfällen so stark zusammenzog, dass sie kaum noch gerettet werden konnte.

Prof. *v. Pommer* theilte (dessen Zeitschr. I. H. 1.) aus den Acten zwei Fälle von Selbstmord durch Stiche ins Herz, einer in unsern Tagen selten gewählten Todesart, nebst einigen Bemerkungen über die bisher angenommene Häufigkeit des Selbstmordes in Zürch mit. Im ersten Falle fanden sich 4 Stiche im obern linken Herzen, von denen zwei in die linke Herzkammer drangen, und der Tod war Folge der Blutergiessung in die Brusthöhle. Die Disposition zum Selbstmord war wahrscheinlich durch in den Gehirnhäuten gefundene Verknöcherungen bedingt. Im zweiten Falle zeigten sich zwei in die linke Herzkammer dringende 5 und 6''' lange Stiche ebenfalls mit grossem Bluterguss in die Brusthöhle. — Uebrigens zeigt der Verf. gegen eine Bemerkung *Blumenbach's*, dass der Selbstmord in Zürch selbst seltener als an andern Orten vorkommt.

Dr. *Krimer* beobachtete (Hufel. Journ. 1834. Aug.) einen Fall von Missbildung des Herzens, die er als wahrscheinliche Ursache des Selbstmordes betrachtet. Der durch Verluste in eine traurige Gemüthsstimmung versetzte 46jährige Kaufmann, hatte einen Anfall von Verrücktheit mit Tobsucht erlitten, von dem er in einer Irrenheilanstalt scheinbar geheilt wurde; die Traurigkeit und Menschenscheue blieb indessen zurück, und der Kranke, der sich schon früher einmal zum Fenster herausgestürzt hatte, hing sich auf. Die Section zeigte ein grosses Herz, dessen Vorkammern um ⅔ grösser als die Herzkammern waren, namentlich war die sehr verdünnte rechte Vorkammer 3mal so gross, als die rechte Herzkammer. Ausserdem waren Verwachsungen zwischen Pleura und Herzbeutel, eine sehr grosse Milz, und am Leerdarm ein blinder, dem Processus vermiformis ähnlicher, aber 3mal dickerer und 3½ Zoll längerer Fortsatz zu bemerken.

Vogel beschrieb (*Casp.* Wochenschr. 1834. No. 36.) einen merkwürdigen Fall von individuell tödtlicher Verletzung. Ein junger Mensch, welcher seit 3 Wochen Schmerzen in der rechten Achsel empfunden hatte, und dem ein Wundarzt die vorhandene Luxation eingerichtet hatte, starb nach 2 Stunden unerwartet. Die Section zeigte ausserordentliche Brüchigkeit der Blutgefässe und ein starkes Blutextravasat in der Brusthöhle, welches schon fast vertrocknet war. Auch die Baucheingeweide waren sehr mürbe, und der Magen sehr gross.

M. R. Wildberg betrachtet (dessen Jahrb. I. 1.) die Belehrung der herangewachsenen Jugend über die Gifte und ihre Gegenmittel, als das sicherste Mittel, Vergiftungen und den aus ihnen erfolgenden Tod zu verhüthen, da die Ausrottung der Giftpflanzen als unmöglich zu betrachten sey.

Als Ursachen, welche in Fällen, in denen alle Umstände für eine geschehene Vergiftung sprechen, doch die Auffindung des Giftes durch die chemische Prüfung des Magen- und Darminhalts unmöglich machen, nennt *M. R. Wildberg* (dessen Jahrb. I. 2.) 1) wenn alles Gift noch vor dem Tode weggebrochen wurde; 2) wenn es im Magen neutralisirt wurde; 3) wenn der Arsenik durch das sich aus der Verdauung entwickelnde Wasserstoffgas, als Arsenikwasserstoffgas verflüchtigt würde; 4) wenn alles Gift resorbirt worden; 5) wenn die bekannten Reagentien seine Auffindung nicht zu Stande bringen, was namentlich bei Pflanzengiften der Fall ist.

Der Schrift von *Malzier:* de partu post matris mortem spontaneo (s. oben), ist ein Fall einer Arsenik-Vergiftung nebst der Legal-Untersuchung beigefügt, der aber keine ungewöhnlichen Erscheinungen darbot, als die Geburt des Kindes nach dem Tode der Mutter.

Dr. *Westrumb* theilte (Rust's Mag. 42. H. 3.) eine interessante Beobachtung einer Sublimat-Vergiftung mit. Es waren 3 Drachmen Sublimat verschluckt worden, nach denen der Kranke noch fast 13 Tage lebte. Bemerkenswerth ist unter den übrigen bekannten Erscheinungen, dass der Harn stets ohne Beschwerde gelassen werden konnte, und die Section neben Blutleere des Herzens und der grossen Gefässstämme und Entzündung der Magen- und Darmschleimhaut, am obern Magenmunde 2 brandige penetrirende Löcher zeigte.

M. R. Schneider theilte (Henke's Zeitschr. 20. Erg.) ein Gutachten über Vergiftung der Tauben durch

Färbewasser-Ausfluss mit, welches jenen Abfluss als unschädlich darstellte, indem er keine eingreifenden Substanzen enthielt.

Dr. *Krimer* beobachtete (Hufel. Journ. 1834. Aug.) 2 Fälle von Vergiftung mit Seemuscheln, die er als Folge einer Krankheit der Muscheln ansieht; in einem Falle trat ein erysipelatöser Ausschlag auf, gleich dem nach Rhus toxicodendron. Nach einem Brechmittel, Aderlass, kalten Umschlägen auf den Kopf, und später einem etwas erregenden Verfahren gelang die Heilung schnell.

Dr. *Sander* erzählt als Warnung ein vorgeschütztes Leiden der Henriette Pfennig zu Lautenthal, welche neun Frösche im Magen gehabt zu haben erklärt hatte, dieselben aber in den Mund genommen und in den simulirten Anfällen ausgeworfen zu haben eingestand (*Casp.* Wochenschr. 1834. No. 39.).

M. R. Wildberg spricht (dessen Jahrb. I. 1.) über das Bedürfniss ernster Maassregeln um der Unzucht und Hurerei, so wie ihren verderblichen Folgen zu steuern, und schlägt dazu Belehrung der mannbar werdenden Jugend in Bezug auf die physischen Verhältnisse, Erweckung grösserer Moralität, nachsichtslose Strafe gegen Unzucht, und zur Verminderung der Verbreitung der Syphilis die jedesmalige Anzeige des Angesteckten bei der Obrigkeit durch den behandelnden Arzt vor. (Die letztere Maassregel würde nur die Folge haben, dass Syphilitische sogenannte Selbst-Curen anfangen, oder doch den Arzt erst dann aufsuchen, wenn das Uebel bis zur theilweisen Unheilbarkeit vorgeschritten ist. *Ref.*).

M. R. Schneider liefert (Henke's Zeitschr. 20. Erg.) einen Bericht mit Gutachten über einen Fall angeblicher Blutschande, die mit Recht als nicht erwiesen angenommen wurde.

M. R. Wildberg beantwortet die Frage: wie kann von Seiten des Staats dafür gesorgt werden, dass in den Ehen der Landeseinwohner Kinder von dauerhafter Gesundheit gezeugt werden? (dessen Jahrb. I. 2.), dahin, dass der Staat 1) Unzucht und Hurerei vor der Verheirathung verhüthen; 2) keine zu frühen Ehen gestatten;

3) keine Ehen mit zu grosser Differenz im Alter der zu Verehelichenden; 4) keine Ehen bei bedeutenden Bildungsfehlern und erblichen Krankheiten erlauben dürfe.

Zu den verschiedenen Fällen, in welchen Untersuchungen über die Geburt von dem gerichtlichen Arzte gefordert werden, rechnet *M. R. Wildberg* (dessen Jahrb. I. 2.) 1) die Frage, ob überhaupt eine Geburt Statt gefunden; 2) die Frage über ein rechtmässig gebornes Kind; 3) die Frage über die Vaterschaft bei unverehelichten Personen; 4) Geburt eines Kindes nach einer Nothsucht; 5) wenn bei einer nicht im Verdachte der Schwangerschaft Gestorbenen ein Kind untergeschoben worden; 6) bei einem an Kopfverletzungen gestorbenen Kinde, dessen Mutter die Verletzungen auf eine schwere Geburt schiebt; 7) bei Angabe von Geburt ohne Bewusstseyn; 8) bei Angabe von der Geburt übereilt worden zu seyn.

Hofr. *Schlegel* theilte (Henke's Zeitschr. XIV. III.) eine Begutachtung über einen Fall von zweifelhafter Schwangerschaft und Geburt mit, der indess aus den Acten nicht hinreichend constatirt werden konnte.

M. R. Wildberg theilte (dessen Jahrb. I. 1.) die Untersuchung eines Mädchens mit, welches von ihrer (seiner *Ref.*) Herrschaft wegen allerlei krankhafter Zufälle und heimlichen Gebrauchs von Mitteln wider dieselben bei dem Gerichte als der Schwangerschaft höchst verdächtig angegeben war, aber unschuldig gefunden wurde.

Prof. *v. Siebold* gab (dessen Journ. XIV. H. 3.) ein gerichtsärztliches Gutachten eine Schwangere betreffend, welche vor dem gesetzmässigen Ablauf ihrer Schwangerschaft in Folge eines bedeutenden Blutflusses starb, und bei welcher der Geburtshelfer, welcher die Kranke behandelt hatte, in Untersuchung kam. Derselbe gerieth mit seinen Aussagen in Widerspruch, hatte offenbar den Fall (einer Placenta praevia) nicht gehörig erkannt, noch die passende Behandlung eingeleitet, noch endlich nach dem Tode der Mutter gehörige Sorge für das Kind getragen, weshalb ihm die fernere geburtshülfliche Praxis bis zur Ablegung einer Prüfung mit Recht untersagt wurde.

In *Pfaff's* Mitthl. N. Folge H. 1. findet sich ein Fall von Abtreibung der Leibesfrucht durch lebendiges Quecksilber, der indessen nicht hinreichend ermittelt erscheint.

Dr. *Beck* theilte ein Gutachten über eine angeschuldigte Procuratio abortus (Henke's Zeitschr. 20. Erg.) mit, welche als wahrscheinlich, aber nicht mit Gewissheit zu bestimmen erklärt wird.

M. R. Wildberg erzählt (dessen Jahrb. I. 1.) den seltenen Fall zweier von einem Mädchen zu zwei verschiedenen nicht lange von einander entfernten Zeiten geborenen Kinder. Das eine Kind kam am 1sten April Morgens 6 Uhr zur Welt, das zweite am 4ten April Morgens 5 Uhr; beide Kinder waren Zwillinge von einem Beischlafe her und nur das erste einige Tage zu früh geboren worden.

Dr. *Haisius* theilte (v. Siebold's Jl. XIV. H. 2.) ein Gutachten eine verheimlichte Geburt betreffend mit, welches sich aus dem Complex der Erscheinungen für zweimalige Schwängerung und zweimalige normale Niederkunft in dem Zeitraume vom 18ten Oct. 1830 bis zum 6ten Mai 1832 ausspricht, und den factischen Beweis der Möglichkeit einer neuen Conception in höchst kurzer Zeit nach der ersten Geburt liefert.

Die Richtigkeit der Lungenprobe bewährte sich nach Dr. *Schreiber* (Casp. Wochenschr. 1834. No. 34.) bei einem bereits 8 Wochen beerdigten Kinde, indem man die Lungen compact und ohne Fäulniss fand, obwohl letztere schon ziemlich allgemein verbreitet war.

Dr. *Vezin* theilte (Henke's Zeitschr. 20. Erg.) ein ärztliches Gutachten über die Todesart eines neugebornen Kindes bei einer Criminal-Untersuchung über Kindermord, als Superarbitrium mit. Das Kind starb in Folge von Erstickung durch Umschlingung der Nabelschnur, nachdem es lebensfähig geboren worden und auch unbestimmte Zeit gelebt hatte.

Dr. *Dorfmüller* theilt (v. Siebold's Jl. XIV. H. 2. in seinen vermischten med.-chirur. Bemerkungen) ein Visum repertum und Gutachten über einen Kindermord mit, bei welchem das ausgetragene Kind durch

Erstickung umgekommen war. Die Inquisitin hatte auch Epilepsie vorgeschützt, gestand aber auch hierüber ihre blose Verstellung, als der Verf. ihr eine strengere Behandlung als nöthig erklärte, wenn sie wirklich an fallender Sucht leide.

In *Pfaff's* Mittheilungen 1835. V. findet sich ein Responsum der medicinischen Fakultät in Kiel über die Todesursache eines heimlich todt gefundenen Kindes, auf welches wir blos verweisen können.

M. R. Schneider theilte (Henke's Zeitschr. 20 Erg.) einen Sectionsbefund und Begutachtung eines in dem Fuldaflusse gefundenen und lange in demselben gelegenen neugebornen Kindes nebst Entdeckung und Untersuchung der Mutter mit. Die Section des Kindes ergab über die Todesart kein genügendes Resultat, das Geständniss der Mutter, von der die Untersuchung, ergab, dass sie geboren hatte, erwiess den Kindermord.

M. R. Wildberg spricht (dessen Jahrb. I. 2.) über die Nothwendigkeit der Vorsorge des Staates für die unehelich geborenen Kinder, indem er die desfalsigen Vorschriften des preussischen Landrechts rühmt, aber bessere Ausführung derselben wünscht.

Dr. Lippich spricht mit Bezug auf dahin gehörige Aufsätze von *v. Zeiller* und *Jenull* (in der Zeitschr. f. Oest. Rechtsgelehrsamkeit 1825. u. 1826.) über die von neuern Rechtsgelehrten zum Behufe der Geburtshülfe angenommene Verletzlichkeit der menschlichen Leibesfrucht (med. Jahrb. d. Oest. St. Bd. VI. H. 2. 3.), indem er die Ansicht von einer zu Gunsten des Lebens der Mutter erlaubten Verletzung des Foetus zu widerlegen sucht.

M. R. Wildberg stellte (dessen Jahrb. I. 2.) einige Betrachtungen über die durch den Wechsel des organischen und Respirationslebens neugeborner Kinder in ihrem Organismus veranlassten Veränderungen, und die nach dem Tode der Kinder davon zeugenden Merkmale an. Das während dem Fruchtleben gestorbene Kind zeigt: den Durchmesser des Thorax von vorn nach hinten grösser, den Quer- und Längendurchmesser kleiner, den Bauch überall gewölbt, die Nabelschnur welk, den Magen rundlich, leer, den Grund nach oben gerichtet, die dünnen Gedärme enge zusammengezogen, die dunkle Leber sehr blutreich, Harnblase und Rectum gefüllt, Art. und Venae umbilicales und Duct. venosus Arantii offen, grosse Schilddrüse, platten Kehlkopf, Kehldeckel über die Stimmritze, enge Luftröhre, platte Bronchien, kurze Brustfellsäcke, grosse Thymus, aufwärts gerichtetes Diaphragma, die Sinus des grossen Herzens kleiner als die Ventrikel, offenes Foramen ovale und Ductus Botalli, grosse Valvula Eustachii, dunkelrothe, kleine nach hinten gedrückte, keine Luft enthaltende Lungen, specifisch schwerer als Wasser, geringeres absolutes, relatives und specifisches Gewicht derselben. — Dagegen zeigt das beim Respirationsleben gestorbene Kind den Durchmesser des Thorax von vorn nach hinten kleiner, den Quer- und Längendurchmesser grösser, den Bauch flach, die Nabelschnur im Trocknen begriffen, den Magen länglich in normaler Lage, die dünnen Gedärme von Luft ausgedehnt, die Leber kleiner, heller, Vesica urinaria und Rectum leer, Art. und Venae umbilicales und Duct. Arantii blutleer, theilweise geschlossen, Schilddrüse kleiner, Kehlkopf rundlich, Stimmritze offen, Trachea und Bronchien rundlich, grosse Pleurasäcke, kleinere Thymus, weniger gewölbtes Diaphragma, kleineres Herz, dessen Sinus und Ventrikel ziemlich gleich, Foramen ovale und Ductus Botalli theilweise geschlossen, kleine selbst fehlende Valvula Eustachii, und blassrothe, ausgedehnte, Luft enthaltende Lungen, die specifisch leichter als Wasser, deren absolutes, relatives und specifisches Gewicht beträchtlicher ist.

M. R. Wildberg betrachtet die Ursachen, von welchen (durch welche *Ref.*) der Tod neugeborner reifer und zeitiger Kinder nach der Geburt von selbst erfolgen kann (dessen Jahrb. I. 1.). Während der Geburt kann der Tod eintreten, durch 1) verzögerte Geburt durch Wehenmangel; 2) Eclampsie; 3) zu kurze Nabelschnur, verschlungene Nabelschnur mit Knoten; 4) vorgefallene Nabelschnur; 5) Abgang der Placenta vor der Geburt des Kindes; 6) anhaltende krampfhafte Zusammenschnürung des Muttermundes oder des Schliessmuskels der Scheide um den Hals des Kindes; 7) Verzögerung des Durchbruchs des Kopfs durch Fehler im kleinen Becken. — Nach der Geburt kann der Tod eintreten, durch 1) allgemeine Schwäche des Kindes; 2) Geburt mit den Häuten, die nicht früh genug getrennt werden; 3) Scheintod; 4) fehlende Respiration durch organische Ursachen; 5) durch fremde Körper im Munde, zurückgeschlagene Zunge; 6) Apoplexie; 7) 8) Bewusstlosigkeit, Ohnmacht, Schwäche der Mutter im Augenblick der Geburt (? *Ref.*); 9) Unwissenheit der Mutter; 10) Uebereilung der Mutter durch die Geburt. —

M. R. Wildberg spricht (dessen Jahrb. I. 3.) über die Ausmittelung der Requisite der Erbfähigkeit neugeborener Kinder, soweit sie den gerichtlichen Aerzten zusteht, und betrachtet als solche Requisite: dass das Kind rechtmässig sey, völlig zur Welt gekommen, den Charakter der Menschheit an sich trage, lebend geboren worden, und lebensfähig sey.

Fleischmann erinnert (Henke's Zeitschr. XV. 2.) an die nöthige Sorge der medicinischen Polizei zur Verhütung der Missbräuche bei der physischen Erziehung der Kinder und der Nachtheile des zu festen Einwickelns der Neugeborenen insbesondere.

M. R. Wildberg spricht (dessen Mag. I. 1.) über die auf dem Lande vorkommenden Missbräuche in Behandlung der Kinder in der ersten Zeit ihres Lebens, und zwar namentlich über häufiges unzweckmässiges Stillen, Nutschbeutel, zu langes Stillen, zu festes Einwickeln, zu heisse Stuben, die mit Sand bestreut sind, zu helles Licht für die Kinder, Aufnehmen der Kinder in das Bett der Mutter während der Nacht, zu vieles Wiegen, verkehrtes Tragen und Unreinlichkeit. Der Verf. verlangt deshalb Belehrung der Neuverehelichten durch den Physikus.

M. R. Wildberg spricht über die Frage, ob der Staat allen approbirten Hebammen die Verrichtung der Wendung gestatten darf, oder nicht? (dessen Jahrb. I. 2.) und beantwortet sie bejahend, weil die Hebamme dem Zartgefühl des Weibes besser als der Geburtshelfer zusage, und durch das Herbeiholen des letztern Aufenthalt entstehe, der nachtheilig werden könne. (Diese Gründe berechtigten also auch die Hebamme zur Anlegung der Zange, zum Kaiserschnitt nach dem Tode der Mutter, zum Steinschnitt beim Weibe, — und wer weiss wozu. Der Verf. hat überhaupt die Gründe, welche allen Hebammen jene Operation zu verbieten dringen, gar nicht in Anschlag gebracht; *Ref.* verweisst ihn auf v. *Siebold's* Journal XIII. H. 1. (— Uebers. 1832. S. 293. — Ist es zweckmässig, den Hebammen die Wendung anzuvertrauen? von Dr. *Bluff.*) wo die Frage von diesem Gesichtspuncte aus betrachtet, und negativ entschieden worden.

Seulen spricht sich in seinen Ansichten über die Entbindung schwangerer Personen nach dem Tode in den lezten Monaten der Schwangerschaft (neue Zeitschr. f. Geb. II. H. 1.) dahin aus, dass diese Entbindungen, wenn man Hoffnung haben will, das Leben des Kindes zu retten, sehr rasch nach dem Todeseintritt der Mutter gemacht werden müssen, und dann am besten durch die Wendung oder die Zange bewerkstelligt werden, da der Kaiserschnitt bei möglichem Scheintode der Mutter zu gefährlich für diese ist.

Ueber Kaiserschnitt und Perforation in gerichtlich-medicinischer Beziehung, von Dr. *Janeuff* (10 Ggr.). Diese kleine Abhandlung erschöpft zwar das darin behandelte sehr wichtige Thema nicht vollständig, ist aber jedenfalls als eine schätzbare Bereicherung darüber zu betrachten. Der Verf. widerlegt besonders *Mende's* diesen Gegenstand betreffende Ansichten, und der Mutter ein grösseres Recht als dem Kinde zugestehend, stellt er für die schwierigern Fälle der Entscheidung folgende Normen auf: Wenn die Mutter sich weder für Kaiserschnitt noch Perforation erklärt ist, die erstere Operation vorzunehmen, wenn nicht nach ihr der Tod der Mutter der bestehenden Lage nach mit Gewissheit festzustellen ist; verlangt indess auch in solchem Falle die Mutter den Kaiserschnitt, so ist er nur zu machen, wenn das Kind lebt, und im umgekehrten Falle die Perforation vorzunehmen, welche auch dann Statt finden muss, wenn die Mutter ihren Willen gar nicht aussprechen kann; sobald aber der Tod der Mutter offenbar nahe ist, ist jede Operation solange als möglich aufzuschieben und dann der Kaiserschnitt lege artis zu machen, wenn sich auch die Mutter dagegen erklären sollte. Bei Geisteskranken, und bei Personen, die sich keiner von beiden Operationen unterwerfen wollen, ist die Perforation zu machen; ist aber der Kaiserschnitt absolut indicirt, so werde er auch gegen die Erklärung der Mutter verrichtet. Bei moralischem Zwang endlich, der die Erklärung der Mutter bindet, ist die Perforation vorzunehmen.

Friedreich's systematisches Handbuch der gerichtlichen Psychologie für Medicinal-Beamte, Richter und Vertheidiger (4½ Thlr.), füllt eine bis jetzt immer mehr hervorgetretene Lücke aus, indem uns ein dem gegenwärtigen Standpunkte der Psychologie angemessenes Werk fehlte, und *Friedreich's* Schrift den Gegenstand in ausgezeichneter Vollständigkeit behandelt. Wir können in's Einzelne hier nicht eingehen, und bemerken blos, dass die für den Gegenstand vom Verf. möglichst weit gesteckten Grenzen Manches hier mit abhandeln liessen, was allenfalls wegbleiben dürfte, dem Leser aber vielfaches Interesse abgewinnen wird, wenn auch Einiges vom juristischen Standpunkte aus Widerspruch zu erwarten hat. (Vergl. *Groos* über Criminalpsychologie in Friedr. Arch. 3. In besonderm Abdruck 6 Ggr.).

Als Untersuchungen über Geisteskrankheiten und Zurechnungsfähigkeit, deren Beurtheilung ohne den vollständigen Thatbestand um so unmöglicher wird, als sie mit diesen Mitteln oft genug zweifelhaft bleibt, und für die wir daher nur die vorhandenen Materialien anzeigen können, haben wir folgende zu nennen. Untersuchungen und Gutachten über die Zurechnungsfähigkeit eines Mörders (Henke's Zeitschr. 20 Erg.). *Hermes*, Gutachten über den psychischen Zustand eines jugendlichen, — und eines 57jährigen Brandstifters (ibid.). *Elwert*, Gutachten über einen Fall von partiellem Wahnsinn aus Eifersucht (ibid.). *Beck*, Gutachten über eine Excandescentia furibunda (Henke's Zeitschr. XIV. 3.). *Elwert*, Gutachten über den psychischen Zustand einer Inquisitin, die Injurien gegen die Gerichte ausgestossen hat (ibid.). *Schneider*, Gutachten über Zurechnungsfähigkeit wegen Tödtung bei einem Blödsinnigen (ibid.). *Speth*, gerichtsärztliches Gutachten über den psychischen Zustand einer angeblich blödsinnigen Inquisitin (ibid.). *Speyer*, gerichtsärztl. Unters. und Gutachten (über ein todtgefundenes neugebornes Kind und) über den zweifelhaften Gemüthszustand einer Angeschuldigten (ibid. XV. 2.). *Münz*, Gutachten der med. Facultät zu Würzburg über vermeintlichen Mord in Folge einer Melancholia erotico-religiosa (ibid.). *Tott*, Gutachten über den Seelenzustand eines Landpredigers (ibid.). *Neumann*, Verunstaltung des Körpers und Verwahrlosung des Geistes bei einem 20jährigen Manne; als Anlass zur Anschuldigung seiner Geistesunfreiheit (Rust's Mag. 42. 3.). *Jahn*, gerichtsärztliches Gutachten über ein von den Eltern mehrere Jahre hindurch misshandeltes Mädchen (Dessen Versuche H. I. Ein dem Hauser' schen sehr ähnlicher, nur sicherer ermittelter Fall.).

Henke's Zeitschr. Erg. Heft. 20. 1834. enthält Untersuchung und Gutachten über die Zurechnungsfähigkeit eines Mörders, der vom Physikus und einem Irrenarzte als an fixem Wahn mit Manie und freien Zwischenzeiten leidend erklärt wurde, den dagegen ein Med. Coll. blos als Verbrecher betrachten wollte. Ein Superarbitrium erklärte den Mörder für nicht an fixem Wahnsinn, aber an herumirrendem Wahnsinn mit fixen Ideen (von Reichthum und Grösse) und anhaltender Anlage zur Manie leidend, den Mord in einem solchen Anfalle von Manie begangen, und trug auf Abführung des Angeklagten in ein Irrenhaus an. Diess geschah und der Inculpat starb dort völlig geistesverwirrt.

Friedreich beleuchtet (dessen Arch. I. 1.) die Frage über die Zurechnung der im Zustande der Trunkenheit und Trunkfälligkeit (Ebriositas) begangenen Handlungen, mit genauer Nachweisung der dahin gehörigen Literatur. Der Verf. spricht sich für die Unzurechnungsfähigkeit aus, nur muss man den Zeitraum, in welchem noch Bewusstseyn und volle Verstandesfreiheit Statt findet, nicht als ersten Grad der Trunkenheit ansehen. Ob übrigens die Betrunkenheit zufällig entstand, oder absichtlich herbeigeführt wurde, ist für die Frage der Imputation der im Trunke begangenen Handlungen gleich, und die absichtliche Trunkenheit ist nur als solche strafbar, weil sie zu einer bösen Handlung führen sollte. Bei der Ebriositas erkennt der Verf. die Unzurechnungsfähigkeit im Rausche und beim Uebergang in wirkliche Geisteskrankheit an, da im ersten Falle die Handlungen denen eines im Fieber Delirirenden gleich stehen, im 2ten offenbare Geisteskrankheit vorhanden ist.

Dr. *Elwert* giebt (Henke's Zeitschr. f. d. St. 1834. 20. Erg. Heft.) ein Gutachten über einen Fall von partiellem Wahnsinn mit Eifersucht bei einer 34jährigen Person, deren Vater verrückt gewesen war. Die Kranke litt an Amentia occulta, Unfreiheit des Willens bei scheinbarem vernünftigem Zustande, bedingt durch Eifersucht, und war ausser ihrer fixen Idee als vernünftig zu betrachten, durch diese aber verrückt.

M. R. Wildberg theilte (dessen Jahrb. I. 2.) zwei Berichte von Untersuchung über Blödsinn nebst Gutachten; — ein Beispiel eines hohen Grades von Eifersucht bei einer Frau, welche nach einer ihrem Manne zugefügten Verletzung auf einmal völlig gehoben war; — ein Gutachten, dass ein gewaltsamer Schlag an den Kopf wirklich in einem Furor transitorius vollführt worden; — und ein Gutachten über den psychischen Zustand, in welchem der Drechsler M. den Mord des Bürgers R. vollführt hat, mit.

Prof. *Friedreich* gab aus dem Archiv für Criminalrecht (1834. I.) einen Auszug aus *Kitka's* Aufsatz: über die Zurechnungsfähigkeit jugendlicher Personen auf dem Gebiete des Criminalrechts mit Rücksicht auf deren Alter (Wildberg's Jahrb. I. 3.).

Dr. *Hermes* theilt (Henke's Zeitschr. f. d. St. 1834. Erg. H. 20.) ein Gutachten über den psychischen Zustand eines jugendlichen Brandstifters mit, der zur Zeit der That sowohl als nachher durchaus nicht geisteskrank war, — und ein zweites Gutachten über den psychischen Zustand eines 57jährigen Brandstifters, bei welchem dagegen umgekehrt eine Melancholia Statt fand, die Unfreiheit des Willens bedingte.

Dr. *Hansen* stellt (Pfaff's Mittbl. N. Folge. H. 1.) über den sogenannten Brandstiftungstrieb die Ansicht auf, dass dieser ziemlich allgemein angenommene, aber noch nirgend erklärte Zustand gleichsam als Entwickelungskrankheit eines Körpers zu betrachten sey, dessen psychische Seite weder die gehörige passende Leitung erhielt, noch sich durch die so häufigen und beklagenswerthen körperlichen Excesse zur Zeit der Pubertäts-Entwickelung gleichsam vollendete. Der Brandstiftungstrieb ist demnach kein eigenthümlicher, sondern blos in dieser Form auftretende Verstimmung der Entwickelung des psychischen Lebens im Menschen.

M. R. Wildberg spricht (dessen Jahrb. I. 2.) von den Krankheiten der Thiere, welche den Genuss ihres Fleisches und der sonst noch von ihnen geniessbaren Dinge ungesund machen. Als *unbedingt schädlich* werden vergiftete Thiere betrachtet; schädliche Krankheiten, sind 1) beim Rindvieh: Faulfieber, eiterige Lungensucht, Hundswuth, Löserdürre, Zungenkrebs, Milzbrand, Kuhpocken, Wassersucht, Krebs. — 2) Bei Schaafen und Ziegen: Faulfieber, Ruhr, Hundswuth, Milzbrand, heiliges Feuer, Schaafpest, Rose, Pocken, Masern, Krätze. — 3) Bei Schweinen: Pocken (bei jungen Thieren), Lungenfäule, Zehrfieber, Milzbrand, giftige Zungenblatter, Borstenfäule, Ruhr, Krätze, Bräune, Schwielen, Hundswuth. — 4) Bei Hirschen, Rehen und Haasen: Milzbrand, Abmagerung, Wassersucht, herrschende Seuchen. — 5) Bei Tauben: Blattern, Kropfseuche, Wassersucht. — 6) Bei Hühnern: Hühnerseuche, Brand am Kopf, Krätze, Ruhr, Milzbrand, Fieber, und bei Truthühnern: Blattern. — 7) Bei Gänsen: Ruhr, Wuth Milzbrand, Zehrfieber. — 8) Bei Enten: Hundswuth, Milzbrand. — 9) Bei Fischen: Seuche, Aussatz, Blasenkrankheit, Milzkrankheit, Faulkrankheit. — Als *bedingt schädlich* sind beim Rindvieh: Schleim-, Gallen-, Wurm-Fieber, knotige Lungensucht, Schwindsucht aus Eiterung in andern Eingeweiden, Lungenfäule, Ruhr, Maulseuche, Klauenseuche, Gelbsucht, Franzosenkrankheit, Nagen der Kühe, Krätze, Sterzwurm, Gliederlähmung, Läusesucht, Flechten, Brand, und Knochenbrüchigkeit, — bei Schaafen und Ziegen: Schleim-, Gallen -, Wurm-Fieber, Schwindsucht, Darrsucht, Klauenseuche, Gnubberkrankheit, verminöse Lungensucht, Fäule, Drehkrankheit, Rotz, Diabetes, und Wurmkrankheit, — bei Schweinen: Russ, Finnen, — bei Tauben Durchfall, — bei Hühnern Darre, — bei Truthühnern Blasen unter der Zunge, — bei Enten Durchfall, — zu betrachten.

Dr. *Wagner* in Schlieben erzählte mehrere Krankengeschichten, in welchen Uebertragung des Milzbrandgiftes auf Menschen und Thiere, sowohl durch Berührung als durch Genuss des Fleisches entstanden war, und bei mehreren Personen tödtlich endete (Hufel. Journ. 1834. Octbr.). Nach den einzeln erzählten Fällen erschien die Krankheit unter Leibschmerzen, blutigem Durchfall, Erbrechen, Krämpfen, Schwere in den Gliedern, Abmattung, Schwindel, trockner Haut, fieberhaftem Pulse, theils rothem und heissem Gesicht, theils tiefer Gesichtsblässe mit eingefallenen Augen, und dem Auftreten von anthraxartigen Pocken, die in Pusteln übergingen. Nach übelriechendem allgemeinem Schweiss besserte sich das Allgemeinbefinden, und die Kranken waren hergestellt. Die Kranken erhielten theils Fliederthee mit Weinessig, theils Campher, China, Liq. anodyn., und örtlich Umschläge mit Leinsamen, Eichenrinde und Essig, oder Quark, oder zerklopfte Blätter, theils wurden die Carbunkeln scarificirt und exstirpirt. Der Verf. hält es für gleich, ob man den Anthrax behandelt oder ruhig verlaufen lässt, er zieht selbst das letztere vor, weil die Natur in ihrem Streben dann nicht gehindert wird und der Anthrax selbst kein wesentliches Symptom der Krankheit ist, deren Wichtigkeit blos vom Fieberzustand abhängt, und die sich nicht miasmatisch, wohl aber contagiös durch Berührung oder Genuss des erkrankten Thierfleisches weiter verbreitet.

Auch *Carganico* gab (Rust's Mag. 44. 3.) einige Mittheilungen von den Uebertragungen des Milzbrandgiftes auf Menschen, und den dadurch entstehenden Krankheitsformen.

Dr. *Wolff* erzählt (Zeit. v. Ver. in Preuss. No. 1.) in Bezug auf die durch Uebertragung des Rotz-Contagiums der Pferde auf Menschen erzeugte Krankheit 3 Fälle, nach denen die eigenthümliche, auf specifischer Ansteckung durch Rotz hervorgerufene Krankheit als Rheumatismus auftritt, jedoch sogleich mit Daniederliegen der Kräfte verbunden ist; nach 10 Tagen erscheinen Abscesse, Delirien, heftige Schweisse, asthenisches Fieber und Gangrän, denen der Tod längstens in 7 Tagen folgt. Die Prognose ist demnach ungünstig, vielleicht wäre indessen im Anfange von auf die Haut wirkenden und eine Krise hervorrufenden Mitteln etwas zu hoffen, und wären sonach warme Bäder, Liq. ammon. acet., Campher, Inf. Valer., Sambuci, und Emetica zu versuchen.

Dr. *Wagenfeld*, die Erkenntniss, Verbeugung, Cur und Tilgung derjenigen Krankheiten der Hausthiere, welche in polizeilicher Hinsicht in Betracht kommen, nebst Angabe aller darüber im Königl. Preuss. Staate gegenwärtig geltenden Medicinalgesetze, Verordnungen und Rescripte (1⅙ Thlr.).

M. R. Wildberg spricht von der Nothwendigkeit bestimmter Gesetze über das Schlachten der Kälber, — von der Nothwendigkeit der Reinigung der Strassenpflaster und Rinnen; — über ein nothwendiges Erforderniss der medicinisch-polizeilichen Aufsicht auf die Mühlen; — über die Spielsachen der Kinder; — über ein Mittel, auf Reisen im strengen Winter das Erfrieren zu verhüten (man soll ein Stückchen Campher in den Mund nehmen,); — und über das Bedürfniss der Ammencomptoire in jedem Lande (Dessen Jahrb. I. 3.).

Advokat *Bopp* theilte (Wildberg's Jahrb. I. 3.) das Ausschreiben der Grossherzoglich-Hessischen Regierung für die Provinz Starkenburg, die *Fleischbeschau* betreffend, vom 20sten Juni 1829, mit.

M. R. Wildberg macht in seinen Beiträgen zur medicinischen Aufsicht auf Nahrungsmittel und Getränke (dessen Jahrb. I. 2.) auf Zumischung zu vieler Pottasche zum Brodteig oder Beifügung schwefelsauren Kupfers, — Suppentafeln von altem Fleisch und Knorpeln u. s. w., —

ranzige Butter, — Caviar aus Rogen anderer Fische, — Schmalte im Zucker, — verfälschtes Bier, — falsche Kaffeebohnen, — und Bleivergiftung durch Ausspülen der Flaschen mit Schrotkörnern und Zurückbleiben derselben in den Flaschen, — aufmerksam.

M. R. Wildberg betrachtet (dessen Jahrb. I. 2.) die Rücksichten, welche bei der medicinisch-polizeilichen Untersuchung der Brauereien zu nehmen sind, und nennt als besonders zu beachtende Gegenstände: die Geräthschaften, die Stoffe, aus denen das Bier bereitet wird und ihr Verhältniss, die Bereitung selbst und die Aufbewahrung, und die häufigen Zusätze, die nicht selten schädliche Wirkungen haben.

Nach den Resultaten und Bemerkungen der Prager med. Fakultät über die bei derselben auf Belangen der dortigen Branntweinbrenner untersuchten Branntweine, und über die Zulässigkeit unverzinnter Geräthe bei der Branntweinerzeugung (Med. Jahrb. d. Oest. St. VI. 4.), verhindert die Verzinnung der Geräthe durchaus nicht die Verunreinigung mit *Kupfer*, und ist daher auch als unnöthig zu betrachten.

M. R. Wildberg theilte (dessen Jahrb. I. 1.) einen gutachtlichen Bericht über die Untersuchung eines verdächtig gemachten Branntweins mit, nach welchem die betäubende Eigenschaft des erwähnten Branntweins daher rührte, dass er aus Kartoffeln destillirt war, die bereits starke Keime getrieben hatten.

Namenregister.

Sachregister.

Lightning Source UK Ltd.
Milton Keynes UK
UKHW021319100119
335176UK00009B/491/P

9 780364 697511